Friedwart Husemann

Anthroposophische Medizin

FRIEDWART HUSEMANN

Anthroposophische Medizin

– ein Weg zu den heilenden Kräften

Mit einem Vorwort von Michaela Glöckler

2., erweiterte Auflage

VERLAG AM GOETHEANUM

Der Verlag am Goetheanum im Internet: www.VamG.ch

Einbandgestaltung von Philipp Tok

Satz: Höpcke, Hamburg
Druck und Bindung: Freiburger Graphische Betriebe

ISBN 978-3-7235-1418-4

Für Imke

Inhalt

Vorwort von Michaela Glöckler

Friedwart Husemann gehört zu den führenden Repräsentanten der anthroposophischen Medizin der Gegenwart. Eine ganze Generation von Ärzten hat ihn als Mitarbeiter des Gesamtvorstandes der Gesellschaft Anthroposophischer Ärzte in Deutschland bei den jährlichen Weiterbildungstagungen für anthroposophische Medizin in Unterlengenhardt und Kassel erlebt, wie er diese Tagungen wesentlich mitgestaltete und durch herausragende eigene Beiträge bereicherte. Zudem war er der langjährige Redakteur der Zeitschrift *Der Merkurstab / Beiträge zu einer Erweiterung der Heilkunst.*

Kern seiner Arbeit war und ist jedoch seine internistische und allgemeinärztliche Praxis in München, aus deren 30-jähriger Erfahrung er nun das vorliegende Buch gestaltet hat. Er lädt den Leser ein, ihm über die Schulter zu blicken, indem er – sorgfältig eingebettet in naturwissenschaftlich-goetheanistische Erkenntnisse und medizinisch-therapeutische Erfahrungen – 17 Krankengeschichten aus dieser Praxis veröffentlicht.

Für Ärzte und Therapeuten in Ausbildung ist dieses Buch nicht nur Ansporn für eigenes Forschen und vertieftes Studium. Es ist auch eine echte Fundgrube an gediegener ärztlicher Erfahrung im Ringen um ein konkretes individuelles Verständnis, warum der Mensch erkrankt und wie ihm geholfen werden kann.

Wir begegnen beim Lesen jedoch nicht nur dem Arzt und goetheanistischen Naturforscher. Es tritt uns in Friedwart Husemann ein Mensch entgegen, für den die Auseinandersetzung mit der Anthroposophie lebensentscheidend ist. Anthroposophie nicht als Theorie misszuverstehen oder als Weltanschauung zu begreifen, die ein vorgefertigtes Ideengebäude darstellt, sondern als Weg zur Selbsterkenntnis im persönlichen und beruflichen Leben, ist ihm wesentlich. Daher sind ihm auch die Hinweise Rudolf Steiners zum Medizinstudium so wichtig, dass er ihnen ein eigenes Kapitel widmet. Anthroposophie als einen lebenslangen Schulungsweg zu praktizieren, der in jeder Beziehung die Eigenaktivität anregt, das Selberhinschauen, -denken, -begreifen, -erüben, -erfragen – nicht aber Behaupten, Übernehmen, Tradieren; kein Wunder, dass die goetheanistische

Denk- und Betrachtungsweise sich in dem vorliegenden Werk meisterlich mit dem anthroposophischen Übungsweg ergänzt.

Goethes Wort *Das Schöne ist eine Manifestation geheimer Naturgesetze* ... steht wie ein Motto über dem Ganzen. Gesetzmäßigkeiten in Natur und Mensch nachzuspüren und in der Schönheit die Form zu sehen, die dem Gesunden entspricht, ist der Weg, den der Verfasser geht.

Ich wünsche diesem Buch entdeckerfreudige Leser!

Goetheanum, 13. Februar 2008 *Michaela Glöckler*

Vorwort zur ersten Auflage

Seit 30 Jahren arbeite ich als Hausarzt in einem Vorort von München. Vorher war ich 7 Jahre lang als Assistenzarzt in verschiedenen Krankenhäusern tätig und habe die Anerkennung als Facharzt für Innere Medizin erworben. Vor einigen Jahren hat mich dann selbst eine Krebserkrankung getroffen, von der ich mich aber wieder erholen konnte. Vielleicht durch diese Krankheit, vielleicht aber auch einfach durch die Zahl der Jahre steigen die Bilder meiner Patientenbegegnungen, meine Forschungen und Entdeckungen, die Ideen und Ideale, nach denen ich strebte, neuerdings so lebhaft in mir auf, dass ich sie zusammenfassen und meinen Kolleginnen und Kollegen in einer möglichst gut lesbaren Form mitteilen möchte.

Wer sich für die Schnittstelle zwischen Schulmedizin, Homöopathie und anthroposophischer Medizin interessiert, wird hier manches finden, was ihm verwandt oder lehrreich ist. Frühere Aufsätze von mir, die in diesem Buch wieder erscheinen, sind überarbeitet und in vielen Teilen neu geschrieben worden. Die Reihenfolge der Kapitel habe ich so gestaltet, dass sie als Einführung in die anthroposophisch-medizinische Denkweise dienen können.

Herzlich danke ich meinem Freund Georg Soldner, der alle meine Manuskripte aufmerksam gelesen und dadurch viele Verbesserungen ermöglicht hat.

Gräfelfing, am 30. März 2008 *Friedwart Husemann*

Vorwort zur zweiten Auflage

Drei neue Kapitel über «Diabetes mellitus», «Hygienische Eurythmie» und «Lebensberatung in der Hausarztpraxis» kamen hinzu. Auch drei weitere Krankengeschichten konnte ich einfügen. Am Schluss findet der Leser ein Glossar, mit dem die Fachausdrücke erläutert werden.

Gräfelfing, am 10. November 2010 *Friedwart Husemann*

1. Kapitel

Die Belladonna als Leitbild einer neuen Medizin

Jeder Medizinstudent muss die Wirkungen des Sympathicus oder die Symptome der Atropinvergiftung lernen, jedem Homöopathen ist das Arzneimittelbild der Belladonna vertraut und über keine Pflanze sind so viele verschiedene Darstellungen Rudolf Steiners überliefert wie über die Tollkirsche.[1] So ist es kein Wunder, dass gerade dieses Gift besonders geeignet ist, um die Denkweise der anthroposophischen Medizin klarzulegen.

1. Fall: Fieberhafte Bronchitis

Es war im Frühjahr 1977 und ich hatte gerade meine klinische Weiterbildungszeit abgeschlossen. Um die Zulassung als Kassenarzt zu erlangen, musste ich einige Monate Praxisvertretungen ableisten. So vertrat ich einen Allgemeinarzt in Schmiden bei Fellbach, in der Nähe von Stuttgart. Ich wurde zu einem Hausbesuch gerufen wegen einer fieberhaft erkrankten jungen Frau. Schon auf dem Weg zu ihrem Zimmer wurde ich von besorgt blickenden Männern empfangen, die mich zu ihr geleiteten und offensichtlich aus der Türkei stammten. Einer dieser Männer war der Ehemann der Patientin. Die Patientin hatte 39,0 °C Fieber und klagte vor allem über Husten. Ich hörte bei der Auskultation verschiedene grobe und mittelblasige Rasselgeräusche über allen Lungenabschnitten. Nach meiner bisherigen klinischen Erfahrung war die Indikation für ein Antibiotikum gegeben. Ich erklärte dies auch der Patientin und den um sie herumstehenden Männern. Da beugte sich der Ehemann zu mir und sagte mit größter Sorge, dass seine Frau schwanger sei. Diese Mitteilung kam mir sehr gelegen, denn sie eröffnete mir die Möglichkeit zu einer homöopathischen Behandlung. Ich schlug dies den Männern und der Patientin vor, sie waren alle sehr einverstanden. Die Patientin hatte große Pupillen und beim Abhören war mir aufgefallen, dass sie etwas schwitzte. Ich verordnete entsprechend dem, was ich inzwischen homöopathisch gelernt hatte,

Belladonna D 4 und ließ davon alle zwei Stunden 5 Tropfen nehmen. Am nächsten Tag wurde ich von denselben Männern mit freudigen Gesichtern empfangen. Das Fieber war deutlich gesunken, die Rasselgeräusche viel weniger und der Husten besser. In den weiteren Tagen erholte sich die Patientin vollständig.

Nach diesem Erfolg meiner ersten homöopathischen Behandlung sah ich mich veranlasst, über das Vergiftungsbild der Belladonna nachzudenken. Ich ging in dem Wohnzimmer des besagten Kollegen, wo ich für die Vertretung wohnte, auf und ab, und es kam mir der Gedanke, den ich im Folgenden jetzt darstelle. Er ist mir zu einem Schlüssel zur anthroposophischen Medizin geworden.

Das Vergiftungsbild

Man braucht eigentlich nur einmal in Ruhe darüber nachzudenken, warum der menschliche Organismus das Eisen für sein Leben unbedingt braucht, warum er das Metall Blei in derselben Dosis aber nicht verträgt, sondern davon vergiftet wird. Oder, um unserem Thema näherzurücken, warum unter den Nachtschattengewächsen Nahrungsmittel wie Kartoffeln und Tomaten heranwachsen, der Stechapfel und die Tollkirsche in derselben Familie aber starke Gifte sind. Wodurch wird eine Substanz zum Gift? Das kann nicht nur eine Frage des Wirkmechanismus im Menschen sein, sondern das ist – richtig betrachtet – dieselbe Frage, warum der Mensch erkranken kann. Das ist eine Grundfrage unseres Menschseins oder – religiös gesprochen – es ist eine Frage nach dem Sinn der Schöpfung.

Schauen wir uns also das Vergiftungsbild der Belladonna, die Atropinvergiftung, etwas näher an. Man kann sie sich plausibel machen, wenn man an eine Fluchtreaktion denkt, wenn also – wie man heute sagt – der Adrenalinspiegel steigt. Die Pupillen werden weit, der Mund und die Haut werden trocken, der Darm stellt seine Tätigkeit ein, der Puls steigt an und die Bronchien erweitern sich. Auf diese Weise sind wir für einen kurzen Sprint bestens gerüstet. Bei der wirklichen Tollkirschenvergiftung kommt es zusätzlich zu Bewegungsdrang, Tollheit, Krämpfen und Delirien. Durch die versiegende Schweißsekretion und gleichzeitig die ungestüme Bewegung steigt die Körpertemperatur auf Werte über 39 °C an.

Da haben wir nun einen solchen Symptomenkomplex, eine Reihe

charakteristischer Krankheitszeichen vor uns, wie wir sie in der Medizin für jede Krankheit und jedes Medikament zu Dutzenden und Hunderten mehr oder weniger auswendig lernen müssen. Auch in der Homöopathie ist es so. Kann das auf Dauer so weitergehen? Ich meine jetzt diese bloße Auswendiglernerei? Es kann doch nicht wahr sein, dass ein so großartiges Naturexperiment wie eine Vergiftung nicht verstanden werden kann. Und das Verstehen als ergotrope Fluchtreaktion ist doch nur eine Erklärung nach dem Prinzip der äußeren Zweckmäßigkeit. Was ist denn das Wesen dieser Reihe von Symptomen? Wo ist denn hier der Punkt, wo wir mit Goethes Faust sagen können:

«Schau alle Wirkenskraft und Samen
Und tu nicht mehr in Worten kramen»?[2]

Die Physiologie des Vogels

Diesen Samenpunkt der Erkenntnis kann man durch Anthroposophie finden. Der anthroposophische Giftbegriff, der im weiteren Verlauf dieses Kapitels noch entwickelt werden wird, kann einen dazu veranlassen, auf die Tierwelt zu schauen, also auf das Naturreich, das zwischen dem Menschen und der Pflanze liegt. Im Tierreich ist eine Gruppe vorhanden, für die die Symptome der Belladonnavergiftung physiologisch sind. Herzbeschleunigung, Körpertemperaturen zwischen 41 °C und 44 °C finden wir bei bestimmten Tieren wieder, welche ihre Augen am weitesten der Umwelt öffnen und deren Mund so vertrocknet ist, dass er nur noch aus Horn besteht: den Vögeln.[3]

Die erweiterte Pupille bei der Belladonnavergiftung ist wie ein Wunsch nach mehr Wahrnehmung, welcher im Vogelauge erfüllt wird: Beim Vogel kann die Iris durch quer gestreifte Muskeln blitzschnell und rechts und links voneinander unabhängig reagieren, viele Vögel haben in jedem Auge zwei Stellen schärfsten Sehens und überdies einen viel größeren Gesichtskreis als der Mensch. Die Akkommodationsbreite beim Menschen ist 14 – 15 Dioptrien. Kormorane, die in der Luft und unter Wasser sehr gut sehen können, haben eine Akkommodationsbreite von 40 – 50 Dioptrien. Die Akkommodation kommt bei ihnen nicht nur mit Hilfe der Linse zustande, sondern zusätzlich dadurch, dass die Hornhautkrümmung verändert werden kann, indem der Augapfel mit einem speziellen Muskel kontrahiert wird. Durch Atropin wird beim Menschen die Akkommodation aufgehoben, die Linse dadurch auf Ferne eingestellt, entsprechend sind die Vögel physiologisch weitsichtig. – Das Vergiftungsbild zeigt Erregung und Delirien meist heiterer Natur mit stetem Lachen und Springen, der Vergiftete ist aufgeregt und unruhig, dauernd drängt es ihn zur Bewegung und alle Bewegungen werden mit Hast und Raschheit ausgeführt,[4] schließlich treten tonisch-klonische Krämpfe auf. Man stelle sich diesen Bewegungsdrang verselbständigt vor und verkörpert in einem Organismus, der ihm gemäß ist: dann hat man den Vogel und seinen Flug vor sich, angefangen vom aufflatternden Huhn bis hin zum erhaben segelnden Adler. – Die Tachycardie wurde schon erwähnt. Die Herzfrequenz beim Sperling beträgt 400 bis 800 Schläge pro Minute, beim Kolibri sogar bis über 1000 pro Minute.[5] – Die Lungen sind beim Vogel starr und werden durch die Luftsäcke nach dem Dudelsackprinzip beatmet (sog. Pfeifenlungen).[6] Bei der Atropinvergiftung werden die Bronchien erweitert, dadurch erstarrt die sonst elastische Menschenlunge in der Ausdehnung. – Besonders charakteristisch ist die enorme Mundtrockenheit, die sich bis in Hals und Kehlkopf fortsetzen kann. Auch die Haut wird bei der Vergiftung trocken und fühlt sich pergamentartig an. In kleineren Dosen bzw. bei der homöopathischen Arzneimittelprüfung herrscht allerdings das Gegenteil vor, nämlich feuchte Haut und Schwitzen. Um zunächst beim Vergiftungssymptom zu bleiben, kann man sagen, dass der vertrocknete Mund und die eingetrocknete Haut ein Bild für den Schnabel und das Federkleid der Vögel sind. – Auch am Enddarm finden wir Vogelsymptome. Die Vögel haben einen gemeinsamen Ausgang für Stuhl und Urin (Kloake) und entleeren sich fortlaufend, ohne die Ausscheidungen in einem Dickdarm oder einer Blase zu speichern. Am Enddarm führt die physiologische Sympathicus-Wirkung zu Stuhl- und Urinverhaltung, bei der stärkeren Atropinvergiftung allerdings kommt es durch Lähmung der entsprechenden Schließmuskeln zu unwillkürlichem Urin- und Stuhlabgang.

Als lebendiger Beweis für diese Zusammenhänge kann die Tatsache dienen, dass die Vögel Belladonna vertragen und davon nicht vergiftet werden.[7] Darauf macht auch Rudolf Steiner aufmerksam: «… wenn der Mensch oder gewisse Tiere die Belladonna essen, so sterben sie davon. Aber sehen Sie einmal Drosseln und Amseln an: die setzen sich auf die Belladonna und haben daran ihre beste Nahrung in der Welt. In deren Region gehört das, was in der Belladonna ist.»[8]

Die Signatur der Pflanze

Und wie sieht nun diese Pflanze in der Natur aus, die so etwas am Menschen bewirkt?

Am Rande einer Waldeslichtung begegnet uns im Schatten der Sommerwärme die Tollkirsche. Der Bau ihres Gezweiges zeigt zwei Entwicklungsphasen, den senkrecht nach oben wachsenden sogenannten Unterbau und die mehr oder weniger horizontal gerichteten Seitenzweige des Oberbaues, welche die Blüten tragen. Die Blätter des Unterbaues sind schraubig angeordnet. In ca. 1 Meter Höhe wird das Wachstum des Unterbaues durch

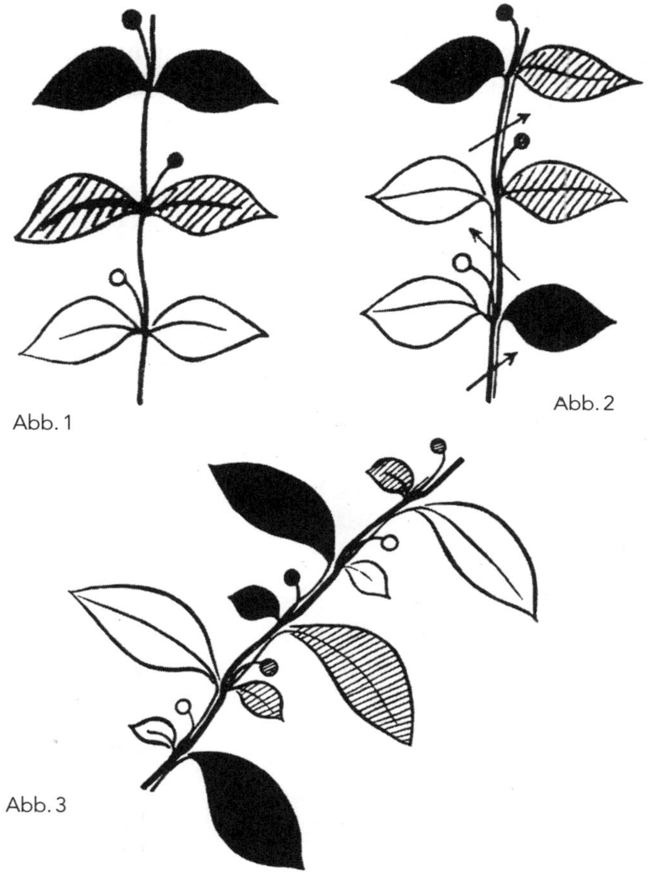

Sprossgenerationen des Belladonnaoberbaues, nach Grohmann, 1968

eine endständige Blüte abgebrochen. Gabelig verzweigt sich der Oberbau, seine Blätter erscheinen merkwürdig verschieden groß und bilden als Ganzes eine Fläche. Gerbert Grohmann hat in seinem Buch «Die Pflanze»[9] die komplizierten Verhältnisse der Solanaceen-Blattverzweigung beschrieben und wir folgen hier seiner Darstellung.

Nur in ihrem rein vegetativen Unterbau finden wir bei der Belladonna die gewohnte Ordnung des Sprosswachstums, in dem sich Blatt und Knoten aneinanderreihen. Im Oberbau muss man von Sprossgenerationen sprechen. Eine Sprossgeneration besteht aus zwei Blättern und einem Blütenstand, wiederholt also die ganze Pflanze im Kleinen. Die Blätter einer Sprossgeneration sind aber versetzt, sodass an einem Sprosspunkt jeweils die Blätter von zwei verschiedenen Sprossgenerationen einander gegenüberstehen. Die Verhältnisse komplizieren sich noch dadurch, dass das nach oben wandernde Blatt größer wird und zur selben Seite wie das unten bleibende Blatt sich wendet. Die Abbildung auf Seite 21 zeigt im ersten Bild den gewohnten Verzweigungstyp nach Knoten und Blatt; im zweiten Bild sieht man eine Übergangsdarstellung, die zur selben Sprossgeneration gehörenden Blätter sind gleich gezeichnet; im dritten Bild sehen wir die tatsächlichen Verhältnisse bei der Belladonna. Der Oberbau

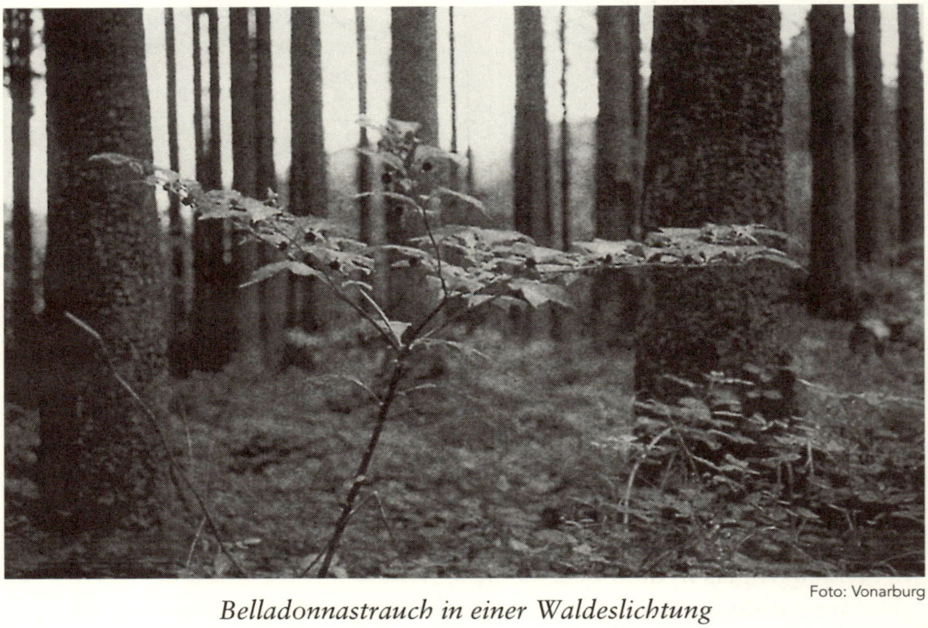

Foto: Vonarburg

Belladonnastrauch in einer Waldeslichtung

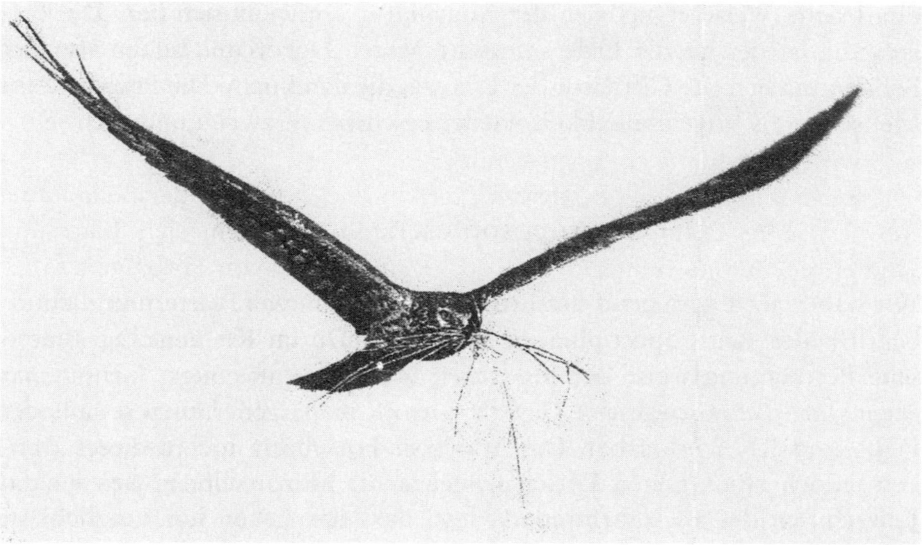

Foto: Okapia

Wiesenweihe im Anflug

ist von dem Unterbau so verschieden, dass man ihn schon als Parasit des Unterbaus bezeichnet hat.

Im Belladonnaoberbau wirkt also ein höheres, die Blattstände vernetzendes und verbindendes Prinzip. Ein Regenwurm reiht noch Glied an Glied aneinander, wie es die sprossende Pflanze tut, wenn sie nach Goethes Worten «Knoten auf Knoten getürmt immer das erste Gebild» wiederholt.[10] Die Metamerie eines Fisches jedoch muss durch Nerven, Muskeln und Blutgefäße vernetzt, überbrückt und verbunden werden. Dies strebt die Belladonna auf pflanzliche Weise an. Animalisch-tierische Gesetzmäßigkeiten künden sich im Belladonnaoberbau an. Das Tier hat mit seiner Wirbelsäule eine horizontale Lage, die Pflanze dagegen hat mit ihrem Hauptspross oder Stamm eine senkrechte Lage. Darauf weist die horizontale Stellung der Oberbauzweige im Gegensatz zum senkrechten Spross des Unterbaus.

Ja, wer Mut genug hat, seine Seele ein wenig zu erheben, dass sie mitschwingen kann mit dem Schaffen der Natur, der kann die Silhouette eines fliegenden Vogels in dem Belladonnaoberbaugezweige wiederfinden. Man sieht auf bildhafte Weise, mit exakter Phantasie, dass die Belladonna auf pflanzliche Weise etwas von der Vogelnatur angenommen hat. Die Belladonna ist der an die Erde gefesselte Vogel. Der Vogel ist die von der Belladonna befreite Giftnatur der Pflanze, die dann im Vergiftungsbild am Menschen als Vogelähnlichkeit wieder erscheint.

Der anthroposophische Giftbegriff

Wir haben jetzt genügend Naturerfahrung gesammelt, um einige Grundbegriffe der Anthroposophie zu verstehen. Durch die einseitig genetische Betrachtungsweise der modernen Medizin – das Wort Genom hat gegenwärtig eine suggestive Gewalt – meint man, alles Leben sei aus der DNA und RNA erklärbar. Die Apoptose-Forschung hat in dieses Denken jedoch einen neuen Einschlag gebracht. Man stellte in den letzten Jahrzehnten des 20. Jahrhunderts fest, dass das Leben nur möglich ist, wenn der programmierte Zelltod (das ist die Apoptose) ordentlich funktioniert. Damit hat die moderne Forschung das entdeckt, was Goethe schon in seinem Prosahymnus auf die Natur ausgesprochen hatte: «Leben ist ihre schönste Erfindung, und der Tod ist ihr Kunstgriff, viel Leben zu haben.»[11] Der physische Leib, den wir mit Augen sehen und mit den Händen betasten, zerfällt nach dem Tode. Man weiß durch die histologische Untersuchung von Gewebe und durch die Organtransplantation, dass die äußere Zusammensetzung des physischen Leibes kurz vor und kurz nach dem Tode keinen großen Unterschied ausmacht. Was aber fehlt nach dem Tode? Warum zerfällt der physische Leib nach dem Tode? Weil er während des Lebens von einem selbständigen Lebensleib durchsetzt ist, der ihn beim Tode verlässt. Man kommt nicht zu einem Begriff vom Leben, wenn man einseitig vom Genom ausgeht, sondern nur, wenn man methodisch den Tod in das wissenschaftliche Denken einbezieht. Genau das ist es, was Steiner umfassend getan hat. Der Lebens- oder Bildekräfteleib, oder mit einem anderen Wort: der Ätherleib, ist der Bildner des physischen Leibes, sein Bewohner und Architekt. Die vegetativ wachsende Pflanze, die auch als Nahrungspflanze den Menschen und Tieren dient, ist Ausdruck des Lebens und der hier gemeinten Bildekräfte.

Alles, was lebt, hat einen Ätherleib. Den Ätherleib hat der Mensch mit den Pflanzen gemeinsam. Das Mineralreich, das immer den Tod in sich trägt, hat der Mensch mit seinem physischen Leib gemeinsam.

Pflanzenreich –	Leben –	Ätherleib
Mineralreich –	Tod –	physischer Leib

Das Tier ist nicht mehr an die Erde gefesselt wie die Pflanze, es ist auch nicht mehr zur Photosynthese befähigt wie die Pflanze, dafür hat es Sinnesorgane, Bewegungsorgane und begleitet den Tagesablauf mit Schlafen und Wachen. Erst im Tier erwacht in der Natur das Bewusstsein. Mit ihm kommen Lust und Leid, Freude und Schmerz, die Begierde, das zu unterlassen, was Schmerz bereitet hatte, und das Streben, das zu wiederholen, was lustvoll gewesen war, in die Natur hinein. Diese Tierwesenheit hat auch der Mensch in sich. Steiner bezeichnete diesen Seelen-Empfindungs- oder Bewusstseinsleib mit dem Namen Astralleib. Dieses Wort war auch schon im Mittelalter gebräuchlich und leitet sich von dem lateinischen Wort «astrum» (Stern) ab. Das Wort Astronomie hat denselben Ursprung. Das Wort «Astralleib» wirkt auf den modernen Menschen anstößig. Steiner behauptete allerdings: «Der Name Astralleib ist gebräuchlich seit den ursprünglichsten Zeiten. Es gibt keinen passenderen Namen für dieses Glied der menschlichen Wesenheit als Astralleib.»[12] Wir werden später in zwei weiteren Kapiteln, in denen der Planet Venus eine Rolle spielen wird, die Beziehung des Astralleibes zu den Sternen noch kennenlernen und verstehen. Vorerst können wir uns an das merkwürdige Wort gewöhnen und wollen nur das darunter verstehen, was hier gesagt worden ist.

Das, was den Menschen zum Menschen macht, und was jeden Menschen zu einem einzigartigen Individuum prägt, ist das Ich des Menschen. Der ganze Mensch besteht also aus vier Wesensgliedern.[13]

Menschenreich –	Selbstbewusstsein –	Ich
Tierreich –	Bewusstsein –	Astralleib
Pflanzenreich –	Leben –	Ätherleib
Mineralreich –	Tod –	physischer Leib

Wir haben gesehen, wie die Belladonna einen vegetativ-pflanzlichen Unterbau und darüber gleichsam parasitär einen Oberbau bildet, der animalische Gesetzmäßigkeiten zeigt. So kann uns einleuchten, dass nach den Forschungen Rudolf Steiners die Giftpflanzen das Tierisch-Astralische tiefer in sich hineinsaugen als die anderen Nahrungspflanzen,[14] dass die Belladonna «das Astralische in einer Art gepressten Zustand»[15] enthält. So ist auch Folgendes verständlich: «Unser astralischer Leib trägt Kräfte in sich, die, wenn sie in die Pflanze kommen, als Gift sich darstellen. – Und so muss man auch das Gift auffassen. Nur dadurch kommt man zu einer innerlichen Erkenntnis des Giftes, dass man weiß, normalerweise hat man als Mensch in seinem astralischen Leib eigentlich die Kräfte aller Gifte in sich, die es gibt, denn das gehört zum Wesen des Menschen.»[16] Wir haben allerdings gesehen, dass nicht irgendein Astralisches in die Belladonna tiefer eingedrungen ist, sondern ein ganz bestimmtes: nämlich das Astralische der Vogelnatur.

Die Belladonnabeere fasst unsere Erfahrungen und Gedanken noch einmal zusammen. Zuerst ist sie ein kleiner weißer Punkt, dann wächst sie zu einer schönen grasgrünen Kugel heran. Dann ziemlich rasch überzieht sie ein violett-schwarzer Hauch, der sich bald zum intensiven und glänzenden Schwarz steigert. In diesem Lichtglanz der schwarzen Beere ist bildhaft viel enthalten: Der Standort, zwischen Schatten und Licht, ist hier Gestalt geworden; in den Lichtraum der Pflanzenwelt ist die Organbildung der Tiere vergiftend und schattend hineingetropft. Blickt sie uns denn nicht geradezu an, die schöne Beere im Halbschatten?

Die Lehre von der doppelten Ähnlichkeit

Wir haben gefunden, dass der mit hohem Fieber, Halsweh und weiteren Symptomen erkrankte Mensch der Vogelnatur ähnlich wird. Weitere Ähnlichkeiten anderer Krankheiten mit anderen Tieren sind zu erwarten, springen aber nicht so ins Auge wie beim Vogel und der Belladonnapflanze. Im nächsten Kapitel werden wir für die Herzinsuffizienz und die Krötennatur einen ähnlichen Zusammenhang und im übernächsten Kapitel mit dem Schlangengift ein weiteres Beispiel kennenlernen.

Das Tier für sich allein betrachtet ist natürlich gesund. Der Vogel braucht, um fliegen zu können, einen gesteigerten Stoffwechsel, sodass eine Körpertemperatur von über 41 °C und ein Herzschlag von über 500/min sich gewissermaßen von selbst ergeben. Diese Besonderheit der Vogelphysiologie entspricht der besonderen Umgebung, in welcher der Vogel lebt. Gehen wir in eine andere Umgebung, z. B. hinaus aufs Meer, und messen den Pulsschlag beim größten Tier der Erde, beim Blauwal, dann beträgt dieser nur 16/min. Das alles sind durchaus gesunde Verhältnisse.

Wenn wir allerdings dieselben Symptome mit dem Menschen vergleichen, dann ist 500/min eine Tachycardie und 16/min eine Bradycardie. Humanmedizinisch betrachtet ist jedes Tier eigentlich eine Krankheit oder wie es Steiner formulierte: «Jedes Tier, richtig angesehen, bedeutet eine Krankheit. Für das Tier ist die Krankheit sozusagen gesund.»[17] In diesen zwei Worten: «... richtig angesehen ...», liegt ein Forschungsansatz für die nächsten Jahrzehnte oder Jahrhunderte. An den Tieren können wir nämlich das Verhältnis von Krankheit und Heilung äußerlich unmittelbar beobachten: Ihre physiologischen Besonderheiten sind gemessen am Menschen krank, die spezielle Umgebung, an die sich die Tiere angepasst haben, bedeutet die entsprechende Heilung.

Ähnlich ist es beim Menschen, allerdings mit zum Teil umgekehrten Vorzeichen. Der Mensch erkrankt, indem er dem Tierreich ähnlich wird, ja es geht noch weiter, indem er in anderen Fällen sogar dem Pflanzen- oder Mineralreich ähnlich wird. Rudolf Steiner und Ita Wegman schreiben in ihrem gemeinsamen Buch: «Man kann sagen, entsteht im Innern des Organismus ein Vorgang, der einem solchen der äußeren Natur ähnlich ist, so tritt Erkrankung ein.»[18] In Bezug auf die Tierwelt haben wir das durch die Belladonnavergiftung verstanden. Für das Pflanzen- und das Mineralreich liegen ähnlich exakte Forschungen noch nicht vor, sodass zwei aphoristische Gedanken dazu vorerst genügen müssen. Wenn im Innern des menschlichen Organismus eine Krebskrankheit entsteht, die mit ihrem ungehemmten Wachsen den menschlichen Organismus zerstört, dann wird der menschliche Organismus dem Pflanzenwachstum in der äußeren Natur ähnlich. Und wenn Nierensteine, Gallensteine oder Arterienverkalkungen auftreten, dann ist dasselbe in Bezug auf das Mineralreich der Fall.

Mit solchen Gedanken kommt man auch zu einem tieferen Verständnis der Ähnlichkeitslehre oder Homöopathie. Es gibt nicht nur ein therapeutisches Simile*, das Hahnemann entdeckt hat, sondern auch ein pathologisches. Das pathologische Simile ist, wenn der Mensch erkrankend der äußeren Natur ähnlich wird, so wie wir es exemplarisch an der vogelähnlichen Belladonnakrankheit erkannt haben. Das ist die Grundlage der Pathologie, und in diesem Sinne muss jede Krankheit in der Natur wiedergefunden werden. Drehen wir indessen diesen Gesichtspunkt um und

* Simile heißt: das Ähnliche.

fangen wir an, die Natur im Menschen zu suchen, dann wird daraus Therapie: Jeder Naturvorgang hat eine Ähnlichkeit mit einer Krankheit des Menschen, so wie die potenzierte Belladonna den vogelähnlich erkrankten Menschen heilt. Dieses zweite oder therapeutische Simile ist es, mit dem wir handelnd eingreifen können.

Das erste, pathologische Simile entspricht der Notwendigkeit, an ihm können wir nichts ändern. Das zweite oder therapeutische Simile entspricht der Freiheit, hier können wir helfen und heilen.

Warum potenzierte Heilmittel?

Wie kann man nun verstehen, dass Belladonna als Urtinktur vergiftend, potenziert aber heilend wirkt? Wir wollen diese Frage hier vorerst bildhaft beantworten, und in einem späteren Kapitel sollen auch die empirisch-wissenschaftlichen Grundlagen des Potenzierens besprochen werden. Der Mensch erkrankt, indem er einem Prozess der äußeren Natur ähnlich

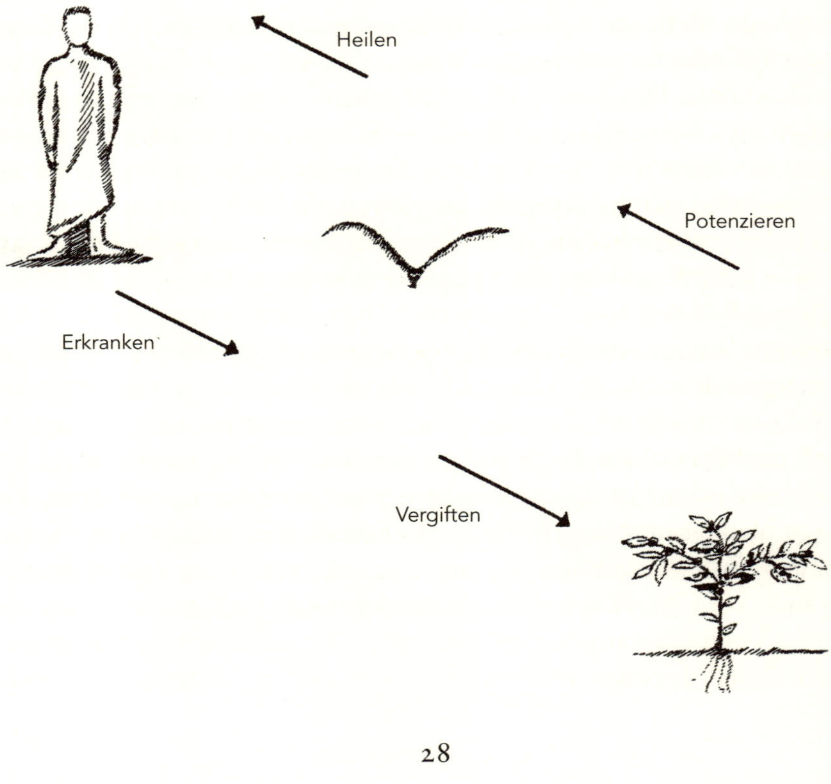

wird, in unserem Fall wird er der Vogelnatur ähnlich. Damit steigt er erkrankend um ein Naturreich tiefer, er wird vogelähnlich. Auf demselben Weg nach abwärts steigt das Astrale der Vogelnatur um eine Stufe tiefer und macht aus der Belladonna eine Giftpflanze. Vergiftend und erkrankend gehen wir den Naturreichen nach abwärts.

Anders ist es beim Gesundwerden. Der gesund werdende Mensch befreit sich von der Vogelnatur und steigt damit von der tierähnlichen Stufe wieder aufwärts zum Menschen. Dadurch hat der gesund werdende Mensch oft das Gefühl, wie neugeboren zu sein. Dieses Gesundwerden wird in unserem Fall bewirkt oder unterstützt durch Belladonna in potenzierter Form, in D 6 bis D 30, je nach Lage der Dinge, auf jeden Fall in potenzierter Form. Es nützt nichts, z. B. den Vogel als Arznei zu geben, der Vogel zeigt uns zwar die Belladonnasymptome, aber er bewirkt sie nicht als Vergiftung im Menschen. Dies bewirkt die Giftpflanze Belladonna. Potenziert wirkt sie für dieselben Symptome heilend, weil durch das Potenzieren, wie Hahnemann sagte, eine «geistartige Wirkung» der Arznei herausgearbeitet wird. Es wird durch das Potenzieren der Geist der Belladonna befreit. Was dieser Geist ist, können wir durch unsere vergleichende Methode ganz genau äußerlich beobachten. Dieser Geist, der in der Belladonna verborgen schafft, ist in der Vogelphysiologie offenbar, beobachtbar. Das Potenzieren befreit gewissermaßen den Vogel von der Belladonna und gibt somit den Anstoß für den Weg nach oben, vom Pflanzenreich aufwärts ins Tierreich. Mit dieser Richtung nach aufwärts kommt die potenzierte Arznei in den vogelähnlich erkrankten Menschen, hebt ihn eine Stufe höher ins Menschenreich bzw. nimmt ihm seine Vogelähnlichkeit ab und entlässt ihn dadurch in die Gesundheit.

In diesem Bild können wir auch erkennen, was wir tun, wenn wir zu dem vergiftenden Wirkprinzip unsere Zuflucht nehmen, wie es in der Schulmedizin angewandt wird. Wir fassen dann einzelne Wirkungen des Atropins, z. B. die Erschlaffung der glatten Darmmuskulatur, ins Auge und die sogenannten unerwünschten Nebenwirkungen wie Pupillenerweiterung, trockener Mund oder Herzbeschleunigung werden in Kauf genommen. Das heißt, wir bleiben ganz innerhalb des Wirkungsbildes unseres Giftes stehen und fragen nicht, warum der Mensch erkrankt, und fragen nicht, warum eine Pflanze zur Giftpflanze wird oder welches höhere Wesen in den Symptomen der Vergiftung sich ausspricht. Jeder Arzt weiß, dass solche Begrenzung der Gesichtspunkte im einzelnen Fall für unsere Patienten und deren

Gesundheit durchaus notwendig ist. Auch Rudolf Steiner betonte, dass es keinen Sinn hat, von einer giftfreien Medizin zu schwärmen.[19] Aber es ist doch ein Unterschied, ob man nur das vergiftende Wirkprinzip kennt und daraus ein Dogma macht oder ob dem Arzt mehrere Wirkprinzipien bekannt sind, zwischen denen er im Einzelfall wählen kann.

Hat solches bildhafte Denken einen wissenschaftlichen Wert?

Goethe war der Erste, der mit seiner Urpflanze[20] versuchte, auf bildhafte Weise wissenschaftlich zu sein. Rudolf Steiner hat Goethes Denkweise ausführlich gerechtfertigt und ihn als «Kepler und Kopernikus der organischen Welt»[21] bezeichnet. Es folgen nun einige Gedanken zu diesem Problemkreis, die der Verfasser an anderer Stelle[22] etwas ausführlicher dargelegt hat.

Der allerhäufigste Einwand, der gegenüber solchen Darstellungen wie diesen gemacht wird, ist der Folgende: «Das ist doch nur ein Bild» oder «Das ist doch bloß eine Analogie». Und man meint, schon durch den bloßen Hinweis auf seinen Bildcharakter sei das bildhafte Denken wissenschaftlich erledigt. In Wirklichkeit handelt es sich aber nur um eine Regiebemerkung. Etwa so, wenn man über eine mathematische Formel die Nase rümpfend sagen würde: Die besteht ja nur aus Zahlen! Es kommt ja darauf an, was in den Zahlen sich ausdrückt. So ist es auch hier mit der Analogie von Belladonnavergiftung und Vogelphysiologie. Die Frage ist doch, ob diese Analogie richtig oder falsch ist und, wenn sie richtig ist, welchen wissenschaftlichen Fortschritt sie bringt. Wir haben schon bemerkt, dass solch ein Bild immerhin didaktisch und lerntechnisch wertvoll ist. Auch sieht man, wie solche Analogien die allerverschiedensten Gebiete des Wissens vernetzen: Botanik, Zoologie, Physiologie, Toxikologie, Innere Medizin, Pharmakologie, Allopathie und Homöopathie. Was aber noch viel wichtiger ist, das ist die sogenannte «inhaltvolle Bestimmung», ein methodischer Begriff, den Rudolf Steiner eingeführt hat.[23] Was es damit auf sich hat, sei kurz erklärt.

Was heißt eigentlich wissenschaftlich? Wenn ich die drei Winkel in einem Dreieck betrachte, so ist mir ihr Zusammenhang zunächst unklar. Über Stufen- und Wechselwinkel kann ich mich dann hindurcharbeiten zu dem Gesetz, dass die Winkelsumme im Dreieck einem gestreckten Winkel – also 180 Grad – gleichkommt. Durch Erscheinung, Methode und Gesetz zieht sich dieselbe «inhaltvolle Bestimmung» hindurch, in unserem Beispiel die Winkel, und dadurch ist dies ein vorbildlicher wissenschaftlicher Zusammenhang. – Schon wenn in heutiger Weise die Farben erklärt werden, ist dies nicht mehr so. Behaupte ich, dass der Erscheinung Rot die Wellenlänge von 800 nm als Gesetz zugrunde liegt, so ist damit zwar eine technisch verwertbare Bedingung ausgedrückt, aber die Wellenlänge 800 nm enthält inhaltlich nichts, was mich auf Rot hinweisen könnte. Der Einwand, ein Physiker behaupte ja gar nicht, dass er hiermit ein objektives Gesetz oder «die Wahrheit» gefunden habe, gilt nur scheinbar. Denn erstens werden solche Zusammenhänge wie Naturgesetze betrachtet und gehandhabt und zweitens ist dann, wenn man bewusst auf das Finden der Wahrheit verzichtet, von Wissenschaft ohnehin keine Rede mehr. Auch wenn neuerdings unbefangenere Wissenschaftler wie Thomas Fuchs[24] erkennen, dass die Realität der Farbe durch die Wellenlänge oder andere sogenannte «Objektiva» nicht aufgehoben werden kann, so wird doch der entscheidende Schritt zur wirklichen Erklärung der Farben noch nicht vollzogen, sondern beide Welten – die Farbe und die Wellenlänge – werden «koevolutiv» nebeneinander bestehen gelassen. Goethe hat gezeigt, wie die Farben durch sich selbst wirklich erklärt werden können. Blau war ihm eine Erscheinung, welcher durchlichtete Finsternis gesetzmäßig zugrunde liegt, Rot war ihm entsprechend durchschattetes Licht. Hell und Dunkel, Licht und Finsternis sind Qualitäten, welche den Farben selbst zukommen: von jeder Farbe gibt es die verschiedensten Hell- und Dunkeltöne, Rot selbst repräsentiert die helleren, Blau dagegen die dunkleren Farben. Was also in dem erwähnten geometrischen Beispiel die Winkel, das sind in Goethes Farbenlehre Hell und Dunkel. Seine Farbenlehre ist wissenschaftlich, weil in ihr wie in der Geometrie oder Mathematik durch Erscheinung, Methode und Gesetz dieselbe inhaltvolle Bestimmung sich hindurchzieht.

Und Entsprechendes gilt in unserem Fall bei der Belladonna und dem Vogel. Wenn ich die Atropinvergiftung als Parasympathicolyse betrachte, so erkläre ich sie zwar so, dass ich die Symptome technisch-pharmakologisch beherrschen kann, aber die «inhaltvollen Bestimmungen» der Vergiftungssymptome einerseits und des Parasympathicus und seiner Lyse andererseits klaffen weit auseinander. Parasympathicus und Sympathicus sind eine Ebene hinter den Phänomenen, die Phänomene selbst sind damit noch nicht erklärt. Wenn ich aber die Hauttrockenheit des Tollkirschevergifteten mit dem Federkleid eines Vogels zusammendenke, wenn ich die Mundtrockenheit des Kranken im Schnabel des Tieres wiederfinde, dann erklären sich die Phänomene selbst, die «inhaltvolle Bestimmung» ist dieselbe. Die Tachycardie, die beim Kranken und beim Vogel vorkommt, und das Fieber, welches beim Vogel physiologisch und beim Belladonnavergifteten pathologisch auftritt, erfüllen die Forderung der gleichen «inhaltvollen Bestimmung» sogar in idealer Weise. All dies zeigt, dass die Erklärung der Belladonnavergiftung mit Hilfe der Vogelphysiologie wissenschaftlich vollkommener und befriedigender ist als die Erklärung mit Hilfe der Parasympathicolyse. Das soll keine Überheblichkeit sein, sondern das geht aus der Sache hervor. Auch wird die Parasympathicolyse damit nicht «abgeschafft», sondern ähnlich wie die Atropinvergiftung selber wird sie ganzheitlich verständlich, wozu allerdings weitere goetheanistische, bildhafte Forschungen nötig wären, die meines Wissens noch nicht vorliegen.

Wenn also eingewendet wird «das ist doch nur ein Bild», so müssen wir antworten: das mit exakter sinnlicher Phantasie erfasste Bild, das ist es ja gerade, was wir wollen. Gerade darauf kommt es an, dass unsere Gedanken wieder bildhafter und lebendiger werden, damit sie dem wirklichen Leben mehr entsprechen. Alles, was wir an unseren Patienten wahrnehmen, sind Bilder: die Blässe oder die Gelbsucht, das Fieber oder die Milzschwellung. Könnte es nicht sein, dass insbesondere der Arzt dazu aufgerufen ist, sich bildhafte Ideen anzueignen, damit er seinen Patienten gewachsen ist? Im Laufe dieser hier vorliegenden Darstellungen werden wir sehen, dass dies eine Frage ist, die von der Wissenschaft zur ärztlichen Kunst führt, ja sogar eine inhaltvolle ärztliche Ethik und Moral begründet.

2. Kapitel

Digitalis purpurea und die Herzbewegung

Der Herzkranke

Wenden wir uns jetzt einem anderen Symptomenkomplex zu, den Zeichen der chronischen Herzinsuffizienz.[25] Wir können nicht erwarten, dass sich uns die höhere Natur dieser Symptome in der gleichen Weise wie bei der Belladonna erschließt, sondern wir müssen die Methode, wie Herzinsuffizienz und Digitalis purpurea zusammenzuschauen sind, aus der Sache selbst erst entwickeln. Das ist es, was Goethe wollte, wenn er in einem grundlegenden Aphorismus bemerkte: «Das Höchste wäre, zu begreifen, dass alles Faktische schon Theorie ist. Die Bläue des Himmels offenbart uns das Grundgesetz der Chromatik. Man suche nur nichts hinter den Phänomenen; sie selbst sind die Lehre.»[26]

Betrachten wir einmal nach dieser Methode das Röntgenbild des Brust-

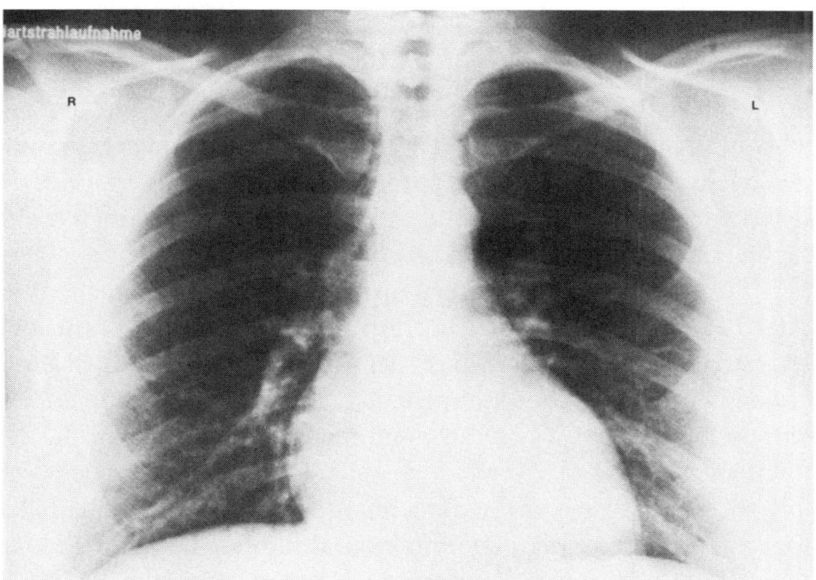

Röntgenaufnahme des Brustkorbs, nach Benninghoff, 1994

korbes, wie wir es als Internisten täglich anschauen. Die weiße birnenförmige Figur in der Mitte ist das Herz, nach unten hin erscheint es breiter, nach oben zu verjüngt es sich. Die schwarzen Felder darum herum sind die beiden Lungenflügel, sie sind bogenförmig und zum Teil gitterförmig von weißen Streifen durchsetzt, welche in der Wirklichkeit den Rippen entsprechen. Die beiden flügelförmigen Gebilde im oberen Bereich sind die Schlüsselbeine. Das Herz liegt also unten im Brustkorb, es liegt so, dass es von der Lunge wie von einem vorne etwas geöffneten Mantel eingehüllt wird.[27]

Und diese Lage entspricht auch dem, was beide Organe erfüllt und was sie bewegen. Die Luft hat von sich aus die Tendenz, sich in jedem Raum, der ihr geboten wird, nach allen Seiten auszudehnen. Jede Flüssigkeit dagegen, ob es nun Wasser ist oder Blut, hat in sich die Tendenz, der Schwere nach abwärts zu fließen.

Aber auch die Beziehungen der Lunge zu dem ganzen Menschen und die Beziehungen des Herzens zum ganzen Menschen sind nach oben und nach unten geordnet. Jeder Atemzug setzt sich in feinen Druckwellen bis in das Gehirnwasser fort.[28] Die Atmung ist unserem Bewusstsein viel näher als der Herzschlag: man kann jederzeit feststellen, ob man gerade ein- oder ausatmet, vom Herzen dagegen spürt man normalerweise nichts. Die Atmung können wir noch bis zu einem gewissen Grade willkürlich beeinflussen, das Herz aber nicht. In diesem Sinne gehört die Lunge zum oberen Menschen. Das Herz auf der anderen Seite ist ein Muskel. Dadurch ist es verwandt mit den Muskeln unserer Gliedmaßen, die sich mit den Gleichgewichts- und Schwereverhältnissen der Erde auseinandersetzen und zum unteren Menschen gehören.

Gehen wir nun mit diesem Bild zu den Symptomen der Herzmuskelschwäche, der chronischen Herzinsuffizienz über. Der Patient verspürt Atemnot, anfangs nur beim Treppensteigen oder Bergaufgehen, später bei jeder Bewegung und zuletzt auch in Ruhe. Es ist typisch für die vom Herzen herrührende Atemnot, dass der Patient sofort eine Erleichterung fühlt, wenn er den Oberkörper aufrichtet. Auf der anderen Seite bemerkt der Patient eines Tages Wasseransammlungen in den Beinen, die oft mit nächtlichem Wasserlassen verbunden sind. Die Herzwassersucht steigert sich bis zur Bauchwassersucht, Bauchhautödemen oder Rippenfellergüssen. Das Gewicht des Patienten nimmt zu. Räumlich betrachtet haben die Wasseransammlungen eine Tendenz nach unten, wie man an den Beinödemen und der Gewichtszunahme unmittelbar sieht; die Luftnot dagegen hat eine Tendenz nach oben, sie wird in dem über dem Herzen gelegenen Lungenorgan bemerkt und sie zwingt den Patienten dazu, sich aufzurichten. Die Luftnot wird auch viel sensibler bemerkt und ist dem Bewusstseinspol viel näher als die Wassersucht, die von den Patienten oft lange Zeit gar nicht festgestellt wird.

So ist es gemeint, dass «das Faktische zur Theorie wird». Das Herz liegt unten, die Lunge liegt mehr oben im Brustkorb. Das ist erst einmal ein Faktum. Man nimmt es normalerweise hin und denkt nicht weiter darüber nach. Wenn man es aber als Theorie, als Lehre nimmt, wenn man unten und oben urbildlich betrachtet, dann ordnen sich die Luft in der Lunge und die Flüssigkeit im Herzen ebenfalls nach oben und nach unten, und wenn man die weiteren Funktionen dieser beiden Organe zum übrigen Menschen bedenkt, erscheint uns von der Lunge an aufwärts der obere Mensch, vom Herzen nach abwärts der untere Mensch. Auch die beiden Kardinalsymptome der chronischen Herzinsuffizienz: Atemnot und Beinödeme, weisen in diesem Sinne nach oben und nach unten. Diese hier skizzierte Polarität kann man mit vielen weiteren Beispielen immer inhaltvoller sich klarmachen, bis das Faktische zur Theorie, zum Begriff wird, und dann zur Idee vom oberen und unteren Menschen, mit der Rudolf Steiner die anthroposophische Medizin[29] begründet hat.

Bleiben wir aber vorerst noch ein wenig bei der Phänomenologie, um nicht zu schnell bei den Begriffen und Ideen zu landen. Wenn man das Herz allein betrachtet, ohne auf die Lunge Rücksicht zu nehmen, ergibt sich ebenfalls eine räumliche Ordnung insofern, als die Atemnot das wesentliche Symptom der Linksherzinsuffizienz und die Wasseransammlungen in den Beinen das Hauptsymptom der Rechtsherzinsuffizienz sind. Das linke Herz staut sich in die Lunge zurück, das rechte Herz dagegen in den ganzen übrigen Organismus.

Nicht nur die räumliche Anordnung unserer Krankheitszeichen, auch die zeitliche Reihenfolge und Dynamik spielen eine Rolle. Da fällt auf, dass die Luftnot sehr plötzlich den Patienten überfallen kann, wenn das linke Herz versagt (Lungenödem), dass andererseits die Ödeme an den abhängigen Körperpartien langsam und allmählich aufzutreten pflegen. Typisch für die Herzmuskelschwäche ist weiterhin, dass zentral die Herzschlagfolge sich beschleunigt, was als erhöhter Pulsschlag tastbar ist. Andererseits verlangsamt sich der Blutstrom in der Peripherie des Organismus, der Sauerstoff wird dadurch im Körperumkreis vermehrt ausgeschöpft, wodurch die Zyanose, also die Blauverfärbung von Lippen und Haut beim Herzpatienten entsteht.

Wenn man nun die Phänomenologie von oben und unten mit der Phänomenologie von langsam und schnell zusammenschaut, dann ergibt sich das Folgende: Das gesunde Herz beschleunigt seinen Schlag, wenn wir unsere Glieder bewegen, und es wird langsamer, wenn wir ausruhen. Wir wissen, dass unser Herz während eines Atemzuges viermal schlägt, der Puls-/Atemquotient durchschnittlich also 4:1 beträgt. Auch der Ventilations-/Perfusionsquotient in der Lunge zeigt mit 4:5 zwar ein anderes Verhältnis, aber doch wiederum den gegenüber dem Atemstrom schnelleren Blutstrom um jede Alveole. Schließlich haben wir einen Kopf und vier Gliedmaßen, der Repräsentant des oberen Menschen lebt in der Einzahl, die Repräsentanten des unteren Menschen leben in der Vierzahl.[30] Dadurch ist dieses zeitliche Puls-Atem-Verhältnis von 4:1 auch räumlich dem ganzen Menschen eingeschrieben.

Aus der Inneren Medizin ist uns vertraut, dass beim erhöhten Hirndruck, wenn also der obere Mensch überwiegt, der Herzschlag sich verlangsamt. Beim Fieber dagegen, wenn die auflösenden, stoffwechselaktiven Prozesse im unteren Menschen überwiegen, beschleunigt sich der Herzschlag.

Daraus ergibt sich, dass unser oberer Mensch ein «langsamer Patron»[31] ist, der untere Mensch aber die Kraft der Beschleunigung in sich hat. Es darf uns hierbei nicht verwirren, wenn die Beinödeme am unteren Menschen langsam und die Atemnot am oberen Menschen unter Umständen sehr schnell auftreten. Das ist kein Widerspruch, sondern eine Verschränkung der Gesichtspunkte, die bei der Kompliziertheit des Menschen oft sich ergibt. Wenn auch die Ödeme unten langsam auftreten, so stammt die Kraft der Langsamkeit doch vom oberen Menschen. Wenn auch ein Lungenödem uns plötzlich überrascht, so stammt die Kraft der Plötzlichkeit doch vom unteren Menschen.

Die Phänomene zusammenfassend können wir sagen: Bei der Herzinsuffizienz trennen sich der obere und der untere Mensch jeweils voneinander und gehen ihre eigenen Wege, die Wassersucht nach unten, die Atemnot nach oben. Gleichzeitig verliert der Herzschlag seine rhythmisch ausgleichende Qualität und trennt sich in eine zentrale Beschleunigung und eine periphere Blutstromverlangsamung. Dem Wesen nach gehört die Verlangsamung nach oben in den oberen Menschen, die Beschleunigung nach unten in den unteren Menschen.

Die Digitalisvergiftung

Am Herzen wirkt Digitalis sowohl beschleunigend als auch verlangsamend. Sinusbradycardie, Sinusstillstand, Sinuatriale Blockierungen, Atrio-ventriculäre Blockierungen sind aussetzende bzw. verlangsamende Rhythmusstörungen. Extrasystolen, Vorhoftachycardie, Kammertachycardie und Kammerflimmern sind vorzeitige bzw. beschleunigende Rhythmusstörungen. Für Digitalis besonders charakteristisch und auf eine Überdosierung sehr verdächtig ist eine Kombination beschleunigender und verlangsamender Wirkungen, nämlich die Vorhoftachycardie mit 2:1-Überleitung auf die Kammern oder der ventrikuläre Bigeminus, welcher die Vorzeitigkeit der Extrasystole mit der Verlangsamung in der postextrasystolischen Pause kombiniert. Durch Digitalis wird also sowohl der untere, beschleunigende als auch der obere, verlangsamende Pol des Menschen gestärkt. Oberer und unterer Mensch werden einander nähergerückt, gewissermaßen ineinandergeschoben. Ganz entsprechend ergab sich uns als Bild der Herzinsuffizienz, dass der obere Luft- und der untere Wassermensch sich trennen; durch Digitalis werden sie wieder miteinander verbunden. Hiermit erklärt sich auch, dass Wirkung und Vergiftung bei Digitalis so nahe beieinanderliegen und von Patient zu Patient so verschieden sind. So labil wie die Grenzfläche von Wasser und Luft ist, so behutsam muss die Digitalisdosis angepasst werden. Es ist gewissermaßen wie beim Segeln auf dem Wasser, wo wir nach dem jeweiligen Wind und der etwaigen Strömung uns richten müssen.

Weitere Vergiftungssymptome sind Appetitlosigkeit, Übelkeit und Erbrechen. Hierbei steigt der untere Verdauungsmensch zu stark nach oben. Auch die Augensymptome (Farbsehen, Skotome, Farbunterscheidungsschwäche) können begriffen werden, wenn man im Auge ein Überwiegen des Stoffwechsels annimmt. In der Gynäkomastie bei Männern ist die Verstärkung des unteren Menschen unmittelbar anschaulich. Müdigkeit und Schwäche dagegen sind Verstärkungen des oberen Menschen, der verlangsamende Pol überwiegt und ergreift als Leistungsschwäche den ganzen Menschen. – Wie bei den Herzsymptomen sehen wir also auch bei den Allgemeinsymptomen, dass diese Erscheinungen erklärbar werden, wenn wir annehmen, dass Digitalis den oberen und unteren Menschen einander näherrückt. Dabei kann leicht der eine Pol des Menschen den anderen in seine Gewalt zwingen.

Im Sinne der goetheanistischen Methode[32] haben wir jetzt also einen bestimmten Typus über den Zusammenhang von Herzinsuffizienz und Digitaliswirkung gewonnen, den wir so formulieren können: Durch Digitalis wird die Grenze von Blut und Lungenluft im Menschen gestaltet. Ich weiß, dass dies zunächst sehr laienhaft oder unwissenschaftlich klingt, im Laufe unserer weiteren Betrachtungen wird uns diese Grenze von Wasser und Luft aber immer wieder begegnen, sodass man den wissenschaftlichen Wert einer solchen Betrachtung schon einsehen wird.

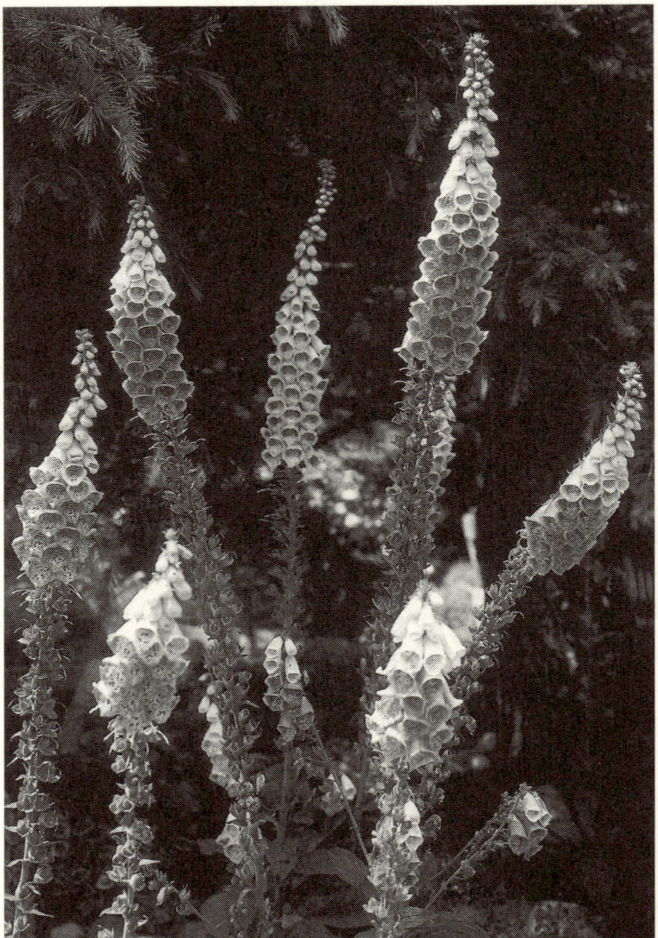

Foto: Vonarburg

Digitalis purpurea im Wald

Die Pflanze

Digitalis purpurea ist eine zweijährige Pflanze. Im ersten Jahr sehen wir eine große, regelmäßige Blattrosette, an welcher alle Blätter an derselben Stelle, nämlich kurz über der Erde und nahe der Wurzel entspringen. Diese Rosette hat fast keinen Spross, sie ist ein Bild der Blätterkonzentration, der Zusammenziehung auf einen Sprosspunkt. So versammelt diese Rosette das ganze Jahr hindurch ihre Lebenskräfte, um dann im nächsten Jahr geradewegs nach oben und fast unverzweigt den Spross hinauf zu schicken. Im zweiten Jahr bilden die Blätter eine schöne, regelmäßige Blattpyramide, indem jedes Blatt gegenüber seinem Vorgänger etwas kleiner ist. Nach oben hin werden die Blätter also immer kleiner, bis sie am Stängelende die Knospenkappe tragen. Die Knospen stehen dicht gepackt rund um das Ende des Stängels und weisen nach oben. Aufblühend wendet sich die Blüte nach abwärts, ein langer, nach unten sich erweiternder purpur- bis violettroter Schlauch öffnet sich nach unten. Die Frucht wendet sich dann wiederum nach oben. Verdorrend öffnet sich die Fruchtkapsel und entlässt die kleinen Samen nach unten. Diese Bewegungen nach aufwärts und abwärts werden noch komplizierter dadurch, dass die aufblühenden Blüten sich nicht nur nach unten, sondern auch einseits-

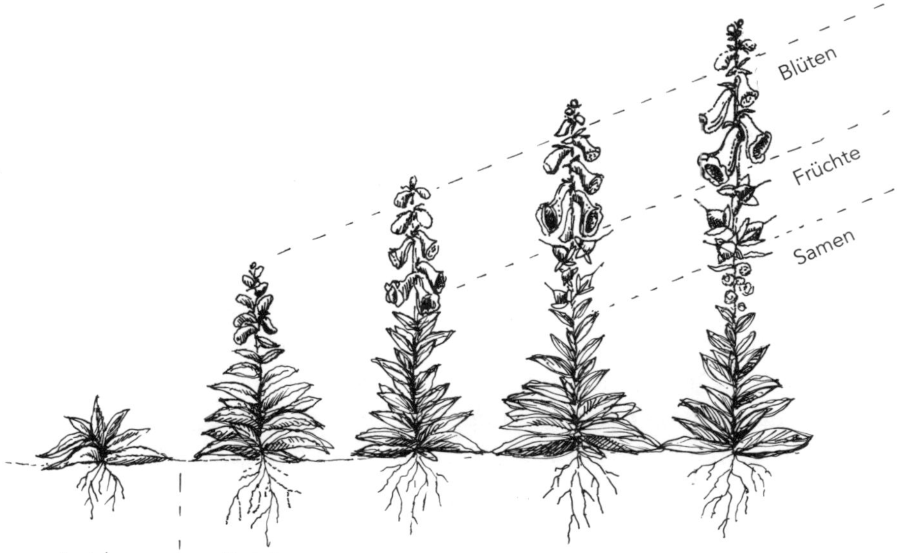

wendig zum Licht hin drehen. Die Knospen stehen noch wie die Blätter allseitswendig am Stängel, die Blüten wenden sich zur lichtbeschienenen Seite des Sprosses und erscheinen dadurch in einer besonders dichten, rot leuchtenden Traube. Frucht und Samenkapsel behalten diese Lichtwendung bei. Im Ganzen ergibt sich eine am Stängel aufgereihte Gliederung von Blattpyramide, Blüten-, Frucht- und Samenzone.

Die Blattpyramide trägt also am Anfang die allseitswendige Knospenkappe, dann berührt sie sich mit der einseitswendigen Blütenflamme, welche ihre Öffnungen den Blättern zuwendet, dann begegnet sie den Früchten, die sich aber von ihr ab nach oben wenden und zuletzt sind es die Samen, welche über die Blätter zur Erde fallen.

Blütenbewegungen und Herzbewegungen

Wenn wir nun Blüten- und Fruchtbewegungen einer Pflanze mit den Organbewegungen des Menschen vergleichen, so soll dies natürlich nicht in naiver Weise geschehen, sondern wir müssen uns zumindest der gewählten Methode bewusst sein und diese auch mitteilen. Das Verhältnis des Menschen zu den Naturreichen ist durch die Anthroposophie in vielfältigster Weise erkennbar. Eine erschöpfende Darstellung kann hier nicht gegeben werden. Wir greifen vielmehr nur den uns hier interessierenden Spezialaspekt heraus.

Der ganze Mensch verglichen mit der ganzen Pflanze zeigt, dass wir die Pflanze umkehren müssen, wenn wir sie funktionell richtig in den Menschen hineindenken wollen.[33] Der Wurzelpol, der sich mit den Mineralien der Erde auseinandersetzt, entspricht im Menschen dem Kopfpol, wo mineralisierende Tendenzen überwiegen und unsere großen Sinnesorgane fast wie physikalische Apparate funktionieren. Das ist ein Gedanke, den schon Charles Darwin geäußert hat.[34] Den Blüten- und Fortpflanzungspol richtet die Pflanze nach oben, beim Menschen dagegen finden sich die entsprechenden Organe am unteren Menschen. In der Mitte stehen sich die Blätter der Pflanze und die Lunge des Menschen gegenüber. Wie der Pflanzenspross in den Blättern sich nach oben verzweigt, so verzweigt sich der Bronchialbaum der Lunge im Menschen nach unten. Und umgekehrt ist auch der Gaswechsel bei Pflanze und Mensch, hier die Ausatmung der Kohlensäure, dort die Assimilation der Kohlensäure. Umgekehrt ist auch die Substanz dessen, was sich verzweigt: der Bronchialbaum ist lufterfüllt und blutumspült, die Pflanzenblätter sind safterfüllt und luft- und lichtumspült.

Nach diesem Gedanken über den Menschen als einer umgekehrten Pflanze müssen wir den Blattbereich von Digitalis purpurea mit der Lunge des Menschen vergleichen.

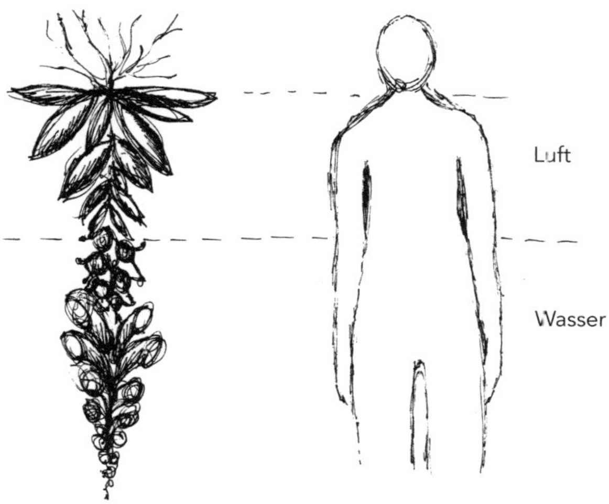

Wie ein kräftiges Atemholen und Kraftholen scheint uns die konzentrierte, zusammengezogene Rosettenform im ersten Jahr, während die Blattpyramide vom zweiten Jahr ein Bild des Ausatmens und des Ausdehnens in die Umgebung ist. Dass zwischen Ein- und Ausatmen ein ganzes Jahr als Pause eingeschaltet ist, während alle weiteren Pflanzenorganbildungen viel schneller ablaufen, zeigt deutlich den verlangsamenden Impuls, welcher von den Digitalisblättern ausgeht. Nimmt man noch hinzu, dass die Wurzel im ersten und zweiten Jahr dieselbe bleibt, dann hat man den verlangsamenden Typus von Blatt und Wurzel, von Brust und Haupt, das Zögernde des oberen Menschen vor sich. Daher finden wir im Vergiftungsbild die verlangsamenden Symptome und therapeutisch die heilende Wirkung, vor allem bei der absoluten Tachyarrhythmie.

Nun schreitet die Digitalispflanze in raschen, aber wohlgeordneten Schritten zur Blüten-, Frucht- und Samenbildung fort. Diese drei Organzonen müssen nach unserem Typus mit dem Wässrigen im Menschen verglichen werden, während die Blattpyramide noch zum Luftigen im Menschen gehört. Das Luftige der Blattpyramide begegnet also drei verschiedenen Wassergebärden: erstens den abwärts gewendeten Blüten, zweitens den aufwärts gerichteten Früchten und drittens den wieder abwärts fallenden Samen. Also auf dreierlei verschiedene Art ist bei Digitalis purpurea die Grenze zwischen Wasser und Luft gestaltet.

Die Blütenflamme

Die Blätter verjüngen sich von unten nach oben, ebenso verjüngt sich über den Blättern die aufblühende Blütentraube, sie setzt die Blattgebärde in flammendem Rot nach oben fort, sodass insgesamt das Bild einer aufrecht züngelnden Flamme entsteht. Im Hintergrund der Waldeslichtung stehen die ebenfalls nach oben sich verengenden, dunklen Fichtenbäume, vorn der flammende Ernst unserer Heilpflanze, welche ihre Farben dem Licht zuwendet.

Die Blüte öffnet sich den Blättern. Das heißt in der Sprache unseres Typus: das Wasser öffnet sich der Luft. Das Blutwasser öffnet sich der Lungenluft. Das Herz öffnet sich der Lunge, wo das Blut den Sauerstoff aufnimmt und die Kohlensäure abgibt.

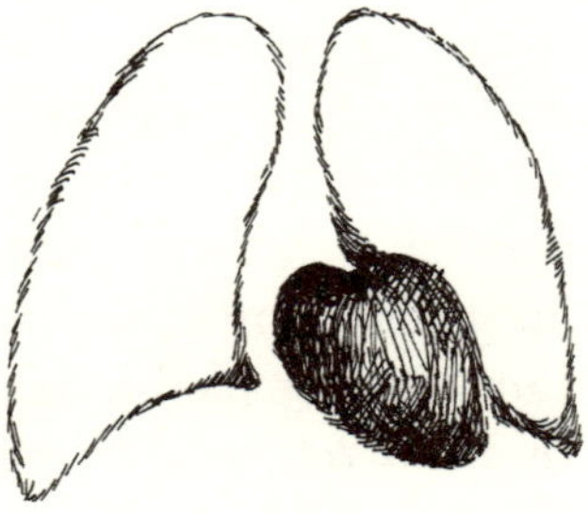

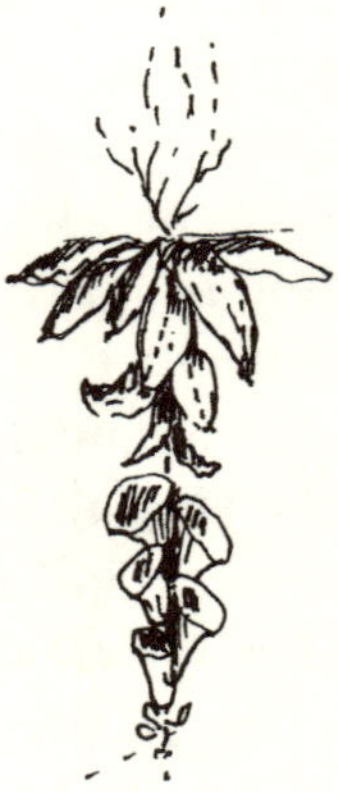

Damit die Digitalisblüte den Blättern sich öffnen kann, muss die Blüte am Spross sich umkehren. Auch Lunge und Herz zeigen eine solche Umkehr. Die Lunge ruht auf ihrer breiten Basis unten, ihre Spitzen ragen nach oben bis an den Hals. Das Herz dagegen hat seine pulsierende Spitze unten, seine Basis oben. Die anatomisch-physiologische Wirklichkeit ist also anders, als wir es oben bei der Betrachtung des Röntgenbildes erkennen konnten. Mit dem Röntgenbild sieht man nur allgemein das Verhältnis von Lunge oben und Herz unten. In Wirklichkeit liegen Herz und Lunge nach Basis und Spitze betrachtet zueinander umgekehrt im Thorax. An der Herzbasis treten die Herzgefäße ein und aus, hier ist das Herz zur Lunge hin geöffnet. Von der Digitalispflanze aus betrachtet können wir sagen: das Herz ist eine Wasserblüte, welche sich der Lungenluft öffnet.

Der Digitaliskreislauf

Eine Zeitlang später sind etliche Blüten als leere Hülsen herabgefallen, und am Spross stehen jetzt dort, wo früher die Blüten leuchteten, die Früchte. Sie haben sich wieder nach oben gewendet, was umso mehr auffällt, als über ihnen die Blüten nach abwärts gerichtet sind.

Um diese Phänomene auf den Menschen zu übertragen, müssen wir sie wieder in die Sprache unseres Typus übersetzen. Wir haben nun eine Luftgebärde (Blätter) mit zwei verschiedenen Wassergebärden (Blüten und Früchte) zu vergleichen und nicht wie vorhin eine Luftgebärde mit nur einer Wassergeste (Blüten). Insofern werden jetzt andere Ergebnisse zu erwarten sein, obwohl wir methodisch streng bei ein und demselben Typus bleiben.

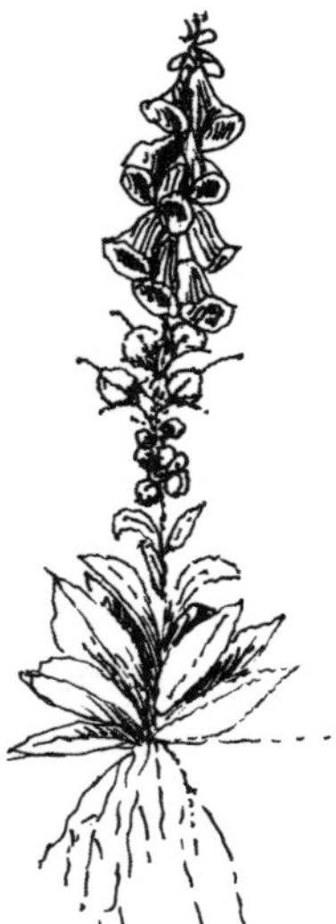

Wenn die nach unten gewendeten Blüten als Früchte nach oben umkehren, so ist dies auf den Menschen bezogen eine Umkehr im Wässrigen. Nicht wie vorhin, wo wir Lungenluft und Herzwasser zueinander umgekehrt betrachtet haben, müssen wir nun dieselbe Umkehr im Blute selbst finden. Diese findet sich tatsächlich, nämlich in den Herzkammern. Bei den Fischen wird das rein venöse Herz geradlinig vom Blut durchflossen, aber in der aufsteigenden Tierreihe werden venöses und arterielles Blut im Herzen immer mehr getrennt, sodass der Blutstrom in den Herzkammern immer vollständiger umkehrt. Es ist das Charakteristische der Herzbewegung bei den Warmblütern, dass der ganze Blutstrom in den Kammern umkehrt; gerade diese Umkehr spiegelt sich in der Herzpflanze Digitalis, wenn die Früchte sich gegenüber den Blüten umkehren. Die Blüte bildet dabei eine offene Hohlform wie eine Diastole, die Frucht bildet dabei eine geschlossene Solidform wie eine Systole.

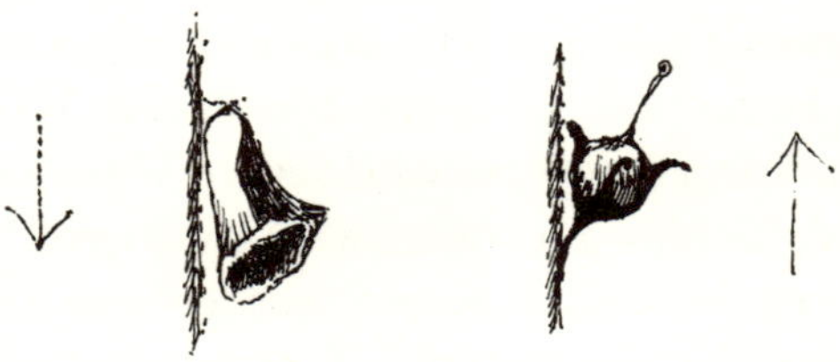

Selbstverständlich haben die Blüten jeder Pflanze etwas diastolisch sich Öffnendes, jede Frucht hat etwas systolisch sich Zusammenziehendes. Aber bei Digitalis purpurea finden wir diese Gesten in einem einmaligen Zusammenhang. Blüten und Früchte sind an dem senkrechten, unbeweglichen Spross aufgereiht, in Zonen gegliedert und einseitswendig zur Lichtseite gedreht. Das Abwärtswenden der Blüten und das Aufwärtsdrehen der Früchte erscheint deswegen so plastisch, weil der Spross an diesen Bewegungen nicht teilnimmt, sondern wie ein unbewegliches, aufrechtes Widerlager erscheint. Die nacheinander ablaufenden Abwärts- und Aufwärtsbewegungen werden uns durch die Zonengliederung räumlich nebeneinander vor Augen gestellt. Die Bewegung in der Zeit wird zum Raum. Und der äußerlich so ruhige, aufrechte Spross, er erscheint durch diese Bewegungen innerlich durchströmt von einem langsamen nach oben, zum Licht hin fließenden Zeitenstrom.

Systole und Diastole sind nur die zwei Herzmomente des ganzen menschlichen Kreislaufs. Der Kreislauf als Ganzes kann mit dem Pflanzenwachstumskreislauf verglichen werden. Und hierbei zeigt sich abermals, dass Digitalis gerade die wesentlichen Kreislaufwendepunkte markiert.

Wenn eine Pflanze von der großen Fläche ihrer Blätter sich zu den Knospen verinnerlicht und zusammenzieht, so ist dies derselbe Weg, den im Menschen das Blut von der Lungenweite in die Knospenenge des linken Herzens geht. Dann blüht die Knospe auf, Farben öffnen sich dem Sonnenlicht, Blütenpollen verströmen in die Weite. So breitet sich vom linken Herzen das Blut in die Peripherie des Kreislaufs aus, um dort überall hin den Sauerstoff und die Lebensfrische zu tragen. Der verströmende Blütenpollen wird dann zentripetal in den Griffel eingesaugt, auf der Narbe festgehalten, die Frucht wird heranreifend immer schwerer, versammelt sich wieder zu geschlossenen Formen. So fließt das Blut aus der Kreislaufperipherie venös zurück und bildet im rechten Herzen seine anschwellende Frucht. Im Samen wird die Pflanze wieder leicht, fällt aber zurück zur Erde; der Samen hat außen die tote schützende Schale und innen den lebendigen Kern. Das Blut kehrt im rechten Herzen noch einmal um, dann wird die Kohlensäure in der Lunge ausgeatmet; diese Kohlensäure ist giftig. Indem sie ausgeatmet wird, wird sie außen umgeben von den Kehlkopfbewegungen, welche in diese kohlensäurehaltige Ausatmungsluft das Zukunftsleben des Wortes prägen. Jedes Wort ist ein Same der Zukunft.

Pflanzenkreislauf	*Blutkreislauf*
Von den Blättern zur Knospe	Von der Einatmung bis zum linken Herz
Aufblühen	Arterienstrom in die Peripherie
Fruchten	Venöser Rückstrom bis ins rechte Herz
Samenbildung	Vom rechten Herz bis zur Wortbildung

Diesen Wachstumskreislauf durchläuft jede Pflanze. Aber keine Pflanze kehrt so deutlich auf jeder Stufe sich um wie Digitalis, sodass die Umkehrpunkte im Kreislauf des Menschen getreu wiederholt werden. Die überaus merkwürdige, am Spross aufgereihte Organordnung von Digitalis purpurea, sodass Blütenzone, Fruchtzone und Samenzone aufeinander folgen, streng voneinander getrennt sind und jeweils zueinander umgekehrt sich bewegen, ist ein Bild für unseren Kreislauf. Ein Stab in der richtigen Richtung angebracht, wird zur Sonnenuhr. Der aufrechte Digitalisstab mit seinen Blüten-, Frucht- und Samenbewegungen ist eine Herzensuhr der Pflanzenwelt.

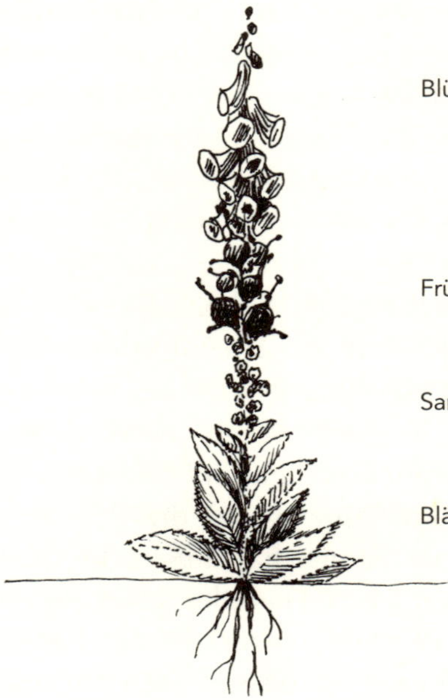

Digitalisglykoside im Tierreich

Die Hautsekrete echter Kröten (Bufagin, Bufotoxin, Bufotalin) haben chemisch eine Steroidstruktur, welche dem Scillariden A, aber auch den Digitalisgeninen (das heißt dem Digitalisgerüst ohne Zuckeranteil) sehr ähnlich ist. Das isolierte Krötenherz und die Kröte selbst sind gegenüber Digitalisglykosiden wie gegenüber den digitalisartigen Krötengiftstoffen hochgradig unempfindlich.[35]

Die Kröten gehören zu den Amphibien, also jener Tiergruppe, die vom Wasser aufs Land geht. Ihre Larven – man nennt sie bei den Froschlurchen auch Kaulquappen – atmen noch durch Kiemen wie die Fische, die erwachsenen Tiere atmen durch Lungen wie alle Landwirbeltiere. Bei diesem Weg aufs Land werden erstmals die vier Glieder erworben. Gemeinsam mit allen höheren Tieren sind die Lurche Vierfüßler. Bezeichnend für alle Amphibien ist die vierfingrige Hand und der fünfzehige Fuß, sodass in dieser Tierklasse das Verhältnis 4:5 äußerlich auftritt. Die Larven schwimmen noch ohne Füße mit langem Schwanz im Wasser herum. Bei der Metamorphose wachsen zuerst die Hinterbeine und der Schwanz verkürzt sich etwas, dann wachsen die Vorderbeine und der Schwanz schrumpft weiter, zuletzt verschwindet der Schwanz bei den Froschlurchen völlig. Die Metamorphose wird bewirkt durch das Schilddrüsenhormon Thyroxin. «Die Schilddrüse des als Larve geschlechtsreifen mexikanischen Axolotl weist eine Unterfunktion auf. Verabreicht man diesen Tieren Schilddrüsenwirkstoff, so lassen sie sich künstlich in fertige Molche umwandeln. Sie sehen dann ähnlich wie die ihnen nahe verwandten Tigerquerzahnmolche aus.»[36]

Digitalisähnliche Giftstoffe finden sich also auf der Haut gerade derjenigen Tierklasse, welche von der Wasseratmung zur Luftatmung übergeht. Der Herztypus zwischen Wasser und Luft findet sich hier wieder. Die vierfingrige Hand im Verhältnis zum fünfzehigen Fuß entspricht äußerlich genau dem Ventilations-Perfusions-Quotienten im Menschen, also dem Verhältnis der Lungenluftmenge zur Lungenblutmenge in der Zeit, das heißt, dem Verhältnis, wie Luft und Blutwasser im Menschen sich begegnen. Dadurch, dass die Froschlurche den Schwanz verlieren, wird auch das Verhältnis von 1 Kopf zu 4 Gliedern gerade in dieser Tiergruppe deutlich markiert. 1:4 ist aber überhaupt das Verhältnis, in dem Atemluft und Blutpuls zueinander sich verhalten. Bezeichnenderweise wird der Weg dieser Tiere vom Wasser aufs Land durch das Schilddrüsenhormon bewirkt. Der «Weg vom Wasser zur Luft», wir haben ihn schon als den Weg vom unteren zum oberen Menschen kennengelernt als den Weg der Beschleunigung. Es ist derselbe Weg, auf dem bei der Schilddrüsenüberfunktion der schnelle Puls, die Tachycardie, entsteht. So wird durch denselben Typus die Pathologie, die Physiologie, die Evolution der Tiere, die Morphologie der Lurche, Botanik, Toxikologie, Endokrinologie und Pharmakologie verständlich. Man braucht die gefundenen Fakten nur ins rechte Licht zu rücken, und die Natur spricht ihr Geheimnis selber aus: das Faktische wird Theorie. Unser Typus hat sich in so vielen verschiedenen Ebenen bewährt und bewahrheitet, dass er als eine *in den Dingen* wirklich schaffende ideelle Kraftwesenheit betrachtet werden darf.

Allgemein gesprochen wird eine Pflanze dadurch zur Giftpflanze, dass tierische Gesetzmäßigkeiten tiefer als sonst in sie eindringen.[37] Schon die Blüten- und Fruchtbewegungen der Digitalis purpurea sind als Bewegungen tierverwandt, weiterhin die Innenraumbildung der Rachenblüte. Diese Zusammenhänge fordern dazu auf, weiter zu fragen, *welche* tierischen

Kräfte in diese oder in jene Giftpflanze hineingepresst wurden. Wir haben dies am Beispiel der Belladonna im vorigen Kapitel gezeigt. Hier ist jetzt ein weiteres Beispiel: dieselben Kräfte, welche im Tierreich die Lurche hervorbringen, erscheinen im Pflanzenreich als Gift der Digitalis purpurea.

Wale und Delphine als Gegenprobe

Wir wollen nun die Gegenprobe machen. Wenn die Lurche vom Wasser ans Land gehend den Herztypus offenbaren, müssen dann nicht auch solche Tiere, welche vom Land wieder zurück ins Wasser gehen, einen ähnlichen Typus zeigen?

Wale und Delphine sind solche Säugetiere, welche mit Lungen atmen und so weit dem Meeresleben sich angepasst haben, dass sie äußerlich wie Fische erscheinen. Sie sind von der Erdenluft zurück ins Wasser gegangen, haben also den entgegengesetzten Weg wie die Lurche hinter sich. Die Lurche sehen als Larven wie Fische aus, dann bei den erwachsenen Froschlurchen treten die vier Gliedmaßen stark hervor. Wale und Delphine waren ursprünglich auch äußerlich erkennbare Vierfüßler, auf ihrem Weg zurück ins Wasser hat sich ihre Gestalt wieder vereinheitlicht zu einer fischartigen Kopf-Rumpf-Schwanzform.

Bei den Walen ist die Atemfrequenz durchschnittlich 1/min; sie können bis zu 40 Minuten lang tauchen. Bei einem Atemzug wird praktisch der ganze Lungeninhalt erneuert; Aus- und Einatmen dauern nur etwa 1–2 Sekunden, in dieser Zeit passieren bei einem großen Wal zweimal 2000 Liter Luft das Spritzloch. Die Herzfrequenz ist beim Weißwal 16–17/min, beim Tauchen vermindert sie sich. Beim Tümmler ist der Puls oberhalb des Wasserspiegels 110/ min, unter Wasser 50/ min. Man sieht, wie der Weg von der Luft zurück ins Wasser mit einer Herz-Verlangsamung verbunden ist. Gestaltlich haben wir die Vereinheitlichung schon bemerkt. Gleichzeitig entstehen auf diesem Weg die größten Tiere, die je auf Erden gelebt haben: ein Blauwal ist 25–35 Meter lang und wiegt durchschnittlich 130 000 Kilogramm, das sind also 130 Tonnen. – Bei Walen und Delphinen ist der größte Teil der Luftwege nicht zusammendrückbar, Knorpelgerüste ziehen bis in die Alveolenwände. Delphine haben 25–40 hintereinander liegende Klappen, welche das Bronchialsystem völlig schließen können, damit beim Tauchen die Alveolenluft nicht in größere Bronchien eindringt. Bei den tief tauchenden Walen kann sogar jede einzelne Alveole durch einen kreisförmigen Muskel verschlossen werden.[38] So finden wir hier Organeinrichtungen in der Lunge, die einem Überdruck des Wassers das Gleichgewicht halten. Solche Kräfte braucht ein Tier, das sich aus dem bereits erreichten Gleichgewicht von Wasser und Luft wieder einem Übergewicht des Wassers aussetzt. Das sind dieselben Kräfte, die wir als Ärzte handhaben, wenn wir einen Patienten mit Lungenödem bei absoluter Tachyarrhythmie mit Digitalis behandeln, um das Herz zu verlangsamen und um der Lunge wieder Atemraum zu verschaffen. Es sind dieselben Kräfte, welche das eine Mal eine Krankheit heilen und das andere Mal artenbildend, organbildend im Tierreich wirken.

Die Auf- und Abwärtsbewegungen der Digitalisfrüchte und -blüten sind jetzt noch unmittelbarer verständlich. Sie werden uns zu Bewegungshinweisen der Tierevolution: Aufwärts und beschleunigend sind die Kröten aus dem Wasser in die Erdenluft gestiegen, abwärts und verlangsamend sind die Delphine von der Luft wieder zurück ins Wasser gegangen. Auch seelisch kündet sich damit das Herz an: An den Kröten empfinden wir naturgemäß und unwillkürlich Antipathie, mit den Delphinen verbinden wir seit alters her unsere Sympathie. Ja sogar klinisch begegnet uns dieselbe Wechselwirkung noch einmal: Die beschleunigenden (also Kröten-verwandten) Wirkungen von Digitalis sind unerwünschte Wirkungen, die verlangsamenden (Delphin-verwandten) Wirkungen sind die eigentlich erwünschten und bei vorbestehender Tachyarrhythmie am wenigsten gefährlichen.

Der Ursprung von Digitalis purpurea

Wir sind jetzt so weit vorbereitet, dass wir Rudolf Steiners Forschungen über den Zusammenhang von Digitalis purpurea und dem Herzen verstehen können. Es geht wirklich erst einmal nur um das Verstehen. Die geisteswissenschaftlichen Forschungsresultate sollen weder voreilig abgelehnt noch sollen sie naiv einfach nur geglaubt werden. Dagegen wünschte sich Rudolf Steiner die unbefangene Prüfung seiner Forschungen. Die hier vorgelegte phänomenologisch-goetheanistische Darstellung ist eine der Möglichkeiten für solch eine Prüfung.

Nach den Forschungen Rudolf Steiners entstand Digitalis purpurea in der lemurischen Zeit. Wie kann man diese längst vergangene Zeit sich vorstellen? Wir leben jetzt in der sogenannten nachatlantischen Zeit. Dem ging vorher die atlantische Kultur, welche sich im Bereich des jetzigen atlantischen Ozeans abspielte und durch die große atlantische Flut zugrunde ging. Dort also, wo heute der atlantische Ozean ist, war früher Land. Der Untergang dieses Festlandes wird in der biblischen Überlieferung als Sintflut bezeichnet. Auch Platon spricht in einem seiner Dialoge von diesem alten Kontinent Atlantis.[39] Der atlantischen Zeit ging die sogenannte lemurische Zeit voran, die durch eine große Feuerkatastrophe zugrunde ging. Während dieser lemurischen Zeit errang der Mensch seine erste fleischliche Gestalt, er richtete sich den Tieren gegenüber auf. Die damaligen Verhältnisse waren ganz anders als heute. In der christlichen Überlieferung wird die Mitte der lemurischen Zeit als Sündenfall bezeichnet, die Zeiten vorher, als der Mensch noch ganz im Schoße der Götter wohnte, werden als Paradies betrachtet. In dieser lemurischen Zeit entstand das Herz.

«Das menschliche Herz war in seiner Entstehung in Verwandtschaft mit dem, was draußen vor sich gegangen ist. In dem Augenblicke, wo man sich in das Herz vertieft, schafft man sich die Umwelt, wie sie damals war, als in der lemurischen Zeit das Herz entstand ... Es tauchen dann die lemurischen Landschaften in uns auf. Wer aufs Herz sich konzentriert, sieht die Entstehung des Menschengeschlechtes ... Das ist kein In-sich-Brüten, sondern ein wirkliches Wahrnehmen der einzelnen Organe in ihrer Verwandtschaft mit der Welt. Auf diese Weise hat Paracelsus seine Mittel gefunden und kuriert. Er wusste, dass Digitalis purpurea entstanden ist, als das menschliche Herz entstand. So hängt tatsächlich Digitalis purpurea mit dem Herzen zusammen und kann daher immer noch mit Recht dafür verwendet werden ...[40]

Der Mensch war in der damaligen Zeit in Bezug auf seine niedere Natur auf der Höhe etwa eines großen Molches. Das ist das, was die Bibel Schlange, Lindwurm oder Drache nennt. Der Mensch war damals zweigeteilt, nach unten hatte er eine tierartige, hässliche Gestalt, mit der er im Wasser schwebte, nach oben war er eine feine, ätherische Lichtgestalt, mit der er sich aus dem Wasser abhob. Der obere Teil des Menschen fand dann die Möglichkeit, das Rückenmark aus der Horizontalen in die vertikale Lage zu bringen, wodurch dann die niedere Tiernatur im unteren Menschen überwunden wurde. Was heute als Amphibium, Frosch oder

Kröte herumkriecht, erinnert an solche Formen, die der Mensch einmal in seiner unteren Leiblichkeit hatte. Hätte der Mensch damals diese seine eigene Krötennatur nicht überwinden können, so hätte sich die Entwicklung des Menschen zum Greulichen und Bösen gewendet.[41]

Der von uns verfolgte Herztypus zwischen Wasser und Luft hat demnach sein Urbild in der lemurischen Zeit, als der ganze Mensch noch zwischen Wasser und Luft schwebend halb eine Kröte oder Schlange und halb noch ein ätherisches Lichtwesen war. In dieser Zeit entstand Digitalis purpurea. Und es ist ja immerhin bemerkenswert, wie nahe unsere phänomenologische Betrachtung – Zweiteilung des Menschen in Luft nach oben und Wasser nach unten, Herzinsuffizienz, Digitalis und Krötennatur – der geisteswissenschaftlichen Forschung Rudolf Steiners gekommen ist.

Warum erkrankt der Mensch?

Diese Frage, die wir im vorigen Kapitel schon einmal betrachtet haben, kann jetzt noch tiefer verstanden und beantwortet werden. Als der Mensch mit der ihn umgebenden Natur noch ein Ganzes war – die Kabbala spricht von Adam Kadmon, in der Edda gibt es den Riesen Ymir als makrokosmischen Menschen und in der Bibel wird dieser Zustand als Paradies bezeichnet –, da konnte er noch nicht erkranken. Nach und nach wurde er immer selbständiger, bis er zuletzt die Freiheit errang. Diese Freiheit musste er allerdings erkaufen mit der Möglichkeit zum Irrtum und zur Krankheit. Die Trennung zwischen oberem und unterem Menschen, die wir phänomenologisch als Ursache der Herzinsuffizienz erkannt haben, ist nur ein Abbild des Urbildes, dass der Mensch sich von seiner Umgebung getrennt und abgesondert hat. Wie eine großartige Zukunftshoffnung erscheint es da, dass diese Trennung gewisse Schriftzeichen oder Runen zurückgelassen hat. In unserem Fall Digitalis purpurea und das Herz, die gleichzeitig entstanden sind und heute noch eine Heilbeziehung zueinander haben. Dadurch können Krankheiten geheilt werden, indem für jede Krankheit das entsprechende Heilmittel in der Natur gefunden wird, indem eine «menschlich-außermenschliche Physiologie begründet wird, die zugleich Therapie ist».[42] In der fernen Zukunft der Evolution des Menschen wird es dann so sein, dass der Mensch seine Freiheit und sein Selbstbewusstsein behalten und steigern wird und doch wieder auf geistige Weise so mit seiner Umgebung sich verbinden wird, wie es naturhaft einmal am Anfang gewesen war. Dann werden zu seiner Entwicklung keine Krankheiten mehr nötig sein.

Besteht hier nicht die Gefahr, dass man die Anthroposophie «in die Dinge hineinsieht»?

Man kann Digitalis purpurea auch noch unter weiteren, ähnlichen Gesichtspunkten betrachten, die man in der ursprünglichen Arbeit des Verfassers finden kann.[43] Sie wurden in dieses Kapitel nicht aufgenommen, weil ich dem methodischen Prinzip der «inhaltvollen Bestimmung» treu bleiben wollte. Der Typus, nach dem hier alle Phänomene angeordnet worden sind, ist einzig und allein: die Begegnung von Wasser (bzw. Blut) und Luft. In dieser Reinheit des Gesichtspunktes liegt ein wissenschaftlicher Wert. Dieselbe Reinheit auf andere Gesichtspunkte zu übertragen, den neuen Gesichtspunkt mit dem bisherigen zu vergleichen und ihr gegenseitiges Gewicht zu bestimmen, ist eine zusätzliche Arbeit, auf die im Rahmen dieser Schrift vorerst verzichtet werden muss.

Für viele Leser genügt das Vorgebrachte allerdings vollauf, um einen anderen, sehr häufig gemachten Einwand zu erheben: Wird bei solchen Betrachtungen nicht einfach so verfahren, dass man das, was man bei Steiner gelesen hat, in die Dinge hineindenkt? Oder: Wird hier nicht einfach nur das, was zu dem Typus passt, genommen und herausgestellt und das, was nicht passt, weggelassen?

Wenn man diesen Einwand vollkommen ernst nehmen und streng danach handeln wollte, dann müsste man als Mensch auf die Erkenntnis verzichten. Denn alles Erkennen beruht darauf, dass wir die Begriffe in die Dinge hineindenken oder hineinlegen. Wenn ich sehe, wie die Blätter eines Baumes vom Wind bewegt werden, dann erkenne ich den Wind als Ursache und die Blätterbewegung als Wirkung. Ursache und Wirkung werden in die Erscheinungen hineingedacht. Und die Prüfung des Zusammenhanges ergibt, dass das Hineingedachte richtig ist. Es ist jedenfalls nicht so, dass der Wind mir zuflüstert «Ich bin die Ursache» oder dass auf dem Blatt ein Etikett klebt, auf dem stehen würde: «Und ich bin die Wirkung.» Alle Erkenntnis des Menschen ist ein Hineindenken der Ideen und Begriffe in die Dinge und Zusammenhänge. Deswegen ist es noch nicht falsch, was der Mensch denkt. Es wird erst falsch, wenn es nicht allseitig geprüft worden ist. Diese Prüfung ist dann natürlich auch wieder ein «Hineindenken», und auf diese Weise kommt langsam die Wahrheit heraus.

Schon Goethe hat gesagt: «Der Mensch begreift niemals, wie anthropomorphisch er ist»[44], und Steiner schrieb in demselben Sinne im Jahr 1897:

«Man vermenschlicht die Natur, wenn man sie erklärt, man legt die inneren Erlebnisse des Menschen in sie hinein. Aber diese subjektiven Erlebnisse sind das innere Wesen der Dinge. Und man kann daher nicht sagen, dass der Mensch die objektive Wahrheit, das «An sich» der Dinge nicht erkenne, weil er sich nur subjektive Vorstellungen über sie machen kann. Von einer anderen als einer subjektiven menschlichen Wahrheit kann gar nicht die Rede sein. Denn Wahrheit ist Hineinlegen subjektiver Erlebnisse in den objektiven Erscheinungszusammenhang. Diese subjektiven Erlebnisse können sogar einen ganz individuellen Charakter annehmen. Sie sind dennoch der Ausdruck des inneren Wesens der Dinge. Man kann in die Dinge nur hineinlegen, was man selbst in sich erlebt hat.»[45]

Genauso ist es mit der offensichtlichen Einseitigkeit der obigen Betrachtung. Natürlich sind hier Digitalis und das Herz nur von einem einzigen Gesichtspunkt aus betrachtet, sodass Dutzende von Tatsachen und Zusammenhängen herausfallen und nicht erwähnt worden sind. Das hat aber den unschätzbaren Vorteil der Klarheit und der Nachprüfbarkeit für jeden. Das ist Ausdruck des experimentellen Bewusstseins, und nur auf diese Weise ist der Fortschritt möglich, dass das Herz und die Digitalispflanze, Kröten, Delphine, beschleunigende und verlangsamende Wirkung, Herzblut und Lungenluft, der Schritt vom Wasser aufs Land, die Thyroxinwirkung, die Evolution zurück vom Land ins Meer usw. zusammengeschaut und zusammengedacht werden können. Man könnte in Anlehnung an Goethe sagen: der Mensch begreift niemals, wie einseitig er ist, wie einseitig er sein muss. Spätere goetheanistische Forschungen werden die hier gegebene Darstellung ergänzen, vertiefen oder widerlegen. Das ist in jeder Wissenschaft so.

3. Kapitel

Das Schlangengift[46]

Das Arzneimittelbild

Das Arzneimittelbild von Lachesis, wie es von Konstantin Hering[47] herausgearbeitet wurde, zeigt eine Reihe scharf umrissener Symptome. Der Patient, bei welchem Lachesis heilt, fühlt sich beengt, geschlossener Kragen, Gürtel oder Büstenhalter sind unangenehm. Nicht selten empfinden sich die Patienten unter einem inneren Überdruck stehend. Ausscheidungen, die gewissermaßen diesen Überdruck entlasten, schaffen deswegen Erleichterung, z. B. Kopfschmerzen bessern sich, wenn die Periode eintritt. Weiterhin charakteristisch ist die Linksseitigkeit der Beschwerden, also eine linksseitige Migräne z. B. spricht eher auf Lachesis an als eine rechtsseitige. Aus dem gleichen Grund ist Lachesis ein Herzmittel, genauso wie Medikamente mit Rechtsbetonung oft Lebermittel sind. Sehr wichtig für das Arzneimittelbild von Lachesis ist die Verschlimmerung durch den Schlaf. Der Patient legt sich mit erträglichen Beschwerden ins Bett, schläft ein und wacht dann mit unerträglichen Herzklopfen, Kopfschmerzen oder Armparästhesien auf. «Schläft sich in die Verschlimmerung hinein» ist daher ein wahlanzeigendes Symptom. Bei den psychischen Symptomen ist die «Geschwätzigkeit» besonders häufig. In der übertriebenen Mitteilungssucht haben wir eine bestimmte Haltlosigkeit der Seele vor uns. Die Verschwiegenheit dagegen ist eine Tugend, welche gerade der Arzt sich zur selbstverständlichen Gewohnheit machen muss. Alle Beschwerden verschlimmern sich durch Wärme; Sonne, Sonnenwärme, Zimmerwärme werden nicht vertragen.

Was haben wir in diesen fünf Symptomen:

Beengung – Linksseitigkeit – schlimmer durch Schlaf – Geschwätzigkeit – schlimmer durch Wärme

vor uns? Es sind Symptome, die in dieser Konstellation auf das richtige Heilmittel hinführen. Rein homöopathisch-empirisch gedacht bleibt mir aber nichts anderes übrig, als diese Symptome auswendig zu lernen oder eine entsprechende Software anzuwenden. Ihr innerer Zusammenhang bleibt unklar. Wir stehen hier wieder an derselben Schwelle wie bei den Symptomen der Herzinsuffizienz im vorigen oder bei den Symptomen der Atropinvergiftung im ersten Kapitel. Man kommt in der Medizin nicht weiter, wenn man den Menschen nur in den Grenzen seiner Haut betrachtet. Wir müssen ihn im Zusammenhang mit der ganzen Natur betrachten. Die Schlange ist ein ganz bestimmtes Wesen der Natur, welche Stellung hat sie dort draußen? Der Arzt braucht zwei Ohren, mit dem einen Ohr hört er auf die Beschwerden seiner Patienten, mit dem anderen lauscht er dem nach, was die heilenden Substanzen der großen Natur erzählen. Gehen wir also hinaus und schauen wir uns die Schlangen an.

Die Schlangen[48]

Die Schlangen bilden zusammen mit den Schildkröten und Krokodilen die Klasse der Kriechtiere (Reptilien). Sie sind noch wechselwarm wie die Amphibien, haben aber schon ein Amnion und können wie die Vögel durch Eier sich fortpflanzen. Die Säugetiere verinnerlichen dann diesen Vorgang noch um einen weiteren Schritt und verlegen das Vogelnest, welches der Vogel nach außen baut, ins eigene Innere als Gebärmutter. Die Vögel und die Reptilien haben also die Eischalenbildung gemeinsam. Man hat auch in der berühmten Versteinerung des Archäopteryx eine Tierform gefunden, die ein Mittelding zwischen Reptil und Vogel darstellt: Zähne, freie Finger an der Hand und langer Eidechsenschwanz sind wie beim Reptil, richtige Federn und volle Flügelbildung durch Hand- und Armschwingen sind wie beim Vogel. Vögel und Kriechtiere werden daher auch als Sauropsiden zusammengefasst.

Trotz dieser Verwandtschaft erscheinen uns die Vögel namentlich den Schlangen gegenüber in vieler Hinsicht entgegengesetzt. Die Schlangen sind gewissermaßen die reinsten Kriechtiere, denn sie haben die vier Gliedmaßen wieder zurückgebildet und schlängeln beinlos über die Erde und auf die Bäume, wühlen sich in den Sand oder schwimmen auch im Wasser. Die Vögel dagegen übertreiben das Gliedmaßen-Prinzip, indem sie die vordere Extremität zum Flügel steigern und eine tragfähige Fläche bilden, durch die sie fliegen können. Die Vogelzüge umspannen die ganze Erde, tausende Kilometer werden Jahr um Jahr zurückgelegt. Die Schlange dagegen liebt eine ortsgebundene Lebensweise und bleibt jahrelang in dem gleichen, ihrem gewohnten Revier. Die Schlangennatur hat sich also zusammengezogen auf einen bestimmten Punkt der Erde, sie hat sich eingeengt auf einen röhrenförmigen Leib, dem die Gliedmaßen verloren gegangen sind. Wenn wir die Schlangen mit der Pflanze vergleichen, haben sie sich konzentriert auf das reine Stängelprinzip. Die Vögel dagegen repräsentieren mit ihren Flügeln das Blattprinzip der Pflanze, sie haben sich ausgeweitet in die Umgebung, ja durch den Vogelzug ist die ganze Erde zu ihrem Wohnsitz geworden. – Aber auch unser musikalischer Sinn wird von diesen Tieren angesprochen. Der Vogelgesang ist etwas Einmaliges in der Natur. So wie die Rose oder Lilie das Pflanzenwesen vollenden und der Kunst nähern, so wird im Vogelgesang die Natur zur musikalischen Künstlerin. Einige Vögel können sogar die Menschensprache nachahmend sprechen. Die Schlangen dagegen sind taub, es fehlt ihnen das Mittelohr. (Die Schlangenbeschwörer wirken nicht durch ihre Musik, sondern durch ihre Bewegungen auf die Schlange.) Der bewegliche Teil des Ohres (wo im Säugetier Hammer, Amboss und Steigbügel sich bewegen) und die vier Gliedmaßen fehlen also diesen Tieren, das heißt, es fehlt ihnen überhaupt die äußere und die innere Bewegung des musikalischen Wesens. Die Musik wird in der Gliedmaßenbewegung zum Tanz. Daher rührt es wohl auch, dass uns die schlängelnde und sich windende Schlangenbewegung so unangenehm vorkommt, es fehlt dieser Bewegung das musikalisch-harmonische Element. Der Vogelflug dagegen ist etwas Erhabenes, man kann nicht anders als staunend und bewundernd die merkwürdige Keilform eines dahinziehenden Kranichzuges verfolgen. Den von vorn nach hinten wellenförmig sich fortsetzenden Flügelschlag empfindet man wie den gemeinsamen Atem, der die einzelnen Vogeltiere symphonisch dirigiert. Wenn wir auf Schlangen und Vögel gemeinsam blicken, ist es uns, wie wenn die Schlangen auf alle Musik in ihrer Organisation verzichtet hätten, um sie den Vögeln zu überlassen. Ist unsere Bewunderung der Vögel nicht erkauft durch den Abscheu, den wir vor den Schlangen empfinden?

Unter den Sauropsiden sind die Vögel der Entwicklung insofern vorausgeeilt, als sie bereits homoiotherm sind wie die Säugetiere. Sie übertreiben es aber hier etwas, indem sie noch nicht das «rechte Maß» von 37 °C erreichen, sondern dem Menschen gegenüber Fieber haben, ihre

Temperatur beträgt von Art zu Art verschieden 41–44 °C. Die Schlangen dagegen bleiben wechselwarm. Entsprechend haben die Vögel schon ein völlig zwischen rechts und links getrenntes Herz, die Schlangen dagegen haben noch eine unvollständige Herzkammerscheidewand.

Im Ganzen gesehen haben die Schlangen ihre Gliedmaßen zurückgebildet, sich eingeengt auf ihren röhrenförmigen reinen Rumpfleib, sich eingeengt auf ein bestimmtes Revier und auf die ganze Welt der Töne verzichtet, auch dies ist gegenüber dem Vogelgesang eine Einengung.

Die Ähnlichkeit des Naturbildes mit dem Arzneimittelbild

In den Schlangen offenbart sich eine Naturkraft, welche die Weite der Vögel in die Enge treiben konnte. Dieser Naturkraft wird der Lachesispatient ähnlich, wenn er sich beengt fühlt, wenn sich seine Beschwerden durch Ausscheidungen bessern, die diese **Beengung** entlasten. Damit ist eine erste Brücke gefunden zwischen den Naturkräften draußen, welche die Schlangen gebildet haben, und den Arzneikräften drinnen, welche das Schlangengift im Menschen entfaltet.

Durch den lang gestreckten Schlangenleib treten weitere Einseitigkeiten auf. Schlangen, die noch Ansätze von Schulter- und Beckengürtel aufweisen, also noch die urtümliche Verwandtschaft zu den Vierfüßern zeigen, haben rechts und links eine Lunge. Die höheren Schlangen dagegen, denen alle Gliedmaßenansätze fehlen, haben nur eine rechte Lunge, **die linke Lunge fehlt.** Auch beim Menschen hat die Lunge links zwei Flügel, rechts aber drei, die menschliche Lunge ist also links etwas rückgebildet, weil das Herz nach links hervortritt. Bei den Schlangen liegt der Extremfall vor, dass – verglichen mit dem Menschen – das Herz nur links, die Lunge nur rechts im Leibe angelegt ist. In Wirklichkeit liegen beide Organe lang gestreckt vor und neben- und hintereinander, verglichen mit dem Menschen kann man obigen Satz aber doch aussprechen und man versteht damit unmittelbar die **Linksseitigkeit** und die Herzbeziehung des Arzneimittelbildes von Lachesis.

Wie die Vögel durch ihr Fliegen alle Richtungen des Raumes überwinden, so müssen die Schlangen demgegenüber durch ihre Beinlosigkeit waagrecht auf der Erde kriechen. Kein Tier zeigt die Horizontale der Tierwirbelsäule so deutlich wie die Schlange. Der Mensch hat sich demgegenüber vertikal aufgerichtet. Aber nur im wachen Tagesbewusstsein ist der Mensch aufrecht. Schlafend muss auch er wieder die Horizontale der Tierwirbelsäule einnehmen. Schlafend ist auch der Mensch in derselben Lage wie die Schlange. Daher das charakteristische Symptom: **schlimmer durch Schlaf**, «schläft sich in die Verschlimmerung hinein».

Die Giftbildung

Bisher haben wir immer nur betrachtet, was die Schlangen gegenüber anderen Tieren verloren haben: die Flügel, die Beine, das Ohr und die linke Lunge. In der Natur gibt es aber keine Einsparung ohne Ersparnis, keinen Verlust ohne Gewinn. Was gewinnen die Schlangen durch diese vielen Rückbildungen? Vor allem den Giftapparat. Schlangengifte sind hochmolekulare Eiweißstoffe, die in den Mund- und Ohrspeicheldrüsen gebildet und durch den Giftzahn in das Beutetier eingespritzt werden. Diese Applikationsform ist durchaus wesentlich, denn oral zugeführt hat Schlangengift keine Giftwirkung, sondern wird wie anderes Eiweiß verdaut. Anders ist es bei mineralischen und pflanzlichen Giften, sie wirken oral. Ihre chemische Struktur ist auch nicht so kompliziert wie bei den tierischen Giften.

Interessant ist auch, wo bei den verschiedenen Gifttieren der Giftstachel sich befindet. Bienen, Wespen und Skorpione haben ihn am Unterleib. Bei den Spinnen liegt die Giftdrüse außen am Mund. Gehen wir weiter hinauf durch die Wirbeltiere, kommen wir zu den Kröten, die ihre Giftstoffe außen auf der Haut tragen. Bei den Schlangen schließlich liegt der Giftapparat im Mund. Höhere Tiere haben dann keine Giftbildung im engeren Sinne mehr, sondern wirken als Überträger von Krankheitskeimen, z. B. die Ratten für die Pest oder die Hunde für die Tollwut. Daraus ergibt sich, dass die Schlangen die letzten Tiere sind, die noch ein Gift zustande bringen, wenn man die ganze Natur vom Mineralreich über Pflanze und Tier bis zum Menschen überblickt. Oder anders gesagt: die Schlange bereitet das dem Menschen am nächsten liegende Gift. Und es spricht doch sehr tief auch bis in unser betrachtendes Gemüt hinein, dass es der Speichel, die Zähne, dass es Maul und Mund dieser Tiere sind, die vergiftend wirken.

Bei den höchstentwickelten Schlangen, zu denen auch Lachesis muta gehört, ist der Giftapparat vollendet ausgebildet. Der Giftzahn enthält nicht nur eine Rinne wie bei den niederen Giftschlangen, sondern er ist wie eine Kanüle ausgebildet, sodass das Gift regelrecht injiziert werden kann. Der Oberkiefer hat alle übrigen Zähne zurückgebildet und trägt nur noch den Giftzahn mit seinen Ersatzzähnen. Er kann nach vorne gekippt werden. Das Beutetier wird zunächst nur angestochen und mit dem Gift geimpft. Die Schlange verfolgt dann das fliehende Tier, bis es zusammenbricht. Dann wird das Opfer mit Haut und Haar und ohne jedes Kauen verschlungen. Die Vergiftung wirkt wie eine Vorverdauung: unvergiftete Tiere werden von der Schlange viel langsamer verdaut als solche, die vorher mit Gift gestochen werden konnten. Der Giftzahn ersetzt also auch funktionell das sonst übliche Kauen der Zähne. Das Kopfskelett aller Schlangen ist sehr beweglich, das Mundskelett erst recht. Vollends bei den Giftschlangen, wo der Oberkiefer mit dem Giftzahn um 90 Grad nach vorne gekippt werden kann, erreicht diese Beweglichkeit ihr Maximum. Man sieht, was die Schlange gewinnt, wenn sie ihre vier Gliedmaßen verliert: Die Zähne werden ihr zu einem hoch spezialisierten Bewegungsorgan, und dies sowohl durch die äußere Beweglichkeit des Giftzahns als auch dadurch, dass der Giftzahn zum Ausführungsgang einer Drüse wird.

Man muss dies wieder mit den Vögeln vergleichen. Wie verschieden spricht zu uns der trockene Vogelschnabel, wenn er sich zum Gesang öffnet, und andererseits der vergiftete Schlangenspeichel, der durch einen Zahn ausgespritzt werden kann. So ernst dieser Gegensatz ist, so erscheint er uns doch im Arzneimittelbild – man möchte sagen – auf humorvolle Weise. Das Leitsymptom «**Geschwätzigkeit**», die übertriebene Mitteilungssucht des Lachesispatienten muss in diesen Zusammenhang gestellt werden, denn die Schlange hat ihr Gift im Mund. Auch können wir das Symptom des zu großen Mitteilungsbedürfnisses verbinden mit der oben schon erwähnten Besserung nach Ausscheidung. So wie die Migräne der Lachesispatientin sich bessert, wenn die Periode durchkommt, so erleichtert dieselbe Patientin ihren seelischen Überdruck durch den Redefluss nach außen. Entsprechend ist die Giftausscheidung der Schlangen nach außen wie ein Ventil für die vielen Beengungen und Einsparungen, die diese Tiere sonst auf sich genommen haben.

Das Grubenorgan für die Wärme

Zum Aufspüren und Verfolgen der Beutetiere bedienen sich die Schlangen ihres hervorragenden Geruchssinnes. Die Grubenottern, zu denen auch Lachesis gehört, haben zusätzlich noch das «Grubenorgan». Dies ist ein Hohlraum zwischen Nase und Augen, der durch eine dünne, etwas versenkte Membran bedeckt ist:

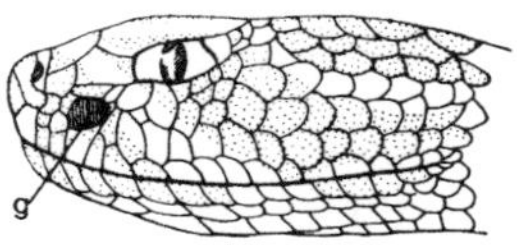

Kopf einer Grubenotter mit Grube (g)

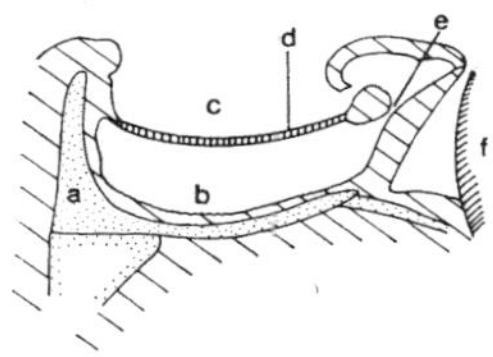

Querschnitt durch die «Grube», der «sechste Sinn» der Grubenotter: a Maxillare, b innere Kammer, c äußere Kammer, d Membran, e Kanal mit Schließmuskel, f Auge

nach Petzold, Grzimeks Tierleben, 1971

Die Membran ist nur 1/100 mm dick, aber ausgerüstet mit reich verzweigten freien Nervenendigungen (1000 / mm²), die vom 5. Hirnnerv versorgt werden. Dieses Grubenorgan dient der Wahrnehmung der von den Beutetieren ausgehenden Wärmestrahlung. Schon Temperaturdifferenzen von 0,003 °C lösen eine Nervenerregung aus. Z. B. die Wärmestrahlung der menschlichen Handfläche nimmt eine Grubenotter noch im Abstand von einem halben Meter wahr. Die höchstentwickelten Giftschlangen haben sich hier ein Wärmesinnesorgan geschaffen, für welches auch Fachzoologen sonst keinen Vergleich im Tierreich finden. Sein Bau erinnert an das Grubenauge einfacher Tiere, besser noch ist der Vergleich mit dem Trommelfell und der Paukenhöhle, weil wir auch am Ohr eine empfindsame Membran über einer Höhle oder Grube gespannt sehen. Das Mittelohr, welches allen Schlangen fehlt, hier bei den Grubenottern ist es als Wärmeorgan wieder aufgelebt. Die Schlange hat also jene hohe Wärmeempfindlichkeit, die beim Lachesispatienten im Arzneimittelbild wiederkehrt: «**schlimmer durch Wärme**» – «kann Wärme jeder Art nicht vertragen» – «klimakterische Hitzewallungen».

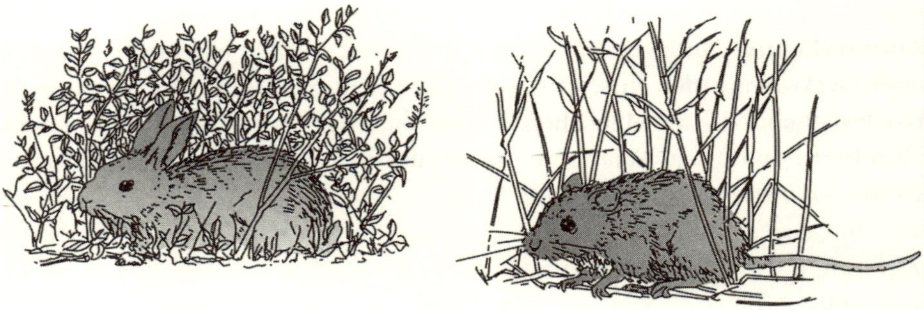

Visuelle Wahrnehmung

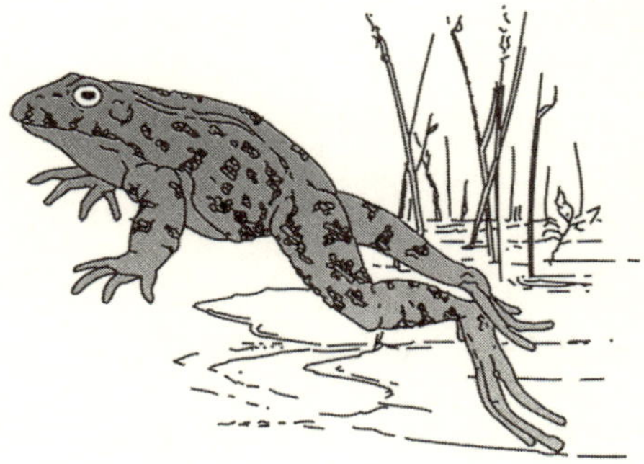

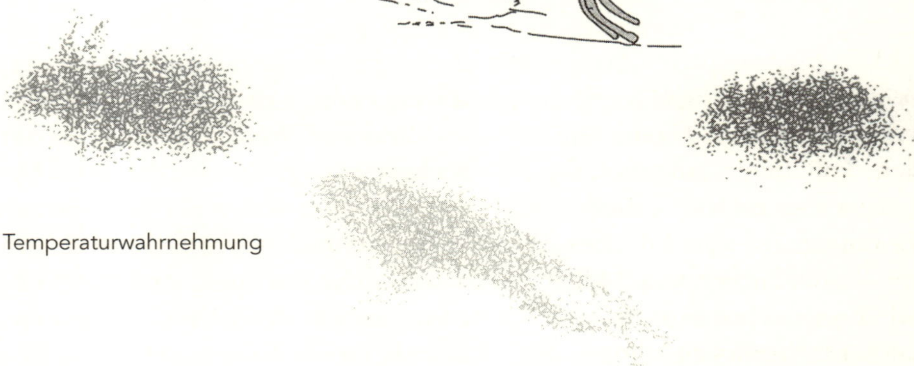

Temperaturwahrnehmung

Das in einem Busch versteckte Kaninchen wird visuell schlecht erfasst, dafür aber mit dem Temperatursinn genau geortet.
Die Feldmaus wird visuell und über den Temperatursinn gut erkannt.
Auf den Frosch (kalte Haut) reagiert nur das visuelle Sehvermögen, da eine Wärmestrahlung kaum wahrgenommen werden kann. (Aus: Pour la science, Mai 1982)

Zwei Darstellungen zum Augen- und Wärmesinn (Grubenorgan) der Klapperschlange nach Bauchot, 1994

In den jetzt durchgenommenen fünf kardinalen Arzneimittelsymptomen zeigte sich uns eine auffallende Ähnlichkeit mit den physiologischen Besonderheiten der Schlangennatur. Die Symptome – Beengung, Linksseitigkeit, schlimmer durch Schlaf, Geschwätzigkeit, schlimmer durch Wärme – sind beim Menschen Krankheitssymptome, bei der Schlange jedoch physiologisch. Wiederum, wie schon bei Belladonna und Digitalis, können wir zitieren: «Jedes Tier, richtig angesehen, bedeutet eine Krankheit. Für das Tier ist die Krankheit sozusagen gesund.»[49] Der Unterschied liegt nur darin, dass bei Belladonna und Digitalis das Arzneimittelbild und das Gift auf verschiedene Naturreiche verteilt sind, bei Lachesis aber in einer Tierart zusammen vorkommen. Die erklärten fünf Lachesissymptome sind auch nicht etwa das Vergiftungsbild des Schlangenbisses, sondern das Arzneimittelbild der homöopathischen Forschung. Und wir sehen bei Lachesis an einem schönen Beispiel, wie das homöopathische Arzneimittelbild durch das Naturbild auf seine Wirklichkeit zurückgeführt und dadurch ein vollgültiger Weg zu den heilenden Kräften gefunden werden kann.

Inwiefern ist Heilung möglich?

Wir haben im vorigen Kapitel erfahren, dass der Mensch in einer urfernen Vergangenheit eine ganz andere Gestalt hatte als heute. Die Bibel nennt diese von uns ins Auge gefasste Zeit die Vertreibung aus dem Paradies. Die Geisteswissenschaft spricht – wie schon erwähnt – von der lemurischen Zeit. Damals war der Mensch in seinem unteren Teil hässlich, er war ein Zwischending von Molch, Lindwurm oder Schlange, das waagrecht im Wasser schwamm. In seinem oberen Teil war der Mensch eine feine, schöne, ätherische Lichtgestalt. Die weitere Entwicklung geschah so, dass der obere Teil den unteren Teil aus der Waagrechten in die Senkrechte aufrichtete. Der untere Teil wurde dadurch veredelt. Damals also errang der Mensch die aufrechte Gestalt, die ihn von den Tieren unterscheidet.[50]

Es kann kein Zufall sein, dass dieselbe Schlange, die der Mensch früher in einer gewissen Weise selbst gewesen ist, heute noch ein Gift enthält, das in der aufsteigenden Evolution das letzte Gift vor dem Menschen ist. Die so ausgeprägt waagrechte Natur der Schlange zeigt uns in diesem Zusammenhang das Wesen der Heilung in überraschend einfacher Weise. Denn nicht nur schlafend nimmt der Mensch eine horizontale Lage ein, sondern auch dann, wenn er krank im Bett liegt. Die in der Natur horizontal kriechende Schlange richtet den horizontal auf dem Krankenlager liegenden Menschen wieder auf, wenn sie als Heilmittel wirkt. So betrachtet ist der gesund gewordene Mensch eine aufgerichtete Schlange. Und was hier vorerst nur für die Schlange gemeint ist, das lässt sich generalisieren, eben weil das Schlangengift entwicklungsgeschichtlich das letzte Gift vor dem Menschen ist und so gewissermaßen alle Gifte der Natur repräsentiert. Daher kommt das Symbol des Äskulapstabes oder des Merkurstabes. Beim Äskulapstab windet sich eine und beim Merkurstab schlängeln sich zwei Schlangen nach aufwärts um einen vertikalen Stab herum. Dieses Symbol gilt seit Urzeiten als Symbol der Heilung.

Als das Volk Israels durch die Wüste zog, entstand eine Meuterei, und Jehova schickte zur Strafe feurige Schlangen, sodass viele Menschen starben. Daraufhin fragte Moses seinen Gott, was er tun solle. Auf Jehovas Ratschlag hin richtete er eine eherne Schlange auf, und diejenigen, welche die aufgerichtete Schlange anblickten, wurden von den feurigen Schlangen nicht mehr getötet (4. Moses 21). Daran anknüpfend hat Christus im Nikodemusgespräch sich als aufgerichtete Schlange bezeichnet und er meinte damit den Gekreuzigten: «Und wie Moses in der Wüste die Schlange erhöht hat, so muss des Menschen Sohn erhöht werden, auf dass alle, die an ihn glauben, das ewige Leben haben» (Johannes 3).

Wir werden in den weiteren Kapiteln dieses Buches dem Symbol der aufgerichteten Schlange oder dem Merkurstab immer wieder begegnen. Auch der Gedanke, dass die Kreuzigung eigentlich eine Geburt und eine Heilung, dass sie die Umkehrung der Vertreibung aus dem Paradies bedeutete, wird sich in einem späteren Abschnitt dieser Schrift erweisen.

2. Fall: Akuter Harnwegsinfekt

Im Rahmen des kassenärztlichen Notdienstes kam 1978 eine 32-jährige Koreanerin in meine Sprechstunde wegen Brennen und Schmerzen beim Wasserlassen und leichter Erhöhung der Temperatur. Ich untersuchte den Urin und stellte im Urinsediment sehr viele Bakterien und massenhaft Leukozyten fest. Da der Befund so massiv war und ich im Notdienst als Arzt für alle Patienten zuständig war und die Patientin nicht extra zu mir mit der Frage nach einer naturheilkundlichen Behandlung gekommen war, entschied ich mich ohne weiteres Gespräch mit der Patientin zu einer antibiotischen Behandlung. Auf dem Weg vom Labor zum Sprechzimmer ging ich an meinen Arzneimittelschrank und holte von dort ein Muster des Präparates Bactrim® (Cotrimoxazol), das damals sehr modern und wirksam war. Ich legte das Präparat zwischen mir und der Patientin auf den Schreibtisch und erklärte ihr, das müsse sie nehmen, denn der Urinbefund sei sehr schlimm. Die Patientin erzählte mir dann, dass sie schwanger sei und das Antibiotikum nur ungern nehmen wolle. Ich fühlte mich durch diese Mitteilung dabei ertappt, dass ich zu voreilig mich entschieden und zu früh auf mein eigentliches Heilideal verzichtet hatte. Andererseits war ich natürlich erleichtert, jetzt doch einen Grund zu haben, es ohne Antibiotikum zu versuchen. Ich verordnete eine Mischung aus Echinacea D 3/ Phytolacca D 3/Pyrogenium D 10 3 x 10 Tropfen. Diese Mischung hatte ich in Homöopathiekursen bei Mathias Dorcsi in Wien kennengelernt, sie heißt deswegen in meiner Praxis, bei meinen Patienten und sogar in meiner Apotheke «Wiener Mischung». Als Hauptbehandlung spritzte ich Lachesis D 30 und Argentum met. pr. D 30 als Mischung intravenös, anfangs täglich, später seltener. Lachesis gab ich, weil Rudolf Steiner die Schlange als «wandelnden Nierengang»[51] bezeichnet, ein Aspekt, der im vorstehenden Kapitel nicht zur Geltung kommt, den wir aber im übernächsten Kapitel zusammen mit Equisetum und den Nierenformen verstehen werden. Argentum hat in der anthroposophischen Medizin eine Beziehung zur Ausscheidung und zur Schwangerschaft. Der Erfolg dieser Behandlung überraschte mich. Die Beschwerden gingen in kurzer Zeit zurück und der Urinbefund wurde deutlich besser, nach 10 Tagen war er völlig in Ordnung. Dieser schöne Erfolg war eine Art von zweiter Beschämung, die ich nach meinem ursprünglichen Antibiotikavorschlag hinnehmen musste. Und dann kam gewissermaßen noch eine dritte hinzu. Denn jetzt erst, am Ende der Behandlung, rückte die höfliche Patientin mit der Sprache heraus und sagte, dass es für sie sehr interessant gewesen sei, wie ich sie behandelt hätte, sie sei nämlich Kollegin! Sie bat mich um Hinweise, wie sie meine Methode lernen könne und welche Literatur es dazu gäbe. Auf diese Weise hatte ich sogar eine Kollegin als Mitstreiterin für die Naturheilkunde und anthroposophische Medizin gewonnen, was ich mir nach meinem ursprünglichen Plan verscherzt gehabt hätte.

Seitdem gehört die Injektion von Lachesis D 30 und Argentum met.

pr. D 30 zum festen Bestand meiner Therapie bei Harnwegsinfekten. Oft spritze ich das Organpräparat Regio pyelorenalis D 15 oder D 30 dazu. Neuerdings (in den Jahren 1999–2000) habe ich eine ganze Serie von Harnwegsinfekten erfolgreich und ohne Antibiose behandeln können, indem ich als viertes Mittel noch Aconit D 30 dazumischte. Dieses Mittel ist besonders angezeigt, wenn eine Verkühlung (Sitzen auf kalten Steinplatten, Zelten, zu spät gewechselter nasser Badeanzug) den Harnwegsinfekt auslöste.

4. Kapitel

Die Austernschale oder Calcium carbonicum

Bisher haben wir drei verschiedene Gifte als Arzneimittel kennengelernt und kommen jetzt mit dem Austernschalenkalk zu einer ganz anderen Gruppe von Heilmitteln. Das hoch spezialisierte Wesen einer Giftschlange liegt offen zutage, wenn wir aber das Spezifische einer Muschel verstehen wollen, dann müssen wir schon etwas tiefer graben und unsere Gedanken in die mehr verborgenen Seiten der Natur versenken. Und das wird uns auch von der Natur gleichsam vorgeschrieben, denn wir müssen auf den Meeresgrund tauchen, um einer Auster lebend zu begegnen. Wenn wir sie endlich gefunden haben, verbirgt sie ihr Leben hinter einer Schale.

Das Tier

Die Auster gehört zu den Muscheln, die zusammen mit den Tintenfischen und Schnecken den Stamm der Weichtiere (Mollusken) ausmachen. Ihnen gemeinsam ist die Bildung einer Kalkschale. Kürzlich wurde die Schale der Abalone-Muschel untersucht, die schichtweise aus Kalk und organischem Material nach Sperrholz-Bauweise aufgebaut ist. Das verleiht der lebenden Schale eine 3000-fach höhere Bruchfestigkeit, als wenn sie nur aus bloßem anorganischen Kalk bestehen würde.[52]

Wenn diese Schalentiere gestorben sind, sinkt ihr Kalkgehäuse auf den Grund des Gewässers, in welchem sie gelebt haben. Auf diese Weise sind durch Ablagerung und Sedimentation die Kalkgebirge unserer Erde entstanden. Das Wort Muschelkalk rührt daher. Der Kalk hat eine ursprünglich tierische Herkunft.

Das Wasser, welches von Muscheln belebt ist, wird dadurch dauernd gereinigt. Weichtiere bedecken oft in ungeheuerer Anzahl den Boden von Binnengewässern oder Meeresteilen und säubern das Wasser von Sink- und Abfallstoffen. Eine Muschel filtert 40 Liter Wasser pro Stunde.[53] Die azurblaue Meeresfläche, durch die man einige Meter hindurchschauen kann, oder ein klarer See verdanken ihre Klarheit den Muscheln, Schnecken und weiteren verwandten Schalentieren am Boden dieser Gewässer. Glanzvoll werden diese sonst unscheinbaren Tiere, wenn sie im Innern eine Perle bilden – ein Sonderfall im Leben der Muschel. Normalerweise bleibt das Perlmutt von außen gesehen unsichtbar. Es ist jene innerste Schalenschicht, welche als erste von dem weichen Leib des Tieres abgesondert wird. An leeren Schalen ist sie oft an der Innenseite in grün und blau ineinanderfließenden Farben zu sehen. Wenn nun ein kleiner Fremdkörper in die Muschel eindringt, wird er dadurch neutralisiert, dass die Muschel ihn mit Kalk umgibt. Der rohe Kalk kommt dann um den Fremdkörper herum ins Innerste der Perle und außen herum wächst langsam in konzentrischen Kreisen das schimmernde Perlmutt. Je regelmäßiger diese Kugel gebildet wird, desto mehr verschwinden die Farben und es erscheint der milde, weiße Glanz der Perle.

Muscheln sind für die verschiedensten Aufgaben spezialisiert. Viele bewegen sich durch Öffnen und Schließen ihrer Schalen nach dem Rückstoßprinzip durch das Wasser. Andere sind Grabspezialisten. Die Holzbohrmuschel (Barnea candida) hat ganze Hafenbauten zerstört.[54] Die gemeine Schiffbohrmuschel (Teredo navalis) wurde 1731 bis 1732 den Hafenanlagen in Holland zu einem großen Verhängnis.[55] Steindattelmuscheln können kalkauflösende Säuren bilden, mit denen sie Höhlen in den Kalk graben. Die Pilgermuschel bildet am Mantelrand eine Reihe invers gebildeter Linsenaugen, wie sie sonst erst bei den Wirbeltieren vorkommen. Die Arche-Noah-Muschel hat bis zu 100 Augen, die dem zusammengesetzten Typus der Facettenaugen bei den Insekten entsprechen. Andere Muscheln haben einfache Grubenaugen, wie sie auch bei anderen niederen Tieren vorkommen.[56]

Die Auster schwärmt als junges Tier aus, setzt sich dann aber bald zur Ruhe. Sie sondert aus ihrem Fuß einen Klebstoff ab, den sogenannten Byssus. Dann legt sie sich mit der einen Schalenhälfte auf diese Stelle und bleibt fortan ihr ganzes Leben so angeklebt. Auf diese Weise entstehen die Austernbänke, zu denen die Perlenfischer tauchen.

Im Licht der Anatomie des Menschen betrachtet sind die Organe einer Muschel sehr eigenartig angeordnet. Auf dem Querschnitt sieht man in der Mitte das Herz, welches vom Darm durchbohrt wird. Der Herzbeutel (das Pericard) bildet eine erste einfache Form der Leibeshöhle, die von den Nierenorganen drainiert wird. Der Kreislauf ist offen. Die Kiemen hängen parallel zur Schale in die Mantelhöhle. In ihrer Mitte umfassen sie den Fuß, in dem auch die Fortpflanzungsorgane enthalten sind. Die beiden Schalen sind oben durch ein Schlossband beweglich verbunden, ein vorderer und hinterer Schließmuskel kann beide Teile hermetisch abschließen.

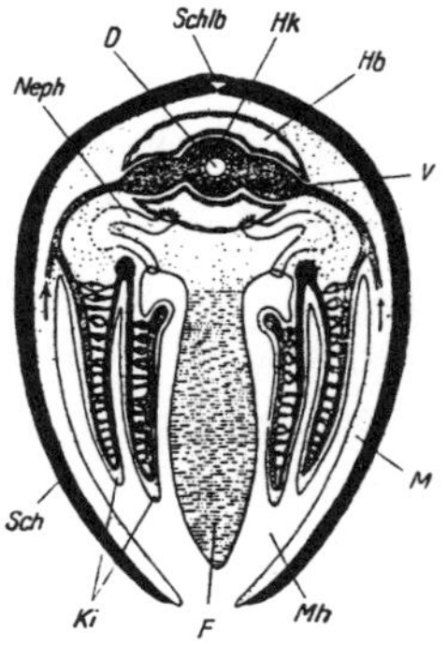

Querschnitt durch eine Muschel, Schema: D Darm, M Mantel,Mh Mantelhöhle, Sch Schale, Schlb Schlossband

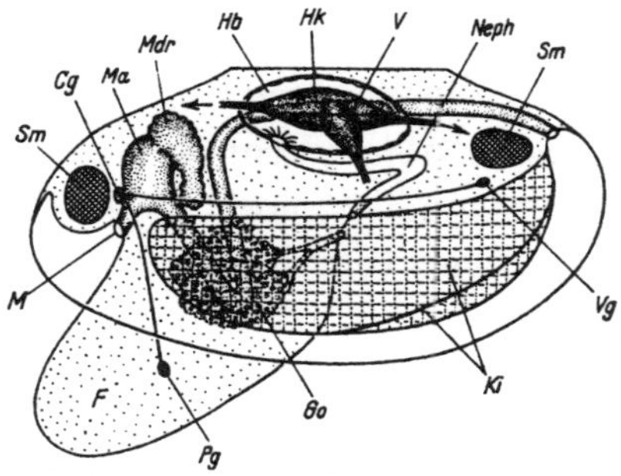

Schema der Muschelorganisation: Cg Cerebralganglion, F Fuß, Go Gonade, Hb Herzbeutel, Hk Herzkammer, Ki Kiemen, M Mund, Ma Magen, Mdr Mitteldarmdrüse, Neph Nephridium, Pg Pedalganglion, Sm Schließmuskel, V Vorkammer, Vg Visceralganglion

nach Kühn, 1967

Die Auster – ein Mittelding zwischen Pflanze und höherem Tier

Die Auster steht am unteren Ende der aufsteigenden Tierreihe. Wir können sie daher mit den höheren Tieren, ebenso gut aber auch mit den ihr untergeordneten Pflanzen vergleichen. Wir werden dabei entdecken, dass in der merkwürdigen Organordnung der Auster pflanzliche Formen und tierische Gebärden ineinander übergehen. Um uns auf diese Metamorphose gedanklich vorzubereiten, sei an die Unterschiede zwischen Pflanzen und Tieren, wie sie allgemein bekannt sind, erinnert:

- Pflanzen sind im Erdboden fest verwurzelt; Tiere dagegen mit ihren Gliedmaßen frei beweglich.
- Pflanzen nehmen in der Photosynthese Kohlendioxid auf und geben Sauerstoff ab; die Tiere tun atmend das Gegenteil.
- Pflanzen ernähren sich aus den mineralischen Substanzen des Lichtes, der Luft, des Wassers und der Erde, sie sind autotroph. Die Tiere dagegen sind heterotroph, sie können nur durch die vorhandene Pflanzenwelt leben.

- Der Pflanzenstängel wächst senkrecht, die Tierwirbelsäule bewegt sich parallel zur Erdoberfläche waagrecht. Insofern dreht das Tier die Pflanze um 90 Grad.

Eine zweite Vorbereitung, die wir brauchen, ist der Gedanke, wie der dreigliedrige Organismus des Tieres (und noch deutlicher der des Menschen) mit der Pflanze zusammenhängt. Diese Idee ist uns im Digitalis-Kapitel zwar schon begegnet, soll hier aber um des Zusammenhanges willen noch einmal wiederholt werden. Der Kopf des Menschen, wo verhärtende und verdichtende Bildeprinzipien überwiegen, entspricht den Wurzeln der Pflanze, wo auf pflanzlich-irdische Weise der mineralisierende Pol überwiegt. Das zerstäubende Prinzip der Blüte, wo auch die Fortpflanzung zu Hause ist, finden wir im unteren Menschen wieder. Zwischen beiden Polen vermittelt der Gaswechsel, der als animalische Atmung die Photosynthese der Pflanzen umkehrt. So ist dem Menschen eine umgekehrte (dem Tier entsprechend eine waagrechte) Pflanze funktionell eingeschrieben.[57]

Das Tier entwurzelt die Pflanze

Nehmen wir zunächst die Schale als Vergleichspunkt zwischen Auster und Pflanze. Bei den typischen Muscheln umhüllt sie das ganze Tier, sie kann geöffnet und geschlossen werden. Bei den Pflanzen finden wir den entsprechenden mineralischen Pol in den Wurzeln, mit denen sie in der dunklen Erde festgewachsen sind. Wenn wir nun – gleichsam von einem göttlich-schöpferischen Standpunkt aus – die Wurzel der Pflanze in die Schale der Muscheln verwandeln, dann müssen wir die Wurzeln wie eine Art Schädelkapsel um die Pflanze herum wachsen lassen. Die Pflanze selbst wird dadurch der Erde gegenüber entwurzelt und sie gewinnt für sich selbst eine erste Form der Eigenbeweglichkeit. Etwas von der Erde nimmt sie aber doch mit, nämlich den Kalk.

Die Muscheln zeigen uns, wie aus den festgewurzelten Pflanzen die frei beweglichen Tiere entstanden sind. Die Schale der Muschel ist wie der Spaten des Weltengeistes, um die Pflanze zu entwurzeln, um dem ganzen Tierreich die freie Beweglichkeit zu schenken. Man kann nicht erwarten, dass dann gleich hoch spezialisierte Gliedmaßen entstehen, dafür wird sich

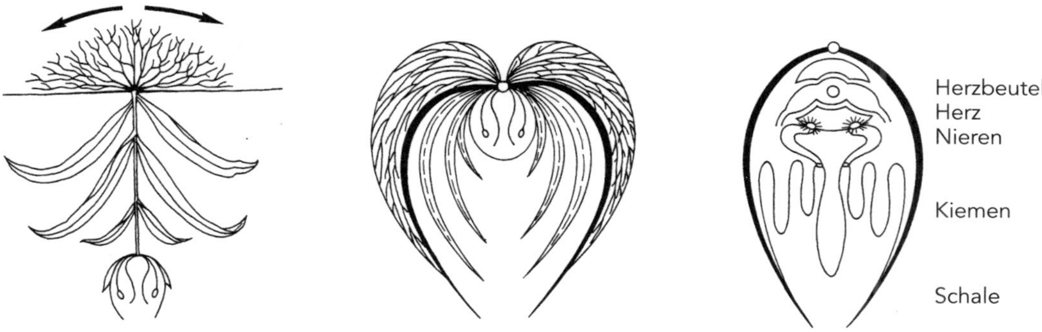

Die Auster als verwandelte Pflanze

später der ganze Reichtum der Tierevolution entfalten. Zuerst wird an der Wurzel angesetzt, so entstehen erst mal nur kugelig-ovale Gebilde. Es entsteht ein Außenskelett, das unser Kopf heute noch mit den Schalentieren gemeinsam hat.[58] Eine Austernbank ist so betrachtet eine Anhäufung von Köpfen, wenn man es tierisch-menschlich aussprechen will, sie ist eine Anhäufung von verwandelten Wurzeln, wenn man es mineralisch-pflanzlich sagen will. So versteht man auch die verschiedenen Spezialisierungen der Muscheln. Wir finden bei ihnen alle Augenformen, die es im übrigen Tierreich gibt. Das Auge ist der vorzüglichste Sinn unseres Hauptes. Die Fähigkeit zum Graben und Bohren haben die Muscheln mit den Wurzeln gemeinsam, die dasselbe im Erdboden tun. Der Kopf der Wirbeltiere und des Menschen ist spiegelbildlich dazu vielfältig durchbohrt und durchlöchert von Kanälen und Höhlen für Sinnesorgane, Nerven und Gefäße. Auch die das Wasser reinigende Kraft der Muscheln können wir im höheren Tier wiederfinden, nämlich in der Bildung des klaren Gehirnwassers.

Rudolf Steiner machte darauf aufmerksam, dass das Außenskelett unseres Kopfes an niedere Tiere wie Schalentiere oder auch Schildkröten erinnert.[59] In demselben Zusammenhang erwähnt er, dass die Behaarung unseres Kopfes, beim Manne zusätzlich noch die Barthaare, als tierische Symptome zu werten sind. Die fast horizontale Lage der Schädelbasis und dieselbe Lage des Gehirns in der Schädelkapsel zeigen eine ursprüngliche Tierverwandtschaft. Erst die Wirbelsäule des Menschen richtet sich dem Tier gegenüber vertikal auf, die Schädelbasis des Menschen und der Tiere bleibt demgegenüber horizontal. Dem entspricht auch die Physiologie und Biochemie des Calciums: Bei der Erregbarkeit des Nervengewebes, bei der Bewegung des Herz- und des Skelettmuskels kommen ihm Schlüsselrollen zu, und im Knochen ist Calcium schließlich der Hauptbestandteil. Nerven, Muskeln und Knochen sind Mittel der animalischen Beweglichkeit. Die Horizontale der Tierwirbelsäule, die Horizontale der menschlichen Schädelbasis und die horizontale Schichtung der Kalkgesteine draußen in der Natur fangen an, zueinander in derselben Gebärdensprache zu reden. Alle jene Formen der Beweglichkeit verdanken ihre Freiheit jener ersten Bewegung, mit der das Tier die Pflanzen entwurzelt hat.

Wir wollen diesen Zusammenhang von Muscheln und Wurzeln noch einmal von seinem Gegenteil her beleuchten. Rudolf Steiner verglich Ei, Raupe, Puppe und Schmetterling mit der Pflanze, wobei der Schmetterling der Blüte zugeordnet ist:

Schaue die Pflanze!
Sie ist der von der Erde
Gefesselte Schmetterling.
Schaue den Schmetterling!
Er ist die vom Kosmos
Befreite Pflanze[60]

Einen ganz entsprechenden Zusammenhang fanden wir im ersten Kapitel zwischen Vogel und Belladonna. Die Gezweige des Belladonnaoberbaues wirken wie die Flugsilhouette eines Vogels.

So auch ist es mit der Wurzel und den Muscheln. Die Auster ist eine befreite Pflanzenwurzel, die Wurzel eine gefesselte Auster. Um dies auch bildhaft vor Augen zu sehen, stelle man sich nicht nur die radiär sich verzweigenden Wurzelfäden vor, sondern bedenke, dass die Wurzeln jeweils nur an ihrer Spitze wachsen.[61] Alle Punkte, wo die Wurzel wächst, also alle Wurzelspitzen zusammengenommen bilden eine sich rundende Sphäre, im Idealfall eine Kugel. Diese zu einem Napf oder Kelch gebogene Fläche dauernden Wurzel-Wachstums denke man sich mineralisiert: dann hat man die Austernschale als die Schädelkapsel der Tiere und des Menschen vor sich. Das meinte Rudolf Steiner, wenn er über die Wurzel sagte: «Derjenige, der schauen kann, wird die Wurzel nie anders sehen, als indem sie im Hinunterstreben nach der Erde in den Erdboden hinein zu gleicher Zeit sich rundet. Die sich in den Erdboden hinein rundende Wurzel, das ist das Bild, in dem man die Wurzel sehen muss».[62] Und er machte dazu eine Zeichnung, die die Wurzeln in zwei muschelähnlichen Halbkugeln ausdrückte.

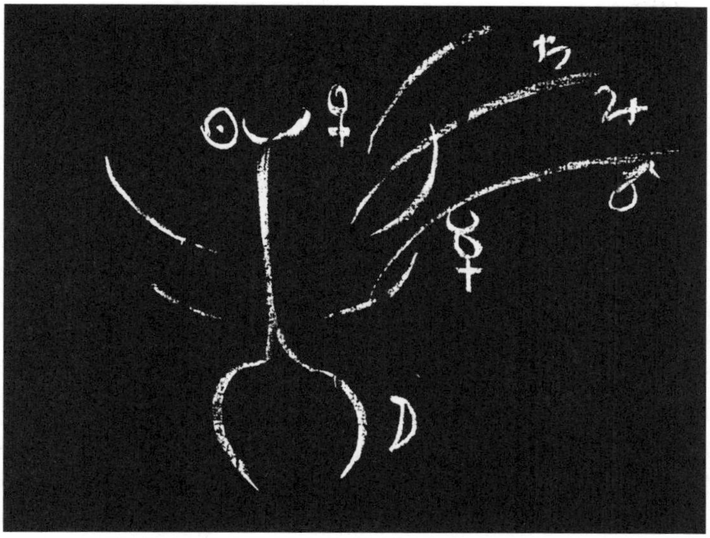

Photosynthese und Kiemenatmung

Betrachten wir nun als Nächstes die Blätter. Sie sind durch unser Wurzelumhüllungsexperiment wieder an den Sprosspunkt zurückgewandert und setzen wie eine Rosette alle an diesem Punkt an. Der Stängel ist verschwunden. Es entstehen die parallel zur Schale liegenden Kiemen, die als Atmungsorgane der Tiere den Blättern der Pflanzen entsprechen.

Der Herzbeutel und die Nieren

Nun denke man an eine aufbrechende Knospe oder an eine Trollblume, deren hellgelbe Scheinblüte eigentlich aus Kelchblättern besteht, und lasse diese Kelchbildung ins Zentrum zurückwandern. Dann schließen sich die Kelchblätter zum Herzbeutel des Tieres zusammen, einer ersten Andeutung der inneren Leibeshöhle. Die Blüte mit ihrem ausströmenden Duft spiegelt sich in den Nierenkanälchen mit ihrer Ausscheidungsfunktion. Sie enden am Fuß der Muschel, der die Fortpflanzungszellen enthält. Das Ausströmen des Blütenpollens ist dem Absondern der männlichen Geschlechtszellen vergleichbar. Das Aufnehmen des Pollens durch die Narbe und das

Herabwandern in den Fruchtknoten entspricht der Befruchtung der weiblichen Zellen.

In der Organologie der Auster werden also Pericard und Niere aneinandergerückt. Kommt uns dies aus der klinischen Pathologie nicht irgendwie bekannt vor? Auf der Dialysestation lernen wir das Krankheitsbild der Pericarditis urämica kennen, eine erst trockene und dann feuchte Herzbeutelentzündung bei schwerer chronischer Niereninsuffizienz. In der Auster ist dieser Zustand immer vorhanden, oder man kann sagen: er ist für sie gesund: sie hat fortwährend einen blühenden, den Nieren zugehörenden Herzbeutel. Ebenso ist es mit dem vom Darm durchbohrten Herzen. Natürlich mischen sich die Inhalte dieser Strukturen auch in der Auster nicht, aber die Anatomie als solche ist doch höchst eigenartig, humanmedizinisch betrachtet zumindest eine Fehlbildung. Mit pathologischer Phantasie angeschaut wäre dies beim Menschen etwa eine E. coli-Sepsis, wenn also die im Darm normalerweise vorhandenen Bakterien ins Blut übertreten und dort schwerste Vergiftungserscheinungen bewirken. So gilt auch für die Organologie der Auster der in diesem Buch schon mehrmals zitierte Satz: «Jedes Tier, richtig angesehen, bedeutet eigentlich eine Krankheit. Für das Tier ist die Krankheit sozusagen gesund.»[63]

Das Tier frisst die Pflanze

Unsere Vergleiche werden jetzt undeutlicher, weil wir uns vom eigentlichen Schwerpunkt der Muschel – ihrer Schale – immer weiter entfernen. Der Stängel der Pflanze ist durch unsere Metamorphose verloren gegangen, weil der Blütenbereich wieder zurück in den ursprünglichen Keimpunkt gewandert ist. An anderer Stelle erscheint der Stängel aber wieder, nämlich als Darmrohr, dieses ist aber um 90 Grad gedreht und es dehnt sich waagrecht zu dem verschwundenen senkrechten Stängel vom Mund zum After aus. Stängel und Darm sind auch nur noch darin vergleichbar, als in ihnen flüssiger Inhalt transportiert wird. Gemessen an den anderen Organen hat das Darmorgan allerdings am meisten von seiner Pflanzenverwandtschaft verloren, es ist gewissermaßen das tierischste Organ der Auster. Das heißt in unserem Zusammenhang: das Tier verdaut die Pflanze. Die auf- und zuklappenden Muschelhälften erscheinen uns wie ein großer Mund, der die Pflanzen frisst. Die erkannte Pflanzenverwandtschaft der Muschelorgane wird uns auf diese Weise zu einem Bild: das Tier ist die «verinnerlichte», es ist die «verschluckte» oder «gefressene» Pflanze. Morphologie und Ernährung sind in diesem Bild dasselbe.

Samen und Früchte des Blutes

Die Früchte dehnen anschwellend und saftig aus, was sie im Samen wieder trocken zusammenziehen. Entsprechend breitet sich in der Kreislaufperipherie verschiedenartig aus, was sich im Herzen alles vereinend wieder zusammenzieht. Deswegen kann man Früchte und Samen der Pflanze mit dem Blut und dem Herzen der Tiere und des Menschen vergleichen.[64]

Der Same einer Pflanze keimt in der Erde nach zwei Richtungen: die Wurzel wächst nach unten in die Dunkelheit der Erde, der Spross sprießt nach oben in Licht und Luft. Der Samenpunkt, wo noch beide Richtungen aus einem Punkt hervorgehen, liegt bei der Auster an der Stelle, wo der Darm das Herz durchbohrt, wo wir jene entwicklungsgeschichtliche Drehung um 90 Grad gefunden haben, die das Tier über die Pflanze erhebt.

Naturbild und Arzneimittelbild

Wir wollen jetzt das Naturbild der Austernschale mit den bewährten Heilanzeigen von Calcium carbonicum zusammenschauen. Wir gehen dabei in drei Stufen vor. Auf der ersten Stufe nehmen wir die Austernschale als Bild, auf der zweiten nehmen wir die Physiologie der Schalenbildung als Kraft oder Richtung und auf der dritten Stufe formulieren wir zusammenfassend drei Arzneimittelintuitionen.

Arzneilich verwenden wir die Schale, sie wird als Conchae oder Calcium carbonicum hergestellt. In dieser Schale lebt auf niederer Tierstufe derselbe Prozess, der im Menschen das Gehirn in eine Kapsel einschließt. So wie das Weichtier in seine Schale gerinnt und fest wird, so ist Conchae D 30 eine Indikation bei der Kraniotabes der Säuglinge, damit der zu weiche Schädelknochen härter werden kann.[65] Überhaupt ist Conchae ein Mittel des wachsenden Menschen. Weiche, dickliche, phlegmatische und in der Entwicklung etwas zurückgebliebene Kinder mit Neigung zu Infekten, Kinder, bei denen die jeweils früheren Perioden (z. B. das Embryonalleben) zu lange in die späteren (z. B. das Säuglingsalter) hineinragen, reagieren gut auf 2 x 1 Msp. Conchae D 12 pro Tag. Das Weiche, Jüngere wird damit in gesunder Weise härter, älter und widerstandsfähiger. Das träumende Seelenleben wird etwas geweckt, das zur Großköpfigkeit neigende Kind wird etwas kleinköpfiger gemacht.

Was für den Kopf die Schädelkapsel ist, das ist für den ganzen Leib die Haut als Grenz- und Sinnesorgan. Verglichen mit dem Menschen ist die Austernschale «Schädelkapsel» und «Haut» in einem. Damit ergibt sich die Wirksamkeit von Conchae bei Hauterkrankungen des Menschen. Je früher eine Neurodermitis auftritt, desto eher ist an Conchae zu denken.[66] Auch beim älteren Menschen hat Conchae eine bewährte Heilanzeige: Conchae D 30 wirkt oft in wenigen Tagen beim Pruritus senilis.

Die Arznei-Richtung

Versetzen wir uns noch einmal in die Art und Weise, wie die Auster aus der Pflanze entstanden ist. Es ist ein Entwurzeln aus dem Großen und Ganzen der Erde, eine Vereinzelung und Konzentration auf die Selbstbewegung eines Individuums, eine Vereinnahmung des Äußeren in das Innere, animalisch gesagt ein Fressen, organologisch gesagt die konzentrische Verinnerlichung bis auf den zentralen Punkt, wo der Darm das Herz durchbohrt. In diesem Evolutionsschritt ist die Schale der Anfang, gewissermaßen die Schaufel, um die Pflanze zu entwurzeln. Das Herz mit dem Darm ist das Ende der Organbildung, bis zu dem es die Auster bringen kann.

Umgekehrt stellt sich die Sache dar, wenn wir die Schalenbildung des einzelnen Muschelindividuums ins Auge fassen. Hier fängt der Prozess im Innern mit der Ernährung an, mit dem Filtern des Wassers, mit der Aufnahme der Nahrungs- und Mineralstoffe, bis sie zuletzt in der Schale ausgeschieden werden. Die Schale ist so betrachtet eine Ausscheidung und ein Letztes, zu dem es die einzelne Muschel bringt. Insofern enthält unsere Arznei eine bestimmte Richtung, die umgekehrt zu ihrer über die Pflanze hinausführenden Entwicklung ist und damit eine gewaltige Kraft hat. Auf diese Richtung im einzelnen Muschelindividuum kommt es jetzt an. Darüber äußerte sich Rudolf Steiner: «Denn sehen Sie, die Auster treibt ihr kohlensaures Kalkgehäuse eben von innen nach außen ... In diesem liegen gewisse Heilkräfte.»[67]

Dementsprechend hat der Patient, bei dem Calcium carbonicum hilft, von innen nach außen gerichtete Symptome. Kardinalsymptom ist die übermäßige Periode. Sie steht nach Voegeli[68] an der Spitze aller Calcium-carbonicum-Leitsymptome in der Homöopathie und sie ist von Rudolf Steiner und Ita Wegman ausführlich mit Wesensgliederdiagnose beschrieben und mit Calcium behandelt worden.[69]

In derselben Richtung verläuft das Schwitzen unseres Patienten, das typisch für Calcium carbonicum ist, vor allem wenn es an bestimmten Stellen nur örtlich auftritt. Sehr sicher ist die Wirkung von Conchae bei der Galaktorrhoe, wo ebenfalls eine Ausscheidung von innen nach außen auftritt. Conchae kann auch beim prämenstruellen Syndrom hilfreich sein. Auch die allopathische Verwendung von Calcium bei der Anaphylaxie passt in diese Richtung, hier wirkt Calcium gefäßwandabdichtend und vermindert so den bei der Anaphylaxie ins Gewebe abströmenden Plasmastrom.

Calcium intravenös ist eine bewährte Maßnahme bei der Hyperventilationstetanie. Ich führe dies hier an, obwohl neuerdings behauptet worden ist, dies sei eine Placebo-Wirkung.[70] Bei der Hyperventilation wird viel zu viel ausgeatmet, d. h. im Sinne unseres Gedankens: die Richtung von innen nach außen wird ähnlich übermäßig in der Luft betrieben wie bei der übermäßigen Periode oder beim Schwitzen im Flüssigen. Bei der Hyperventilation muss Calcium stofflich in 10 %- oder 20 %-iger Lösung gegeben werden. Komplementär dazu – und ebenso bewährt – wirkt Conchae D 12 oder D 8 beim Asthma bronchiale, wo im Gegenbild zur Hyperventilation die Ausatmung behindert ist und das Kohlendioxid im Blut sich anhäuft. Der scheinbare Widerspruch, dass Calcium bei Asthma und bei Hyperventilation hilft, wird sich weiter unten lösen.

Wenn wir nun noch ein Element höher steigen bis in die Wärme, so hat auch hier unser Heilmittel seine typische Richtung. Der Calcium-Patient fühlt sich innerlich kalt und er hat auch äußerlich beim Untersuchen kalte Hände und kalte Füße. Der Patient hat einen Widerwillen gegen Kälte, er erkältet sich auch leicht. All dies rührt davon her, dass der Calcium-Patient die Wärme zu sehr von innen nach außen abströmen lässt, dass er zu viel Wärme verliert, so wie er im Schwitzen zu viel Wasser oder bei der Hypermenorrhoe zu viel Blut verliert. Die Richtung von innen nach außen überwiegt auch in der Wärme.

Wenn wir auf diese Art und Weise unser Heilmittel in den Kranken hineindenken, indem wir die übermäßige Periode zum Schlüssel für alles Übrige nehmen, dann denken wir nicht wie weiter oben im Sinne eines Bildes, sondern im Sinne einer Richtung oder Kraft. Die Richtung der Krankheit und die Richtung der Arznei sind dabei dieselben. Die Arznei nimmt dem Organismus seine übermäßige Tätigkeit ab, sodass die eigenen Kräfte den Organismus nunmehr gesunden oder – anders gesagt – den Krankheitssymptomen entgegengesetzt wirken. Nicht die Arznei selbst, sondern die durch die Arznei aus dem kranken Organ befreiten Kräfte wirken der Krankheit entgegen.[71] Dieses homöopathische Wirkprinzip ist gerade am Beispiel von Calcium carbonicum von Rudolf Steiner klassisch beschrieben worden. Er nennt es das Wirkprinzip der Übernahme: «... die ausstrahlenden, zentrifugalen Kräfte des Menschen zeigen sich auf eine äußerlich-natürliche Weise im Kalk ... wenn diese ausstrahlenden Kräfte zu stark werden und dadurch Krankheitsbildungen entstehen, kann man diese Krankheitsprozesse abnehmen durch Kalkpräparate ... Die Kalkkräfte, die im menschlichen Organismus lokalisiert sind, sind also auch alles das, was der menschlichen Ausatmung zugrunde liegt. Der Kalk hat die Kraft in sich, die als Motor für die Ausatmung wirkt ... Also im unteren Menschen, im Stoffwechsel-Gliedmaßen-Menschen, wirkt er austreibend die Flüssigkeiten, im rhythmischen Menschen wirkt er austreibend die Luftsubstanzen, in der Nervensinnesorganisation wirkt er austreibend den Wärmeäther ... In jeder dieser Beziehungen wirkt dem Kalk entgegen der Phosphor.»[72] Der Kalk wirkt also physiologischerweise von innen nach außen; wenn diese Richtung aber zu stark wird, können wir dieses Übermaß heilen durch denselben Kalk in potenzierter Form. Das ist kein Widerspruch dazu, wenn man eventuell in derselben Situation Phosphor geben würde oder wenn man in derselben Lage nicht an die Richtung, sondern an das oben dargestellte Bild der Austernschale denken würde, sondern es kommt darauf an, dass wir uns im einzelnen Fall bewusst sind, nach welchem Prinzip wir vorgegangen sind. Eine schematische Form der Ratio ist in der Medizin eben nicht möglich, sehr wohl aber eine individuelle Wissenschaftlichkeit, wie sie ja durch die anthroposophische Medizin begründet werden soll.

Drei Calcium-Intuitionen

Das Bild einer Arznei ist etwas Lebendiges. Es bleibt daher vielgestaltig, ja es muss mehrdeutig bleiben. Die Richtung, die Kraft oder der Prozess eines Heilmittels sind schon innerlicher, einheitlicher, man fühlt sich mit den Wirkungen der Natur im Einklang. Dennoch ist die letzte Sicherheit der Erkenntnis nicht errungen. Sie kommt erst durch das zustande, was Steiner intuitive Medizin nannte. Nach dem, was wir uns bisher erarbeitet haben, sind drei intuitive Calcium-Indikationen formulierbar. Intuition heißt in diesem Zusammenhang, dass die Natur den Heilbedarf des Kranken unmittelbar ausspricht.

Das Erste ist der Entwicklungsrückstand. Die Auster hat mit ihrer Muschelschalenbildung den Pflanzen gegenüber einen so gewaltigen Fortschritt vollbracht, dass er den Sprung oder den Siebenmeilenschritt bedeutet, der das ganze Tierreich über das Pflanzenreich hinaushebt. Insofern ist Conchae die Generalarznei überall dort, wo wir einen Entwicklungsrückstand oder eine Entwicklungsverzögerung feststellen, oder genauer gesagt: wo wir das mehr Schlafende des Pflanzenwesens erwecken wollen ins Differenzierte des Tierischen.

Zweitens die Gefräßigkeit. Der gute Appetit, die Leibesfülle des Calcium-Patienten sind typisch. Die Rachitis ist typischerweise die Krankheit des gut genährten Säuglings. In der Prämenopause, wo viele Frauen eine starke Regelblutung haben, wiegen diese Patientinnen meistens mehr als in der Zeit, bevor ihre Kinder kamen. Dicke Menschen schwitzen leichter als dünne. Typisch für den Calcium-Patienten ist schließlich seine Gier nach Eiern. Er verlangt nach dem, wovon ihn die Eischale oder besser noch die Austernschale heilen kann. Die Auster ist uns stammesgeschichtlich so begegnet, dass sie die Pflanze in einem ersten Schritt überwindet, dass ihre Organordnung physiologisch und morphologisch als eine gefressene, eine gewissermaßen verschluckte Pflanze erscheint. Gerade weil die Muschel der Pflanze so nahe noch steht, erscheint uns ihre Gefräßigkeit unendlich. Das individuelle und das gewissermaßen stammesgeschichtliche Essverhalten der Auster gegenüber der Pflanze und das Symptom des Kranken decken sich so überzeugend, dass man von intuitiver Erkenntnissicherheit sprechen kann.

Das Dritte ist die Angst. Die Hyperventilationstetanie und das Asthma bronchiale haben das miteinander gemeinsam, dass sie ganz offensichtlich somatische Ausdrucksformen seelischer Angst darstellen. Insofern löst sich der oben gekennzeichnete Widerspruch, dass die eine Krankheit eine behinderte und die andere Krankheit eine übertriebene Ausatmung zeigt. Die großköpfigen Calcium-carbonicum-Kinder sind ängstlich, während die kleinköpfigen Kinder eher die Draufgänger sind. Eine wichtige Indikation für Calcium carbonicum sind jüngere Männer, die von ihrer Mutter sich nicht lösen können und eine nach außen oft kaschierte Angst vor der gleichaltrigen Frau haben. Der typische Calcium-Patient spricht seine Angst nicht aus, sie muss vielmehr vom Behandler entdeckt werden, die Wirkung der Arznei ist dann oft umso verblüffender.

Die Austernschale ist nicht nur die Spatenschaufel des Weltengeistes, um die Pflanze zu entwurzeln, sie ist nicht nur der Löffel der Gefräßigkeit, mit dem die Tiere sich ernähren, sie ist auch das Schutzschild der Angst, hinter dem sich die Muschel zurückzieht und hinter dem sie sich abschließt. Der Instinkt des Tieres, seine Begierde und seine Antipathie, Flucht oder Angriff, lauerndes Warten oder blitzschnelles Zupacken sind richtig betrachtet Metamorphosen der Angst. Der verschlossene Schalenpanzer unseres Tieres und die Angst als Krankheitssymptom unserer Patienten sind Ausdrucksformen derselben seelischen Bildekraft.

3. Fall: Kopfhautekzem eines Poliomyelitis-Behinderten

Männlicher Patient, geboren 1953. Er bekam mit 6 Jahren eine Kinderlähmung, die bis zur Atemlähmung aufstieg. Der Patient atmet jetzt durch eine Schnappatmung, indem er mit dem Mund ca. 6-mal pro Minute die Luft hereinzieht, die passiv dann wieder ausströmt. Nachts schläft er mit einem Atemgerät mit einer Frequenz von 13/min. Der linke Arm kann noch gebeugt werden, mit den Fingern der rechten Hand kann er den Elektrorollstuhl bedienen. Der Rumpf und die Gliedmaßen haben die Größe und die Form eines 6-Jährigen behalten, der Kopf wirkt dadurch besonders groß, ein Eindruck, der durch die dauernd nötige Schnappatmung noch verstärkt wird, die Unterkiefermuskulatur ist entsprechend hypertrophiert, das Kinn kräftig ausgebildet. Die Gesichtshaut ist gerötet, trockene Ekzemstellen besonders am behaarten Kopf, wo auch die Haarbälge von dem Ekzem erfasst wurden, sodass bei deren Abheilung eine haarlose Narbenplatte zurückbleibt. (Unter Umständen handelte es sich auch um einen Lichen ruber follicularis, was den Heilerfolg aber nur umso eindrücklicher macht.) Als der Patient mit 33 Jahren in meine Behandlung kam, bestand dieses Ekzem seit 10 Jahren. Verschiedene Behandlungsversuche, auch homöopathischer Art, waren ohne Erfolg geblieben. Das Bild dieses Patienten bot in extremer Weise das Überwiegen der bloßen Kopfkräfte. Zum Arzneimittelbild weiter passten seine Vorliebe für Eier und seltenes Träumen. Ich verordnete daher am

29.10.1986: 1 Msp. Conchae D6 morgens, 1 Msp. Conchae D12 mittags und 1 Msp. Conchae D30 abends. Dazu Organum Quadruplex als Trinkampulle 1x1 von der Fa. Wala.

9.1.1987: Besserungstendenz, dazu Stibiumsalbe D5 äußerlich.

9.11.1987: Conchae D30 morgens, D12 mittags, D6 abends, also dasselbe in umgekehrter Reihenfolge wie bisher. Digestodoron dazu (wegen schon seit der Lähmung bestehender Verstopfung). Das Ekzem wird langsam besser. Kopfröte milder werdend.

7.1.1988: dazu Stibium met. pr. D10 s.c. und Pancreas D4/3x1 Msp. pro Tag.

September 1988: Conchae wird abgesetzt und ein Versuch mit Quarz und Pancreas/Stibium gemacht, weil das Ekzem sehr trocken war und das wache und intelligente Wesen des Patienten nicht zu Conchae passte. Auch wollten wir nach 2 Jahren einen Auslassversuch machen.

Oktober 1988: Patient hat selbst wieder auf Conchae umgeschaltet, weil es mit Quarz zu einem Rückfall gekommen war.

Oktober 1989: Haut im Gesicht sehr schön, der Gesamteindruck ist nicht mehr so extrem wie früher, Kopfhautherde zwar noch da, aber längst nicht mehr so entzündlich wie früher.

1999: Inzwischen bekommt der Patient Stibium und Conchae jeweils in D12 als Dauerbehandlung. Lungenentzündungen und Bronchitiden, die naturgemäß bei dieser Atemlähmung schwer verlaufen, sind im Laufe der Jahre immer leichter zu behandeln gewesen, zuletzt auch mehrmals ohne Antibiotikum. Patient selbst ist mit der Behandlung sehr zufrieden.

Nachbeobachtung bis 2008.

5. Kapitel

Equisetum, die Niere und der Planet Venus

Im vorigen Kapitel haben wir die Kalkbildung an einem Beispiel aus dem Tierreich verfolgt und nun wollen wir sehen, wie es mit dem Kiesel im Pflanzenreich bestellt ist. Eine der wichtigsten Kieselpflanzen ist der Ackerschachtelhalm oder Equisetum arvense.

Zur Botanik von Equisetum

Vom Ackerschachtelhalm kennen wir meistens nur den *Sommerspross*, jene wie Tannenbäumchen wirkende, aus lauter Stängeln bestehende und in wirtelige Äste sich verzweigende Halme. Sie wachsen aus einem unter der Erde kriechenden, ausdauernden Erdspross hervor. Die Blattquirle sind nur winzige, lanzettförmige Zungen. Die Halme bilden das chlorophyllführende Gewebe, die Blattflächen wären zur Assimilation viel zu klein. Diese verzweigten, grünen Sommersprosse sind steril, sie dienen ausschließlich der Reservestoffbildung und führen dem Rhizom möglichst viel Assimilate zu. Unterirdisch werden dann während des Sommers bis zum Herbst die fertilen Sprosse entwickelt, die sich im nächsten Frühjahr nur noch zu strecken brauchen. Diese kurzlebigen *Frühjahrssprosse* sind unverzweigt und bei Equisetum arvense nicht chlorophyllhaltig, sie sehen braun aus und wirken wie Pilze. Sie tragen den zapfenförmigen, später ährenartig sich streckenden Sporophyllständer. Jede Sporophylle ist von einem regelmäßigen, sechseckigen Schildchen begrenzt, welches nach unten (bzw. innen) 5 bis 10 sackförmige Sporangien enthält, worin die Sporen enthalten sind.[73]

Frühlingsspross	*Sommerspross*
unverzweigt	verzweigt
kolbenförmiger Sporophyllständer	nur Stängelelemente
kurzlebig	langlebig
ohne Chlorophyll	mit Chlorophyll
fertil	steril

Der starke Unterschied zwischen Frühlingsspross und Sommerspross, vor allem, dass der Frühlingsspross unverzweigt und ohne Chlorophyll ist, unterscheidet Equisetum arvense von den allermeisten anderen Equisetum-Arten. Die Sporen sind im feuchten Zustand mit zwei parallel laufenden Bändern schraubig umwickelt, im trockenen Zustand rollen diese Hapteren sich ab, legen bei Feuchtigkeit sich aber wieder zusammen. Aus den Sporen entwickelt sich das einige Millimeter große Prothallium, ein krauser Lappen, dessen unregelmäßige Bildung im Gegensatz zu der stark geformten Struktur der übrigen Pflanze steht. Auf den männlichen Prothallien bilden sich in den Antheridien die Spermatozoiden, auf den weiblichen Prothallien entstehen in den Archegonien die Eizellen. Ein wenig Feuchtigkeit zwischen den Prothallien genügt, um die geschlechtliche Fortpflanzung zu ermöglichen, aus der dann wieder eine neue Equisetumpflanze hervorgeht.

Der hohe Kieselgehalt unserer Pflanze ist bekannt. Der Sommerspross steigert seinen Kieselgehalt von Mai bis November um das Dreifache, anfangs ist er 22,5 g, zuletzt 62 g in 100 g Trockensubstanz. Im selben Zeitraum halbiert sich der Sulfatgehalt von 17 g auf 8,4 g in 100 g Trockensubstanz. Die Kieselsäure ist bei Equisetum arvense als Opal abgelagert.[74]

Equisetum-Formen

Es kommt nun darauf an, sich ein gemeinsames Bild dieser verschiedenen Äußerungen von Equisetum arvense zu machen, nach Goethes Methode «die innere Identität bei der größten Abweichung der äußeren Gestalt»[75] zu finden. Der große Unterschied zwischen Frühlingsspross und Sommerspross erscheint uns beim direkten Beobachten; um die zusammengewickelte und ausgebreitete Form der Sporen zu sehen, müssen wir schon 100-fach vergrößern; 1000-fach ist dann die Vergrößerung, wenn wir die Spermatozoiden oder die Eizelle betrachten wollen. Auf jeder dieser drei Beobachtungsebenen erscheint aber eigentlich derselbe Formunterschied. Die geschlossene, wenig verzweigte Form des Frühlingssprosses steht der sehr verzweigten Form des Sommersprosses gegenüber. Derselbe Gegensatz wird dann noch deutlicher bei den Sporen: die feuchte Form ist eine Kugel, die trockenen Sporen breiten ihre Haftbänder aus und zeigen damit

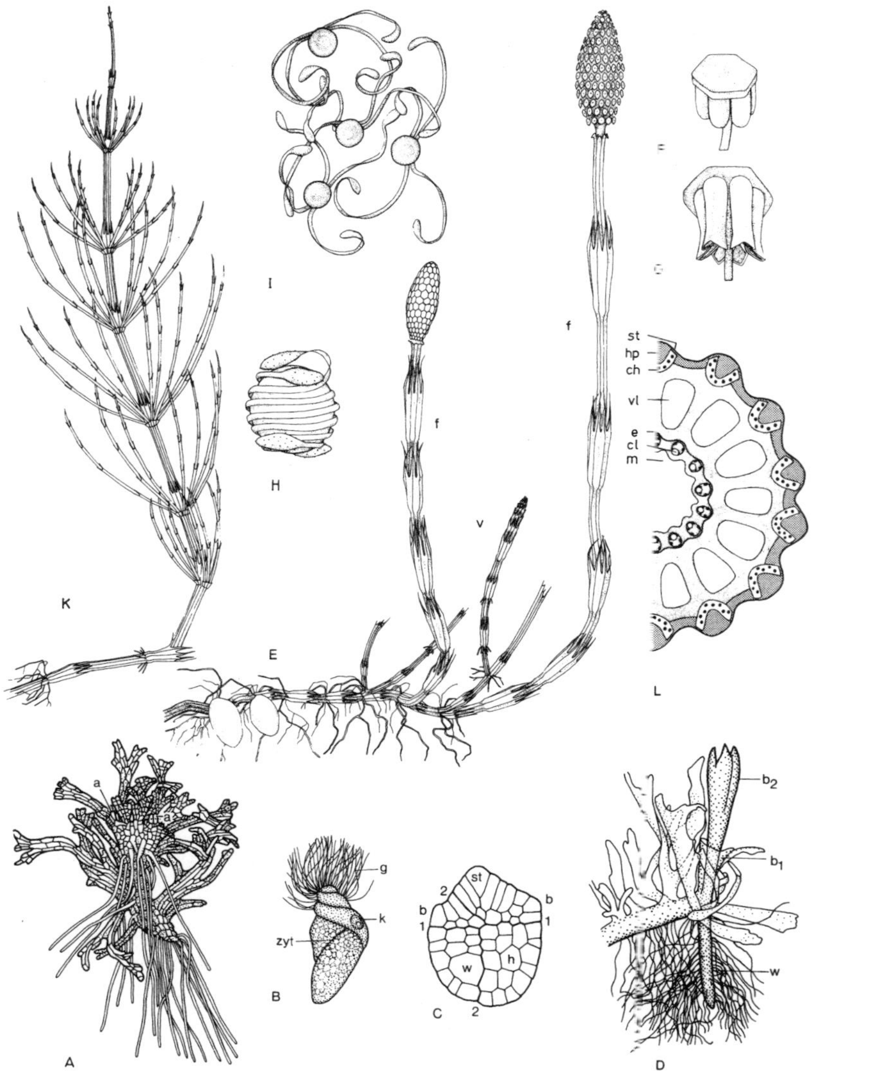

Equisetopsida, Equisetaceae, *Equisetum*. **A** ♀ Prothallium von der Unterseite, mit Archegonien a. (17×). **B** Spermatozoid: k Kern, g Geißeln, zyt Cytoplasma. (1250×). **C** Embryo; 1, 2 Quadrantenwände; aus der über der Basalwand 1 liegenden Hälfte der Stamm st und der erste Blattquirl b, aus der unteren Hälfte die Wurzel w und das Haustorium h. (165×). **D** ♀ Prothallium mit Keimpflanze (diese dunkler gezeichnet) von der Seite. b_1, b_2 die ersten Blattwirtel, w Wurzel. E–L *Equisetum arvense*. **E** Fertile Halme (f), dem knollentragenden Erdsproß entspringend, mit vegetativem Halm (v) noch in der Knospe. (½×). **F** und **G** Sporophylle mit Sporangien, in G aufgesprungen. (6×). **H** Spore mit den beiden Schraubenbändern (Hapteren) des Perispors. (360×). **I** Sporen mit den im trockenen Zustand ausgebreiteten Sporenbändern, schwächer vergrößert als in H. (100×). **K** unfruchtbarer, vegetativer Halm. (½×). **L** Stengel quer. m lysigene Markhöhle, e Endodermis, in den Leitbündeln schwarz das Xylem und cl Carinalkanal, vl Vallecularkanal, hp Sklerenchymstränge in den Riefen und Rippen, ch Chlorophyllführendes Gewebe der Rinde, st Spaltöffnungsreihe. (16×). (A, D nach Goebel; B nach Sharp; C nach Sadebeck; E–K nach Schenck; L Orig.)

nach Strasburger, 1998

strahlige Formen. Die Eizelle in den Archegonien nähert sich der Kugelform; die Spermatozoiden betonen durch ihre Geißeln die Strahlenform. Der Form nach betrachtet ergibt sich also folgende Polarität:

Frühlingsspross	–	Sommerspross
feuchte Spore	–	trockene Spore
Eizelle	–	Spermatozoide
runde Form	–	*strahlige Formen*

Mit derselben Polarität lässt sich auch eine Brücke zum hohen Kieselgehalt dieser Pflanze schlagen. Der Kiesel erscheint als Mineral in sechseckiger Form. Geometrisch kann man das Sechseck konstruieren, wenn man den Radius, also die Zirkelöffnung auf dem Kreisbogen nacheinander abträgt, man bekommt dann die Eckpunkte eines Sechseckes.[76] Die Form des Quarzes ergibt sich also geometrisch aus dem Zusammenwirken von Kreisbogen und geradem Radius, mit der Equisetum-Polarität gesagt also aus dem Zusammenwirken von Kugelform und Strahlenform.

Wir können nun zu unserer Pflanze wieder zurückgehen und die betrachteten Pflanzenformen auf das gefundene Prinzip hin noch besser werten: die Kugelform der feuchten Spore und die Strahlenform der trockenen Spore erscheinen uns dann besonders typisch; es sind Formen, die dem Typus besonders nahe sind. Die Equisetumpflanze lässt also im Jahresverlauf dieselben Formen polar und in gestufter Abwandlung lebendig ineinander übergehen, die im Quarzmineral festgefroren sind. Equisetum ist lebendiger Kiesel, Kiesel ist gestorbenes Equisetum. Und was ist in diesem Zusammenhang dann der geometrische Gedanke des Menschen? Er ist im Menschen genau dasselbe bewusst, was unbewusst draußen die Natur geschaffen hat. Die Gedanken sind in den Dingen,[77] deswegen können wir sie dort erkennen. Geometrisierend können wir Radius und Kreisform ganz ähnlich lebendig ineinander übergehen lassen, wie es draußen in der Natur nicht der Quarz, sondern wie es die Pflanze Equisetum macht. Die Gedanken sind in Wirklichkeit schöpferische, plastisch-pflanzliche Kräfte, nur die Gedankenschatten unseres gewöhnlichen Bewusstseins sind tot und abstrakt. Alles kommt darauf an, dass diese toten Gedanken auch im Menschen nach und nach wieder lebendig werden.

Von der Pflanzenform zur Menschengestalt

G. Grohmann hat darauf hingewiesen,[78] dass bei den Farnen das Blatt überwiegend ausgebildet wird, bei den Moosen die Blüte und bei den Schachtelhalmen das Stängelprinzip. Jede dieser niedrigen Pflanzengruppen repräsentiert und spezialisiert einen Teil der höheren Blütenpflanze. Der Schachtelhalm ist, verglichen mit der höheren Pflanze, blütenlos und nahezu blattlos. Nicht nur die einzelnen Stängelteile und Zweigsegmente sind wie abgetrennt und ineinander geschachtelt, auch die genaue Trennung zwischen Frühlingsspross und Sommerspross wiederholt auf zeitliche Weise ein trennendes, zerstückelndes Prinzip, welches dem Schachtelhalm auch seinen Namen gab. Der Generationswechsel von vegetativem Sporenwachstum und geschlechtlicher Fortpflanzung auf den Prothallien legt

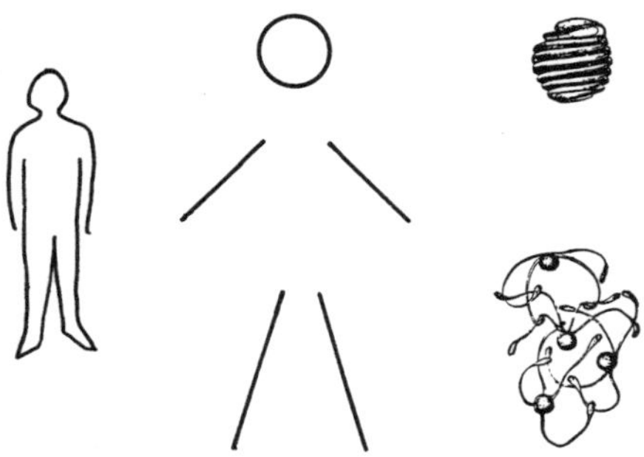

Dass hier 4 trockene Sporen abgebildet sind, ist natürlich Zufall, dass aber jede Spore 4 halbe Hapteren, also 4 «Arme» hat, ist das Wesentliche und stellt den Vergleichspunkt zu den 4 Gliedmaßen dar.

Funktionen auseinander und trennt, was bei höheren Blütenpflanzen vereint wird. Auch auf den Menschen übertragen zeigt Equisetum daher eine weit auseinanderliegende Polarität. Die Kugelform und die Strahlenform finden wir am Menschen jeweils am Ende seiner Gestalt. Der Kopf ist eine Kugel, die Gliedmaßen sind Strahlen. Im Menschen liegen Brustraum und Bauchraum zwischen diesen Polen, wofür bei Equisetum keine Entsprechung zu finden ist, denn das Brustraumäquivalent des Blattes und das Bauchraumäquivalent der Blüte fehlt unserer Pflanze. Wir haben einen Kopf und vier Gliedmaßen, auch die besonders typusnahe Spore bildet im feuchten Zustand eine Kugel und im trockenen Zustand vier gliedmaßenähnliche Strahlen (4 halbe Hapteren). Statt feucht und trocken kann man auch verdünnt und konzentriert sagen, wenn man nicht dieselbe Menge Trockensubstanz, sondern dieselbe Flüssigkeitsmenge zugrunde legt.

Nieren- und Genitalformen

Durch diese Formbetrachtung wird verständlich, warum Equisetum arvense nach Rudolf Steiner «eine große Affinität zur Niere hat».[79] Die Nieren haben eine am Hilus eingezogene Kugelform, der Ureter als dünner Schlauch weist Strahlenform auf. Die Harnblase ist eine fast vollkommene Kugel, die Harnröhre ist wieder strahlenförmig. Das arterielle Glomerulum stellt eine Kugel dar, auch das erste Konvolut der Tubuli (Tubulus contortus I) wiederholt diese Form, wenn auch die Tubulusschlingen nicht eine so vollkommene Kugel wie das Glomerulum darstellen. Der absteigende und aufsteigende Teil der Henle'schen Schleife sind geradezu geometrische Strahlenformen. Oben in der Nähe des Glomerulums werden die Tubuli wieder kugelförmig (Tubulus cont. II), die endgültig ableitenden Sammelrohre zeigen dann wieder Strahlengestalt. Diese Betrachtung der Nierenformen nach Kugel und Strahl verdanke ich Walther Bühler, der diesen Gedanken in einem seiner Vorträge Anfang der 80er Jahre dargestellt hat.

In diesem Zusammenhang verstehen wir auch, warum die Spore in feuchtem Zustand kopfähnlich aussieht, in trockenem Zustand jedoch strahlenförmige, gliedmaßenähnliche Bildungen zeigt. Entsprechend ist das Glomerulum in der Nierenrinde der Ort mit dem großen Wasserumsatz, wo täglich 170 bis 180 Liter Primärharn filtriert werden, wo es also vergleichsweise feucht zugeht. In den strahlenförmigen Tubuli dagegen wird rückresorbiert und konzentriert, sodass zuletzt nur 1 % des Primärharns ausgeschieden wird; hier also wird vergleichsweise eingetrocknet. Die Sporenbewegungen zwischen feucht und trocken bilden also die Polarität von Nierenrinde und Nierenmark bis in die Funktion hinein nach.

Auch die Genitalien, die entwicklungsgeschichtlich aus den Nierenvorstufen hervorgehen und z. T. dieselben Ausführungsorgane wie die Nieren haben, sind so gebildet, dass Kugelform und Strahlengestalt auf den Funktionswegen sich abwechseln. Man betrachte auf dieses Prinzip hin die Ovarien und die Eileiter, den Uterus und die Scheide oder den

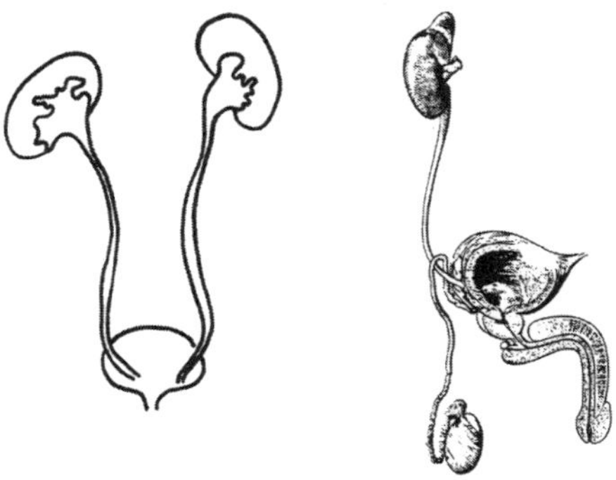

Links: Nieren, Harnleiter und Harnblase von vorn.
Rechts: Übersicht über den Urogenitalapparat des Mannes, von der Seite
nach Benninghoff, 1964

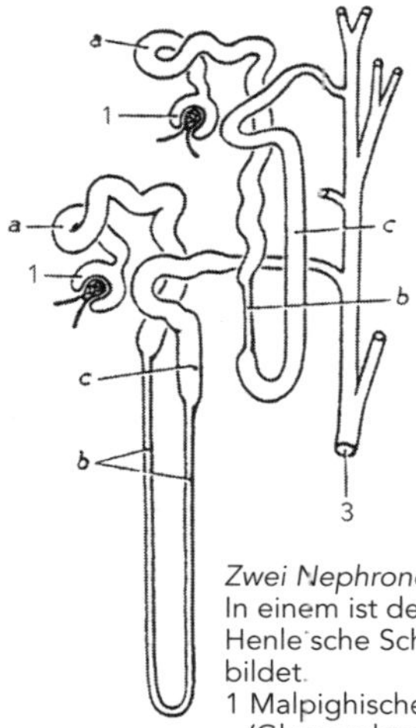

Zwei Nephrone eines Säugers.
In einem ist der Teil b als lange Henle'sche Schleife ausgebildet.
1 Malpighische Körperchen (Glomerulum)
3 System der Sammelgänge
a-c verschieden strukturierte Teile des Schleifenkanals
nach Portmann, 1959

schwangeren Uterus und den Geburtskanal unter der Geburt. Dieselbe Polarität finden wir zwischen Hoden und Ductus deferens, zwischen Prostata und Urethra.

Am klarsten findet sich der Typus ausgedrückt in dem Gegensatz von runder Eizelle und begeißeltem Spermium. Die Ruhe der Eizelle und die Bewegungsfähigkeit der Spermien sind weitere Indizien für die Zuordnung zum ganzen Menschen. Der Kopf ist unser Ruhepol, die Gliedmaßen dienen der Bewegung. Dieser Vergleich bestätigt sich bis in die Zahlengesetze der Reifeteilungen. Durch die erste und zweite Reifeteilung werden aus einem primären Spermatozyt vier Spermatiden, die sich alle zu reifen Spermien entwickeln. Aus der primären Oozyte wird durch die zwei Reifeteilungen aber nur eine reife Eizelle, daneben entstehen drei Polkörperchen als drei geschrumpfte Eizellen. Eine kugelförmige reife Eizelle steht also vier reifen, zuletzt begeißelten Spermien gegenüber. Das ist dasselbe Verhältnis wie zwischen dem einen Kopf und den vier Gliedmaßen. Damit versteht man auch, warum der weibliche Organismus rundlichere Formen aufweist. Man denke an die weibliche Brust, die einer Halbkugel gleicht. So sind die weiblichen Formen Kopf – oder Kugel – ähnlich. Der männliche Organismus dagegen hat einen gliedergemäßen Bau, sein äußeres Geschlechtsteil wird geradezu als Glied bezeichnet. So versteht man

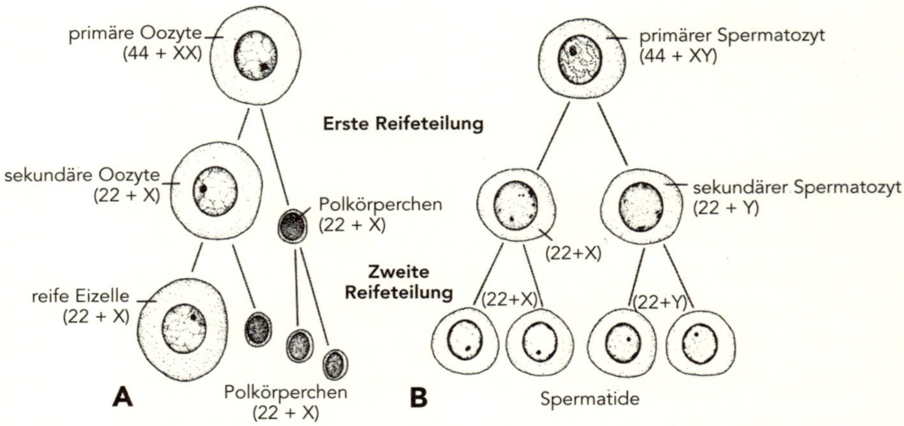

Schematische Darstellung der Vorgänge während der ersten und zweiten Reifeteilung. A: Die weibliche Keimzelle (primäre Oozyte) bildet nur eine reife Zelle, die reife Eizelle. B: Die männliche Keimzelle (primärer Spermatozyt) bildet vier Spermatiden, die sich alle zu Spermatozoen entwickeln nach Langman, 1970

auch die Ruhe der Eizelle, die kopfverwandt ist, und die Bewegungsfähigkeit der Spermien, die das Gliedmaßenprinzip verraten. Seelisch gesehen repräsentiert die Frau das Vorstellungsprinzip, der Mann dagegen den Willen.[80] In einem späteren Kapitel dieses Buches über «Mann und Frau vom Gesichtspunkt der Geisteswissenschaft» wird dieses Thema wieder aufgegriffen werden.

Diese Polarität von Kugel und Strahl muss man sich also im Verhältnis von 1 : 4 vorstellen; der Lungen-Herzensschlag, welcher im Atem/Puls-Quotienten denselben Wert von 1:4 hat, repräsentiert dazu die Mitte, das Fühlen. Dies ist ein physiologisches Vorbild der Liebe der Geschlechter zueinander.

1 Kopf	1 Eizelle	Denken	Frau
Atemzug 1			
	Befruchtung	Fühlen	Kind
Pulsschlag 4			
4 Gliedmaßen	4 Spermien	Wollen	Mann

Die nach Kugel und Strahl gebauten Genitalien sind eine kosmisch-irdische Spezialorganisation der Nieren, sie steigern die bloße Ausscheidung zum Über-sich-Hinauswachsen des Organismus durch die Fortpflanzung.

Intuitives Formbetrachten

Solche Formbetrachtungen, wie sie hier versucht werden, sind nicht bloß äußere Analogien. Die Analogie ist nur der äußere Ausdruck für das Wesentliche des Vergleichens, nämlich die «innere Identität bei der größten Abweichung der äußeren Gestalt» (Goethe) zu suchen. Diese innere Identität ist in unserem Falle die Polarität von Kugel und Strahl. Im Sinne der Anthroposophie sind diese zwei Formprinzipien Urbilder, nach denen der Geist die Natur und den Menschen geschaffen hat. Wir können sie durch die Erscheinungen hindurch wiedererkennen. Diese Methode hat Rudolf Steiner für die Medizin ausdrücklich verlangt. Gleich im ersten Vortrag des ersten Ärztekurses heißt es: «Es wird sich allerdings darum handeln, dass man das medizinische Wesen viel mehr nach dem Intuitiven hinarbeitet und dass man darauf kommt, dass von dem Talent, aus Formerscheinungen heraus auf das Wesen des menschlichen Organismus, der in einer gewissen Beziehung krank oder gesund sein kann, Schlüsse zu ziehen, dass dieses intuitive Eingeschultsein auf Formbeobachtung eine immer größere Rolle spielen muss in der Entwicklung der Medizin und nach der Zukunft hin.»[81]

Equisetum und die Nierenstrahlung

Wir haben gesehen, wie die Genitalformen nach demselben Prinzip gebaut sind wie die Nieren. Diesen Zusammenhang können wir nun auch von rückwärts her betrachten, weniger organisch, dafür aber mehr seelisch. Jeder weiß, dass alles, was mit Sexualität, Erotik und der Beziehung der Geschlechter zu tun hat, unsere Emotionalität unmittelbar ergreift. Das hat ja auch Sigmund Freud zu seiner Sexualtheorie geführt. Was er mit Aggression und Libido meinte, ist aus anthroposophischer Sicht der Astralleib, den wir mit den Tieren gemeinsam haben. Dieser Astralleib also, man könnte ihn auch unseren Sehnsuchtsleib nennen, hängt für unser Bewusstsein mit der Sexualität zusammen, aber – jetzt kommt das Zurückschieben von den Genitalien nach oben in die Nieren – entsprechend den Forschungen Rudolf Steiners ist es unterbewusst eigentlich die Niere, die den ganzen Organismus mit Empfindungen durchstrahlt, sodass Steiner von einer «Nierenstrahlung»[82] gesprochen hat. Er hat auch eine klinische Symptomatologie der «zu starken» und der «zu schwachen Nierenstrahlung» begründet. Und wenn nun – wie schon gesagt – Equisetum eine starke Affinität zur Niere hat, wie wir inzwischen durch bildhaftes Vergleichen uns klargemacht haben, dann muss unsere Equisetum-Idee auch die Nierenstrahlung verständlich machen. Das heißt in dem von uns erforschten Zusammenhang: Was hat der Astralleib mit der Polarität von Kugel und Strahl zu tun?

In dem Vortrag vom 22. Juni 1924[83] beschreibt Rudolf Steiner das Einschlafen und das Erwachen in solchen Zusammenhängen, dass wir die gestellte Frage beantworten können. Astralleib und Ich verlassen unseren Leib beim Einschlafen nicht an beliebiger Stelle, sondern durch den Kopf. Aufwachend greifen Astralleib und Ich in den Fingerspitzen und Fußzehenspitzen ein, mittags sind sie etwa so, wie wenn wir in einem Sitzbad in ihnen säßen, und abends sind die oberen Wesensglieder am Kopf angekommen, um sich von den unteren Wesensgliedern beim Einschlafen wieder zu lösen. Natürlich fühlen wir uns immer als ganzer Mensch wach, ganz unabhängig davon, wie viel Astralleib und Ich von unserer Gestalt ergriffen haben. Rudolf Steiner macht dazu folgende Zeichnung:

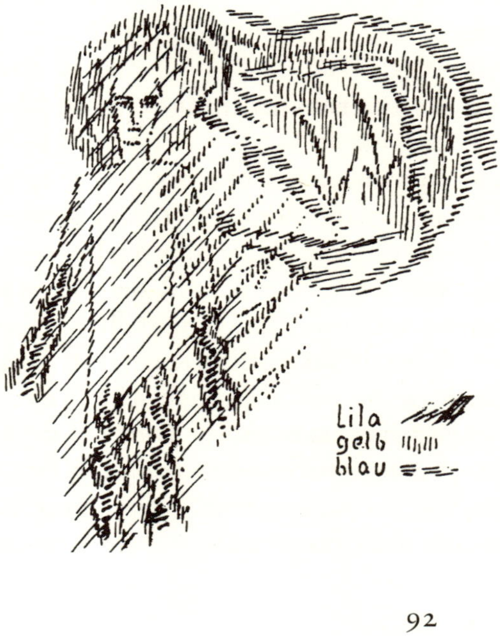

Wandtafelzeichnung Rudolf Steiners, 1924, Schwarz-Weiß, wiedergegeben von Assja Turgenieff

Die Kugelform des Kopfes ist also eine Form der sich lösenden oberen Wesensglieder. Im Kopf stehen uns Ich und Astralleib auch frei im Denken und im Bewusstsein zur Verfügung. In den Gliedmaßen dagegen wirken Ich und Astralleib bis in den Stoff. Die Strahlengestalt unserer Gliedmaßen ist eine Form der sich inkarnierenden oberen Wesensglieder.

Dies übertrage man nun auf die Niere und den Astralleib. Die Filtration im kugelförmigen Glomerulum ist ein passiver Vorgang, aktiv und Energie verbrauchend dagegen sind Rückresorption, Diffusion und Sekretion in den Nierentubuli. Die Tubuli sind gliedmaßenverwandt, hier wird der Astralleib eingesaugt. Durch die Glomerula wird der Astralleib ausgestrahlt. Die Glomerula trennen das Blut, ihre Funktion ist analysierend, ähnlich analysierend wie unser Denken, ähnlich trennend wie die Wesensgliederung beim Einschlafen. In den Tubuli herrscht Stoffbewegung, Transport, Wasserbewegung – wie in unseren Gliedern, die am Tage sich regen. So müssen wir die mikroskopischen Tatsachen (Glomerula, Tubuli) auch wieder «makroskopieren» lernen (Kopf und Glieder, Einschlafen, Erwachen); eine Methode, die Rudolf Steiner angeregt hat.[84] Die Niere strahlt also durch die Glomerula den Astralleib aus in ähnlicher Weise, wie der einschlafende Astralleib abends in den Kosmos ausgestrahlt wird. Die Nierenstrahlung ist räumlich dasselbe, was zeitlich der schlafende im Kosmos arbeitende Astralleib ist. So wie wir nachts die Sterne als Bilder des Astralleibes strahlen sehen, so sieht der Geistesforscher, dass die Nieren den Astralleib durch die Organe strahlen.

Wir kommen jetzt dazu, die Namengebung «Astralleib» zu begreifen. Er benennt die Nachtseite von dem, was wir am Tag in Lust und Leid, in Freude und Schmerz erleben. Wir schauen hinaus in den Kosmos und können dort räumlich, sichtbar in den Sternen – lateinisch den *astra* – wiederfinden, was innen in unserem Organismus unräumlich, geistig an den Nieren arbeitet.

Equisetum und der Planet Venus

In der anthroposophischen Kosmologie entsprechen die Nieren dem Planeten Venus.[85] Prüfen wir also, ob der von uns erarbeitete Equisetum-Typus sich dort wiederfinden lässt.

Die Venus gehört zu den sonnennahen Planeten, wir sehen sie nur als

Morgen- oder Abendstern.[86] Zuerst geht sie vor der Sonne als Morgenstern auf, sie befindet sich dann in westlicher Elongation von der Sonne. Dann wandert sie von uns aus gesehen hinter der Sonne in oberer Konjunktion an der Sonne vorbei und wird in östlicher Elongation von der Sonne zum Abendstern. Sie kehrt dann um, erreicht die Stelle des größten Glanzes und wird in unterer Konjunktion mit der Sonne unsichtbar. Hier in unterer Konjunktion beschreibt Venus eine Schleife mit der für die Planeten typischen Metamorphose. Dann erscheint Venus als Morgenstern, erreicht ihren größten Glanz und kurz darauf ihre größte westliche Elongation. Das obersonnige Vorübergehen dauert dreimal so lange wie das untersonnige, auch ist der obersonnige Weg einfach und ungegliedert. Der untersonnige Weg ist schneller. Durch die beiden Stellen größten Glanzes und die untersonnige Schleifenbildung ist er gegliedert. In der Schleifenbildung erscheint in der Mitte des untersonnigen Weges, also dann, wenn die Venus vom obersonnigen Weg am weitesten entfernt ist, eine Rückläufigkeit, die dem obersonnigen Weg verwandt ist. Die Geschlossenheit dieser Schleife (im Idealfall) wiederholt im Kleinen, was die gesamte Venusbahn im Großen ist. Die Verwandlung dieser Schleife von Mal zu Mal geschieht nach demselben Prinzip wie bei den obersonnigen Planeten. Man kann gewisse typische Grundformen herausheben, wie sie in der Abbildung für den Jupiter dargestellt sind. Die tatsächlichen Schleifen der Venus in den Jahren 1961 bis 1967 zeigt die nächste Abbildung. Es kehren also typische Formen immer wieder, aber ganz gleichen sie sich nie. Diese

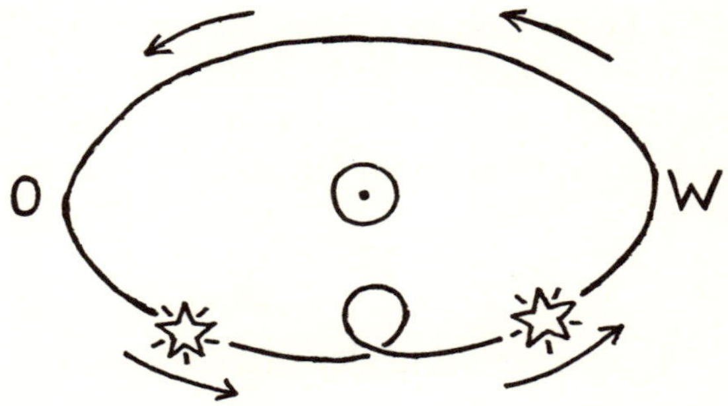

Synodischer Umlauf der Venus. Von Westen nach Osten: langsamer obersonniger Weg. Von Osten nach Westen: schneller und gegliederter untersonniger Weg. Östlich der Sonne ist die Venus Abendstern, westlich der Sonne ist sie Morgenstern.

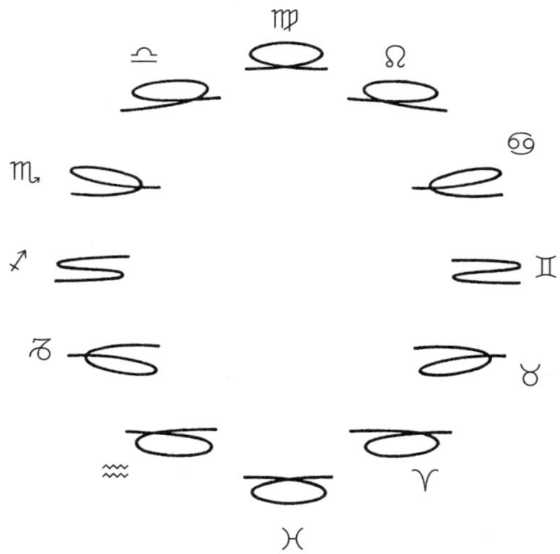

Schleifenmetamorphose des Jupiter im Tierkreis.
Das Grundprinzip hervorgehoben nach J. Schultz, 1963

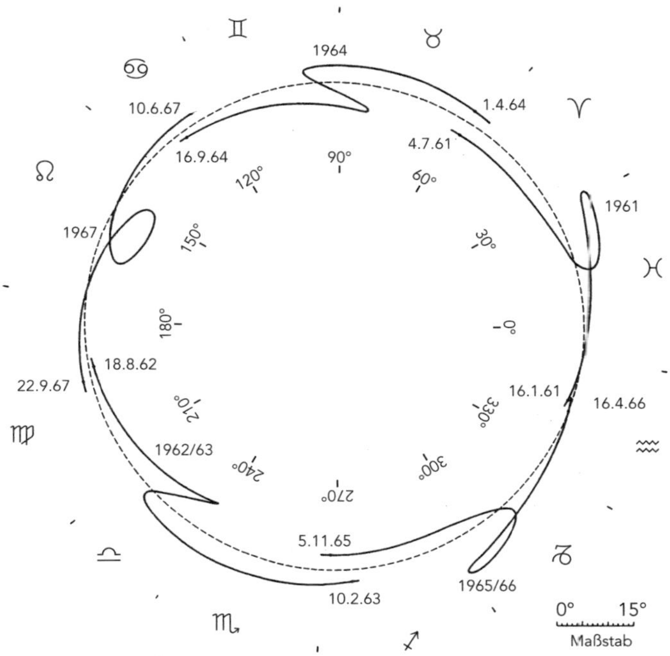

Venusschleifen 1961–1967. Zwischen den sich zeitlich folgenden Schleifenzügen durchwandert Venus 1 3/5 Mal den ganzen Tierkreis.
--- = *Ekliptik* nach J. Schultz, 1963

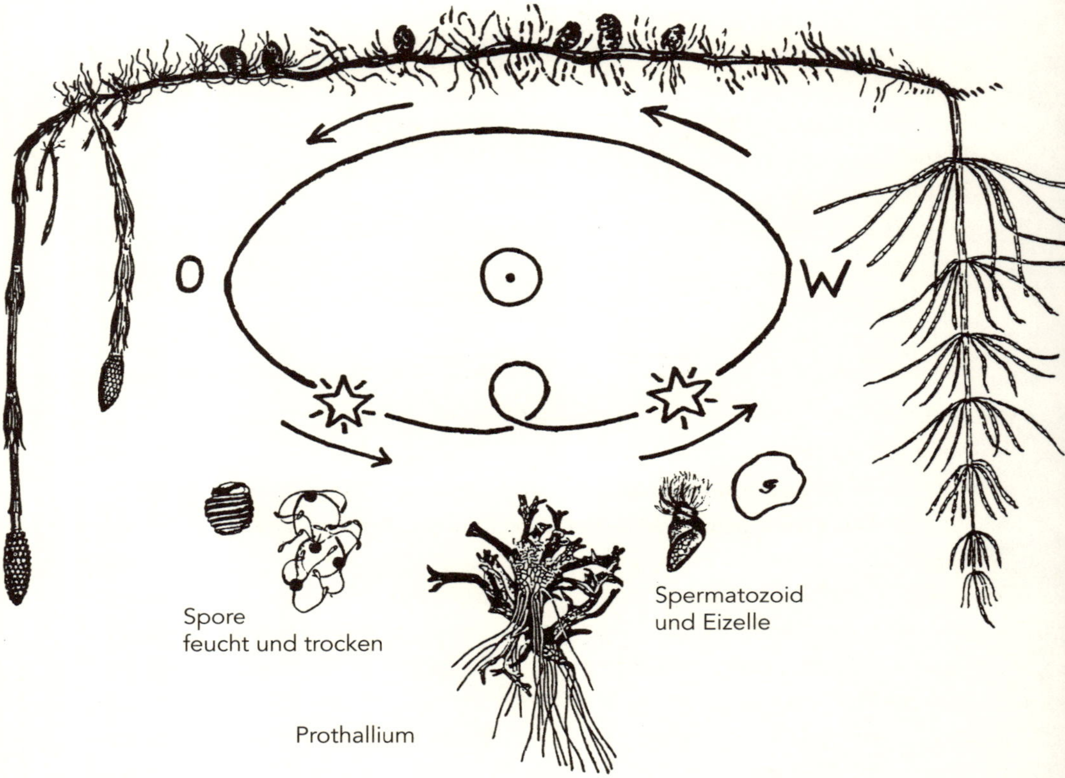

Generationswechsel von Equisetum arvense verglichen mit dem synodischen Umlauf der Venus. O = Osten, W = Westen, ☉ = Sonne. Von W nach O: obersonniger Weg; von O nach W: untersonniger Weg. Eizelle symbolisch, eine Abbildung aus der Natur lag mir nicht vor.

Planetenschleifen sind das kosmische Urbild einer Metamorphose. Man kann auch sagen, sie sind ein Bild der Fortpflanzung, wenn man sich die Schleifen als einander ähnliche Pflanzenindividuen vorstellt.

Kehren wir nun zurück zu unserer Equisetumpflanze. Dass wir die Venus mit Equisetum vergleichen, dieser Zielgedanke stammt zwar aus der Anthroposophie, aber der Vergleich selber ist unabhängig davon, so unabhängig wie Equisetum und die Venus voneinander unabhängig sind. Der Leser kann im Folgenden prüfen, ob ihm dieser Vergleich einleuchtet oder nicht, und er wird feststellen, dass er das ganz frei von dem anthroposophischen Zielgedanken beurteilen kann. Der oft erhobene Einwand, man würde bei solchen Vergleichen einem anthroposophischen Vorurteil erliegen, ist nicht zutreffend. Im Gegenteil, wegen der ganz unberechtigten, aber doch vorhandenen Angst, einem Vorurteil zu erliegen, werden solche Vergleiche viel zu wenig durchgeführt und der so notwendige Erkenntnisfortschritt kommt nicht zustande.

Den Tubuli-ähnlichen Sommerspross können wir nun insofern als «Morgenform» bezeichnen, als der Astralleib sich morgens in den gliedmaßenähnlichen Strahlengestalten inkarniert, den Frühlingsspross aber als «Abendform», weil der Astralleib abends durch die Kugelform sich befreit. So gelangen wir zu einem kosmischen Equisetum-Bild. Der Sommerspross ist mit dem Frühlingsspross unsichtbar verbunden durch den unterirdischen Erdspross, dieser Verbindung entspricht kosmisch das obersonnige Vorübergehen der Venus vom Morgenstern zum Abendstern, dieser Weg dauert dreimal so lang wie das untersonnige Vorüberwandern, er ist also der beständigere, gleichsam wurzelhaftere Weg, auch ist dieser Weg nicht weiter gegliedert. Es ist auch botanisch so, dass in dieser Richtung vom Sommerspross zum Frühlingsspross die beiden Formen auseinander hervor wachsen. In der morgendlichen Strahlenform gehen stoffverdichtende chlorophyllabhängige, reservestoffbildende Vorgänge vor, die Sonnenkraft wird aufgenommen, um dadurch die Abendform des Frühlingssprosses hervorzubringen. In ihm spielen sich Ausscheidungsvorgänge ab, die Sporen werden entlassen. Der ausdauernde, strahlige Sommerspross steht am Beginn des langen obersonnigen Weges und er bewirkt ihn. Der viel kurzlebigere, kugelförmige Frühlingsspross steht am Beginn des viel kürzeren, aber gegliederten untersonnigen Weges und bringt ihn dadurch in Gang, dass er die Sporen entlässt. Die Kugelform der feuchten Sporen und die viergliedrige Strahlenform der trockenen Sporen zeigen uns Equisetum besonders typusnah, besonders geistähnlich, man kann halbsymbolisch davon sprechen, dass in diesem Wechsel von Kugel- und Strahlengestalt das Equisetum-Geheimnis mit «größtem Glanz» sich offenbart. Dann bilden sich die getrennt geschlechtlichen Prothallien mit ihren Würzelchen. Die untere Konjunktion hat mit der oberen Konjunktion die Verwurzelung gemeinsam. Astronomisch heißt dies: in der Rückläufigkeit wiederholt die Venus für kurze Zeit ihre obersonnige Laufrichtung, botanisch gesagt: Equisetum verwurzelt sich im Prothallium. Die Kugelform der Eizelle in den Archegonien und die Strahlenform der Spermatozoiden offenbaren dann das Equisetum-Wesen abermals in «größtem Glanz», jetzt aber in Richtung auf den Morgenstern, mit dem dann eine neue Equisetum-Generation geboren werden kann.

Equisetum ist also tatsächlich genau wie die Venus zweifach verbunden mit seiner Morgen- und Abendform: einmal durch den unterirdischen Erdspross, der wachsend von der Morgen- zur Abendform führt, und zum anderen durch die Sporen, Prothallien und die geschlechtliche Fortpflanzung, die von der Abendform zu einer neuen Morgenform führen.

Wirkungsweise von Equisetum

Indem wir nun das Arzneimittelbild von Equisetum in der Natur, im Menschen und im Kosmos gefunden haben, verstehen wir auch, wie Equisetum wirkt. Equisetum übernimmt den Astralleib und die Ich-Organisation der Niere, Equisetum errichtet in der Gegend, wo die Nieren sind, ein Phantom der Niere, Equisetum treibt die höheren Wesensglieder (Astralleib und Ich) aus der Niere heraus. Wenn nun Ich-Organisation und Astralleib durch Equisetum aus der kranken Niere herausgetrieben sind, dann wirken diese befreiten Wesensglieder durch eine reaktive Kraft auf das erkrankte Organ wiederum gesundend.[87]

Dieses geisteswissenschaftliche Wirkprinzip vergleiche man nun mit dem von uns erarbeiteten Bild von Equisetum-Venus: die Kugelform des einschlafenden Wesensgliedergefüges bedeutet, dass die höheren Wesensglieder sich aus der Niere lösen; die Strahlenform des aufwachenden Wesensgliedergefüges bedeutet, dass der Astralleib und mit ihm das Ich in die Niere wieder eintauchen, sie wie am Morgen frisch und gesund machen. Die erkrankte Niere ist gewissermaßen zu wach, Equisetum lässt sie schlafen, damit sie erquickt wiedererwachen kann. Am ganzen Menschen ist es so, dass der Astralleib tagsüber den physischen Leib abbaut und müde macht, nachts holt sich der Astralleib aus den Sternen die Vorbilder, die über den Ätherleib dann aufbauend und erfrischend wirken. Der Astralleib der Niere ist nachts bei der Venus, und wenn er morgens in die Flüssigkeitsströme des Nierenorganismus wiedereintaucht, so kann man auch sagen, dass die Venus neu geboren wird: Venus anadyomene, die aus dem Meer geborene Venus. Dies ist pflanzlich gesprochen der Equisetum-Prozess.

4. Fall: Atopisches Ekzem in den Wechseljahren

Es handelt sich um eine Patientin, die 1941 geboren wurde und seit 1984 bis heute von mir hausärztlich betreut wird. Kleine Gestalt (155 cm), lebhaftes Wesen, lockige Haare, trockene Haut. In den ersten Jahren meiner Behandlung tritt das Ekzem nur gelegentlich auf und belästigt die Patientin nicht. Die Patientin braucht fast immer eine Stunde bis zum Einschlafen und wacht nachts oft auf. Seit der Menopause im Jahre 1992 wird das Ekzem schlimmer. Die Patientin geht von sich aus zum Hautarzt und nimmt Cortisonsalben. Mehrere Behandlungsversuche meinerseits ohne Erfolg. Glandol (Gamma-Linolensäure) ist hilfreich. Im Dezember 1994 schwere linksseitige Unterlappen-Lobärpneumonie, die erstaunlicherweise ohne jeden Husten einherging und nur als tagelanges hohes Fieber sich darstellte. Auch der Auskultationsbefund war mehrere Tage unauffällig. Die Diagnose wurde erst mit dem Röntgenbild im Krankenhaus gestellt. Ein Jahr später – wie im Gegenschwung dazu – verschlimmerte sich das Ekzem bis zur Erythrodermie, sodass Cortison einige Wochen systemisch gegeben werden musste. Hände und Unterarme waren besonders betroffen, der Juckreiz war unerträglich. Weitere Versuche mit anthroposophischen Medikamenten, Diät, Symbioselenkung, Allergiespezialistin Frau Dr. Flade jeweils ohne Erfolg. In den Jahren 2000 bis 2003 ist die Patientin bei Dr. Benno Ostermayr, dem Chefarzt des Krankenhauses für Naturheilweisen in Harlaching. Diesem Arzt gelang mit Belladonna LM 6 ein schöner Erfolg, der im Weiteren aber nicht anhielt. Seit 2001 ist überdies noch ein Heuschnupfen dazugekommen, den die Patientin erstaunlicherweise erst mit 60 Jahren bekommen hat.

Im September 2003 erklärte die Patientin, dass das Ekzem jetzt wieder von mir behandelt werden soll. Dadurch wurde ich veranlasst, mir die charakteristischen Symptome noch einmal klarzumachen: die kleine Gestalt, die explosive Lungenentzündung 1994, das Schlimmerwerden seit der Menopause, der Heuschnupfen erst ab dem 60. Lebensjahr, die Schlafstörung mit spätem Einschlafen und häufigem Aufwachen, der immer etwas durchfällige Stuhl, die trockene Haut und die warmen Füße.

Eine kleine Gestalt weist auf einen intensiv tätigen Ätherleib hin[88]*, der dann andererseits im Organismus gewissermaßen zu wenig Platz hat und zu überschießenden Reaktionen neigt. Die Schlafstörung im Zusammenhang mit der trockenen Haut verwies mich auf die Niere als Hauptursa-*

che des Ganzen, wie man aus der oben dargestellten Nierenstrahlung verstehen kann. Der Astralleib war in der Haut übertätig, deswegen konnte er sich abends schlecht lösen und die Patientin wachte nachts oft auf. Der Astralleib musste also in der Haut gelöst und dafür in der Niere an dem Ort seiner physiologischen Wirksamkeit besser eingeschaltet werden. Die Verschlimmerung des Ekzems seit der Menopause deutete ich entsprechend als Stauungsphänomen, das entlastet werden musste. Was früher die Periode besorgt hatte, sollte jetzt von einem Nieren-Medikament erreicht werden. Der Heuschnupfen erst ab dem 60. Jahr war gewissermaßen eine Ausscheidung an falscher Stelle, welcher der Weg nach unten an die richtige Stelle, nämlich die Nieren, gebahnt werden musste. Ebenso konnte man den immer etwas flüssigen Stuhl deuten. So verordnete ich am 26.9.2003 folgende Medikamente.

Glandol wie immer.

Equisetum silicea cultum D 2 täglich 3 mal 10 Tropfen vor dem Essen.

Equisetum cum sulfure tostum D 12 5 Tropfen anfangs nur einmal pro Woche, später langsam häufiger, zuletzt abends einmal täglich.

Der Kiesel (Silicea), mit dem Equisetum einige Jahre gedüngt wird, verstärkt die Equisetum-Wirkung auf die Haut. Das mit Sulfur geröstete Equisetum lenkt die Wirkung mehr zur Ausscheidung hin. Beide pharmazeutische Prozesse gehen auf Empfehlungen Rudolf Steiners zurück. Die vorsichtige Dosierung der Sulfur-Komponente schien mir notwendig, um keine Erstverschlimmerung zu erzeugen.

Ein Neurodermitiker kennt seine Haut ja sehr gut. Die Patientin lobte meine Behandlung von Anfang an und ließ sich die Medikamente immer wieder verschreiben. Später nahm sie dann von sich aus nur noch Equisetum cum sulfure tostum D 12. Ein Jahr nach Beginn der Behandlung trat sogar ein Harnwegsinfekt auf, der in der benachbarten Urologischen Klinik ohne meine Mitwirkung zwar mit einem Antibiotikum behandelt wurde, aufs Ganze gesehen aber die Entzündung doch endlich an die richtige Stelle gebracht hatte. Die Behandlung wird bis heute (2008) fortgeführt. Die jetzt 67 Jahre alte Patientin hat ihr Ekzem und den Heuschnupfen mittlerweile so weit überwunden, dass sie gut damit leben kann.

5. Fall: Schweres Anfallsleiden bei einem 4½-jährigen Kind

Die hier berichtete Krankengeschichte ist eigentlich ein Nux-vomica-Fall, weil sie aber eine wichtige Maßnahme im Sinne des Equisetum-Prozesses enthält, und weil ein so schöner Erfolg zustande kam, sei sie an dieser Stelle wiedergegeben.

Im Februar 1989 kommt ein 4½ Jahre alter Knabe in meine Sprechstunde, der seit 2½ Jahren ein schweres Anfallsleiden hat. In zeitlichem Zusammenhang mit dem Beginn des Anfallsleidens stand eine vorausgehende Keuchhustenimpfung. Das Kind hat täglich 3–8 große Anfälle und 5–20 Serien sogenannter BNS-(Blitz-Nick-Salaam-)Krämpfe. Vor den großen Anfällen geht er auf Zehenspitzen und macht den Eindruck, wie wenn er Stuhlgang machen müsse. Die Mutter ist deswegen auf die Idee gekommen, in diesem Moment einen Einlauf zu machen, wodurch sie die Häufigkeit der großen Anfälle auf etwa ein Drittel senken konnte. Bisherige Behandlung mit Valproinsäure, Primidon, Cortison, Diazepam, Clonazepam ohne Wirkung. Zur Zeit meiner ersten Beratung bekommt das Kind Carbamazepin. Der Patient wird vor und während meiner Behandlung in der Abteilung für Neuropädiatrie des überregionalen Behandlungszentrums Vogtareuth (bei Rosenheim) betreut. Längere Zeit wurde der Junge von einem klassischen Homöopathen behandelt, ohne Erfolg. Durch die häufigen Anfälle ist ein geistiger Entwicklungsrückschritt eingetreten. Die Sprachentwicklung war mit 1½ Jahren besser als jetzt mit 4½. Das Kind weiß jetzt nicht mehr, was eine Blume ist. Am schlimmsten sind die fortwährende Unruhe und der Bewegungsdrang des Kindes, die bis zur Zerstörungswut gehen. Kein Bild an der Wand bleibt hängen, alles wird genommen und auf den Boden geschmissen. Der Junge hat athletische Formen, kräftig gebaut, blonde Locken, in fortdauernder Bewegungsunruhe hin und her rennend, in der Praxis konnte ich mehrere kleine Anfallsserien beobachten.

Ich bildete mir die Meinung, dass der Astralleib dieses Kindes zu tief eingreift, und verordnete Magnesit D 12 (2 x 5 Tropfen), um den Astralleib aus den Organen herauszulösen.[89] *Um auch das Ich zu lösen, verordnete ich 3 x pro Woche Salzbäder mit Salz aus dem Toten Meer. Die Epilepsie ist nach Rudolf Steiner vor allem eine Krankheit des Erwachens.*[90] *Es musste also dafür Sorge getragen werden, dass Astralleib und Ich morgens harmonisch sich eingliedern, in diesem Moment vor allem sollte eine entkrampfende Wirkung zustande kommen. Deswegen ließ ich abends von den Finger- und Zehenkuppen beginnend Hände und Füße mit Cuprum 0,4 % Salbe einreiben, damit morgens an diesen Stellen der Astralleib entkrampft wird. Diese Verordnung von Cuprumsalbe geschah nach dem Bilde von Equisetum entsprechend der oben dargestellten Nierenstrahlung des Astralleibes, nach welcher unser Astralleib morgens in Zehen- und Fingerkuppen eintaucht. Die Mutter hat diese äußeren Anwendungen jahrelang bis zum Ende meiner Behandlung regelmäßig durchgeführt.*

Im März 1989 kam das Kind zum zweiten Mal wieder. Die ganze Situation war irgendwie entkrampfter, aber es hatte sich äußerlich noch nicht viel getan. Ich empfand, dass das «Salz in der Suppe» oder der «Punkt auf dem i» noch fehlte. Ich gab in der Praxis 1 Gabe Nux vom. D 30 und verordnete zusätzlich zu den bisherigen Mitteln Nux vom. D 4 (3 x 5 Kügelchen täglich), um die merkwürdige Defäkationsaura vor dem Anfall zu berücksichtigen. Diese Verordnung in Kombination mit den anderen Mitteln, die weiter gegeben wurden, wirkte. Seit 1. April 1989 trat kein Anfall mehr auf. Das Kind fing an, nach Vögeln zu fragen und Beobachtungen festzuhalten, es wurde viel ruhiger und folgsamer, es half der Mutter im Haushalt und ließ die Bilder an der Wand hängen. Die Eltern waren überglücklich. Im Herbst 1989 wurde Carbamazepin langsam abgesetzt. Die anthroposophische Therapie wurde im Laufe des Jahres 1991 ausschleichend beendet. Das Kind war bis zum Ende des Nachbeobachtungszeitraumes im Januar 1993 anfallsfrei und hat seinen Entwicklungsrückstand immer weiter aufgeholt. Inzwischen geht der Junge zur Schule und ist dort dem normalen Grundschulstoff gewachsen. Ein bemerkenswerter Erfolg, der bei kindlicher Epilepsie in anderen Fällen auch von Madeleyn[91] und Schwarz[92] beobachtet wurde.

6. Kapitel

Die Haarfarbe als Spiegel des Stoffwechsels

In den bisherigen Kapiteln haben wir das Wechselverhältnis des Menschen zur außermenschlichen Natur ins Auge gefasst, also die Natur mit dem Menschen verglichen. Jetzt nehmen wir einen anderen Ausgangspunkt, indem wir den Menschen mit dem Menschen vergleichen. Das heißt, wir gehen von dem Patienten aus, so wie er uns im Sprechzimmer begegnet, und vergleichen ihn mit anderen Patienten, die uns ebendort begegnet sind. Das ist ja ohne Zweifel der ursprünglichste Ausgangspunkt für jede ärztliche Erfahrung und Erkenntnis.

In der täglichen Praxis hat man nicht immer viel Zeit, wir müssen uns als Ärzte auf diese Bedingung unserer Arbeit vorbereiten. Was helfen mir die Prinzipien einer langen Anamnese, wenn ich sie gar nicht durchführen kann? Oft ist eine lange Anamnese von der Sache her auch gar nicht nötig. Jedem Patienten gegenüber kann ich aber mit einem einzigen Blick erkennen, ob er groß gewachsen ist oder klein, dünn oder dick, jung oder alt, männlich oder weiblich, ob er mit kräftigem Händedruck mich begrüßt oder mit schlaffer Hand usw. Wenn ich jedes dieser typologischen Merkmale geistig durchschauen kann, dann nähere ich mich der Wirklichkeit des vor mir stehenden Patienten, ohne auch nur eine einzige Minute Zeit zu verlieren. In diesem Sinne soll jetzt die Bildnatur der Haarfarben betrachtet werden, und in einem späteren Kapitel werden wir den Unterschied von Mann und Frau genauer erforschen.

Man könnte es als Äußerlichkeit abtun, die Patienten nach ihrer Haarfarbe zu unterscheiden, wenn nicht Rudolf Steiner den Unterschied von Blond und Schwarzhaarig geisteswissenschaftlich so vertieft hätte, dass sich daraus weitreichende Perspektiven für Diätetik, Pädagogik, Psychiatrie und medikamentöse Therapie eröffnen. Walter Holtzapfel hat 1981/1982 zu demselben Thema einen Beitrag[93] geliefert, auf dem wir im Folgenden aufbauen.*

---

* Die Ausführungen Rudolf Steiners über schwarzhaarige und blonde Kinder stammen aus dem Jahre 1924.[94] Weder damals noch heute war gemeint, dass die eine

Wissenschaft und Kunst

Blonde Haare geben dem Gesicht des Menschen einen geringeren Kontrast, die helle Gesichtshaut verschwimmt mit den ebenso hellen Haaren ihrer Umgebung, sodass uns ein blondes Antlitz etwas träumerisch vorkommt. Blonde Menschen wirken dadurch auch kindlicher und jünger, als ihrem Alter entspricht. – Schwarze Haare dagegen geben einen deutlichen Kontrast. Wir fühlen uns viel wacher angeschaut von einem Menschen, dessen Haare sein Gesicht schwarz oder dunkel einrahmen und dessen womöglich ebenso dunkle Augen diesen Eindruck noch verstärken. Schwarzhaarige Menschen wirken dadurch oft älter und erwachsener als ihrem Alter entspricht. Blond wirkt kosmischer, man kann auch sagen mädchenhafter, Schwarz dagegen wirkt irdischer oder bubenhafter.

Die träumerische Atmosphäre eines Mädchens von Paula Modersohn-Becker kann uns ebenso bezaubern, wie die schwarzhaarigen Buben von Murillo uns ergötzen.

Friedrich Overbeck hat mit seiner «Italia und Germania» das dunkle und das blondhaarige Wesen dadurch meisterhaft ins Gleichgewicht gebracht, dass er das blonde Antlitz ins Profil setzte, um es dadurch kontrastreicher wirken zu lassen. Das dunkelhaarige Gesicht dagegen hat er etwas verdeckt in den Hintergrund gerückt und dazu noch von vorne gemalt, sodass der Kontrast von hellem Gesicht und dunklen Haaren abgeschwächt wird.

Geographische Medizin

Wenn wir uns diesen Gegensatz geographisch etwas erweitern, so finden wir, dass blonde Menschen im Norden Europas überwiegen. Es sind stille, schweigsame, ruhige Menschen, die uns mit ihren gemachen Bewegungen den Eindruck der Stetigkeit geben.

Haarfarbe der anderen vorzuziehen oder unterzuordnen wäre. Es handelt sich hier in Goethes Sinne um eine Polarität, deren extreme Typen beide gleich weit vom Urbild entfernt sind. Das Urbild selbst erscheint nicht in der physischen Sinnenwelt, es kann aber durch seine Manifestationen (blond oder schwarz) gedanklich erkannt werden. Dass dies wirklich so gemeint ist, geht auch daraus hervor, dass jeweils beide Typen mit einer entsprechend polaren Diät behandelt werden.

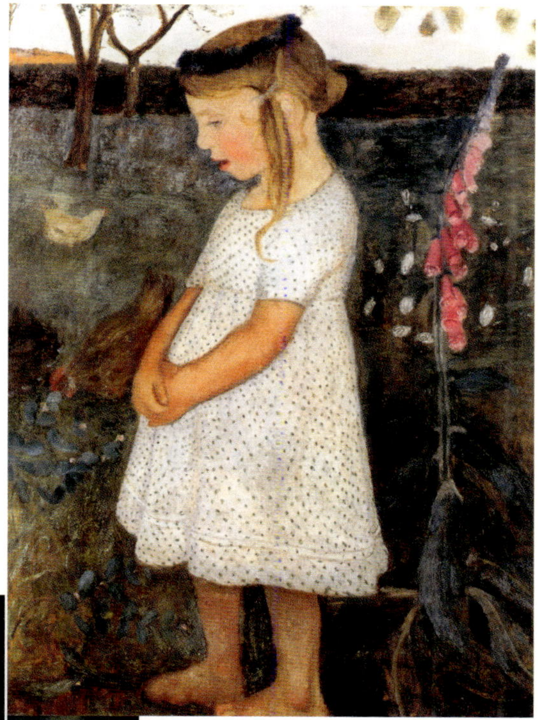

Paula Modersohn-Becker (1876–1907) «Elsbeth», 1902, Privatbesitz

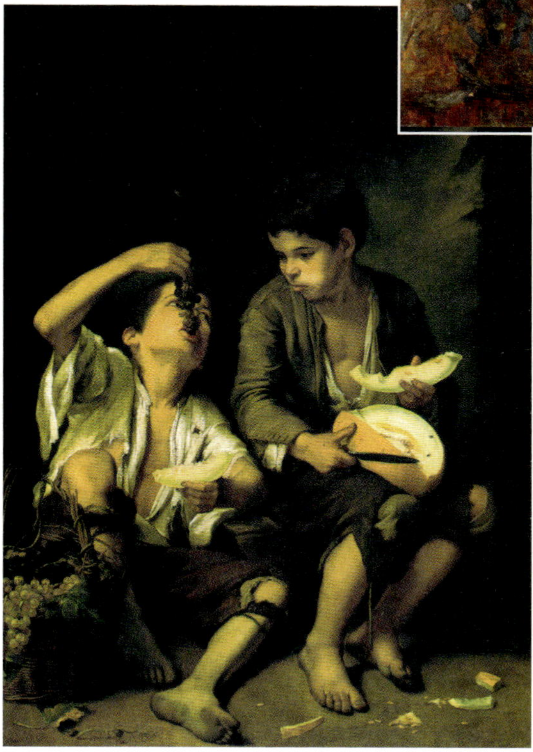

Bartolomé Estéban Murillo (1618–1682) «Trauben- und Melonenesser», Alte Pinakothek, München

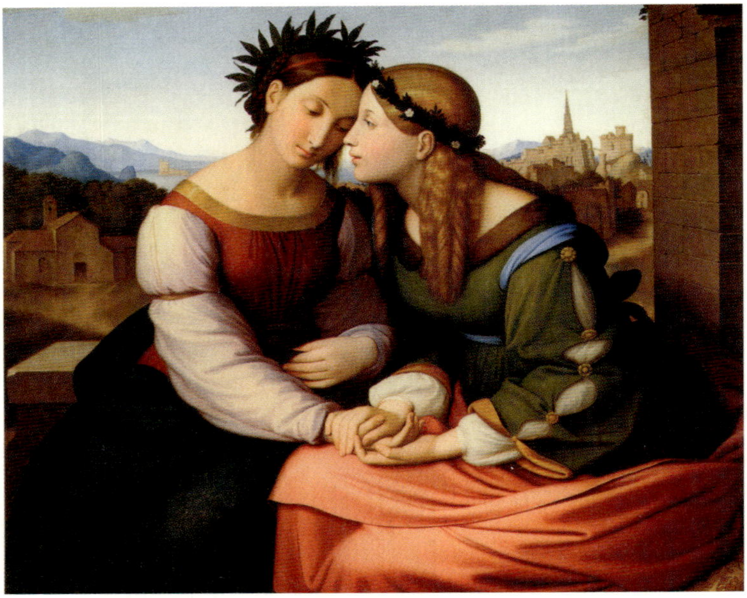

Friedrich Overbeck (1789–1869) «Italia und Germania»,
Neue Pinakothek, München

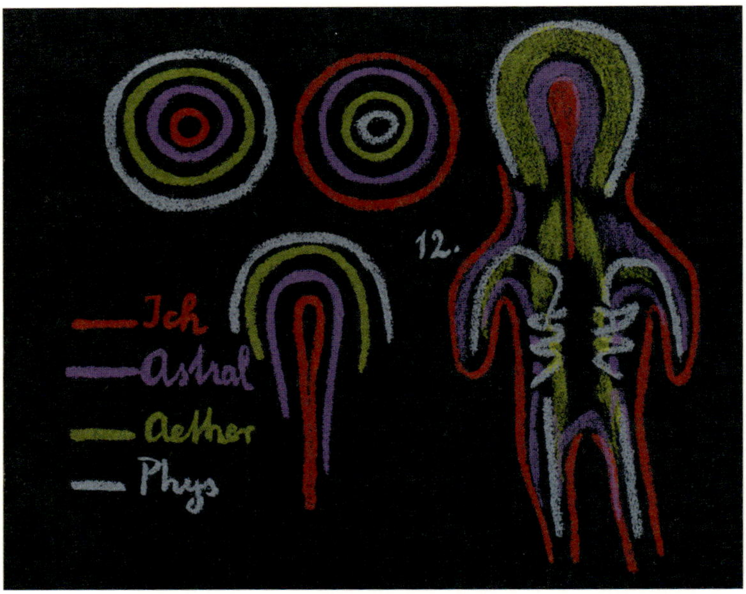

Rudolf Steiner, Wandtafelzeichnung, 30.6.1924, «Heilpädagogischer Kurs» (GA 317), nach dem Original angefertigt von Werner Pache (1903–1958)

Die schwarzhaarigen Südländer dagegen sind gestenreich, sangesfroh, redselig und leicht zu begeistern, sie passen sich schnell einer neuen Lage an. Luthers Reformation fand bei den die Einsamkeit und die Freiheit liebenden Nordländern mehr Anklang, der gesellige Süden blieb unter der Hierarchie der katholischen Kirche. Zusammenfassend scheint bei den blonden Nordländern das melancholische und phlegmatische Temperament zu überwiegen, bei den dunkelhaarigen Südländern mehr das sanguinische und cholerische.

Schwefelarm und schwefelreich

Schwarze Haare verdanken ihre Farbe dem Melanin oder Eumelanin, welches aus der Aminosäure Tyrosin gebildet wird. Die blonde und die rote Haarfarbe rühren von dem Phäomelanin her, das die schwefelhaltige Aminosäure Cystein enthält.[95] Diesen Befunden entsprechend generalisierte Rudolf Steiner 1924 das Eiweiß des blonden Menschen als «schwefelreich» und das Eiweiß des schwarzhaarigen Menschen als «schwefelarm».[96] Ist eine solche Generalisierung plausibel?

Das Haupthaar ist ja nur ein Teil unserer ganzen Haartracht. Unsere Kopfhaare präsentieren wir selbstverständlich unserer Umgebung, ein gewisser Stolz ist hier gerechtfertigt und eine schön geordnete Frisur empfinden wir als Ausdruck unserer äußeren Würde. Anders ist es mit den anderen Stellen, wo der Mensch behaart ist. Wir wollen sie nicht nach außen zeigen und verbinden mit ihnen unser Schamgefühl. Was also am Kopf ganz außen ist, das führt im Stoffwechsel-Fortpflanzungsbereich ins Innerste. Seelische Empfindungen werden naturgemäß mit den Haaren verbunden. Eine ähnliche Polarität zwischen Kopf und übrigem Organismus finden wir am Knochen wieder. Unser Schädel besitzt ein Außenskelett, die flachen Schädelknochen umhüllen das Gehirn wie eine Schale. In den Gliedmaßen ist es andersherum: Nerven und Muskeln liegen außen und die Röhrenknochen befinden sich im Inneren. Noch einmal dieselbe Umlagerung findet sich in unserer Nervensubstanz: im Gehirn liegt die graue Substanz außen, die weiße Substanz innen, im Rückenmark ist es entgegengesetzt. Diese Umstülpung von außen nach innen und von innen nach außen, die sich ergibt, wenn wir den Kopf mit dem übrigen Organismus vergleichen, reicht bis in die Wesensgliederordnung unseres ganzen

Menschen. Die Wesensglieder am Kopf sind konzentrisch so angeordnet, dass die Ich-Organisation ganz im Innern liegt, dann nach außen die Astralorganisation, noch weiter nach außen die Ätherorganisation und ganz außen die physische Organisation sich befindet. Am übrigen Organismus ist es entgegengesetzt, hier liegt die Ich-Organisation außen und die physische Organisation innen (Rudolf Steiner[97]) (siehe die oben wiedergegebene Wandtafelzeichnung).

Wenn man diese Wesensgliederordnung auf unser Problem «Blond oder Schwarz» anwendet, dann ergibt sich: die Haare an der äußersten Oberfläche unseres Kopfes gehören ebenso in die Region der physischen Organisation wie die Stoffwechselvorgänge im Inneren des Darmrohres zur physischen Organisation gehören. Diese geistige Tatsache kann man auch physisch beobachten: die Darmzotten stellen auf ähnliche Weise eine gegliederte und verzweigte Oberfläche nach innen dar wie die Haare nach außen. So spiegelt uns die Haarfarbe tatsächlich die Konstitution des physischen Leibes wider: blondes Haar weist auf ein schwefelreiches Eiweiß nicht nur der Haare, sondern des ganzen physischen Stoffwechselmenschen, schwarzes Haar weist uns auf schwefelarmes Eiweiß nicht nur des einzelnen Haares, sondern des ganzen physischen Stoffwechsels.

Psychiatrie und physischer Leib

Mit diesem Einblick in die physische Konstitution des Menschen geraten wir mitten hinein in die anthroposophische Ursachenkunde psychiatrischer Erkrankungen. Es ist nämlich eine der grundlegenden Aussagen Rudolf Steiners zur Medizin, dass körperliche Krankheiten letztlich immer seelische Ursachen haben, und dass wir die Ursache psychiatrischer Krankheiten – also beispielsweise die Ursachen einer Depression, einer Manie oder einer Schizophrenie – im physischen Leib des Menschen suchen müssen.[98] Mit der physischen Konstitution von blond oder schwarz hat Rudolf Steiner eine seelische Typologie verknüpft, die diesen psychiatrischen Ursachenzusammenhang beispielhaft wiedergibt.

Wenn wir – wie soeben dargelegt – mit unserem Haarkleid unsere persönlichen Gefühle verknüpfen, so braucht es uns nicht weiter zu wundern, dass verschiedene Haarfarben auch auf verschiedene Seelenfarben, auf verschiedene Seelenstimmungen und Seelentöne hinweisen. Schauen wir uns noch einmal das Mädchen von Paula Modersohn-Becker an. Ruhig steht es da, wie eine Ikone, träumend und melancholisch sind Haltung und Gesichtsausdruck. Der blonde Mensch verschwimmt träumerisch mit seiner Umgebung. So auch versinken nach Steiners Forschungen die Vorstellungen eines solchen Menschen im Innern, der Schwefelreichtum des Eiweißes saugt die Vorstellungen gewissermaßen auf.[99] Das blonde Haar um ein helles Gesicht ist wie ein Bild dieses Stoffwechsels: die Vorstellungen (dem Gesicht entsprechend) werden vom Schwefelreichtum (dem hellen Haar entsprechend) zu stark aufgesaugt. Die Folge davon ist nach Steiners Forschungen ein «innerliches Erbeben», «ein innerliches Aufgeregtsein», dem eine «äußere Ruhe und Apathie» gegenübersteht. Depressionen und melancholische Zustände sind die Folge. Wir schauen hier also von der Haarfarbe auf den Eiweißstoffwechsel und von dort in die innere Seelenkonfiguration eines Menschen, auf den Typ einer bestimmten psychiatrischen Erkrankungsmöglichkeit.

Ganz anders ist die Stimmung bei Murillos Melonenessern. Freude, Bewegung, Behagen blickt uns an und man empfindet eine gewisse Lausbubenatmosphäre. Vielleicht oder höchstwahrscheinlich sind diese Melonen soeben irgendwo geklaut worden, weswegen sie jetzt auch so gut schmecken. Von diesen Spitzbübereien aus gelangen wir dann auf ein ganz anderes Gebiet der Seele, wo es dann unter Umständen nicht mehr so behaglich zugeht wie auf dem Gemälde Murillos. Den Lausbubenstreichen und erst recht den viel gefährlicheren Versuchungen der heutigen Jugendlichen liegen ja immer versteckte oder offenkundige Zwänge zugrunde. «Was? du traust dich nicht?» – «Komm, geh halt mit ...» Und wenn man diesen Aufforderungen nicht folgt, dann ist man schnell aus der Gruppe draußen. Das ganze Leben hindurch spielen solche Gruppenzwänge eine große Rolle.

Das Gesicht in einem schwarzhaarigen Rahmen wird uns zum Bild einer solchen Seelenhaltung, die natürlich bei jedem von uns mehr oder weniger vorhanden ist: Der starke Kontrast zeigt uns, dass die Vorstellungen eines solchen Menschen zu stark von dem schwefelarmen Eiweiß reflektiert werden, die Vorstellungen neigen dazu, sich in sich selbst zu verstärken, sie werden dann zu Zwangsvorstellungen, die die Seele des Betreffenden fesseln. Rudolf Steiner empfiehlt ausdrücklich, mit schwarzhaarigen Kindern nicht laut umzugehen, sondern bewusst leise und ins Ohr raunend sie zu lenken. Ein «donnernder Lehrer» und natürlich auch «donnernde

Eltern» tragen dazu bei, dass schwarzhaarige Kinder in späteren Jahren «verrückt» werden.[100] Man stelle sich dies vergröbert vor und denke an das typische Brüllen auf dem Kasernenhof: so werden Zwänge eingeübt, die dann verlässliche Reaktionsmuster erzeugen. So könnte man unser Problem auch in einem politischen Bild zusammenfassen: der Militarismus hat schwarze Haare, der Pazifismus erscheint mit blonden Locken oder im Bilde der Widersachermächte gesprochen: Luzifer hat rote Haare, der Mephistopheles – oder Ahriman – hat schwarze Haare.

Diät als psychiatrische Prophylaxe

Wenn die seelische Gestimmtheit ihre Ursachen in dem Schwefelgehalt unseres Eiweißes hat, so wird es auch plausibel, dass vor allem bei Kindern eine Diät, die ja den physischen Leib beeinflusst, psychiatrisch prophylaktisch wirken kann. Natürlich bewegen wir uns hier vorerst auf dem Terrain von Ratschlägen Rudolf Steiners. Diese sind aber, wenn man mit bildhaftem, künstlerischem Denken auf sie eingeht, verständlich und einleuchtend. Die empirische Bestätigung solcher Diät-Empfehlungen steht noch aus. Eine breite Popularisierung solcher Ideen ist ja heute immer erst dann möglich, wenn empirische Daten vorliegen, weswegen entsprechende Studien dringend notwendig sind.

Schauen wir, wie die Natur es selber macht. In südlichen Ländern, wo die Sonne viel scheint und viel Kraft entfaltet, dort haben die Menschen eher dunkle Haare, wie wenn sie sich vor der Fülle der Sonne schützen wollten. Dort gibt die Natur Apfelsinen, Zitronen, Trauben, Feigen und Melonen, kurz: aromatische Früchte oder einfach gesagt «Südfrüchte». Im Norden, wo die Sonne wenig scheint und lange Winter zu überstehen sind, wo die Menschen zum Ausgleich dafür sonnenähnliche Haare tragen, dort gibt die Natur Dauergemüse wie gelbe Rüben, rote Beete und andere Wurzeln. Der Süden gibt die schneller verderblichen Südfrüchte, der Norden schenkt uns das lagerfähige Wurzelgemüse. Wir können für unseren Zusammenhang von «Nordwurzeln» sprechen, um den Gegensatz zu den Südfrüchten herauszustellen.

Dementsprechend empfahl Rudolf Steiner, man solle blonden Kindern mehr Wurzelgemüse geben, um sie vor späteren Depressionen zu bewahren, und man solle schwarzhaarigen Kindern mehr «aromatische

Früchte» geben, um bei ihnen spätere Zwangskrankheiten zu verhindern. Die Begründung ergibt sich aus der dreigegliederten Pflanze: Die Frucht ist der sulfurische, sonnendurchwirkte Pol der Pflanze. Aromatische Früchte machen das schwefelarme Eiweiß der schwarzhaarigen Kinder schwefelreicher. Die Wurzel ist der Salpol der Pflanze, der dem Sulfurpol entgegenwirkt. So wirkt Wurzelgemüse dem Schwefelreichtum der Blonden entgegen. Es gibt kaum eine Mutter eines kleinen Kindes, die diesen Ratschlag nicht dankbar entgegennimmt. Ich hatte als junger Arzt manchmal das Gefühl, dass die Mütter diesen Rat oftmals besser verstanden haben als ich selbst.

Murillo lässt seine südländischen, schwarzhaarigen Buben Trauben und Melonen essen – also «aromatische Früchte». Dieses Bild ist weltberühmt geworden. Und wie immer, wenn ein Kunstwerk vollendet ist, so ist es auch hier: es stimmt alles bis ins Detail, ja sogar bis in den Inhalt, bis in die Melonen, die als Therapie der Schwarzhaarigkeit gelten können. Die Genre-Malerei, die einen typischen Moment des äußeren Lebens festhält, wurde mit diesem Bild so weit gesteigert, dass Kunst im Sinne Goethes zu einer Offenbarung geheimer Naturgesetze[101] geworden ist: das Genre, die Haarfarbe, die geographische Region und der gewählte Verzehr, alles das sind gewissermaßen Äußerlichkeiten. Aber sie sind zueinander in ein solches Verhältnis gebracht, dass der Geist daraus spricht, dass noch Jahrhunderte später daraus gelernt werden kann, dass eine geistige Tiefe in dem Bild verborgen ist, von der der Künstler nichts wissen konnte, die er aber doch durch seine Kunst gestaltet hat.

Pulsatilla und Sepia

In der Homöopathie finden wir die hier besprochene Polarität in Pulsatilla und Sepia wieder. Das sanfte, liebenswerte, blauäugige, blonde Pulsatilla-Mädchen, das leicht zu weinen anfängt und gerne getröstet werden möchte, hat in unserem Sinne eine schwefelreiche Konstitution: es versinken ihm die Vorstellungen, sie weint darüber; der Trost ist deswegen hilfreich, weil dadurch die Vorstellungen aktiviert, ersetzt oder wieder hervorgeholt werden. Die Depression ist bei Pulsatilla das Primäre, fast schon eine konstitutionelle Eigenschaft, Zwänge fehlen im Arzneimittelbild vollständig. Dagegen steht die schon etwas älter gewordene dunkelhaarige Sepia-Frau, die viel gearbeitet und viel geleistet hat, die aber ihre Pläne nicht so verwirklichen konnte, wie sie wollte, oder zusehen musste, wie sie gescheitert sind, und deswegen aus dem Leben enttäuscht sich zurückzieht. Die zwanghafte Arbeitsamkeit ist hier das Primäre, der Zwang, eine bestimmte Vorstellung verwirklicht zu sehen, geht voran, die dann folgende Depression ist sekundär. Die typische Sepiakonstitution hat demnach einen schwefelarmen Stoffwechsel. Man sieht: Depression ist nicht gleich Depression. Bei den schwefelreichen Menschen ist sie primär und muss im Prinzip antisulfurisch behandelt werden. Bei den schwefelarmen Menschen ist die Zwangsvorstellung primär und die Depression sekundär, sodass wir im Prinzip sulfurisch behandeln müssen.

Wir unternehmen als Ärzte immer wieder den Versuch, uns in die seelische Lage desjenigen zu versetzen, der vor uns sitzt. Das ist leicht gesagt und doch schwer getan. Im Laufe der Jahre hat sich mir bei diesen Versuchen bewährt, im angegebenen Sinne auf die Haarfarbe zu achten, ein Vorgehen, das ich früher als pure Äußerlichkeit weit von mir gewiesen hätte. Oft ist es so, dass gerade bei Dunkelhaarigen irgendwo eine Zwangsvorstellung besteht, die man auflösen kann. Also die oft genannte Parole: «Du musst loslassen lernen …», die gilt – als Typus gedacht – für die Dunkelhaarigen. Bei den blonden und rothaarigen Menschen ist es genau andersherum. Sie verschwimmen zu leicht mit der Umgebung und wollen jeden Wunsch erfüllen, der ihnen entgegengebracht wird, aber zuletzt empfinden sie sich dadurch als leer und ausgepumpt. Und der nächste Schritt ist dann der Beginn der Depression. Also diese andere, ebenso oft gegebene Parole «Du musst Nein-Sagen lernen …», die gilt – als Typus gedacht – für die Blondhaarigen. Die blonde Konstitution muss die Eigenkraft gegenüber der Fremdeinwirkung stärken. Bei den Schwarzhaarigen ist diese Eigenkraft eher zu stark und müsste sich mäßigen.

Sulfurische und antisulfurische Prinzipien

Rudolf Steiners diätetische Prophylaxe: Wurzelgemüse für Blonde und aromatische Früchte für Schwarzhaarige, kann auch übertragen werden auf den Umgang mit Arzneien. Entsprechend grundlegend ist eine Unterteilung der Medikamente in sulfurische und antisulfurische Prinzipien.

Ich verordne Sulfur bei schwarzhaarigen Patienten aus den gegebenen Gründen gerne und großzügig, man braucht bei ihnen keine große Angst vor einer Verschlimmerung zu haben. Die Wirkung ist wohltuend, manchmal auch «enttäuschend», weil die schwefelarme Konstitution erst einmal mit Sulfur gesättigt werden muss. Manchmal ist ein schwarzhaariger Patient aber so schwefelarm geworden, dass schon die kleinste Gabe eines sulfurischen Mittels wunderbar wirkt, wie der nachfolgende Fall zeigt.

6. Fall: Erschöpfungsdepression eines 52-jährigen Mannes

Im Juni 2000 war ein 52-jähriger Patient mit schwarzen Haaren bei mir, dessen Familie schon über 20 Jahre von mir begleitet worden ist. Er hatte 6 kg an Gewicht abgenommen, klagte über Schlaflosigkeit, innere Unruhe und sagte: «Mein Ist-Wert läuft dem Soll-Wert dauernd hinterher.» (Er ist Geschäftsführer einer Firma, die Messinstrumente herstellt.) Dazu kamen Ratlosigkeit, Versagensängste und überhaupt die Sorge, wie er seine Arbeit schaffen soll. «Ich finde nicht mehr die Ruhe.» Physisch wurde eine Hyperthyreose ausgeschlossen, die eine solche Befundkonstellation hätte verursachen können, und therapeutisch verordnete ich nichts anderes als Jarsin 300, also Johanniskraut in phytotherapeutischer Dosierung. Der Patient berichtete mir 14 Tage später, dass schon die erste Kapsel dieses Mittels bei ihm das Erlebnis ausgelöst hatte: «das ist das richtige Mittel», weil er plötzlich eine innere Ruhe fühlte, die ihm verloren gegangen war. Am folgenden Wochenende schlief er 11 ¾ Stunden an einem Stück, was wie ein langersehnter Ausgleich zur bisherigen Schlaflosigkeit gewesen ist. Der Lebensmut, der Überblick war wieder da, das Gewicht hatte um 2 kg zugenommen.

Die schnelle Wirkung lag zum einen daran, dass nur eine Erschöpfungsdepression nach zu viel Arbeit (zwanghaft!) vorgelegen hatte, andererseits aber auch daran, dass die sulfurische Substanz des Johanniskrautes bei der schwefelarmen Konstitution so wirken konnte wie ein kleines Licht in einer bisher völlig dunklen Umgebung.

Bei blonden Menschen andererseits ist bekannt, dass Sulfur oder Phosphor oft nicht so gut vertragen werden und zu Erstverschlimmerung oder Schlaflosigkeit führen. Umso wichtiger ist es, bei Blonden und rothaarigen

Patienten in differenzierter Weise die antisulfurischen Arzneien abzuwägen, welche in Frage kommen.

Das erste antisulfurische Heilmittel ist Quarz oder Kieselsäure. Wenn wir zur Arzneimittelfindung auf die Haarfarbe achten und diese als Bild des Stoffwechsels betrachten, so schauen wir eigentlich auf den Kieselsäureorganismus, wie ihn Rudolf Steiner und Ita Wegman in ihrem Kapitel über den Quarz beschrieben haben.[102] Der Kiesel setzt Grenzen und «er verstärkt die Eigenkraft gegenüber der Empfindlichkeit»,[103] was gerade bei den schwefelreichen Patienten oft das Wichtigste ist. Der Kiesel mit seiner Durchsichtigkeit wirkt vor allem im oberen Menschen und in den Sinnesorganen. Eine Otitis media oder eine Sinusitis müssen mit Quarz behandelt werden, z.B. mit dem Präparat Silicea comp. Wala, das neben Argentum nitricum und Belladonna die Substanz Quarz D20 enthält. Hat der Kranke in diesem Fall auch noch blonde Haare, dann muss die Kieselkomponente verstärkt werden, z.B. durch Quarz D30 Amp. s.c. oder durch Pulsatilla, das dem Arzneimittelbild von Silicea sehr verwandt ist, oder – wenn z.B. eine Verstopfung oder Durchfall vorliegt – mit Quarz D6 Trit. oral. Das Präparat Hepar sulfuris, das bei diesen Krankheiten praktisch wie Sulfur wirkt, wäre bei einem blonden Patienten falsch und würde zur Verschlimmerung führen, ein Schwarzhaariger kann es aber u.U. durchaus verkraften und wird schnell gesund.

Ein zweites wesentliches Mittel, das bei blonden und rothaarigen Patienten wohltuend wirkt, ist Ferrum. Wie ja schon die atmende Funktion des Eisens im mittleren Menschen anzeigt, wirkt Eisen vom mittleren Menschen aus. Einem Patienten mit Bronchitis, wo ich Sorge habe, dass sie sich zu einer Pneumonie auswachsen könnte, spritze ich täglich Ferrum met. pr. D8, wenn der Patient in der Praxis ist, i.v. (meist zusammen mit Equisetum/Stannum, um Niere und Leber zu stärken) und an den Zwischentagen, wo er zu Hause ist, spritzt er es selbst s.c. Handelt es sich um einen blonden Patienten, ist diese Maßnahme besonders wichtig.

Das Eisen ist eine anthroposophische Grundarznei. In unserem Zusammenhang ist wichtig, dass das Eisen strahlig dem stauenden Sulfurprozess des Stoffwechsels entgegenwirkt.[104] In demselben Zusammenhang können wir verstehen, dass Rudolf Steiner die schwarze Haarfarbe unmittelbar mit einem überwiegenden Eisenprozess verknüpft hat.[105] Meines Wissens ist ein empirisch belegter Zusammenhang zwischen schwarzer Haarfarbe und Eisen noch nicht bekannt.

Im unteren Menschen ist es dann das Antimon (Stibium), das gegen das Überwiegen der albuminisierenden Kräfte, also gegen Blutungsbereitschaft, Durchfall oder sogar Typhus abdominalis[106] wirksam ist. Hierbei muss ich an die Erfahrung eines meiner klinischen Lehrer denken. Als junger Assistenzarzt arbeitete ich auf der geburtshilflich-gynäkologischen Abteilung des Kreiskrankenhauses Eutin in Schleswig-Holstein im Norden Deutschlands, wo der Anteil blonder Patientinnen höher ist als im Süden. Mein damaliger Chef hatte einen regelrechten Respekt vor Gebärenden mit roten Haaren, denn er hatte die Erfahrung gemacht, dass diese stark bluten. Mit unseren Gedanken können wir dies gut verstehen: das schwefelreiche Eiweiß dieser Patientinnen neigt zum Überwiegen der albuminisierenden und damit der blutungsfördernden Kräfte. Ein Gegenmittel auf dieser Ebene ist Stibium.

Wenn blonde oder sogar rothaarige Patienten zu behandeln sind, ist also an diese verschiedenen antisulfurischen Prinzipien – wie Quarz, Pulsatilla, Ferrum und Stibium – zu denken. Jedenfalls hat sich dies im Laufe meiner eigenen Praxis bewährt. Dazu noch zwei weitere Krankengeschichten.

7. Fall: Diät als entscheidendes Moment einer Furunkulosebehandlung

Die 19-jährige Patientin ist seit ihrem 3. Lebensjahr in meiner Behandlung, sie befindet sich jetzt im Schuljahr 1993/94 in der Abiturklasse. Sie nahm im Sommer 1993 längere Zeit ein niedrig dosiertes Antibiotikum gegen ihre Akne, das ihr ein Hautarzt in der Stadt verordnet hatte. Daraufhin Soorerkrankung der Scheide, dann Furunkulose im Genitalbereich. Die Furunkulose wird testgerecht mit Erythromycin behandelt, als die Patientin am 30.10.1993 zu mir kommt. Wir sind uns einig, dass die Furunkulose eine Art Ersatzkrankheit darstellt für die mit Antibiotika unterdrückte Akne vulgaris. Erythromycin setzen wir ab und wollen ein Antibiotikum in Zukunft möglichst vermeiden.

Ich verordne Calendula-Sitzbäder und Sulfur jodat D 4, ohne viel Erfolg, es entstehen immer wieder neue Furunkel, die z. T. das Gehen behindern. In einem zweiten Ansatz gebe ich Erysidoron 2 und Phosphor D 6 oral, äußerlich Schwefelbäder und spritze täglich Quarz D 30 und Lachesis D 30 i. v. Diese Behandlung hilft wenigstens so, dass einige Tage lang keine neuen Furunkel entstehen, richtig befriedigend ist sie aber auch nicht. Es treten dann doch wieder neue Furunkel auch am Stamm und am linken Ellenbogen auf.

Am 16.12.1993 meint ein anderer hinzugezogener Hautarzt, dass wir Tarivid (einen Gyrasehemmer) geben sollen. Ich bin irgendwie ratlos und erinnere mich, dass es eine Wesensgliederdiagnose der Furunkulose von Rudolf Steiner gibt. Ich lese im 8. Kapitel «Grundlegendes»: «Furunkelbildungen entstehen durch ein Übermaß in der Region der ätherischen Tätigkeit. Die Ich-Organisation versagt da, wo sie wirken sollte. Die astralische Tätigkeit kann sich nicht entfalten, weil sie gerade an einem solchen Orte nur im Einklange mit der Ich-Organisation Kraft hat. Die Folge ist das Übermaß der ätherischen Wirksamkeit, die sich in der Furunkelbildung zeigt.»[107]

Durch diesen Text wurde mir klar, dass meine bisherigen Maßnahmen nur die höheren Wesensglieder behandelt haben: Sulfur den Ätherleib, Carbo und Lachesis den Astralleib (auch Jod als Bestandteil von Sulfur jodat wirkt auf den Astralleib); Phosphor und Quarz schließlich wirken auf das Ich des Patienten. Der Erfolg blieb aber aus, weil ich versäumt hatte, vom physischen Leib aus den übermäßig tätigen Ätherleib zu bezähmen. Plötzlich stand auch das Bild der Patientin als Heilbedarf vor mir: eine junge, etwas zu stark blühende Frau mit fülligen Formen, die unter ihrem eigenen Gewicht und an Verstopfung leidet. Es war mir klar: hier muss gefastet werden, um dem Ätherleib eine Zeitlang das physische Substrat zu entziehen. Die Medikamente wurden weiter gegeben und dazu wurde verordnet: 5 Tage fasten, dann 5 Tage nur Rohkost, dann reduzierte vegetarische Kost mit reichlich Hirse und Gerste.

29.12.1993 viel besser, Furunkel bilden sich zurück, erstmals deutlicher Erfolg.

11.1.1994 keine neuen Furunkel.

24.3.1994 Patientin ist sehr zufrieden, hat gelernt, etwas zu fasten, wenn ein neuer Furunkel sich ankündet, was sofort hilft. Während unserer Behandlung von 67 kg auf 64 kg abgenommen, darüber besonders glücklich. Nachbeobachtung bis 1996.

Erster Rückblick (geschrieben 1998): die Wesensgliederdiagnose im Wortlaut Rudolf Steiners hat mir die Einseitigkeit meiner Maßnahmen gezeigt. Einem anderen Kollegen, bei dem z.B. das Fasten zur Routine gehört, wäre durch denselben Text bei einem anderen Patienten mit der-

selben Krankheit, wo Fasten nichts geholfen hätte, vielleicht der Gedanke gekommen, dass Phosphor noch fehlen könnte. Das ist ein Beispiel für das, was Rudolf Steiner intuitive Medizin nennt.

Zweiter Rückblick (geschrieben 2007): die Patientin hatte hochblonde Haare! Damals, als ich sie behandelte, habe ich auf dieses Symptom nicht weiter geachtet. Jetzt im Lichte der Forschungen über blond und schwarz muss ich sagen: ich hätte wissen können, dass bei der schwefelreichen Konstitution dieser Patientin Sulfur jodat D 4 unwirksam sein könnte; ja ich muss froh sein, dass Sulfur jodat keine Verschlimmerung hervorgerufen hat. Und ich möchte die Hypothese aufstellen: wäre die Patientin schwarzhaarig gewesen, dann hätte Sulfur jodat D 4 sofort geholfen.

8. Fall: Eisen bei schwerer Neurodermitis

Es handelt sich um eine 1931 geborene Frau mit dunkelrotblonden Haaren, heller Haut und empfindsamem Wesen, die jetzt im Jahre 2007 seit 29 Jahren in meiner Behandlung ist. In dem Zeitraum, von dem ich berichte, war die Patientin 60 bis 65 Jahre alt. Es begann mit Hautausschlägen an den Füßen, die ein sehr kompetenter Hautarzt 1991 zunächst als Psoriasis pustulosa palma-plantaris auffasste. 4 Jahre später, als der Ausschlag sich ausgebreitet hatte und die Beine durch das entzündliche Ödem anschwollen, revidierte der Kollege seine Diagnose und sagte, es handele sich um eine Dermatitis atopica. ½ Jahr später, als die Patientin auf dem Höhepunkt ihrer Beschwerden im Krankenhaus war, meinte der dort tätige Dermatologe, es sei eine Pityriasis versicolor. Die entsprechenden Untersuchungen auf Malassezia furfur verliefen aber negativ. Die schulmedizinische Diagnose war also nicht leicht, die Behandlung ebenfalls. In der Zeit, wo wir noch von einer Psoriasis ausgingen, wurde Cortison – natürlich so wenig wie möglich – äußerlich angewandt. Eine Zeitlang war Antimonit D 4, später Stibium met. pr. D 20 eine Hilfe. Von 1992 bis etwa 1995 war das Problem nicht aktuell. Im Herbst 1995 verschlechterte sich die Hautsituation, gleichzeitig änderte der Hautarzt die Diagnose, und mein Behandlungsengagement verstärkte sich wieder. Die Wiederaufnahme von Antimonit brachte diesmal nichts. Weitere Versuche mit anderen Mitteln ebenfalls nicht. Die Patientin musste vor allem wegen des unerträglichen Juckreizes in das Krankenhaus für Naturheil-

wesen eingewiesen werden. Im Arztbericht des Krankenhauses wurde der Hautbefund vom März 1996 so beschrieben:

«Im Bereich der Plantae rechts mehr als links schuppendes zum Teil nässendes Ekzem mit multiplen impetigenisierten Exkoriationen, im Bereich der Streckseiten dorsal betontes schuppendes Exanthem mit schuppenfreiem Rand, ebenso im Bereich von Brust, Bauch und Rücken bis ca. 2 cm Durchmesser mit multiplen Exkoriationen.»

Am 22.4.1996 war die Patientin wieder bei mir und erzählte mir von dem Krankenhausaufenthalt. Sie war dankbar, dass die Haut am rechten Fuß abgeheilt ist, «den haben sie zugekriegt», sehr gut war eine 10-tägige Fastenperiode, wodurch der Juckreiz sich wesentlich gebessert hatte, die Hautsituation war aber noch nicht besser. Ich wurde hellhörig, als sie mir erzählte, dass eine Gabe Sulfur D 30 im Krankenhaus zu einer schrecklichen Erstverschlimmerung geführt hatte, sodass mit Camphora gegengesteuert werden musste. Nun bin ich sowieso kein Freund einer «Erstverschlimmerung». Erstens weil davon viel zu oft gesprochen wird, ohne dass man abwartet, ob nun im Sinne Hahnemanns tatsächlich eine deutliche, eine spektakuläre Besserung nachfolgt. Wenn nämlich eine solche «Zweitverbesserung» nicht nachfolgt, dann war es gar keine Erstverschlimmerung. Zweitens bin ich der Meinung, dass ich als Arzt die Aufgabe habe, eine den Patienten belästigende Erstverschlimmerung zu vermeiden. Bestes Beispiel ist unsere Patientin. Die Kenntnis der schwefelreichen Konstitution hätte die schlimme Reaktion auf Sulfur D 30 vorhersehen und das ganze unnötige Experiment verhindern können.

Auf jeden Fall wurde mir klar, dass ich der Patientin Eisen geben muss. Einmal war es das antisulfurische Medikament, das ich noch nicht ausprobiert hatte. Zweitens hatte die Patientin knapp 20 Jahre vorher wegen starker Myomblutungen zwei Jahre lang eine ziemliche Anämie mit Werten bis 7,8 g% Hämoglobin gehabt. Damals konnten wir den Uterus ins Klimakterium retten, er brauchte nach dem dringenden Wunsch der Patientin nicht operiert zu werden, und der Blutfarbstoff war jetzt während der Neurodermitis wieder mit 14 g% sehr schön. Dieser Exzess des Eisenverlustes 16–18 Jahre früher schien mir aber doch ein Ansatzpunkt dafür, dass Eisen als Heilmittel jetzt gut sein könnte. Dazu hatte ich drittens eine Stelle von Rudolf Steiner im Kopf, wo er im Zusammenhang mit der Hauttuberkulose von der Eisenstrahlung spricht:

«Es handelt sich dabei um eine absolute Verweigerung des Körpers, das Eisen bis in die Peripherie des Organismus zu bringen; es wird vorher zurückgehalten. Dadurch kommt die Haut in einen Zustand der Verweichlichung; sie fault: dadurch ist sie für Parasiten ein fortwährender Nährboden. Es ist keine Kraft da, das Eisen bis in die Peripherie zu treiben.»[108]

Dieses Bild der bis an die Haut reichenden Eisenstrahlung schien mir auf meine Patientin besonders gut zu passen. In einem entsprechenden Sinne heißt es ja auch im 12. Vortrag von «Geisteswissenschaft und Medizin», also in dem Vortrag, wo die Eisenstrahlung originär beschrieben wird: «Das Eisen ist dasjenige, was gewissermaßen die Vermittlerrolle übernimmt zwischen dem, was vom Menschen innerhalb seiner Haut liegt, und von dem, was außerhalb seiner Haut liegt.»[109]

Ich spritzte am 22.4.1996 noch in meiner Praxis Ferrum met. pr. D8 zusammen mit Equisetum silicea cult. D2 als Mischspritze s.c. Der mit Kiesel gedüngte Schachtelhalm sollte den Eisenkräften ihren Weg bis in die Peripherie der Haut bahnen. Im selben Sinne verordnete ich oral 3x1 Msp. Nontronit D4, das ist Eisensilikat. Dann wollte ich noch begleitend die anderen «Eisenquellen» des Organismus mobilisieren, deswegen bekam die Patientin Ferrum sidereum (Meteoreisen) D20 Tabl. 2x1 und Choleodoron 3x5–7 Tropfen nach dem Essen. Die Galle hat nach den Forschungen Rudolf Steiners einen starken Bezug zum Mars und damit zum Eisen.[110]

Am 26.4.1996 berichtete die Patientin: in der Nacht nach der Spritze war es etwas schlimmer, dann besser. Der Blutdruck, der seit einigen Jahren mit einem niedrig dosierten α-Blocker (Ebrantil) behandelt werden musste, war am 26.4.1996 nur 140/85, obwohl die Patientin den α-Blocker abgesetzt hatte. Dieser Befund gab mir Hoffnung. Denn wenn in einem solchen Fall nur irgendwo irgendetwas sich bessert, kann das die Heilung ankündigen. Die leichte Erstverschlimmerung in der Nacht nach der Spritze wurde also als wirkliche, schöpferische Erstverschlimmerung gedeutet und die Spritze wiederholt.

Bei den weiteren Besuchen im Laufe des Mai 1996 wurde die Spritze jeweils von der Patientin gelobt. Später spritzte die Patientin abends etwa jeden zweiten Tag selbst.

17.6.1996: Nächte besser, vor allem nach der Spritze, Juckreiz besser, Haut noch nicht besser, RR 140/85.

16.7.1996: insgesamt besser, abends nur noch das rechte Bein geschwollen, die Erscheinungen am Oberschenkel blassen ab. Behandlung mit Spritze so weiter, oral aber nur noch Nontronit D4.

8.8.1996: deutlich besser, fühlt sich auch besser, RR 155/90.

21.10.1996: Fuß ist zu. Gestern Stadtführung in Nürnberg in normalen Schuhen ohne Schwellung der Füße überstanden. Das wäre früher unmöglich gewesen.

11.11.1996: Blütenreine Haut, kaum noch etwas zu sehen, Blutdruck ohne Behandlung 150/90, nimmt seit drei Wochen von den von mir verordneten Mitteln nichts mehr. Wenn Juckreiz kommt, dann fastet sie 1–2 Tage, dann geht er weg. – Die Behandlung dauerte also insgesamt 6 Monate. Patientin ist hoch zufrieden und bittet mich mehrmals darum, ihren Fall zu veröffentlichen, damit auch andere davon lernen können.

Nachbeobachtung: die Heilung des Ekzems hielt bis heute (2007) an. Der Patientin geht es im Ganzen gut. Vor allem ist sie mit ihren jetzt 76 Jahren geistig rege und steht voll im Leben.

7. Kapitel

Diabetes mellitus

Im ersten Teil dieser Schrift gingen wir von einigen Arzneimitteln aus und im vorigen Kapitel von der Konstitution des Patienten. Hier in diesem Kapitel soll nun von einer Krankheit ausgegangen werden. Demgegenüber wird ja gerade von Naturheilkundlern oftmals gesagt: «Es gibt gar keine Krankheiten, sondern es gibt nur kranke Menschen.» Und in der Homöopathie ist es tatsächlich so, dass die schulmedizinischen Diagnosen aufgelöst werden. In der anthroposophischen Medizin ist dies nicht so. Wir haben es schon an den Symptomen der Belladonnavergiftung gesehen: dieselben Kräfte, die beim Menschen die Vergiftung hervorrufen, bilden draußen in der Natur eine ganze Tierklasse, im Falle der Belladonnakrankheit sind es die Vögel. Ähnlich ist es mit den Wirkungen von Digitalis purpurea am Menschen einerseits und bei Kröten, Delphinen und Walen andererseits. In diesem Sinne sind die Krankheiten im Menschen zwar abbauend und zerstörerisch – in der Natur aber aufbauend und schöpferisch. Man kann sie als Wesenheiten bezeichnen. Ihr Wesen ist in den beiden erwähnten Fällen erforscht, in den meisten anderen Fällen jedoch klaffen der schulmedizinische Aspekt und der geisteswissenschaftliche Befund noch mehr oder weniger auseinander. Und natürlich gibt es verschiedene Wege, um das Krankheitswesen zu erfassen. Matthias Girke in seinem neuen Buch[111], in dem die anthroposophische Medizin umfassend dargestellt ist, betrachtet den Diabetes mellitus nach der Dreigliederung und nach der Viergliederung des Menschen. Auf den hier folgenden Blättern wollen wir vom Zucker in der Pflanzenwelt ausgehen und gelangen dadurch letztlich zum gleichen Ziel.

Der Zucker in der Natur

Die Glucose in der Natur ist ein «Schlüssel des Lebens». Betrachten wir den Gerüststoff der Pflanzen, die Zellulose: sie besteht aus polymerisierter β-D-Glucose.[112] Ein Eukalyptusbaum in den Tropen, der bis zu 120 m hoch werden kann, verdankt seine Standfestigkeit letztlich diesem Zuckerbaustein seines Holzes. Das Holz gibt den Bäumen Stütze und Festigkeit, es ist der Wurzel verwandt, die die Pflanze in der Erde verankert. Im Holz und in der Wurzel nähert sich die Pflanze dem Festen und Mineralischen an.

Diese großartige Substanzverdichtung eines Baumriesen stammt aber erstaunlicherweise gar nicht aus der Erde, sondern aus Luft und Licht. Der Kohlenstoff der Pflanzenglucose kommt aus dem Kohlensäuregas der Luft; und der hochkomplizierte Vorgang der Photosynthese ist zuletzt die chemische Aktion des Sonnenlichtes. Dieses Wunder bringen aber Wurzel und Holz nicht zustande, sondern das ist das Geheimnis des Pflanzenblattes mit seinem grünen Blattfarbstoff, der die Pflanze überhaupt erst zur Pflanze macht. Im Holz ist der Zucker polymerisiert zur Ruhe gekommen, im Pflanzenblatt ist der Zucker soeben erst aus dem Licht entstanden. Man möchte sagen: er ist taufrisch und quicklebendig.

Dann kommt die Blüte, wo die Natur oftmals zur Künstlerin wird. Eine Schönheit wird uns vor Augen gezaubert, die begeisternd ist. Da tritt der Zucker in einer dritten Form ans Licht: er erscheint als Nektar im Blütenbecher. Der Nektar ist eine konzentrierte Lösung verschiedener Zuckerarten.[113] Es kann kein Zufall sein, dass der Zucker mit seiner offenkundigen Lichtentstehung und Lichtverwandtschaft in der Blütenregion der Pflanze ausgeschieden und konzentriert wird, also dort, wo die Pflanze auch äußerlich farbig und lichtverwandt wird. Der Nektar wird zur Nahrung der verschiedensten Tiere. Beispielhaft sei die Honigbiene – Apis mellifica – genannt, die auf ihre Weise meisterhaft mit dem Nektar der Pflanzen umgeht. Durch ihre von dem Nobelpreisträger K. von Frisch[114] entdeckte «Sprache» verständigen sich die Bienen über die besten Futterplätze der Umgebung. Weil sie – wie viele anderen Insekten auch – das polarisierte Licht der Sonne und des Himmels wahrnehmen können, genügt ihnen ein kleiner Fleck blauer Himmel, um unabhängig von der Tageszeit jeweils die Himmelsrichtung zu erkennen. Derselbe Futterplatz wird also morgens oder nachmittags mit derselben Sicherheit gefunden, weil die Himmelsabschnitte je nach Tageszeit im polarisierten Licht verschieden aussehen.[115] Aus der Physik ist bekannt, dass der Zucker die Ebene des polarisierten Lichtes dreht, sodass wir nunmehr das Licht, seine Polarisierung, den Zucker, den Nektar, die Blüte und die die Blüten besuchenden Insekten mit ihrer Fähigkeit zur Wahrnehmung des polarisierten Lichtes als miteinander verwandt zusammenschauen können.

Dass der Nektar süß ist, wissen wir von dem Honig, den uns die Bienen zubereiten. Noch unmittelbarer erfahren wir aber die Süße des Pflanzenzuckers letztendlich durch die Früchte. Jetzt ist es nicht nur wie in der Blüte das Sonnenlicht, sondern zusätzlich die Sonnenwärme, die die Früchte reifen lässt. Die Süße einer Feigenfrucht kommt darüber hinaus durch die raffinierte Gartenbaukunst des Menschen zustande, indem er die Vermehrung der Feigen-Gallwespe lenkt.[116] Die Früchte und Samen erscheinen überhaupt wie für den Menschen gemacht, sind sie doch unsere Hauptnahrungsmittel und zu diesem Zweck oft genug Jahrtausende lang von Menschen gezüchtet und veredelt worden.

Mit der Frucht runden sich die Formen, die Früchte kehren zur Erde zurück, damit die Samen wieder in der Erde ruhen und keimen können. Der Kreis schließt sich. Der Geschmack einer süßen Frucht ist für den Menschen etwas Befriedigendes und Beruhigendes, der Mensch fühlt sich mit diesem Geschmack in Harmonie mit dem Pflanzenwesen, oder anders gesagt: er erlebt in diesem Geschmack etwas von dem in sich selbst zurückgehenden, in sich selbst und mit sich selbst zufriedenen Gang der Pflanzennatur.

Damit ergibt sich wie von selbst eine viergliedrige Ordnung des Pflanzenwesens. In Wurzel, Holz und Rinde wird die Pflanze dem Mineralischen ähnlich. Im Blatt ist die Pflanze am meisten Pflanze, denn dort bringt sie den in der ganzen Natur einzigartigen Prozess der Photosynthese zustande. In der Blüte begegnet sie den Tieren, ja sie wird durch die Trennung der Geschlechter selber den Tieren ähnlich. In den Früchten schließlich dient sie dem Menschen und sie kann mit dem Süßen einen Geschmack erzeugen, der eine Vollendung erreicht, die an das Menschliche heranreicht. Nach den Forschungen Rudolf Steiners hat «der Geschmack des Süßen in der Ich-Organisation sein Dasein»[117]. Und die Ich-Organisation ist es, die den Menschen zum Menschen macht.

Wurzel, Holz und Rinde	Mineralreich
Blätter	Pflanzenreich
Blüten	Tierreich
Früchte und Samen	Menschenreich

Die umgekehrte Pflanze

Diesen viergliedrigen Zuckerorganismus können wir nun so, wie wir dies in den vorangehenden Kapiteln mit anderen Prozessen auch schon gemacht haben, als umgekehrte Pflanze in den Menschen hineindenken. Er wird dann allerdings dreigliedrig, weil von der Pflanze aus gesehen die beiden höheren Naturreiche Tier und Mensch mehr oder weniger ineinander übergehen. Wir haben diese Dreigliederung schon mehrmals kennengelernt und können uns hier auf den Aspekt beschränken, der für das Verständnis des Diabetes mellitus wichtig ist.

Wurzel, Holz und Rinde gehören insofern zusammen, als die Pflanze dabei mit dem Mineralischen sich verbindet oder sogar selbst nahezu mineralisch wird. Man kann diesen Prozess mit einem zwar alten Wort, aber doch im Sinne einer modernen, bildhaft-anthroposophischen Ratio den Salz- oder Salpol der Pflanze nennen.[118] Ihm entspricht im Menschen der Kopf, wo ebenfalls die fast physikalisch funktionierenden Sinnesorgane, die Verhärtung des Knochens und die Leblosigkeit überwiegen.

Im mittleren Bereich kommen wir zum Blatt, das im Menschen der Atmung entspricht. Diese Polarität von Atmung und Photosynthese ist anthroposophisch gesprochen der Merkurprozess.[119]

In dem Bereich, wo dann Blüte und Stoffwechselregion des Menschen sich entsprechen, kehrt der Mensch die Ernährung der Pflanze um. Der Zucker, den die Pflanze aus Licht und Luft zubereitet, muss beim Menschen und beim Tier von außen aufgenommen und innerlich verbraucht werden. Dies ist dann jene Region, wo die Glucose mit dem Phosphor eine tiefe innere Verbindung eingeht, sodass sie Hand in Hand arbeiten und gemeinsam als höhere Einheit auftreten: Glucose-6-Phosphat. Wir befinden uns jetzt nicht mehr bei den kondensierenden Salprozessen wie in der Wurzel oder im Schädel, sondern im Gegenteil bei den auflösenden, sulfurischen Phosphorvorgängen, die der Ernährung und der inneren Belebung des Menschen zugrunde liegen. In dieser Region ist der Phosphor oder Sulfur zum anthroposophischen Gattungsbegriff[120] für alle Stoffwechselvorgänge geworden.

Der Ort, wo jeder «Diabetiker» ist

Wenn die Nektar tragende Blüte der Pflanze mit der Stoffwechselregion des Menschen korreliert, dann braucht es uns nicht mehr zu wundern, dass der Blutzuckerspiegel nach einer Mahlzeit in der Pfortader bis auf 400 mg % (Buddecke, 1994[121]) ansteigt, also auf das Vierfache des normalen Blutzuckerspiegels, den man in den anderen Venen misst. Diese wenig bekannte Tatsache ist in unserem Zusammenhang kardinal. Sie ist jener Fall, von dem Goethe sagte, dass «einer für tausend gilt»[122]. Sie ist in seinem Sinne der Punkt, wo die Natur dem aufmerksamen Beobachter ihr Geheimnis «nackt vor Augen stellt»[123]. Die Pfortader oder Vena portae führt das venöse Blut aus den Darmorganen in die Leber, um es dort noch einmal zu verarbeiten. In diesem Gebiet liegt also physiologischerweise ein immer wieder auftretender Diabetes mellitus vor, der immer wieder durch den übrigen Organismus geheilt wird. In derselben phosphorischen Blütenregion bereitet die Pflanze den Nektar zu, der nichts anderes als eine konzentrierte Lösung verschiedener Zuckerarten darstellt.[124] Man kann diesen Zusammenhang auch so aussprechen: für die Nektar tragende Blüte und für die Nahrung aufnehmende Vena portae ist der Diabetes mellitus sozusagen gesund. Hier erfassen wir also den Diabetes mellitus in seinem «gesunden Gegenbild»[125]. In der Blüte ist es ein zentrifugal, in der Vena portae ist es ein zentripetal fließender Zuckerprozess.

In der Blüte ist der Zuckerprozess noch offen, in der Frucht schließt er sich nach außen hin ab. Im Menschen sind es die auf die Pfortader folgenden Organe, die den «Pfortader-Diabetes» normalisieren und somit pflanzlich gesprochen aus dem Nektar eine Frucht bereiten. Wie oben dargestellt, ist der Nektar eine Form des Zuckers, der dem Tierreich entspricht, während die Frucht mit dem Menschen verglichen werden kann. Die physiologische Heilung des physiologischen Diabetes mellitus in der Pfortader entspricht also dem Schritt vom Nektar zur Frucht oder vom Tierreich zum Menschenreich oder geistig gesprochen vom Astralleib zum Ich des Menschen. Wir nähern uns hier dem Gedanken, dass die Ich-Organisation beim Diabetiker im Stoffwechsel zu schwach wirksam ist.

Menschen, die an Diabetes mellitus erkrankt sind, erschrecken gelegentlich darüber, wenn ihnen aus der anthroposophischen Medizin mitgeteilt wird, der Diabetiker habe ein «zu schwaches Ich»[126]. Natürlich handelt es sich hierbei nicht um das Ich als Ausdruck der bewussten Persönlichkeit oder Individualität, sondern um die Ich-Organisation, die im physischen Leib unterbewusst arbeitet und vor allem mit mineralischen Stoffen oder wie in unserem Fall mit dem Zucker sich verbindet: «Wo Zucker ist, da ist Ich-Organisation; wo Zucker entsteht, da tritt die Ich-Organisation auf, um die untermenschliche (vegetative, animalische) Körperlichkeit zum Menschlichen hin zu orientieren»[127].

Wie dies gemeint ist, haben wir schon mit dem Schritt vom Nektar zur Frucht verstanden, es kann aber auch noch auf eine zweite Art begriffen werden. Jeder Mensch ist Diabetiker, aber nur zeitweise und nur in der Vena portae. Die Krankheit des Diabetes mellitus kommt dadurch zustande, dass die Vena-portae-Nektar-Region auf den ganzen Menschen übergreift, dass also die Blütenregion des Menschen nicht genügend beherrscht wird. Weil der Mensch die Pflanze in sich umdreht, kann man sich die hier vorliegenden Verhältnisse auch so verbildlichen, dass man den Menschen sich vorstellt, wie er oben seinen Kopf hat und nach abwärts die nach unten blühende Pflanze entfaltet. In diesem Zusammenhang ist die Kraft der menschlichen Pflanzen-Umkehrung und die Kraft der Ich-Organisation dasselbe. Wir haben sie hier mit einem Pfeil symbolisiert. Beim Gesunden ist diese Kraft der Umkehrung genügend stark (langer Pfeil), beim Diabetiker aber zu schwach (kurzer Pfeil). Ganz entsprechend formulierten Rudolf Steiner und Ita Wegman: «In alle dem sieht man, wie ein Heilungsvorgang für Diabetes mellitus nur eingeleitet werden kann, wenn man die Ich-Organisation bei dem Diabetiker zu kräftigen imstande ist»[128].

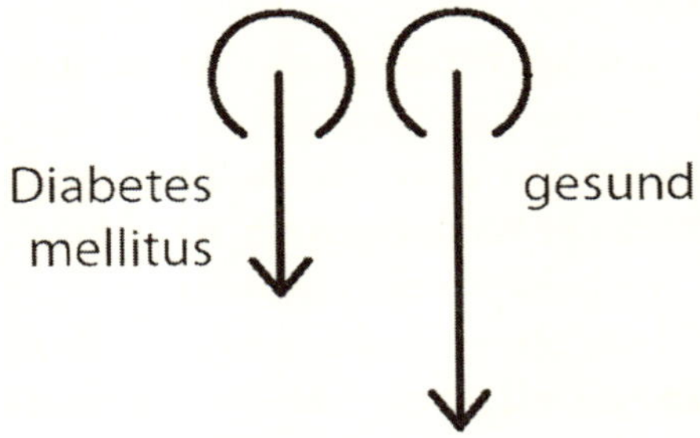

Adipositas, Schwangerschaft und Diät

Auch einzelne Symptome werden damit bildhaft verständlich, z. B. die typische Stammfettsucht oder viszerale Adipositas bei Diabetes mellitus Typ II. Man weiß heute, dass sie sich direkt proportional zur Insulinresistenz verhält[129], dass also die Zuckerkrankheit umso ausgeprägter ist, je dicker ein Mensch im Bereich des Bauches wird. Statt dass die Inseln der Bauchspeicheldrüse, die Leber und das Fettgewebe ihre zum Ich führenden – pflanzlich gesprochen: Früchte bildenden – Tätigkeiten vollziehen, wuchert das Fettgewebe selbst und macht aus dem Bauch gleichsam eine große Frucht, sodass vor allem Männer äußerlich betrachtet nahezu wie schwangere Frauen aussehen. So entsteht die Frucht an falscher Stelle. Das Anschwellen, das den Fettsüchtigen der äußeren Fruchtnatur der Pflanzenwelt ähnlich macht, kommt bildhaft betrachtet dadurch zustande, dass der innere die Pflanze umkehrende Ich-Prozess zu schwach ist. Die umgekehrte Pflanze im Menschen ist zu schwach, deswegen überwiegt die äußere. Die Adipositas als Symptom des metabolischen Syndroms offenbart die Entgleisung des Frucht- oder Ich-Prozesses, so wie er hier gemeint ist.

Der Diabetes mellitus in der Schwangerschaft, der in dieser Periode des Heranwachsens der Leibesfrucht nahezu physiologisch ist, spricht dieselbe bildhafte Sprache.

Die sinnvollste Therapie gegen das Übergewicht ist entsprechend an Disziplin und Selbstkontrolle gebunden, die das fehlende Ich im Stoffwechsel seelisch ersetzen können. So gibt es immer einen kleinen Prozentsatz hoch motivierter Diabetiker, die mit Diät und Gewichtskontrolle einen großen Teil ihrer Krankheit bewältigen. Hier ist das Verhältnis von bewusstem Ich zur Ich-Organisation im Zuckerstoffwechsel unmittelbar evident.

Spezifische Komplikationen und das Insulin

Mit derselben hier geübten bildhaften Betrachtungsweise können wir auch die spezifischen Komplikationen des Diabetes mellitus begreifen. Darunter versteht man drei Krankheiten, deren Ausprägung so charakteristisch ist, dass man auf einen Diabetes mellitus schließen kann, auch wenn er bei dem entsprechenden Patienten noch nicht entdeckt worden ist. Es sind dies:

- die diabetische Nephropathie (Glomerulosklerose Kimmelstiel Wilson), also die diabetische Nierenerkrankung
- die diabetische Netzhauterkrankung (Retinopathie) der Augen
- die diabetische Polyneuropathie, also die Erkrankung des peripheren Nervensystems, die mit Missempfindungen, Sensibilitätsausfällen und später sogar mit Lähmungen einhergehen kann.

Was besagen diese Erscheinungen von unserem Gesichtspunkt aus? Der Diabetes mellitus ist aus unserer Sicht ein Vorgang, wo der physiologische Diabetes mellitus der Vena portae den übrigen Organismus ergreift, wo also pflanzlich gesprochen die Nektar-Region der Blüte in die anderen Organe hinein zu stark sich fortsetzt, sodass gewissermaßen ein zu starkes Blühen und Nektarbilden an falscher Stelle stattfindet. Der Augenbecher ist bildhaft betrachtet nichts anderes als eine geöffnete Blüte, kein Wunder also, dass der Diabetes mellitus gerade an dieser Stelle spezifisch sich äußert. Ebenso das Glomerulum der Niere, dessen Ähnlichkeit zum Augenbecher offenkundig ist. Der anthroposophisch orientierte Anatom Johannes Rohen hat die Metamorphose von Auge und Glomerulum näher beschrieben.[130] Der Diabetes mellitus wird an der Urinzucker-Ausscheidung erkannt. Hieran ist – pflanzlich gesprochen – die übermäßige Nektarbildung der «Nierenblüten» unmittelbar anschaulich.

Bei den peripheren Nerven können wir unser Bild abermals finden, allerdings ist hier ein Zwischengedanke erforderlich. Das Gerüstwerk einer Pflanze können wir sowohl mit den Knochen als auch mit dem Nervensystem des Menschen vergleichen. Nach Steiner sind Knochen und Nerven sogar innerlich miteinander verwandt.[131] Wenn wir uns einen Baum im Winter vorstellen, wie sich seine Äste in die Peripherie hinein verzweigen, dann liegt der Vergleich mit dem sich verzweigenden Nervensystem besonders nahe. So hat man ja auch manche Nervenzellen im Kleinhirn mit Spalierobstbäumen verglichen. Im Sinne dieses Vergleiches entspricht die Wurzel dem Kopfnervensystem des Menschen, wie wir dies im Kapitel über die Austernschale schon gesehen haben, der Stamm eines Baumes entspricht dem Rückenmark, und die Zweige spiegeln das periphere Nervensystem des Menschen wider.

Vielleicht hat der eine oder andere Leser im Sommer zur Zeit der Lindenblüte einmal sein Auto nachts unter einem Lindenbaum geparkt. Am nächsten Morgen waren das Dach und die Fensterscheiben und alle weiteren Teile mit dem klebrigen Blütennektar dieser Bäume besät. In dieser Weise fängt das periphere Nervensystem bei Diabetes mellitus leise zu blühen an, sodass es langsam sich auflöst und seine Funktion einbüßt. Wie bei der Linde sind es auch bei der diabetischen Polyneuropathie die peripheren Teile, die erblühen bzw. zuerst erkranken. An dem Bild eines blühenden Baumes kann man auch ahnen, warum ätherische Öle wie Rosmarin, also Pflanzen mit starkem Blühimpuls von Rudolf Steiner gegen Diabetes mellitus empfohlen worden sind.[132]

Auch auf das Insulin und die modernen oralen Antidiabetika fällt damit ein Licht: es sind Substanzen, die die Ich-Organisation stärken oder ersetzen.[133] Solch ein spiritueller Gedanke zu einer schulmedizinisch notwendigen Maßnahme ist für Arzt und Patient unter Umständen von großer Bedeutung. Der an Diabetes mellitus erkrankte Mensch kann sich die Frage stellen: Wie kann ich mein Ich seelisch stärken, wenn ich es physisch für meinen Zuckerstoffwechsel durch Insulin ersetzen muss? Wir werden in späteren Kapiteln über seelische Übungen zur Gesundheitsstärkung und über die hygienische Eurythmie diese Frage beleuchten.

Makroskopieren lernen

Solche Betrachtungen sollen uns das Zuckerproblem und die Krankheit des Diabetes mellitus gewissermaßen «makroskopierend» näherbringen. Es soll nichts dagegen eingewendet werden, wenn die Gen-Orte des Diabetes mellitus oder wenn die epigenetischen Faktoren des Diabetes mellitus[134] erforscht werden. Niemandem kann aber verborgen bleiben, dass ein solches Immer-kleiner-Werden oder Immer-weiter-woandershin-Schieben der Krankheitsursachen Nachteile mit sich bringt. Die anthroposophische Medizin nimmt nichts von den positiven Errungenschaften der offiziellen Medizin weg, sie will nur deren mögliche Nachteile ausgleichen. Dafür empfahl Rudolf Steiner beispielsweise die Methode des Makroskopierens,[135] damit wir über so etwas wie den Zucker auch so sprechen lernen, dass der ganze Mensch und die ganze Natur umfasst werden und dadurch die Krankheitsursachen wieder menschlich erlebbar werden.

Apis mellifica als Medikament

Aus der Homöopathie und der anthroposophischen Medizin[136] geht hervor, dass Apis mellifica in potenzierter Form ein zentrales Medikament der autoimmunen Entzündung ist. Der Diabetes mellitus Typ I wird heute als autoimmune Insulinitis[137] aufgefasst. Damit haben wir abermals jene «menschlich-außermenschliche Physiologie, die zugleich Therapie ist»[138] gefunden, die wir für eine Medizin der Zukunft brauchen: die Region, wo wir alle einen erhöhten Vena-portae-Blutzucker haben, korrespondiert mit der Nektar bildenden Blüte der Pflanzen, welche von denselben Bienen besucht wird, deren Potenzierung eine Entzündung der β-Zellen – im Prinzip gesprochen – heilen kann. Es ist die Phosphor-Region der Pflanze und des Menschen. Aus demselben Grund ist der Phosphor als Medikament für Diabetes mellitus angezeigt, weil er in der besagten Region des Menschen sein Wirkungsgebiet hat und weil das Ich direkt als «Phosphor-Träger»[139] angesprochen werden kann.

Biographische Ursachen des Diabetes mellitus

Mit diesem Zusammenhang können wir jetzt auch die biographischen Ursachen des Diabetes mellitus erfassen. Rudolf Steiner hat sich dazu sehr deutlich geäußert. Wir denken hier vor allem an den Typ-2-Diabetes, und der unvorbereitete Leser mag erstaunen, wie radikal psychosomatisch R. Steiner hier vorgegangen ist. Er schreibt:

«Es befördert alles die Zuckerkrankheit, was die Ich-Organisation aus der in die Körpertätigkeit eingreifenden Wirksamkeit herausreißt: Aufregungen, die nicht vereinzelt, sondern in Wiederholungen auftreten; intellektuelle Überanstrengungen; erbliche Belastung, die eine normale Eingliederung der Ich-Organisation in den Gesamtorganismus verhindert.»[140]
Aus diesen sehr vielschichtigen Ursachen seien hier vorerst nur einmal die «intellektuellen Überanstrengungen» herausgegriffen. An anderer Stelle präzisierte sie R. Steiner als zu viel «Gedächtnis-belastenden Unterricht»[141]. Wir wollen uns dafür den dreigliedrigen Menschen noch einmal anschauen.

Man kann sich denken, dass durch intellektuelle Überanstrengungen oder zu viel Gedächtnis-betonten Unterricht der Salpol des Menschen zu viel und der Phosphorpol zu wenig beansprucht werden, sodass der im Phosphorbereich physiologisch vorhandene Diabetes mellitus der Vena portae in Gefahr ist, den ganzen Menschen zu ergreifen. Oder man kann es auch so sagen: von der Ich-Organisation wird zu viel bewusst beansprucht, sodass für die unbewusste Ich-Organisation vor allem des heranwachsenden Menschen zu wenig übrig bleibt.

9. Fall: Wundheilungsstörung bei fortgeschrittenem Diabetes mellitus

Ein 63-jähriger Patient suchte mich im Jahre 2001 in meiner Praxis auf. Er hatte seit 20 Jahren einen Insulin-pflichtigen Diabetes mellitus Typ 2. Wegen eines sogenannten diabetischen Fußes[142] *hatte eine kleine Verletzung erst zur Amputation einer Zehe und jetzt zur Abtragung des Vorfußes im Chopart'schen Gelenk geführt. Der Patient wünschte eine Zusatzbehandlung gegen seine noch vorhandene Wundheilungsstörung, die nur mit immer wieder eingesetzten Antibiotika im Zaume zu halten war. Bei meiner ersten Konsultation war die Narbe am rechten Fußstumpf reizlos bis auf eine kleine eiternde Stelle am Außenrand. Der Patient musste allerdings zur damaligen Zeit Tarivid® (Ofloxacin) nehmen, sonst wäre ohne dieses Antibiotikum der Vorfuß entzündlich angeschwollen. Auf meine Frage hin gab der Patient an, dass er sehr viel Traumleben habe. Dies ist nach Rudolf Steiner*[143] *ein wichtiger Hinweis für die Gabe von Phosphor. Ich verordnete also aus diesem Grund und natürlich auch wegen des hier aufgezeigten Zusammenhangs von Phosphor und Diabetes mellitus: Phosphor D 4 2 x 5 Tr., dazu täglich 1 x 1 Amp. Calendula D 3 s.c., wobei ich eine Anregung von M. Sommer*[144] *aufnahm. Calendula ist eine Pflanze mit starkem Blühimpuls und erinnert insofern an Rosmarin, den Rudolf Steiner speziell für Diabetes empfohlen hatte. Beide Pflanzen passen zu dem hier herausgestellten Phosphor-Zucker-Blütenprozess. Sieben Tage später war die Wunde zugeheilt, und der Patient konnte Tarivid® langsam ausschleichen. Zur Behandlung des Wundödems gab ich nun noch Venalot Depot® dazu (pflanzliches Cumarin aus Melilotus und Toxerutin, bewährt bei entzündlichem Ödem) und ließ Apis D 4 6 x 5 Tr. innerlich und Apis D 3 als Amp. gemischt mit Calendula D 3 Amp.*

verabreichen: Apis ist das Heilmittel der entzündlichen Schwellung und passt im Sinne des oben genannten Zusammenhanges bei einem Diabetiker besonders gut.

Diese Therapie brachte den Erfolg, sodass der Patient 3 Wochen später ohne Antibiotikum mit nicht geschwollenem Stumpf und geschlossener Wunde darangehen konnte, sich eine orthopädische Fußzurichtung anmessen zu lassen.

Der Zucker als Heilmittel

Wir wollen nun die Gegenprobe machen. Wenn die bisher dargestellten Zusammenhänge stimmen: welche Wirkung müsste dann der Zucker als Heilmittel entfalten und bei welcher Krankheit wäre er angezeigt? Die Phosphor-Blüten-Zucker-Nektar-Region des Menschen, die jetzt von verschiedenen Seiten dargestellt worden ist, ist die am meisten unbewusste Region des Menschen, von der wir im täglichen Leben am wenigsten wissen. Zucker in potenzierter Form müsste also ein Heilmittel dafür sein, dass man die unbewussten, vitalen Prozesse fördern will. Das wäre im oberen Menschen bei nervösen Tics, unwillkürlichen Zuckungen im Gesicht oder sogar bei Krämpfen der Fall. Dazu hat Ita Wegman eindrucksvolle Krankengeschichten geschrieben.[145] Saccharum tostum D 6 oder Argentum/Rohrzucker von der Firma Wala als Injektion kann immer versucht werden, wenn Mundzuckungen unwillkürlicher Art beobachtbar sind. Dies hat sich in meiner Praxis bewährt. Man holt damit die unwillkürlichen Bewegungen ins Unterbewusste zurück, also dorthin, wo sie hingehören.

8. Kapitel

Jahreszeitenwirkung und Herbstzeitlose

Die Herbstzeitlose gehört zu den Giftpflanzen, und deswegen müsste dieses Kapitel eigentlich bei Belladonna und Digitalis purpurea stehen. Es soll aber hier als Abschluss meiner Arzneibetrachtungen erscheinen, weil es mancherlei zusammenfasst und durch die vorhergehenden Betrachtungen besser verstanden werden kann.

Zur Botanik von Colchicum[146]

Die Herbstzeitlose (Colchicum autumnale) blüht im September auf feuchten Wiesen am Waldesrand. Die Blüten stehen meist in Gruppen beieinander. Das helle Blau-Lila der einzelnen Krokus-ähnlichen Blüte geht nach unten in eine weiße Röhre über, die blattlos in die Erde einzutauchen scheint. Diese sogenannte Perigonröhre ist bis zu 25 cm lang. Man sieht von der ganzen Blüte also nur etwa ein Viertel, drei Viertel der Blüte bleiben unsichtbar. Die ganze Blüte ist demnach sehr groß, oder besser gesagt, sie ist sehr lang. Die weiße Farbe jener Blütenröhre wirkt merkwürdig blass, fast leichnamähnlich und irgendwie unheimlich, man ahnt mit dieser Farbe gefühlsmäßig die Giftigkeit dieser Pflanze. Blicken wir andererseits in den Blütenkelch hinein, dann sehen wir gold- bis orangefarbene Stempel, die vor dem blauen Hintergrund der Blumenblätter wie eine Sonne am blauen Herbsthimmel wirken. Bei diesem Blick empfinden wir etwas von der Heilkraft unserer Pflanze. Die drei Griffel steigen von dem goldenen Stempel abwärts in die dunkle Erde, sie sind dabei von der weißlichen Blütenröhre umhüllt. Es sind die längsten Griffel, die wir in der heimischen Flora kennen. Die schwarzen Samen haben klebrige Anhängsel, die sich an die Klauen des Weideviehs heften und dadurch rasch verbreitet werden.

Im Frühling finden wir an derselben Stelle viele schmale lanzettliche Blätter, die anfangs schneller als das umliegende Gras hervorsprießen. Spä-

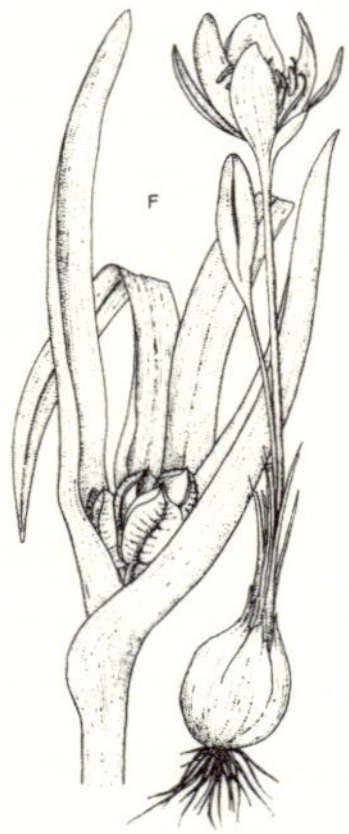

nach Strasburger, 1998

ter sind es typische Blätter von Liliengewächsen, oberflächlich betrachtet wirken sie wie Tulpenblätter. Jeweils zu dritt oder zu viert tragen sie an ihrem Blattgrund die mächtige Fruchtkapsel. Diese Kapsel ist zunächst grasgrün, später vertrocknet sie bräunlich und entlässt ihre Samen. Etwa um die Johannizeit ist von unserer Pflanze nichts mehr zu sehen.

Wie macht es diese Pflanze, dass sie im Herbst nur ihre Blüte und im Frühling ihre Blätter zusammen mit den Früchten aus der Erde treibt? Das rührt von der unterirdischen Knollenbildung her, die eine vegetativ unterirdische Fortpflanzung mit der oberirdisch geschlechtlichen verknüpft. Die Blätter lassen im Frühling eine unterirdische große Knolle heranwachsen, die eine zweite kleine Knolle für die Blüten im Herbst unterhält. Gleichzeitig wird die Entwicklung der zu dieser zweiten Knolle gehörenden Blätter und Früchte gehemmt, sodass im Herbst aus der kleinen Knolle nur die Blüte erscheint. Die zu dieser Blüte gehörenden Blätter und Früchte kommen erst im nächsten Frühling heraus und tragen dann zur Vergrößerung der zu ihnen gehörenden Knolle bei. Die Knollen verbinden also ein die Jahresgenerationen überbrückendes Prinzip mit einem das Wachstum hemmenden Prinzip. Rudolf Steiner bezeichnete die Wurzel einmal als «satten Bankier».[147] Eben dies trifft auf die Vermehrungsknollen von Colchicum in gesteigertem Maße zu. Sie sind botanisch zwar keine Wurzeln, sondern bestehen wie die Kartoffeln aus einem gestauchten Stängel, aber ihre unterirdische Reservebildung mit gegenseitiger Hemmung und Förderung macht es ihnen möglich, sich wie ein Bankier gewissermaßen «alles leisten» zu können: die Blüten im Herbst und die Früchte zusammen mit den Blättern im Frühling.

Ähnlich wie bei der Mistel ist es auch bei Colchicum so, dass die Blätter im Frühling der Jahreszeit entsprechend gebildet werden, sich von den übrigen Pflanzen der Umgebung also nicht unterscheiden. Die Blüten und die Früchte dagegen weichen vom Jahreslauf ab, bei der Mistel durch eine starke Verlängerung der Blüh- und Reifezeiten, bei Colchicum durch Erscheinen in der Gegenjahreszeit. Die Blüte der Herbstzeitlose erscheint ein halbes Jahr vor der Frucht, wenn man die oberirdisch geschlechtliche Fortpflanzung betrachtet, oder – von der unterirdischen Vermehrungsknolle her gesehen – erscheint die Blüte ein halbes Jahr nach den Blättern. Wenn Blätter und Früchte der Herbstzeitlose im Frühling zusammen erscheinen, dann steht etwas beieinander, was von der oberirdischen Fortpflanzung her ein halbes Jahr getrennt sein müsste, was aber durch den unterirdischen Knollenbildungsprozess zusammengeschoben worden ist.

Ein Krokus im Frühling oder eine Aster im Herbst geben sich der Sonne hin, so wie sie aus der Umgebung momentan auf sie einstrahlt, und die Erde benützen solche Pflanzen wie ihren notwendigen Festhaltepunkt. Diese Sonnenseite hat Colchicum ebenfalls, aber zusätzlich hat sie noch jenen unterirdisch gespeisten Eigenwillen, der sie das Ganze der Erde erleben lässt. Wenn wir nämlich im Herbst die Blüten der Herbstzeitlose sehen, schauen wir in Wirklichkeit von Europa aus durch die Erde hindurch auf die andere Seite der Erdkugel, wo in Australien oder Neuseeland tatsächlich Frühling ist und die Krokusse blühen. Ebenso ist es im Frühling mit den Früchten: wir schauen mit ihnen auf die andere Seite der Erde, wo tatsächlich Herbst ist und die Früchte des Jahres geerntet werden. So macht uns Colchicum die ganze Erdkugel mit ihren Jahreszeiten und Gegenjahreszeiten bewusst.

Das kommt auch in der Wirkung des Colchizins zum Ausdruck. Colchizin hemmt die Zellteilung. Wir verdanken diesem Gift unsere Kenntnisse über Mitose, Meiose, Chromosomen und das Genom, weil durch Colchizin die Chromosomen im Mikroskop sichtbar gemacht und isoliert werden können. Kurz vor der Zellteilung werden die Chromosomen verdoppelt und dann durch einen komplizierten Bewegungsvorgang – eben die Zellteilung – wieder halbiert. Auf dem Höhepunkt der Spiegelbildlichkeit – in der Metaphase – greift Colchizin ein und blockiert die weitere Zellteilungsbewegung. Die Chromosomen ordnen sich in diesem Colchizin-Moment zu einer Äquatorialplatte an. Sie halbieren in dieser Form den Teilungsapparat in zwei Hälften, sodass er an die Erdkugel mit ihren zwei Polen erinnert. So sind ja auch die Bezeichnungen «Äquatorialplatte» und «Polkörperchen» etc. entstanden. Die Zelle hat eine innere Verwandtschaft zum Weltall, wie Eugen Kolisko[148] in verschiedenen Aspekten herausgearbeitet hat. Er kommt in Bezug auf die Erde zu dem Ergebnis, dass der Zellkern und die Erdkugel einander entsprechen.

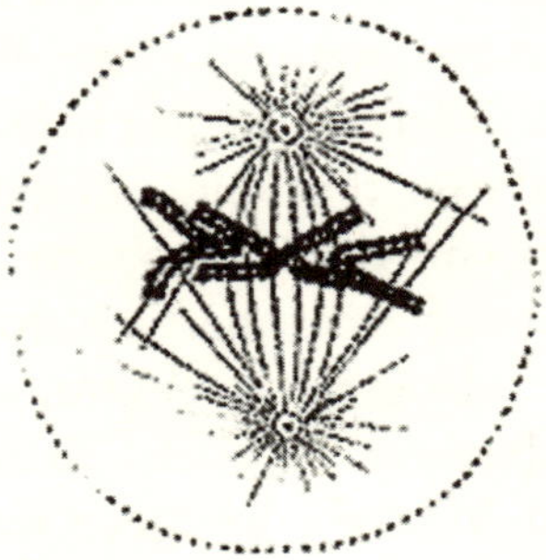

Zellteilung in der Metaphase

Colchicum macht also die Erde für die Jahreszeiten durchsichtig, so wie ihr Gift den Zellkern für den Blick des mikroskopierenden Forschers durchsichtig macht. Es ist ein Bild der Sphärentrennung.

Der Jahreszeitenmensch

Was bedeutet diese merkwürdige Wirkung auf Jahreszeit und Gegenjahreszeit, wenn wir sie mit dem Menschen vergleichen? Kann man die Jahreszeiten im ganzen Menschen wiederfinden?

Fangen wir zunächst einmal mit den extremen Jahreszeiten an. Der Kopf mit seinem klaren Unterscheidungsvermögen, der genau weiß: «dies ist ein Bild und das ist ein Ton», unser kühles Denken, das umso klarer und wahrer wird, je weniger es sich von Vorurteilen, Gefühlen oder Absichten leiten lässt, entspricht der Winterzeit, wo die Erde und ihre Umgebung am meisten voneinander getrennt sind. Schneedecke und Kälte trennen die verschiedenen Dinge voneinander, sie schließen voneinander ab und konservieren. Klare Gedanken und ein kristallklarer Wintertag haben eine innere Verwandtschaft. – Anders ist es im Sommer, wo die Wärme alle Dinge zueinander in Beziehung bringt, wo die Blüten sich bestäuben und wo die Früchte heranreifen. Die Ernährung der Tiere und die Ernährung des Menschen kommt durch den Sommer oder durch Länder, wo der

Sommer überwiegt, zustande. Beim Menschen ist diese Sommerregion die Bauchhöhle, welche die wesentlichen Organe der Ernährung enthält.

Der Brustkorb mit seiner Atmung und seinem Herzschlag liegt zwischen dem Kopf und der Bauchhöhle. Die mehr nach oben gelegene Lunge mit ihrem nahezu physikalischen Gaswechsel ist das kühlere, dem Kopf und damit dem Winter verwandte Organ. Das Herz ist dem Bauch benachbart, es ist das dem Sommer zugeneigte Wärmeorgan. Hier bewegt sich ja auch das Zentrum der durch den Kreislauf vermittelten Wärmeregulation. Im Brustkorb ist also eine der Übergangsjahreszeiten zu Hause. Welche von den beiden, wird sich gleich zeigen.

Auch in der vierten Jahreszeitenregion können wir eine kühlere gleichsam winterliche und eine wärmere gleichsam sommerliche Hälfte unterscheiden, die allerdings ganz anders als im Brustkorb zusammenwirken: es sind die Knochen und Muskeln unserer Gliedmaßen. Jene beiden in den Gliedern jeweils zentral und peripher gelegenen Strukturen sind die Organe unserer Bewegung. Da diese Organe deutlich vitaler und stoffwechselaktiver sind als die Organe des Brustkorbes, neigen wir dazu, sie mit dem Frühling zu vergleichen. Herz und Lunge würden dann zum Herbst gehören.

Der Jahreslauf beginnt mit dem Frühling. Das ist unsere natürliche Empfindung, schließlich ist im Winter alles erstorben und zu Ende gekommen. So gelangen wir zu einer Ordnung der Jahreszeiten im Verhältnis zum Menschen, wie sie von Rudolf Steiner erforscht wurde[149]:

Denken	Winter
Atmen	Herbst
Ernähren	Sommer
Bewegen	Frühling

Der Gichtanfall

Colchicum ist das klassische Medikament des akuten Gichtanfalls und wurde schon in der ägyptischen Zeit dafür benützt. Während des ganzen Altertums und Mittelalters bis hin zur modernen Schulmedizin hat sich daran nichts geändert. Die Wirkung ist so sicher, dass man sie ex juvantibus benützen kann, d.h. wenn Colchicum in ausreichender Dosis nicht hilft, dann ist es auch kein Gichtanfall gewesen, wenn es aber hilft, dann ist es Gicht.

Wenn man die normale Unsicherheit in der Medizin kennt und gleichzeitig das geradezu ungeheuere Alter des Colchizin-Gebrauches bei der Gicht bedenkt, dann neigt man dazu, nachdenklich zu werden und zu fragen: was will uns diese altehrwürdige Zuverlässigkeit sagen? Ist es nicht eben dieselbe Exaktheit, mit der ein doppelter Fortpflanzungszyklus die genaue Gegenjahreszeitlichkeit von Blüten und Früchten hervorruft, oder dieselbe reproduzierbare Klarheit, mit der mikroskopisch die Metaphase gehemmt wird? Könnte es einem nicht fast unheimlich werden vor dieser Sicherheit? Nun – für die Erkenntnis ist es ja positiv, wenn wir nach Sicherheit suchen, und in dieser Hinsicht mag uns Colchicum eine willkommene Führerin sein.

Was aber ist die Gicht, wenn wir sie vom Gesichtspunkt des Jahreszeitenmenschen betrachten? Natürlich müssen wir jetzt im Sinne von Colchicum weiterdenken, das heißt, wir müssen die gewohnten Bahnen der uns bekannten Wirkprinzipien – auch der uns bekannten anthroposophischen Wirkprinzipien – vergessen können und nur darauf achten, was Colchicum uns sagen will.

Die Gicht hat ihre Voraussetzungen in einer üppigen Ernährung, die zu einer Erhöhung der Harnsäure führt. Diese sogenannte «Prä-Gicht» ist eine Form des Stoffwechselüberwiegens, von der der Patient nichts merkt. Dann aber kommt der sehr schmerzhafte Gichtanfall, der meistens das Großzehengrundgelenk oder ein anderes großes Gelenk befällt. Die Harnsäurekristallsynovitis eines Gichtanfalls betrifft also jahreszeitlich gesprochen den Gliedmaßen- oder Bewegungsmenschen. Und jetzt sind wir eigentlich beim Colchicumprozess schon angekommen. Denn was macht Colchicum? Machen wir uns noch einmal seine merkwürdigen Erscheinungen im Jahreslauf klar:

Mensch:	*Jahreszeit:*	*Colchicum:*	*Rose:*
Denken	Winter	unsichtbar	Dornenzweige
Atmen	Herbst	Blüte	Früchte
Ernähren	Sommer	unsichtbar	Blüten
Bewegen	Frühling	Blätter und Früchte	Blätter

Ganz rechts sind die typischen Erscheinungen des Rosenjahres wiedergegeben.

Colchicum fällt uns im Herbst durch seine blattlose Blüte besonders ins Auge, im Sommer ist sie dagegen gar nicht da, sondern in die Erde abgetaucht. Colchicum vermeidet den Sommer, medizinisch gesagt: sie unterdrückt oder bekämpft ihn. Wenn man Winter und Sommer als Gegenjahreszeiten begreift und berücksichtigt, dass nahezu alle einjährigen Pflanzen einschließlich der Herbstzeitlosen im Winter verschwinden, kann man auch sagen: Colchicum bringt die Pflanzenunsichtbarkeit des Winters in den Sommer hinein, sie macht den Sommer dem Winter ähnlich oder mit den Begriffen der physikalischen Therapie: sie verabreicht dem heißen Sommer einen kalten Winterumschlag, womit wir die Giftwirkung bei der akuten Gichtgelenksentzündung bildhaft erfasst haben. Im Frühling ist Colchicum dann gleich doppelt vertreten, indem sie Blätter und Früchte zeigt, sie betont besonders kraftvoll die Frühlings- und Herbstachse der Jahreszeiten. Das Bewegen ist ja ein Atmen und das Atmen ist ein Bewegen: so wirken Frühling und Herbst im Menschen zusammen. Und damit ist die wiedergewonnene Beweglichkeit des Gichtgelenkes bildhaft gegeben.

Die Übelkeit als Leitsymptom in der Homöopathie

Ein anderes Wirkgebiet von Colchicum ist durch die Homöopathie erschlossen, es ist die Übelkeit, die charakteristischerweise schon beim Geruch von Speisen auftritt. Die Colchicum-Übelkeit hat einen lästigen, fast betäubenden Charakter, der die Patienten seelisch lähmt. Können wir diese Übelkeit ebenfalls vom Jahreszeitenmenschen her verstehen? Die Übelkeit kommt aus dem Stoffwechsel, das sieht man auch daran, dass sie gesteigert zum Erbrechen wird. Anders gesagt: der Stoffwechsel tritt mit Übelkeit und Erbrechen aus seinen Schranken. Hierin – in diesem Über-die Grenzen-Gehen – liegt die Ähnlichkeit zur Hyperurikämie und zur Gicht. Auch bei der Harnsäureüberproduktion ist es so, dass der Stoffwechsel übertätig wird, um dann zuletzt im Gichtanfall schmerzhaft erlebbar zu werden. Der Unterschied liegt nur darin, dass bei der Übelkeit die Grenze nach oben zum schon halbbewussten Atmungsmenschen, bei der Gicht die Grenze nach unten zum Bewegungsmenschen überschritten wird.

Schließlich ist es bei dem toxischen Colchicum-Symptom des Durchfalls wiederum so, dass die Stoffwechselvorgänge ähnlich wie beim Erbrechen nur noch sich selber folgen. Deswegen ist potenziertes Colchicum bei Durchfällen heilend wirksam. Durchfall, Hyperurikämie, Übelkeit und Erbrechen zeigen sich somit in ihrer Verwandtschaft. Die Herbstzeitlose hat mit diesen Krankheitsäußerungen insofern etwas zu tun, als sie in der Lage ist, das Stoffwechselgebiet – in unserem Falle den Sommer des Jahreszeitenmenschen – zu begrenzen und in seine Schranken zu weisen. Sie kann dies, weil sie den Sommer unterdrückt und andererseits den Frühling und Herbst besonders herausstellt. Sie stärkt im Menschen die Atmung und die Bewegung, um dadurch die Ernährung von zwei Seiten her einzudämmen.

Schilddrüsenvergrößerung und maligne Lymphome

Steiner und Wegman schrieben 1924: «Colchicum autumnale wird daher von uns bei allen denjenigen Krankheiten gegeben, die in der Struma ihr wichtigstes Symptom haben.»[150] Girke und Kröz veröffentlichten 2001 eine Arbeit zur Wirksamkeit von Colchicum bei Hyperthyreose.[151]

Steiner verordnete Colchicum zusammen mit anderen Medikamenten in einem Fall von «Hodgkinscher Erkrankung» (Diagnose natürlich entsprechend der Medizin der 20er Jahre) und in einem anderen Fall bei «Lymphom»[152]. Soldner berichtete 2008 über gute Wirkung von Colchicum als Begleitbehandlung bei kindlicher Leukhämie (AML)[153], Simon und Sommer (2008) berichteten dasselbe für maligne Lymphome bei Erwachsenen[154].

Können wir diese Wirkungen mit dem Jahreszeitenmenschen verstehen? Wir haben schon gesehen, dass die Herbstzeitlose zwei Wachstums- und Fortpflanzungslinien ineinander schiebt: die eine Linie ist die von der Sonne gelenkte Fortpflanzung der Blätter, Blüten und Früchte eines Liliengewächses, die andere ist die erdenbedingte vegetative Fortpflanzung durch die unterirdische Sprossknolle, die für Colchicum charakteristisch und einmalig ist. So kann sich Colchicum das merkwürdige Erscheinen seiner Organe in der Jahres- und Gegenjahreszeit erlauben, was man im Vergleich mit den anderen Pflanzen als pathologisch betrachten kann. Entsprechend ist Colchizin ja auch das erste Zellwachstum hemmende Gift, das erste Zytostatikum, das entdeckt worden ist. Es konnte wegen der allgemeinen Toxizität am Patienten aber in zytostatischen Dosen nicht verwendet werden. Zusammen mit der Mistel und anderen zur Unzeit blühenden Pflanzen[155] gehört die Herbstzeitlose aber in schwächerer Dosierung oder in potenzierter Form zu den anthroposophischen Krebsheilmitteln.

An jener Stängelknolle also liegt die Unzeitigkeit des Blühens und Fruchtens, in ihr liegt auch die Wirkung als Zytostatikum. In ihr liegt aber auch, wenn wir jetzt den Colchicumprozess auf den Menschen übertragen, das Wesen des pathologischen Wachstums.

Um uns diesem schwierigen Gedanken zu nähern, wollen wir uns zunächst einige vorbereitende Gedanken machen. Der Mensch ist die umgekehrte Pflanze, wie wir in früheren Kapiteln schon kennengelernt haben. In diesem Sinne gehören Stängelknolle und Wurzel in den Kopfbereich des Menschen. Wir brauchen vorerst diese beiden Organe nicht voneinander zu unterscheiden, weil sie beide unterirdisch liegen. Erst in einem späteren Schritt unserer Betrachtung wird der Unterschied von Knolle und Wurzel herauskommen. Zu dieser unterirdischen Lage der Colchicumknolle passt, dass Steiner die Ursache des Krebsproblems im Nerven-Sinnes-System gefunden hat.[156] Colchicum zeigt im Prinzip, wie das gemeint ist. Denn bei Colchicum ist es wirklich so, dass die Tendenz zum Giftigen und zum gegenjahreszeitlichen vegetativen Wachsen von der unterirdischen Knolle bewirkt wird und damit – verglichen mit dem Menschen – vom Kopf oder jahreszeitlich vom Wintermenschen ausgeht.

Aber ungeklärt ist dabei noch die Frage, auf welche Weise die gutartige Schilddrüsenvergrößerung und das bösartige Lymphom zu verstehen sind und was es in diesem Zusammenhang zu bedeuten hat, dass die Knolle zwar unterirdisch liegt, aber doch keine Wurzel ist.

Der Jahreszeitenmensch zum Kreis geschlossen

Wenn man sich den Menschen in den Kreis der Jahreszeiten hineindenkt, dann ist der Kopf nicht nur über den Hals mit der Brustregion verbunden, sondern auch den Gliedmaßen benachbart. Die letztere Vorstellung wirkt zunächst vielleicht grotesk, ist aber von der in sich gekrümmten Gestalt des Embryos her plausibel. Noch verständlicher wird dieses kreisförmige Bild des Menschen, wenn wir über die Jahreszeiten hinaus einen Schritt weiter in den Kosmos bis zum Tierkreis gehen. Dann ist es gar keine Frage mehr, dass vom Tierkreismenschen aus betrachtet die Fische in den Füßen und der Widder in der Stirn aneinandergrenzen, so wie dies Rudolf Steiner auch in einer Zeichnung einmal dargestellt hat[157]:

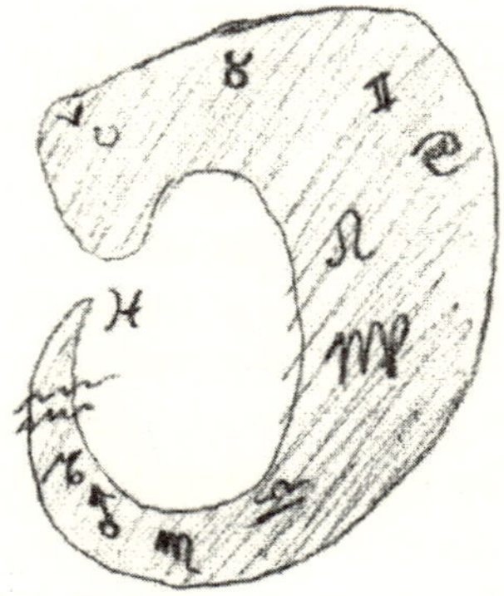

Da ergibt sich in unserem Zusammenhang die Frage: was bedeutet dieser kreisförmige Mensch und wie müssen wir ihn uns vorstellen? Die germanische Mythologie sprach vom Riesen Ymir und die jüdische Kabbala von Adam Kadmon. Mit beiden Namen war ein in den Kosmos ergossener Urmensch gemeint, den wir uns etwa so wie die hier gegebene Zeichnung vorstellen können. Man kann auch sagen, dass es der Mensch im goldenen Zeitalter oder im Paradies war. Er lebte noch im Schoße der Götter. Krankheit und Tod gab es noch nicht, dafür aber auch noch kein Selbstbewusstsein und keine Freiheit. Eben dafür musste der Mensch zwischen Kopf und Füßen zerschnitten und später den Tieren gegenüber aufgerichtet werden, was natürlich sehr lange Zeiträume in Anspruch nahm.

Das Werkzeug für diese Sphärentrennung zwischen Kopf und Füßen, gewissermaßen die Schere der Götter, die den Kreis durchschnitten hat, das war – von unserem Aspekt aus gesagt – das Gift der Herbstzeitlosen. Oder anders gesagt: in diesem Moment des göttlichen Scherenschnittes entstand draußen in der Natur die Herbstzeitlose. Denn sie bringt es heute noch zustande, die Jahreszeitenregionen des Menschen voneinander zu trennen, und sie hat in uralten Zeiten die große Trennung zwischen Winter und Frühling oder zwischen Kopf und Füßen durch ihr Erscheinen begleitet. Damit kam der Mensch erstmals auf die Erde, vorher war er nur im kosmischen Umkreis zu Hause.

Die unterirdische Stängelknolle von Colchicum erscheint uns damit in einem neuen Licht. Wir müssen uns ihre Wirkung ähnlich wie die Wurzel vom Kopf ausgehend vorstellen, aber doch schon etwas nach unten zum

Brustkorb hin vorgerückt. Wir gelangen dadurch in die Region des Halses oder der Schilddrüse. Im Sinne von Colchicum ist diese Stängelknollen-Region übermäßig vital und der Tendenz nach wuchernd. So entstehen die noch meist gutartigen Schilddrüsenvergrößerungen verschiedener Art. Hier denken wir uns den pathologischen Vorgang ähnlich, wie es im Stoffwechsel bei der Hyperurikämie ist, wenn sie die Grenze ihres Gebietes verlässt und in einem benachbarten Jahreszeitengebiet die Gicht hervorruft. Solche sich verwandelnde Vorgänge nannte Rudolf Steiner «umgestaltende, stufenweise Metamorphosen».[158] Wuchert dieselbe unterirdische Kopfregion aber in Richtung des Gliedmaßenmenschen, dann liegt eine andere Form der Metamorphose vor, die wir im Sinne Steiners «ideelle Metamorphose»[159] nennen können. Zwischen dem Kopf und unseren Gliedern klafft jener schon erwähnte Abgrund, den wir bildhaft nicht so leicht überbrücken können. Gerade an dieser Stelle des göttlichen Scherenschnittes, dort, wo eine besonders deutliche Grenze gezogen worden ist, dort also entstehen im Sinne unserer Colchicum-Idee die schlimmsten Krankheiten, mit denen Colchicum verwandt ist: der Morbus Hodgkin und die Lymphome. Und wenn wir die Colchicumpflanze ähnlich wie den Jahreszeitenmenschen zum Kreis schließen, dann entsprechen sich folgende Organe:

Knolle	Hals
Wurzel	Kopf
Same	Schnitt zwischen Kopf und Füßen

Die Samen liegen in ähnlicher Weise auf der Erde und dringen keimend in sie ein, wie die Knolle unter der Erde liegt und die verschiedenen anderen Pflanzenorgane nach oben schiebt. Insofern liegt die Knolle vom Kopf her gesehen ebenso weit zum Brustraum oder Herbst hin, wie die keimenden Samen zu den Füßen oder dem Frühling hin liegen. Diese Samen sind bei Colchicum klebrig, wie wenn sie den Abgrund zwischen Kopf und Füßen doch noch hartnäckig überbrücken wollten, oder pathologisch gesagt, wie wenn die Pflanzennatur hier ein Bild des metastasierenden Wachsens uns vor Augen gestellt hätte. Denn das ist ja die Natur der Metastasierung, dass die Krebszellen, in welchem Organ auch immer, sich anheften und ankleben können, um dadurch unbegrenzt weiter zu wachsen.

Es ist auch draußen in der Natur so, dass der Übergang vom Winter in den Frühling den größten Jahreszeitenunterschied überbrückt und gleichzeitig die stärksten Keim- und Wachstumskräfte entfaltet. Dasselbe ist beim Übergang von den Wachstumstendenzen des Kopfes zu den irdischen Bewegungskräften der Gliedmaßen der Fall. Wenn wir einen Krebs als bösartig bezeichnen, so meinen wir seine Kraft zur Metastasierung. Metastasierung heißt das Überwinden aller Organ- und Systemgrenzen. Eben diese Überwindung der allergrößten Grenze, die es am Körper gibt, der Grenze zwischen Kopf und Füßen, ist hier als eine Art ideeller Metamorphose gemeint.

Wenn wir eine Metastasenleber im Ultraschall oder wenn wir Knochenmetastasen im Computertomogramm betrachten, was sehen wir dann eigentlich und was denken wir uns dazu? Wir sehen lauter kugelförmige Gebilde, die dort, wo sie erscheinen, nicht hingehören, sondern von woanders her hingewandert sind. Die typische Kugelform einer Metastase ist bildhaft betrachtet Kopf – oder Samen – ähnlich. Das Phänomen der Bewegung, die Tatsache, dass eine Metastase einen Weg von irgendwoher gemacht hat, das ist Gliedmaßen ähnlich. Und wenn eine Metastase an keine Organgrenzen sich hält, dann überspringt sie bildhaft gesprochen jene große Lücke zwischen Kopf und Füßen, die uns aus kosmischen Wesen zu irdischen Menschen gemacht hat. Das aber ist ein Rückfall in jene uralten, embryonal-kosmischen Werdekräfte, die gemessen am heutigen selbstbewussten Menschen pathologisch sind.

Auf dem Wege vom Kopf zum Brustkorb, jahreszeitlich vom Winter zum Herbst, entsteht die Schilddrüsenvergrößerung gegen den natürlichen Jahreszeitengang. Diese Krankheiten sind gutartig, auch der Schilddrüsenkrebs selbst gehört zu den eher gutartigen Krebsformen, weil diese Krankheiten in unserem Leibe gegen die äußere Natur entstehen und dadurch auf halbem Wege schon geheilt werden. Anders ist es mit den Lymphomen und dem Morbus Hodgkin, die vom Kopf zu den Füßen, jahreszeitlich vom Winter zum Frühling, entstehen, also gleichlaufend mit den äußeren Jahreszeiten entstehen. Sie machen gemeinsame Sache mit der äußeren Natur und sind dadurch bösartiger.

Die heilende Kraft der Herbst-Frühlings-Achse

Wenn wir alle Wirkungen von Colchicum in einem Bild zusammenfassen, ergibt sich das Folgende. Colchicum hat zwei Fortpflanzungszyklen, einen vegetativ unterirdischen und einen blühenden und fruchtenden oberirdischen. Entsprechend gibt es im Menschen zwei Zentren, von denen die Krankheitstendenzen ausstrahlen, die mit Colchicum etwas zu tun haben: den Kopf und die Bauchhöhle, oder jahreszeitlich den Winter und den Sommer. Vom Kopf gehen im Sinne des Colchicumprozesses Tendenzen aus, die wachstumsfördernd sind, die sogar das Krebswachstum in Gang setzen können. Jahreszeitlich betrachtet können diese Winterkräfte des Kopfes nach zwei Seiten hin entgleisen. Zum Frühling oder Gliedmaßenmenschen hin veranlassen sie Lymphome, Morbus Hodgkin oder Krebs, zum Herbst oder Atmungsmenschen hin bewirken sie Krankheiten, die mit Schilddrüsenvergrößerung einhergehen. Das andere Krankheitszentrum liegt in der Bauchhöhle oder jahreszeitlich im Sommermenschen. Zum Herbst oder zur Atmung hin kann dies zur Übelkeit, zu Erbrechen und Durchfall führen, zum Frühling oder zur Bewegung hin wird es Hyperurikämie und Gicht. Alle vier Krankheitstendenzen werden von Colchicum dadurch geheilt, dass Colchicum jahreszeitlich gesprochen eine Art von Äquatorialplatte zwischen Frühling und Herbst in den Menschen legt, die die vier Krankheitstendenzen in ihre Schranken weist. Damit kommen wir zu folgendem Bild:

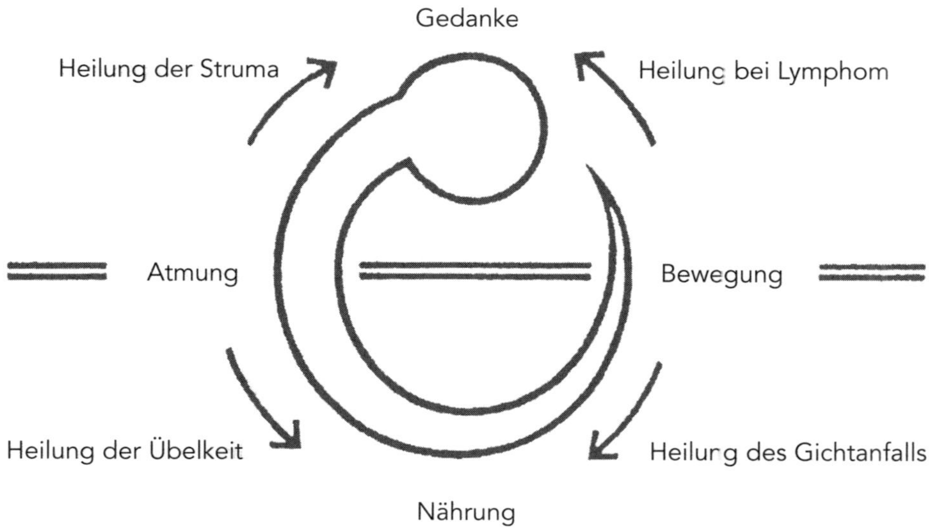

Jahreszeit und Gegenjahreszeit

Am Anfang von Goethes Faust gibt es einen Moment, wo Faust das Zeichen des Makrokosmos betrachtet. Er beschreibt es mit folgenden Worten:

> Wie alles sich zum Ganzen webt,
> Eins in dem andern wirkt und lebt!
> Wie Himmelskräfte auf und nieder steigen
> Und sich die goldnen Eimer reichen!
> Mit segenduftenden Schwingen
> Vom Himmel durch die Erde dringen,
> Harmonisch all das All durchklingen![160]

In diesen Worten ist etwas vom Zusammenwirken der Jahreszeiten enthalten. Jede Jahreszeit wird nach den Forschungen Rudolf Steiners[161] tatsächlich von einer bestimmten «Himmelskraft» regiert. Im Einklang mit früheren Traditionen, deren Richtigkeit er mit seinen Methoden bestätigt hat, benannte Rudolf Steiner diese Himmelskräfte mit den Namen von Erzengeln:

Winter	Gabriel
Frühling	Raphael
Sommer	Uriel
Herbst	Michael

Diese Erzengel wirken also in der entsprechenden Jahreszeit vom Himmel auf die Erde, und der Wechsel der Jahreszeiten kommt dadurch zustande, dass sie «sich die goldnen Eimer reichen». So wirken diese Erzengel aus dem Kosmos auf die Erde und dadurch mittelbar auch auf den Menschen.

Dann gibt es noch eine zweite Wirksamkeit dieser Erzengel direkt auf den Menschen dergestalt, dass sie durch die Erde hindurch auf den Menschen wirken, und zwar jeweils auf die Jahreszeitenregionen des Menschen, die wir schon kennengelernt haben. Wenn es also Winter ist, dann wirkt draußen im Kosmos Gabriel, drinnen im Menschen aber wirkt Uriel von der anderen Seite der Erde durch die Erde hindurch auf die Gedankenkraft des Menschen. Dort auf der anderen Seite der Erde ist es zu diesem Zeitpunkt Sommer. Das ist es, was Goethe mit dem Wort «Vom Himmel durch die Erde dringen» ausdrückte. Im Frühling wirkt entsprechend draußen im Kosmos Raphael, drinnen im Menschen wirkt Michael auf die Bewegung. Im Sommer ist Uriel am Himmel wirksam, aber drinnen im Menschen wirkt von der anderen Seite der Erde durch die Erde hindurch der Erzengel Gabriel auf unsere Ernährung. Entsprechend wirkt Raphael im Herbst auf unsere Atmung.

Ernährung	Gabriel im Sommer
Atmung	Raphael im Herbst
Gedankenkraft	Uriel im Winter
Bewegungskraft	Michael im Frühling

Das heißt aber nun nichts anderes, als dass diese erhabenen, «harmonisch all das All durchklingenden» Rhythmen der Jahreszeiten-Erzengel nach dem gleichen Muster verfahren wie Colchicum! Colchicum macht etwas für unsere Augen physisch sichtbar, was ein geistiger Vorgang des Zusammenwirkens von Erzengeln ist. Da kann man schon auch eine Hochachtung vor dieser Heilpflanze und ihrer Kraft bekommen. Bei Colchicum ist es ein Gift, das die Gegenjahreszeit erscheinen lässt, bei den Erzengeln ist dasselbe die Edelblüte des gesunden Zusammenwirkens von Mensch und Natur. Vier Stufen voneinander entfernt sind diese beiden Sphären, die in Bezug auf die Jahreszeiten dasselbe tun:

Erzengel
Engel
Mensch
Tier
Pflanze

Durch diesen weiten Abstand zwischen erhabenem Götterwirken einerseits und zerstörerischer Giftwirkung andererseits erschien früheren Zeiten, die noch etwas hellsehend waren, das Wesen dieser Giftpflanze als unheimlich, unverschämt und unzüchtig, weswegen drastische Namen wie «nackete Jungfer», «nackete Hure», «Nackarsch», «Nackärschel ...»[162] etc. gebraucht worden sind. Steiner hat in moderner Form ganz ähnlich empfunden, wenn er äußerte: «... ja, kann man denn mit Seelensinn die Herbstzeitlose anschauen, ohne ein leises Schamgefühl zu haben? Mahnt sie uns denn nicht daran, dass unsere Wünsche durchzogen werden können von den mannigfaltigsten Unlauterkeiten? Man möchte sagen, die Herbstzeitlosen sprechen von allen Seiten so zu uns, als wenn sie uns fortwährend zuraunen wollten: Schaue auf deine Wunschwelt hin, o Mensch, wie leicht du ein Sünder werden kannst.»[163]

Andererseits sehen wir, dass die Herbst-Frühlings-Achse, durch die Colchicum im Menschen heilend wirkt, draußen im Kosmos von Michael und Raphael gelenkt und getragen wird. Das gilt in weiterem Sinne für die ganze anthroposophische Medizin. Wir werden in späteren Kapiteln über die medizinischen Mantren und über das Lukas-Evangelium noch mehr von diesen beiden Erzengeln erfahren.

Der Dämonenwald von Colchicum, Digitalis purpurea und Belladonna

Jetzt können wir auch die tierische Signatur der Pflanzengifte, die uns bei unseren verschiedenen Giftpflanzenbetrachtungen mehrmals begegnet ist, rein geisteswissenschaftlich erfassen. Bei Colchicum ist es nämlich so, dass Rudolf Steiner das Giftwesen unmittelbar geistig-anschaulich beschrieben hat. Es gibt eine bestimmte Region der geistigen Welt, die Rudolf Steiner geradezu als «Dämonenwald von Colchicum, Belladonna und Digitalis purpurea»[164] bezeichnet hat, weil einem dort das geistige Wesen dieser Gifte überall begegnet. Es sind, wie wir durch unsere goetheanistischen Forschungen dieses Buches begreifen können, tierähnliche Wesen, die aber chimärenhaft die Züge verschiedener sichtbarer Tiergruppen miteinander verbinden. Bei Colchicum erscheint in besagtem Dämonenwald folgendes Wesen: «... man sieht dämonenhafte Gestalten, welche mächtig groß entwickelte Schwimmfüße haben, wie die Enten, wie überhaupt die Schwimmtiere; mächtig entwickelte, aber sich fortwährend verwandelnde Schwimmfüße wie die Enten oder die Wildenten. Dann haben sie eine Form, die man etwa mit der Form des Kängurus vergleichen könnte, aber halb vogelartig und halb säugetierartig (...) überall an der Stelle, wo eine Herbstzeitlose ist, ist das Wesen, das ich eben geschildert habe mit diesen Schwimmfüßen und mit diesem merkwürdigen känguruartigen Körper. Aus jeder Herbstzeitlose wird ein solches Wesen.»[165]

Die Schwimmfüße dieses Wesens haben etwas von den Kröten, auf die wir bei der Betrachtung von Digitalis purpurea gekommen sind, und das Vogelähnliche des Colchicumwesens weist uns auf eine Verwandtschaft mit Belladonna hin, sodass wir ahnen können, dass das wirkliche Wesen von Belladonna schrecklicher aussehen dürfte als irgendein Vogel in der sichtbaren Natur. Was wir aber mit unserer Colchicum-Idee ganz spezifisch verstehen können, das ist der känguruartige Körper des Colchicumwesens. Colchicum ist eine nur in Europa vorkommende Pflanze[166], und Kängurus gibt es nur in Australien und Neuseeland[167]. Das tierhafte Giftwesen dieser Pflanze ist also wiederum dadurch in der sinnlichen Welt wiedererkennbar, dass wir unseren Blick durch die Erde hindurch auf den Ort lenken, wo jeweils die Gegenjahreszeit zu Hause ist.

Zur Psychosomatik der Schilddrüse

Ludwig Noll notierte einen Ausspruch Rudolf Steiners über die Struma-Erkrankung: «Bei ausgesprochenem Kropf wird man nie den Willen unentwickelt finden, dagegen wird man Unorientiertheit (im Denken) finden.»[168] Durch unsere bisherige Arbeit können wir unmittelbar verstehen, warum Colchicum in dieser Lage helfen kann: Die strenge, ja geradezu pedantische Orientiertheit dieser Pflanze nach Jahreszeit und Gegenjahreszeit reicht bis in die Sphäre der Erzengel. Die Herbstzeitlose ist – menschlich gesprochen – in der Lage, zu den Jahreszeiten «nein zu sagen», sie weiß gewissermaßen ganz genau, was sie will oder nicht. Und das hat der Schilddrüsenpatient seelisch oftmals noch nicht gelernt.

10. Fall: Langanhaltende Übelkeit einer Leberpatientin

Es handelt sich um eine Patientin, die ich vom Jahr 1977 bis zu ihrem Tod im Jahre 1984 betreute und wegen verschiedener oftmals sehr gravierender Beschwerden häufig täglich besuchen musste. Sie war 1907 geboren und 1955 wegen eines Mammakarzinoms operiert und bestrahlt worden. Wahrscheinlich als Folge dieser Bestrahlung bestand eine Thrombozytopenie mit Werten zwischen 14 000 und 60 000/mm², die auch immer wieder Schleimhautblutungen veranlasste. Die Patientin hatte eine koronare Herzkrankheit mit wechselnden supraventikulären und ventrikulären Rhythmusstörungen und Angina-pectoris-Beschwerden. Immer wieder kam es zu schmerzhaften Harnwegsinfekten. Weiterhin bestand ein chronischer Leberschaden bei nachgewiesenen Gallensteinen. Die Transaminasen waren leicht, die alkalische Phosphatase etwas stärker erhöht und das Bilirubin normal. Eine Operation der Gallenblase war wegen der Thrombopenie nicht möglich, die minimalinvasiven Methoden von heute gab es damals noch nicht. Immer wieder kam es zu Gallenkoliken und vor allem zu lästigen Übelkeitsattacken. Die Patientin hatte verschiedene Medikamentenüberempfindlichkeiten und war wegen ihrer vielen Krankheiten und Beschwerden, die hier nicht alle aufgezählt werden können, für jeden Arzt eine Herausforderung. Zu allem Überfluss hatte die Patientin Venen, die so schwierig zu punktieren waren, dass jedes Mal vorher ein Venenbad erforderlich war. Die entsprechenden Unmuts- und Überdrussäußerungen vieler Ärzte und Krankenschwestern, welche sie bei zahlreichen Klinikaufenthalten zu hören bekommen hatte, hatte die melancholische Patientin genau im Gedächtnis, betrachtete sie aber gelassen und sogar mit einem gewissen Verständnis.

Erstaunlicherweise war es nun so, dass ich als frisch niedergelassener Arzt, der ich diese Patientin in den ersten sieben Jahren meiner Praxis behandelte, fast jeder Situation bei ihr mehr oder weniger gewachsen war und einen Erfolg nach dem anderen hatte! Meine Angina-pectoris-Spritze mit Naja D 30 / Skorodit D 8 / Aurum D 10 wirkte gut und hat oftmals Nitratkörper ersparen können. Die Schleimhautblutungen sprachen auf Stibium D 6 und Tormentilla comp. an. Die Harnwegsinfekte reagierten auf Lachesis D 30 / Argentum met. praep. D 30 i. v., sodass ein Antibiotikum immer wieder umgangen werden konnte. Die Kombination aus Arthrose und (Rheumafaktor-positiver) Rheumatoider Arthritis besserte sich immer wieder durch verschiedene Quaddel-Spritzen mit Formica D 3 oder auch Formicain. Die Gallenkoliken sprachen sehr gut auf Oxalis D 3 oder auf Belladonna D 3 / Oxalis D 3 oder, wenn die Übelkeit überwog, auf Tabacum D 6 an. Bald war es so, dass die Patientin, die ein sehr gutes medizinisches Verständnis hatte, selber angeben konnte, welche Spritzen sie brauchte, wodurch die Lage dann meistens auch prompt beruhigt war.

Nun wird man vielleicht vermuten, dass all dem eine symbiontische Arzt / Patienten-Beziehung oder sonst eine suggestive Wirkung zugrunde lag. Das glaube ich aber nicht, denn dafür waren die körperlichen Symptome viel zu drastisch, dafür mussten wir doch auch manchmal auf schulmedizinische Mittel wie z. B. Betablocker, Verapamil oder Antibiotika zurückgreifen oder eben als Ultima ratio in das Krankenhaus gehen. Und darüber hinaus zeigt die jetzt hier zu berichtende Colchicum-Anwendung ganz deutlich, dass nicht ich, sondern Colchicum gewirkt haben muss.

Im Sommer 1978 hatte die damals 71-jährige Patientin wieder einmal eine Gallenkolik mit langanhaltender Übelkeit. Diese weiterbestehende Übelkeit konnte ich mit meinen bisherigen Maßnahmen nicht bessern. Schließlich musste ich die Patientin deswegen in das Krankenhaus für Naturheilweisen einweisen, wo sie schon oft behandelt worden und mit dem dortigen Chefarzt Dr. W. Zimmermann gut bekannt war. In diesem Krankenhaus wurde die Patientin vom 6. 9. 1978 bis 17. 11. 1978, also mehr als zwei Monate lang behandelt. Das waren damals noch andere Zeiten, es war aber auch für damalige Verhältnisse ein langer Aufenthalt. Viele Untersuchungen nach den damals modernen Methoden wurden durchgeführt, das Krankenhaus ist ja ein Teil des hochmodernen Städtischen Krankenhauses Harlaching in München. Ergebnis: u. v. a. «Hepatopathie» und keinerlei Besserung! Der hervorragende homöopathische Chefarzt Dr. Zimmermann, dem wir in München so viel verdanken, resignierte, gab kaum homöopathische Mittel, sondern betrachtete die Übelkeit als «psychogen bedingt» und verordnete das damals übliche Neuroleptikum Tonoquil, ein Phenothiazinderivat. Die Patientin kam nach Hause, und das entscheidende Symptom der Übelkeit mit immer wieder auftretendem Erbrechen hatte sich nicht gebessert.

Bei meinem ersten Hausbesuch nach dem Klinikaufenthalt berichtete mir die Patientin, dass schon der Geruch von Speisen ihr Übelkeit bereitet. Durch dieses homöopathische Schlüsselsymptom kam ich auf den Gedanken, ihr Colchicum zu verordnen. Ich gab es in D 6 sowohl als Spritze wie auch als Tropfen, später auch gelegentlich in D 30 als Zwischengabe. Der Erfolg war durchschlagend und langanhaltend. Natürlich wurde Colchicum später dann oft wiederholt und die Übelkeit war seitdem nie wieder ein so schlimmes Problem gewesen.

Später hat sich aus dem Galle-Leberschaden ein metastasierendes Leberkarzinom entwickelt, vielleicht waren es aber auch Spätmetastasen des Mammakarzinoms, das konnte und brauchte nicht geklärt zu werden.

Aber die Leber war am Schluss das Organ, das die Patientin in den Tod geführt hat. Sie starb im Dezember 1984 in ihrem 77. Lebensjahr.

Nun haben Erfolge ja auch ihre Schattenseiten, vor allem dann, wenn sie im Übermaß auftreten. Sie können den Arzt hochmütig und leichtsinnig machen. Dies war aber bei meiner Patientin zumindest im Nachhinein nicht der Fall. Im Gegenteil. Die Patientin hatte nämlich einen Namen, den ich so beschreiben will, dass man versteht, was ich meine. Manche Menschen heißen mit Nachnamen Engel oder Teufel, ohne dass wir die Bedeutung der entsprechenden Substantive auf diese Menschen beziehen. Andere heißen Redlich oder Ehrlich, und das hat mit der moralischen Qualität dieser Eigenschaftsworte nichts zu tun. Einen ähnlichen Namen hatte auch meine Patientin, ich habe ihn sieben Jahre lang im Sinne seiner bürgerlichen Bedeutung vielfach benutzt und oft täglich mehrmals mit ihm zu tun gehabt und mir natürlich gar nichts dabei gedacht. Viele Jahre nach dem Tod der Patientin fing der Name aber an, mir nach und nach immer mehr zu einem Symbol, ja zu einer Richttafel zu werden, die mir das Schicksal aufgestellt hat. Der Name bedeutet so viel wie Liebe, Sanftmut und Hingabe, aber nicht im naiven Sinne, sondern durch Weisheit geläutert. Und das ist ein Ideal, dem wir nachstreben, das wir aber nie erreichen.

9. Kapitel

Wie findet man die richtige Arzneimitteldosis?

Sind potenzierte Arzneien überhaupt wirksam?

Immer wieder ist behauptet worden, das Potenzieren einer Arznei sei ein «Betrug»[169], eine «Irrlehre»[170] oder, etwas höflicher gesagt, homöopathische Arzneimittel seien «meist als somatisch unwirksam»[171] zu betrachten. Demgegenüber hat Rudolf Steiner bereits 1920 die Wirksamkeit homöopathischer Medikamente mit der «Konfiguration» des homöopathischen Verdünnungsmittels oder Mediums erklärt und Experimente vorgeschlagen, um die Wirksamkeit homöopathischer Hochpotenzen nachzuprüfen.[172] Eines dieser Experimente mit dem Weizenkeimlingstest wurde von Lili Kolisko durchgeführt und von Rudolf Steiner begleitet, die Arbeit erschien 1923 und wurde 1997 wieder veröffentlicht.[173] Ähnliche Arbeiten erschienen von Junker (1925), Persson (1933), Boyd (1946, 1952), Schwenk (1954), Pelikan/Unger (1965), Basold (1968), Heintz (1972), Knauer (1979), Krüger-Woernle (1981), Poitevin (1988), Benveniste (1988, 1991), Christea (1995), Carmine (1996)[174] und Maier/Güldenstern (2001)[175]. Belon, Brown und Ennis haben Benvenistes Untersuchungen 2001 wiederholt und bestätigt.[176] Sechs dieser aufgezählten Arbeiten stammen aus Universitätsinstituten. Schon die verschiedenen experimentellen Anordnungen, der Verlauf der immer wieder im Prinzip ähnlichen Kurven und die im Laufe der Jahre immer schärfer werdenden Kontrollen der Ergebnisse zeigen eindrucksvoll, dass Hochpotenzen eine Wirkung haben. Der Verfasser hat über diese Forschungen an anderer Stelle[177] ausführlich berichtet. Die hochkarätige Arbeit von Brown und Ennis weist eine Wirksamkeit von Histamin C 15 bis C 19 mit hoher Signifikanz ($p < 0{,}0001$) nach. Das wäre die experimentelle Seite mit Laborversuchen.

In den vergangenen Jahrzehnten sind aber auch viele klinische Studien erschienen, die die Wirksamkeit potenzierter Arzneien am Patienten belegen. Aufsehen erregte der Glasgower Rheumatologe Reilly, der mit einer Reihe von Arbeiten bewies, dass entweder homöopathische Hochpotenzen kein Placebo sind oder der klinische Versuch kein sinnvolles Mittel darstellt, um die Wirksamkeit von Arzneien zu untersuchen. Seine wesentlichen Arbeiten erschienen 1986 und 1994 in The Lancet.[178] Dann kam 1997 die Metaanalyse von Linde, die ebenfalls in The Lancet[179] erschien und nach allen Regeln der modernen Methodologie durchgeführt war. Er hatte aus 186 Plazebo-kontrollierten Studien zur Homöopathie nach bestimmten Kriterien die 119 besten ausgewählt und kam zu dem Schluss, dass Homöopathie kein Placebo sein kann. Diese Metaanalyse wurde von der «Scientific community» akzeptiert. Im August 2005 erschien dann die Metaanalyse von Egger/Shang[180], die wieder das alte Placebo-Argument erneuerte, gleichzeitig aber auch den Vorwurf bekam, viele valide Studien zur Homöopathie nicht berücksichtigt zu haben. Kürzlich erschien in der Zeitschrift «Science» (24.12.2010, Vol. 330) ein Interview mit Luc Montagnier über seine Forschungen zur Homöopathie. Montagnier ist ein Spitzenforscher, der im Jahre 2008 für die Entdeckung des HIV-Virus den Nobelpreis erhalten hatte. Er sagte, dass er nicht alles an der Homöopathie verteidigen wolle, aber die hohen Verdünnungen seien nicht Nichts, sondern sie würden Informationen vermitteln. Er bestätigte die Untersuchungen von Benveniste und bezeichnete ihn als modernen Galilei.

Die Arznei schauen und die Potenz hören

Die Frage allerdings, welche Potenz in welchem Fall zu wählen ist, ist noch nicht mit derselben Sicherheit geklärt wie die Wirksamkeit von Potenzen überhaupt. Einer meiner homöopathischen Lehrer – Dr. Wolfgang Drinneberg – war überzeugter Tiefpotenzler, er verordnete fast nur D 3 bis D 6, sehr selten D 30. Dabei war er ein ausgezeichneter Kenner der Arzneimittellehre und bildete sich fortwährend darin weiter. Seine Erfolge waren hervorragend, sodass auf dem Höhepunkt seiner Laufbahn die Patienten in einer Schlange bis auf die Straße warteten. Er war Kassenarzt in Mülheim/Ruhr, und ich hospitierte mehrere Jahre lang einmal pro Woche bei ihm. Ein anderer meiner Lehrer – Dr. Gerhard Repschläger – beherrschte die Arzneimittellehre ebenso souverän. Er verordnete jede Arznei nur in C 30, und zwar parallel als Globuli, die er den Patienten mitgab, und als Spritze, die er i. v. verabreichte. Er war ebenfalls Kassenarzt, und ich hospitierte etwa drei Wochen lang bei ihm. Seine Erfolge waren ebenso gut wie diejenigen von Dr. Drinneberg. Jeder Anwender homöopathischer Medikamente wird sich zwischen diesen Extremen irgendwo wiederfinden.

Was ich damit aber sagen will, ist, dass ein ganz prinzipieller Unterschied besteht zwischen dem Arzneimittelbild, das beide meiner Lehrer gleichermaßen beherrschten, und dem Potenzieren, wo beide so verschieden vorgingen. Dieser Unterschied ist so tief greifend, dass wir ihn sogar in der Polarität unserer beiden großen Sinnesorgane, in dem Gegensatz von Auge und Ohr wiederfinden können. Auf diese Weise finden wir ein Ideal der ärztlichen Arzneikunst, das natürlich noch nicht erreicht ist, dem nachzustreben aber sinnvoll sein muss, weil es kein abstraktes Ideal ist, sondern ein Ideal, das aus der Natur des menschlichen Organismus abgelesen ist.

Das Arzneimittelbild soll ein getreuer Spiegel des Krankheitsprozesses im Menschen sein. So wie unser Auge ein getreuer Spiegel der Umgebung ist. Wenn wir ein Arzneimittelbild suchen, ahmen wir den Sehvorgang nach. Das ist beim anthroposophischen Arzneimittelbild in gesteigertem Maße der Fall. Im vorigen Kapitel hörten wir beispielsweise von dem Zusammenhang zwischen Colchicum und Schilddrüsenvergrößerung. Solch eine Beziehung ergibt sich dem «geistigen Auge» des Geistesforschers, und wenn sie mitgeteilt wird, kann sie auch von dem begriffen und verstanden werden, der nicht übersinnlich schauen und forschen kann. Bei der Wahl der richtigen Potenz geht es nicht um solche Anschaulichkeiten von Bild und Gegenbild. Da geht es um Verdünnungsstufen, die in verschiedenen Zahlenverhältnissen zueinander stehen. Solche Verhältnisse finden wir in der Akustik des Ohres wieder. Unser Ohr hört logarithmisch. Die Suche nach der richtigen Potenz ist in diesem Sinne ein erkenntnismäßiges Hören.

Was hier vorliegt, ist am besten künstlerisch zu erfassen. Es gibt eine Kunst, die ganz dem Augensinn geöffnet ist: die plastische Kunst. Jeder Wachstumsvorgang, jedes Pflanzenblatt zeigt uns, wie nahe verwandt die Plastik mit den Lebenskräften ist. So soll unsere Arznei ja auch die Lebenskräfte des Kranken erreichen. Gehen wir dann über zum Ohr und zu der Musik, dann verschwindet das Anschauliche des Augensinnes, dafür eröffnet sich ein seelischer Innenraum mit Empfindungen, die Freude oder Leid, Trauer oder Entzücken in uns erwecken. Das Ohr führt uns ins Seelische. So soll die richtige Potenz das Leiden des Kranken verwandeln in die Freude des Gesundwerdens. Die ärztliche Arzneikunst mit ihrem Arzneibild auf der einen und mit der Potenz auf der anderen Seite hat einen plastisch-musikalischen Charakter.

Wenn dann die Heilung gelingt, wenn der Patient berichtet «es geht mir besser», so liegt in diesem Wort die Vollendung eines plastisch-musikalisch-sprachlichen Stufenganges. So verstehen wir, warum Rudolf Steiner zur Reform des Medizinstudiums eine plastisch-musikalisch-sprachliche Menschenkunde empfohlen hat. Das letzte Kapitel dieses Buches wird diesem Thema gewidmet sein.

*

Wie kann man die Wahl der richtigen Potenz lernen? Welche Ratschläge hat Rudolf Steiner für die Wahl der Potenzen gegeben? Wir bringen im Folgenden eine Synopse der wichtigsten Stellen aus dem Vortragswerk Rudolf Steiners und aus einigen von ihm beratenen Krankheitsfällen. Für jeden einzelnen, zum Teil nur referierten Gesichtspunkt liegt selbstverständlich noch eine gewaltige Forschungsarbeit vor uns.

Der Mensch als Maßstab

Zugrunde liegt die Dreigliederung des menschlichen Organismus. Das Stoffwechsel-Gliedmaßen-System ist der äußeren Natur am ähnlichsten; wenn dort etwas fehlt, oder wenn man von dort aus in die Krankheit eingreifen will, dann sind allopathische Dosierungen bis niedrige Potenzen (Urtinktur bis D 4 oder D 6) zu wählen. Wenn das eigentliche Zentrum des Mangels im Rhythmischen System liegt, braucht man mittlere Dosierungen (z.B. D 10, D 12). Wenn man aber vom Kopf aus wirken will, dann sind die höchsten Potenzen angezeigt, z.B. D 30.[181]

Wir wollen zu dieser grundlegenden Empfehlung gleich einen Krankheitsfall einschalten, der dann auch zeigen wird, wie dieses Kapitel gemeint ist.

11. Fall: Cuprum D 6 bei schweren Alpträumen

– beobachtet von Markus Sommer und Mario Paulig[182] –

Es handelt sich um einen 49-jährigen Patienten, der einige Wochen nach einem Verkehrsunfall an einem subduralen Hämatom trepaniert werden musste. Nach dieser Operation entwickelte der Patient folgende Beschwerden: jede Nacht besuchten ihn im Traum Verstorbene aus seiner Verwandtschaft, standen um sein Bett herum und beratschlagten, wann er selbst nun dran sei, um von ihnen ins Totenreich abgeholt zu werden. Diese Träume versetzten den Patienten in Angst und Schrecken, sodass er schon die Furcht entwickelte, sich abends zu Bett zu legen und einzuschlafen. Die Träume kamen regelmäßig jede Nacht. Etwa 8 Wochen nach der Operation führte dieses sogenannte depressive Syndrom mit schweren Schlafstörungen zu einem stationären Aufenthalt in der Neurologischen Klinik, Tristanstraße in München, wo der Patient insgesamt 2 Monate lang stationär behandelt wurde. Man verordnete in dieser Zeit sukzessive, z. T. in Kombination folgende Medikamente: Benzodiazepine als Lorazepam (Tavor) und Flunitrazepam (Rohypnol) und das Neuroleptikum Pipamperon (Dipiperon). Thymoleptisch wurde Paroxetin (Seroxat), später Fluoxetin (Fluctin) gegeben. Das anfänglich gegebene Amitryptilin (Saroten) musste wegen bedrohlicher Tachycardien wieder abgesetzt werden. Schließlich fragten die Ärzte in der Neurologischen Klinik Tristanstraße den anthroposophischen Arzt Markus Sommer, ob in der anthroposophischen Medizin ein Mittel bekannt sei, um dem Patienten zu helfen. Markus Sommer verordnete Cuprum D 6, welches dem Patienten in Globuli von der Firma DHU verabreicht wurde. «Der Erfolg war verblüffend: Schon in der auf die erste Einnahme folgenden Nacht blieben die Toten aus und kehrten auch nicht mehr in Alpträumen wieder. Der Schlaf wurde wieder erholsam, und der Gesamtzustand des Patienten besserte sich im Verlauf wesentlich.»[183]

Die Begründung für diese Verordnung geht aus dem Zyklus «Das Initiatenbewusstsein» hervor, wo Rudolf Steiner unser gewöhnliches Tagesbewusstsein organologisch mit dem Herzen oder metallisch gesprochen mit dem Gold verbindet.[184] Geht man nun vom Herzen aus weiter abwärts zum Magen und zu den Verdauungsorganen, dann entspricht dies dem Schritt in ein höheres Bewusstsein, nämlich in die Sphäre, wo die Ver-

storbenen nach dem Tode weilen. Das ist die Kupfersphäre. Und Rudolf Steiner empfiehlt Kupfer bei Patienten, die zu viel Umgang mit den Verstorbenen haben.

Dieser Fall ist ein großartiger Erfolg, auch ist die Wirkung von Cuprum D 6 bewiesen, weil sechs verschiedene andere Medikamente unwirksam waren.[185] *Aber das Erstaunlichste für mich an diesem Fall war, dass Cuprum in D 6 verordnet worden war und so schnell und nachhaltig geholfen hatte. Ich habe nämlich auch schon öfters nach dieser Stelle aus dem «Initiatenbewusstsein» Kupfer verordnet, aber immer nur in D 20. So hatte ich es schon von meinem Vater gehört, der diese Potenz in solchen Fällen von Ita Wegman übernommen hatte. Es kommt einem auch plausibel vor, seelische Zustände mit höheren – gewissermaßen seelischen – Potenzen zu behandeln. Aber genauer betrachtet, liegt die Ursache des Ganzen im Verdauungssystem, im Magen, und wenn dort etwas fehlt, muss man tiefere Potenzen wählen. Sodass die Verordnung von D 6 in diesem Fall einen wirklichen Fortschritt in der anthroposophischen Medizin bedeutet. Und so ist auch das vorliegende Kapitel gemeint, dass man immer wieder bei der Potenzwahl sich prüft, was in dem vorliegenden Fall der angemessene Gesichtspunkt ist, damit immer weitere Fortschritte dieser Art gemacht werden können.*

Bleiben wir also noch etwas bei diesem Thema, dass der dreigliedrige Mensch als Maßstab der Potenzwahl genommen werden kann. Bei der Lungenschwindsucht empfiehlt Rudolf Steiner Merkur in mittlerer Dosierung. Hat der Patient aber eine entsprechende Leberkrankheit, dann sollen gröbere Dosierungen angewendet werden.[186]

Nicht immer fallen Sitz und Ursache einer Krankheit zusammen, die Wahl der Potenz richtet sich immer nach der Ursache, z.B. kann der Patient eine Fußkrankheit haben, die eine «verkappte Kopfkrankheit» ist und die daher mit hohen Potenzen behandelt werden muss.[187]

In ähnlicher Weise soll eine Ruhr mit mittleren Potenzen von Arsen und eine Diphtherie ebenso mit mittleren Potenzen von Zinnober behandelt werden, weil wir in diesen Fällen auf den zum Rhythmischen System gehörenden Astralleib wirken müssen.[188]

Zusammenfassend gilt:

Ursache der Krankheit im

– Nerven-Sinnes-System	dann höchste Potenzen
– Rhythmischen System	dann mittlere Potenzen
– Stoffwechsel-Gliedmaßen-System	dann niedrige Potenzen

Hiermit hängt ein zweites Grundgesetz der Dosierung zusammen, nämlich die Polarität zwischen unterem und oberem Menschen. Im unteren Menschen herrscht das Gesetz der Schwere, im oberen Menschen dagegen wird z. B. die Schwere des durchschnittlich 1500 g wiegenden Gehirnes durch den Auftrieb des Gehirnwassers aufgehoben, sodass es nur noch 20 g wiegt. Das Gehirn wiegt etwa nur ein Hundertstel (homöopathisch gesprochen also die D 2) dessen, was es ohne den Auftrieb wiegen würde. Ähnliche Polaritäten ergeben sich zwischen vielen Gegenorganen: man denke an das bluterfüllte Glomerulum der Nieren und an den ähnlich gebauten, aber lichterfüllten Augapfel. So verstehen wir:

«Unsere obere Organisation ist etwas Homöopathisierendes. Sie ist etwas, was in einer gewissen Weise dem gewöhnlichen Verdauungsprozess schnurstracks entgegengesetzt ist, das Gegenteil, das Negativ davon bildet ... Indem der homöopathische Apotheker die Verdünnung herstellt, leitet er die Eigenschaften, die sich sonst auf die untere menschliche Organisation beziehen, über in Eigenschaften, die dann zu der oberen menschlichen Organisation eine Beziehung haben.»[189] Das Potenzieren gewinnt damit einen menschlichen Maßstab. Wie es Grenzen der menschlichen Gestalt gibt, so muss es auch Grenzen des Potenzierens geben. Ohne dieses Maß ist das Verdünnen und Potenzieren und ebenso das Konzentrieren und Verstärken natürlich immer weiter möglich.

Oberer Mensch	homöopathisierende Wirkung
Unterer Mensch	konzentrierte Stoffwirkung

Diese beiden bisher genannten Prinzipien zusammenschauend verstehen wir Rudolf Steiners Umformung der Hahnemannschen Simile-Regel. Hahnemann schrieb im Organon: «Wähle, um sanft, schnell, gewiss und dauerhaft zu heilen in jedem Krankheitsfalle, eine Arznei, welche ein ähnliches Leiden (homoion pathos) für sich erregen kann, als sie heilen soll.»[190] Dasselbe ist auch lateinisch als «similia similibus curentur» formuliert worden. Mit dieser Simile-Regel werden die Tatsachen aber noch nicht vollständig gedeckt. Rudolf Steiner formulierte ergänzend: «Dasjenige, was in großen Mengen im unteren Menschen krank machend wirkt, das wirkt in kleinen Mengen, wenn man es zur Wirkung bringt vom oberen Menschen aus, gesund machend und umgekehrt.»[191] Die Simile-Regel gilt also nicht nur für die allopathische und homöopathische Wirkung der Arznei, sondern sie gilt – unabhängig davon – ein zweites Mal auch für das Verhältnis zwischen dem unteren und oberen Menschen und drittens auch noch für die Umkehrung.

Wir können schematisch schreiben:

oberer Mensch	kleine Mengen desselben Stoffes gesund machend
und umgekehrt	
unterer Mensch	große Mengen desselben Stoffes krank machend

Die Substanz als Maßstab

Auch die Substanzen selbst haben Eigenschaften, die auf eine höhere oder niedrigere Potenzierung weisen. Man denke an die Wirkung von Lindenblütentee oder eine tiefe Potenz von Sulfur. So gilt nach Rudolf Steiner ganz allgemein, dass Substanzen, die stark riechen oder schmecken, schon in niedrigen Verdünnungen wirken, während Substanzen, die wenig auf Geschmack und Geruch wirken, erst in sehr starken Verdünnungen wirksam sind. Zusammengefasst:[192]

nicht schmeckende nicht riechende Substanzen	wirksam erst	in sehr starken Verdünnungen
schmeckende, riechende Substanzen	wirksam schon	in tiefen Verdünnungen

Weiterhin erfordern verschiedene Substanzen durch sich selbst eine verschiedene Potenzierung. Siliziumverbindungen fordern durch ihre eigene Natur, weil sie immer nach dem Kopf und nach der Peripherie des Leibes schwingen, die meiste Verdünnung; während man z. B. bei Kalkverbindungen durchaus meistens das Richtige treffen wird (wenn man aus anderen Gründen Ursache hat, sie anzuwenden), wenn man sie in den unteren Potenzierungen verwendet.[193]

Siziliumverbindungen	erfordern meist die höchsten Verdünnungen
Kalkverbindungen	erfordern eher untere Potenzierungen

Die Potenz selbst als Maßstab

Das Potenzieren als solches arbeitet aus jeder Substanz bestimmte Wirksamkeiten heraus. Zeitliche, rhythmische und wesenhafte Wirksamkeiten sind beschrieben. An dieser Stelle wird unsere Darstellung etwas schwieriger, weil verschiedene, sich überschneidende Gesichtspunkte beachtet werden müssen.

Wenn man Kalk fünfprozentig gibt, dann verwendet man die früheren Lebenskräfte des Kalkes, die heute noch in ihm drinstecken, man verwendet die Vergangenheitskräfte des Kalkes und wirkt damit – wie oben schon dargestellt – auf die Verdauungsorgane des Patienten. Verwendet man den Kalk dagegen verdünnt (Rudolf Steiner spricht von fünf Zehntausendstel, das wäre D 4 bis D 5, eventuell auch Hörfehler des Stenographen?), dann wirkt der Kalk auf den Kopf des Patienten und man verwendet die Zukunftskräfte des Kalkes.[194] Somit ergibt sich für die gewissermaßen naturhistorische Dimension von Potenzen:

Kalk	homöopathisch wirkt auf den	Kopf	man verwendet die Zukunftskräfte des Kalkes
Kalk	allopathisch wirkt auf die	Verdauung	man verwendet die vergangenen, die Lebenskräfte des Kalkes

Wir können uns das hier vorliegende Gesetz an der Pflanze veranschaulichen. Die Wurzel ist von gröberer Konsistenz und passt zu den tiefen Potenzen, gleichzeitig ist sie oft viele Jahre alt und repräsentiert damit die Vergangenheit der Pflanze. Die Blüte ist von feiner Konsistenz und mit ihrem verströmenden Duft passt sie zu den hohen Potenzen. Später gehen die Früchte und Samen aus ihr hervor, die die Zukunft sichern. So weit ist alles verständlich. Nun allerdings kommt die Klippe. Mit den hohen Potenzen wirken wir – wie oben gesagt – auf den Kopf und mit den tiefen Potenzen auf den Stoffwechsel des Patienten. Wie bei der Pflanze sind die hohen Potenzen auch beim Menschen oben und die tiefen Potenzen unten, das heißt aber: hier bei den Potenzen gilt die aufrechte Pflanze und nicht wie beim Arzneimittelbild die umgekehrte Pflanze. Das müssen wir bedenken, wenn wir das nächste Dosierungsprinzip verstehen wollen.

Am Ende des 6. Vortrages von «Geisteswissenschaft und Medizin» deutet Rudolf Steiner an, dass es einen Weg gibt, die Qualitäten von Sal, Merkur und Sulfur durch Potenzieren aus einer Substanz herauszuholen. Wenn man diese Aussage mit dem ganzen Text des 6. Vortrages vergleicht, ergibt sich, was E. Marti[195] dargestellt hat:

hohe Potenzen	–	Sulfurzustand
mittlere Potenzen	–	Merkurzustand
tiefe Potenzen	–	Salzustand

Wenn wir also Sulfur D 30 verordnen, so geben wir Sulfur in einer sulfurischen Potenz, Mercur D 4 dagegen wäre Mercur in salinischer Potenz.

Beim schrittweisen Homöopathisieren einer Substanz handelt es sich nicht nur um ein Verdünnen. Schon Hahnemann stellte fest, dass man jede Verdünnungsstufe kräftig schütteln oder verreiben muss, damit die Arzneikraft erhalten bleibt. Er lehnte daher den Namen bloßer Verdünnungen ab und sprach von Potenzen. Rudolf Steiner hat im 11. Vortrag von «Geisteswissenschaft und Medizin» das rhythmische Zunehmen und Abnehmen der Wirksamkeit beim schrittweise höheren Potenzieren vorausgesagt, welches dann wie oben in anderem Zusammenhang schon einmal erwähnt, später von Kolisko (1923), Juncker (1925, 1928), Persson (1933), Boyd (1934), Schwenk (1954), Pelikan/Unger (1965), Heintz (1971), Benveniste (1988), Christea (1995), Carmine (1996) und Güldenstern (2001) mit unterschiedlichen Methoden immer wieder gefunden wurde. Diese «rhythmischen Wirksamkeiten der vitalisierenden Kraft»[196] sind eine Art Urphänomen der Arzneipotenz. Man vergleiche diese Rhythmen mit den bisherigen Aussagen: das Rhythmische System liegt zwischen dem unteren Menschen, wo tiefe Potenzen angezeigt sind, und dem oberen Menschen, wo man mit hohen Verdünnungen arbeitet. Wir schauen hier in das rhythmische System der Arznei selbst, alle Heilung geht ursprünglich vom Atmungssystem aus.[197] Zwischen den in die Vergangenheit führenden tiefen Potenzen und den in die Zukunft führenden Hochpotenzen zeigt sich die merkurielle Gegenwart des Heilmittels. Man kann auch tiefe Potenzen materiell, hohe Potenzen geistig nennen, der

Rhythmus zwischen beiden ist halbgeistig. Rudolf Steiner bezeichnete alle rhythmischen Vorgänge geradezu als halbgeistig.[198] Der potenzierende Pharmazeut mit seinen rhythmischen Schüttelschlägen ist es, der diese Rhythmen zur Erscheinung bringt.

Seelische Maßstäbe

Einen wichtigen Hinweis für die richtige Potenzierung geben seelische Symptome. Gerade die körperlichen Krankheiten haben in Wirklichkeit ihre Ursache im Seelischen, während die sogenannten Geisteskrankheiten ihre Ursachen in den körperlichen Organen haben. Physische Krankheiten sollten daher immer die Frage nach dem Temperament des Patienten hervorrufen. Ein hypochondrischer, depressiv gestimmter Patient muss von seinem unteren Menschen aus mit materiell wirksamen, niederen Potenzen behandelt werden. Wenn ein Patient (außerhalb seiner Krankheit) aufgeweckten Geistes oder sanguinisch ist, dann kommen eher höhere Potenzen in Frage.[199]

sanguinisches Temperament	höhere Potenzen
Hypochondrie (Melancholie)	niedere Potenzen

Ein weiteres Beispiel für seelische Maßstäbe wird unten beim Antimon erläutert.

Die Art der Anwendung

Zu unserem Problem der richtigen Arzneimitteldosierung gehört mit dazu das Problem der verschiedenen Anwendung. Bei oraler Gabe wirken wir über den Stoffwechsel, mit einer Injektion wirken wir direkt in das Rhythmische System und mit einer äußeren Anwendung (Bäder, Packungen, Salben etc.) wirken wir über das Nerven-Sinnes-System.[200]

äußere Anwendung	wirkt auf	Nerven-Sinnes-System
Injektion	wirkt auf	Rhythmisches System
orale Gabe	wirkt auf	Stoffwechsel-System

Rudolf Steiner gibt dazu eine Reihe von Indikationsbeispielen für den Phosphor.[201]

Ein weiteres Beispiel ist die Ameisensäure. Sie wirkt innerlich genommen bei dünnen Menschen der Krebstendenz entgegen, äußerlich dagegen wirkt sie bei dicken Patienten z. B. als Badezusatz gegen Entzündungen.[202]

Wir werden später noch den Zusammenhang brauchen, dass sowohl äußere Anwendungen als auch hohe Potenzen auf das Nerven-Sinnes-System wirken und dadurch eine gewisse Verwandtschaft besitzen.

Antimon als Beispiel

Beim Antimon unterscheidet Rudolf Steiner in sehr interessanter Weise, ob es sich um willensstarke oder willensschwache Patienten handelt. Hierzu sei erinnert, dass die drei Seelenkräfte in folgender Weise auf die drei Leibesglieder sich stützen:

Nerven-Sinnes-System	Denken
Rhythmisches System	Fühlen
Stoffwechsel-Gliedmaßen-System	Wollen

Bei einem willensstarken Patienten soll Antimon oral gegeben werden, man greift mit der Art der Anwendung also dort ein, wo der Wille wirkt; dieses orale Antimon soll in diesem Fall in hoher Verdünnung gegeben werden, die Potenz ist so gewählt, dass man vom Nerven-Sinnes-System aus, seelisch gesagt vom Denken aus angreift. – Bei einem willensschwachen Patienten soll Antimon äußerlich als Salbe in tiefer Potenz gegeben werden. Man greift also mit der Potenz am Willenspol und mit der Art der Anwendung am Nerven-Sinnes-Pol an. – Der Typhus abdominalis schließlich, für den Antimon ein Spezifikum ist, wird mit Einreibungen von Antimonsalbe in allopathischer Dosierung und zu gleicher Zeit oral mit Antimon in homöopathischer Dosis behandelt.[203]

willensstarke Patienten
    hoch potenziertes Antimon oral
                                        beides zusammen bei Typhus
willensschwache Patienten
    tiefe Potenzen von Antimonsalbe
    als äußere Anwendung

Gibt es Grenzen des Potenzierens?

Wenn man das Potenzieren nur mechanisch betrachtet, gibt es keine Grenzen. Anderes ergibt sich, wenn man den Menschen als Maßstab nimmt. Von der Urtinktur bis D 12 gelangen wir vom Stoffwechsel bis zum Rhythmischen System. Zehn bis zwölf Potenzschritte sind damit das Maß von einem zum anderen System des Menschen. Anthroposophisch gesehen liegen diesem Abstand große Entwicklungsschritte der Erde zugrunde. Geht man um denselben Abstand einen Schritt weiter, erreicht man mit D 30 das Nerven-Sinnes-System. Geht man nun weiter bis D 60 oder D 200, so wird der menschliche Maßstab überschritten. Es ergibt sich eine Unsicherheit, derer man sich bewusst sein muss. Der Mensch hat eben nur drei Systeme.

Wenn hohe Potenzen mit den Zukunftskräften einer Substanz wirken – wie wir oben gesehen haben –, wie weit in die Zukunft greife ich dann hinein, wenn ich D 200 oder noch höhere Potenzen verwende?

Ganz entsprechend ist es mit den Heilprinzipien Sal-Merkur und Sulfur. Wir verlassen und übersteigen das Sulfur-Prinzip, wenn wir über D 30 verordnen. Ähnlich verlassen und unterschreiten wir das Sal-Prinzip, wenn wir zu vergiftenden Wirkungen unsere Zuflucht nehmen. Zeitlich gesehen ist das vergiftende Wirkprinzip, welches Nebenwirkungen in Kauf nimmt, ultrakonservativ, man verwendet das «Ewig-Gestrige» einer Substanz. Deswegen sind diese Wirkungen auch so leicht reproduzierbar. Die meisten Arzneistoffe der Schulmedizin benützen in diesem Sinne das vergiftende Wirkprinzip. Höchstpotenzen dagegen greifen weit in die Zukunft, betonen das Individuelle ihrer Wirkungsweise, sie sind revolutionär; dies gilt auch, obwohl sie scheinbar so sanft wirken. Revolutionär ist ihre oft genug schlagartige Wirkung. Revolutionär sind sie auch insofern, als irgendwann jede Revolution vorübergeht. So auch wirken Höchstpotenzen oft nur eine gewisse Zeit, sodass der Therapeut nach dem nächsten Mittel suchen muss. Manche Patienten verbringen dann viele Jahre ihres Lebens in der «Gefangenschaft» ihrer hoch potenzierten Arzneimittel, erzählen einem lang und breit, welches Mittel wann und wie lange geholfen hat, jetzt aber leider nicht mehr hilft, studieren selbst die passenden Mittel usw. – jedenfalls werden sie nicht gesund.

In den mit Rudolf Steiner beratenen Krankheitsfällen werden fast ausschließlich Potenzen bis D 30 verordnet, einige wenige Ausnahmen werden unten erläutert. Es gibt auch eine Stelle, wo Rudolf Steiner selbst

Potenzangaben mit seinem Begriff von «hohen Potenzen» verbindet. Es ist dies bei der Beschreibung der Arnica montane, die eine starke Affinität zum Nervensystem hat: «Und wenn Sie, eben in hoher Potenz natürlich, fünfzehnten, fünfundzwanzigsten, selbst dreißigsten Potenz, Arnika-Injektionen geben, so werden Sie in den meisten Fällen finden, dass die Arnika-Injektion so wirkt, dass der Kranke dann von sich aus auch sogar den Drang und Trieb bekommt, etwas zu tun gegen seine Nervenzustände. Denn dazu muss man es immer bringen, dass der Kranke plötzlich merkt: Das, was in den Nerven ist, das nimmt mir irgendein Heilmittel ab, und ich kann jetzt meine Ich-Organisation, meinen astralischen Organismus verwenden. Um das Abnehmen handelt es sich in diesem Falle.»[204] Auf der anderen Seite ging Rudolf Steiner oft bis an die Grenze von toxischen Wirkungen. Das Medikament Thuja comp. z.B. enthält Mercurius vivus D 3. Von einer «giftfreien Medizin zu schwärmen» nannte er «unsinnig».[205]

Hat Rudolf Steiner Höchstpotenzen abgelehnt?

Öfters ist schon behauptet worden, Rudolf Steiner habe Potenzen über D 30 abgelehnt. So einfach kann man dies nicht sagen. Zu diesem ganzen Problemkreis soll zuerst referiert werden, in welchen Fällen Rudolf Steiner tatsächlich Potenzen über D 30 verordnet hat, dann wollen wir uns noch einmal daran erinnern, dass wir in der anthroposophischen Medizin verschiedene Heilwege haben, die unter Umständen die Hochpotenz ersetzen können, und dann schließlich soll die Stelle authentisch wiedergegeben werden, wo Rudolf Steiner über den Gebrauch von Höchstpotenzen sich geäußert hat.

Rudolf Steiner hat in einigen, allerdings seltenen Fällen, Potenzen über D 30 verordnet: Belladonna D 60 gegen visionäre Anlage, Aesculus D 50 bzw. Aesculinum D 50 bis D 100 bei Zahnkaries und Succus citri D 200 in einem psychiatrischen Fall, nachdem Succus citri in niedrigerer Potenz ungünstig gewirkt hatte.[206]

Besonders lehrreich ist folgende Silberbehandlung. Es sind die genaueren Klinikprotokolle zum «Fünften Fall» in «Grundlegendes für eine Erweiterung der Heilkunst» über eine 26-jährige Patientin mit einem Senkungsabszess, welche in der Rekonvaleszenz noch einmal einen Fieberschub bekam. Hierbei verordnete Rudolf Steiner Argentum-D30-Injektionen, die eine Injektion morgens am letzten untersten Kreuzwirbel, die andere abends am Nacken so hoch wie möglich. Und nun die für unseren Zusammenhang aufschlussreiche Äußerung Rudolf Steiners zu diesen Applikationsorten: «*Wenn man es am Hinterkopf machen würde, müsste man schon eine noch viel höhere Dezimale nehmen, wenn es durchkommen sollte, die 500-ste.*»[207]

Hieraus erkennen wir: auch höchste Potenzen können rational begründet sein, sie sind aber – wenn man z. B. eine andere Applikationsform oder sogar nur einen anderen Injektionsort wählt – gleichwertig ersetzbar durch tiefere Potenzen. Wie oben schon erwähnt, haben hohe Potenzen und äußere Anwendungen dieses miteinander gemeinsam, dass sie beide auf das Nerven-Sinnes-System wirken. – Was man also auf dem einen Weg nicht erreicht, kann man durch den anderen erreichen oder verbessern. Rationelle Therapie muss die Wirkungsweise in jedem Fall durchschauen. Aus dem, was Rudolf Steiner dargestellt hat, geht deutlich hervor, dass dieses Durchschauen für Potenzen jenseits D 30 schwierig ist.

Rudolf Steiner über Hochpotenzen

Lili Kolisko, die mit Rudolf Steiner zusammen die erste experimentelle Arbeit zum Nachweis der Wirksamkeit homöopathischer Potenzen durchgeführt hat,[208] hat auch ein Gespräch mit Rudolf Steiner über Hochpotenzen überliefert,[209] das wir im Folgenden auszugsweise wiedergeben. Es ist ein Brief vom 6. November 1961 an Apotheker Hans Krüger, der damals bei der Weleda tätig war:

«Ihre Anfrage bezüglich der Hochpotenzen kann ich sehr leicht beantworten. Nachdem ich die erste Veröffentlichung über die Wirksamkeit kleinster Entitäten – welche sich bis zur 30. Dezimalpotenz erstreckte – gemacht hatte, schlug ich Dr. Steiner vor, mit meinen Versuchen noch höher hinaufzugehen, und zwar bis zur 60. Dezimale. Ich führte damals aus, dass ich mir vorstellen würde, dass sich dann weitere Minima und Maxima ergeben würden; basierend auf den bisher gewonnenen Ergebnissen könnte man wohl bei der 28. Potenz wiederum ein Minimum erwarten und dann bei der 42. usw. Dr. Steiner antwortete darauf: «Tun Sie es erst.» Ich tat es, zeigte später Dr. Steiner die Ergebnisse und fragte, wie es wäre, wenn man noch viel höher hinauf potenzieren würde. Was man von den hauptsächlich in Amerika üblichen «Hochpotenzen», die sich in die Tausende erstrecken, zu halten hätte. Darauf antwortete Dr. Steiner, dass dann die Menschen noch höhere Leiber haben müssten, auf die diese Hochpotenzen eine Wirkung ausüben könnten. Man würde mit Potenzen bis vor dem 1. Minimum eine Wirkung auf den Stoffwechselmenschen ausüben. Nach dem 1. Minimum bis zum 2. Minimum auf den Sinnes-Nerven-Organismus. Da darüber hinaus der Mensch keine weiteren Systeme hat, wäre es sinnlos, ihm noch höhere Potenzen zu geben ... (...)»

Die hier erwähnten «Minima» und «Maxima», die Kolisko bei ihren Versuchen 1923 erstmals fand und die Rudolf Steiner 1920 hypothetisch vorhergesagt hatte, wurden außer von Kolisko auch von den jetzt mehrmals erwähnten Forschern in ähnlicher Form immer wieder gefunden. Besonders schöne Kurven hat Erwin Heintz mit dem von ihm eigens dafür entwickelten D-Element gefunden.[210] Wir bringen hier einige seiner Kurven, um dem Leser einen Eindruck von den Minima und Maxima zu geben. Auf dem waagrechten Strich sieht man jeweils die Potenzhöhe abgetragen. Heintz, der an der Universität Straßburg tätig war, war ein vorzüglicher Experimentator, der Exaktheit mit Phantasie zu verbinden verstand.

Lili Kolisko meinte, der Arzt müsse bei jedem Heilmittel die Potenz, wo das Minimum, und die Potenz, wo das Maximum liegt, genau wissen. Heintz war der Meinung,[211] alle Substanzen hätten bei steigender Potenzierung die typischen Minima und Maxima, die er mit seinen Versuchen gefunden hat und worin sich die Dreigliederung des menschlichen Organismus abbilde. Kolisko und Heintz waren beide überragende Experimentatoren. Als Arzt neigt man vielleicht mehr dazu, wissen zu wollen, wo der Nullpunkt einer Substanz sich befindet, denn da wirkt sie wahrscheinlich am wenigsten (beispielsweise die weniger gebräuchlichen Potenzen D 8, D 15 oder D 26), während sie bei den Minima und den Maxima am stärksten wirkt. Auch ist die schiere Tatsache dieser Rhythmen eine Signatur der Lebendigkeit potenzierter Arzneimittel. Ich neige dazu, zu glauben, dass im Organismus «Lebendiges von Lebendigem erkannt» werden wird.

Bild 1: Cumarin-Potenzen D 1–D 24 einwirkend auf das Verhalten von Daphnia-daphnia (obere Kurve) und von Fischen.
a) Danio-malabaricus,
b) Carassius (untere Kurven). Die Wirkungen sind dreibereichig: Bereich I und III Abstoßung, Bereich II Anziehung. Die senkrechten Geraden stellen die Streuung dar bei 10-maliger Wiederholung des Versuches mit denselben Potenzen. T = Leerversuche.

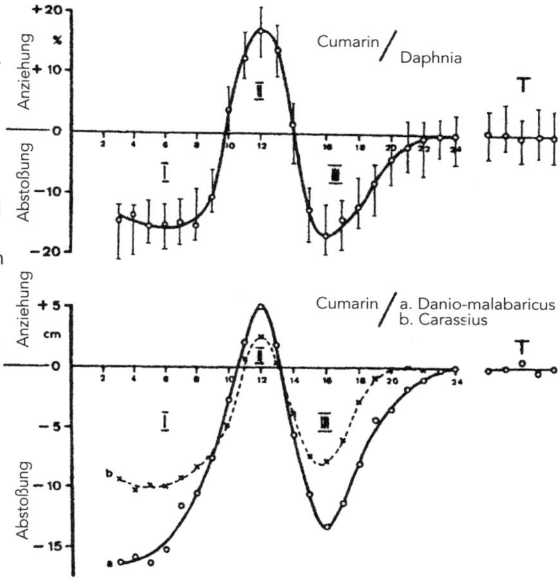

Bild 2: Cumarin-Potenzen D 1–D 30.
Obere Kurve: Verhalten von Danio-malabaricus. Mittlere Kurve: Potenzial auf der Nasenschleimhaut des Kalbes (in vitro). Untere Kurve: Einfluss der Cumarin-Potenzen auf die elektrische Spannung des D-Elementes. Man beachte die Übereinstimmung der Maxima des zweiten Bereiches der drei Kurven bei etwa D 12.

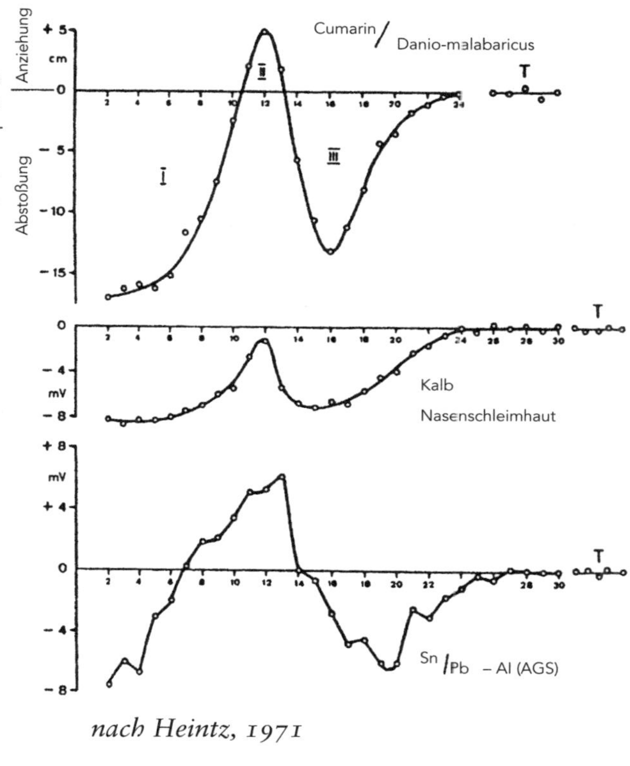

nach Heintz, 1971

Von der Arzneikunst

Neben den vielen noch zu leistenden Forschungen über potenzierte Arzneien sollte die Potenzwahl auch zu einer durchschaubaren Kunst werden. Kunst nicht im Sinne von persönlicher Willkür, sondern im Sinne von Goethe als «Manifestation geheimer Naturgesetze, die uns ohne deren Erscheinung ewig wären verborgen geblieben ...»[212]

Man kann durchaus die künstlerischen Stimmungen charakterisieren, die einem während der Behandlung eines Patienten entgegenkommen. Anamnese, Untersuchung und alle schulmedizinischen Maßnahmen geben uns ein sicheres Gefühl. Wir müssen wissen, woran wir sind und was in diesem Fall tatsächlich vorliegt. Wenn man einen Patienten nur über Dritte oder am Telefon berät, kann man ganz genau empfinden, wie das unsichere Gefühl, was man dabei bekommt, durch einen ganz bestimmten Mangel zustande kommt: wir sehen den physischen Leib des Patienten nicht. Ohne Inspektion, Auskultation und Palpation des physischen Leibes fehlt uns die Grundlage. Der physische Leib des Menschen ist das große Götterkunstwerk der Natur, das in den Mysterien als der «Tempel des Leibes»[213] angesehen wurde. Deswegen versetzt uns das Gewahrwerden des physischen Leibes in eine baukünstlerisch-architektonische Stimmung, die allem, was wir mit dem Patienten unternehmen, die sichere Grundlage gibt.

Dann wollen wir dem Patienten helfen, und meistens werden wir nach einem Heilmittel suchen. Der Patient erzählt vielerlei, seine Symptome sind vielgestaltig, und wir fragen: was ist das Wesentliche, wo muss ich ansetzen? Je nach dem, was wir gelernt haben, unterscheiden wir das Wesentliche von dem Unwesentlichen. Leider passieren uns gerade hier oftmals gravierende Fehler, aber die Suche nach dem Wesentlichen als solche ist unabdingbar. Und damit sind wir schon in einer plastisch-bildhauerischen Stimmung. Der Bildhauer schlägt das Unwesentliche ab, um zur schönen Form zu kommen. So forschen auch wir, bis vor unseren «arzneylichen Augen» (Paracelsus) das Krankheitsbild und das Arzneimittelbild sich decken. Und weil das Auge und die plastische Kunst wie füreinander geschaffen sind, kann uns die Physiologie des binokularen Sehens zum Vorbild werden: die Fusion verschmilzt das rechte und das linke Netzhautbild im Gesichtsfeld zu einem Ganzen. So auch soll im Idealfall das Krankheitsbild und das Arzneimittelbild sich decken.

Dann fragt der Patient: wie lange dauert die Erkrankung oder wann werde ich wieder gesund? Es müssen zeitliche Fragen behandelt werden. Wer entscheidet, wie lange ein Patient krankgeschrieben werden soll? Niemand anders als Arzt und Patient allein, und zwar der Patient nach seinem Krankheits- oder Gesundheitsgefühl und der Arzt nach seiner Erfahrung und danach, ob ihm die Beschwerden des Patienten plausibel erscheinen. Auch wenn der Fall vom Vertrauensarzt kontrolliert wird, tritt dasselbe wieder ein. Eine ähnliche Frage ergibt sich, wenn man bedenkt: warum zieht sich eine Krankheit so lange hin? Ist es das Wesen der Krankheit oder hat der Arzt versagt oder will der Patient nicht gesund werden? Viermal habe ich jetzt versucht, auf verschiedene Weise dem Patienten zu helfen, bei mehreren Fachärzten ist er schon gewesen, jetzt endlich beim fünften Versuch geht es aufwärts. Gibt es für Patient und Arzt eine größere Freude? Alles, was mit Krankheitszeit und Krankheitsdauer zu tun hat, ist mit Freuden und Leiden unmittelbar verknüpft. Das Wort «Patient» heißt auf Lateinisch der Leidende, erst in zweiter Linie heißt es auch der Geduldige. Wenn man Freude und Leid zeitlich gestalten will, kommt keine andere Kunst als die Musik in Frage. Wie schon Pythagoras und Boethius gefunden haben: der Mensch ist gestaltete Musik: «Der Kopf ist die Oktave des Fußes»[214] und die anderen Intervalle liegen dazwischen[215]. Insofern ist unser Leib gestimmt, um musikalisch behandelt zu werden. Eben dies geschieht mit Arzneizubereitungen und Potenzen. – Wie lange muss eine Potenz geschüttelt werden, damit sie wirksam ist? Hahnemann meinte: bei D-Potenzen: 10 kräftige Schüttelschläge[216], bei LM-Potenzen 100 kräftige Schüttelungen[217]; Benveniste fand mit seinen Methoden: 10 Sekunden[218], Kolisko stellte fest, dass man bei den meisten Substanzen 3 ½ Minuten schütteln muss[219]. Hier sind noch viele Fragen offen. Aber man kann auch heute schon das musikalische Wesen solcher Zeitfragen empfinden.

Die sprachliche Kunst schließlich, die dem Individuum des Patienten am meisten gerecht wird, soll im nächsten Kapitel ausführlich zur Geltung kommen, indem wir der Frage nachgehen, wie Heilmittel und Heileurythmie sich zueinander verhalten.

10. Kapitel

Heilmittel und Heileurythmie: Der Laut A und die Belladonnapflanze

Dem Arzt ist der Umgang mit den Medikamenten vertraut, und wenn er von Kunsttherapie oder Heileurythmie etwas hört, dann will er wissen, wie sich Kunst und Heilmittel zueinander verhalten. Dieser Frage wollen wir am Beispiel des heileurythmischen A-Lautes nachgehen.

Von der Naturform zur Kunstgebärde

Der Mensch überwindet die waagrechte, erdengebundene Schwere der Tierwirbelsäule, indem er sich gegenüber den vierbeinigen Tieren aufrichtet. Seine beiden Beine müssen dadurch die ganze Körperlast tragen, die Arme dagegen können sich frei nach allen Seiten bewegen. Die vierbeinigen Tiere haben doppelt so viele Beine wie der Mensch, sie übertreiben das Schwereprinzip. Es gibt aber auch eine Wirbeltiergruppe, welche die Freiheit und Beweglichkeit des Armes übersteigert: die Vögel. Gegenüber den mächtigen Vogelarmschwingen sind die Vogelbeine verkümmert (abgesehen von leicht zu begründenden Ausnahmen). Der Vogel enthebt sich gänzlich der Erdenschwere.

Die menschliche Gestalt ist also nach zwei Seiten mit dem Tier verwandt, nach unten mit den Vierbeinern, nach oben mit den Vögeln. Die Vierbeiner zwingen alles in die Schwere, übertreiben das Prinzip unserer Beine. Die Vögel wollen alles nach oben heben, sie übertreiben das Prinzip unserer Arme. Die Menschengestalt entsteht als Gleichgewichtsgestalt zwischen diesen beiden Tieren.

Eine solche Polarität kann man äußerlich wissenschaftlich betrachten, man kann sie aber auch empfinden und dann aus diesem Gefühl heraus die Natur fortsetzend nachschaffen. Dies geschieht in der künstlerischen Tätigkeit. Schon im Anschauen des Vogelfluges empfinden wir uns erhoben und erleichtert, die Schwungkräfte und Begeisterungskräfte werden entfacht. Die Sehnsucht wird geweckt, sich in solch ein Wesen in irgendeiner Weise zu verwandeln und auch fliegen zu können, so wie es Faust beim Anblick dieser Tiere ausspricht:

Doch ist es jedem eingeboren,
Dass sein Gefühl hinauf und vorwärts dringt,
Wenn über uns, im blauen Raum verloren,
Ihr schmetternd Lied die Lerche singt;
Wenn über schroffen Fichtenhöhen
Der Adler ausgebreitet schwebt
Und über Flächen, über Seen
Der Kranich nach der Heimat strebt.

*

Ja, wäre nur ein Zaubermantel mein,
Und trüg er mich in fremde Länder![220]

Und wie gestalten sich unsere Empfindungen, wenn wir die Vierbeiner betrachten? Unter den Wirbeltieren treten die vier Gliedmaßen erstmals bei den Lurchen auf. Wie empfinden wir gegenüber einer Kröte? Wenn wir einen Entwicklungsschritt weiter gehen, kommen wir zu Krokodilen und Schlangen. Ist der Abscheu, den wir hier empfinden, nur subjektiv? Keineswegs, vielmehr ist es so, dass wir gegenüber Kröten und Krokodilen wie in einem Brennspiegel alle diejenigen Gefühle konzentrieren, die uns von der Tierheit unterscheiden, dagegen den Vögeln gegenüber erleben wir eine Zusammenfassung aller derjenigen Gefühle, die uns mit der Tierheit verbinden wollen. Wenn man nun dieselben Empfindungen etwas objektiver, menschlicher aussprechen will, so kommen wir auf die Grundkräfte unseres seelischen Lebens: Sympathie – Antipathie oder Freude und Leid. Wir haben damit die äußere Welt verlassen und sind ins Zentrum, an die Quelle des seelischen Lebens gelangt. Gibt es einen Weg zurück, der die Fülle des Erlebens bewahrt, aber doch auch wieder vordringt zu äußerer, sich differenzierender Anschaulichkeit? Dieser Weg ist die Kunst. Der musikalische Künstler kann das Wesen der Freude, der Sympathie, verwandeln in die verschiedenen Nuancen der Dur-Tonarten. Das Leid, die Antipathie, die Trauer und Tragik verwandeln sich musikalisch in die

Moll-Stimmung, unsere Gefühle werden selber schwer, langsam und zähflüssig. Musikalisch gesprochen ist der Vogel also die verkörperte Dur-Stimmung, das vierbeinige Tier dagegen die verkörperte Moll-Stimmung.

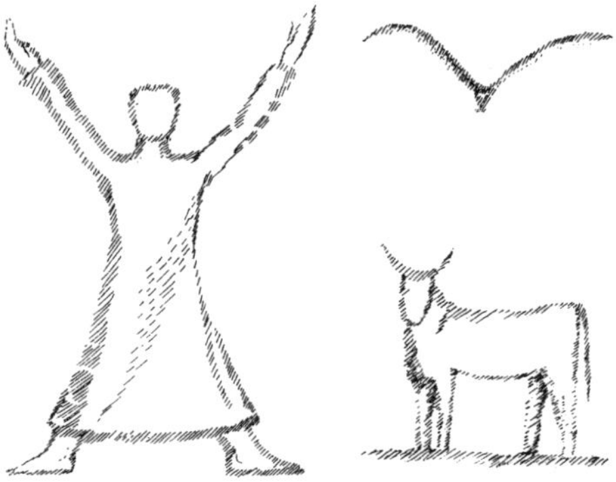

Wir können auch die Bewegungsfähigkeit des Leibes selbst als Kunstinstrument gebrauchen, wie es in der Eurythmie geschieht. Unsere Arme haben eine gewisse Naturverwandtschaft mit den Vögeln. Wir können aber auch von innen aus das Gefühl erzeugen, uns langsam in die Luft zu erheben und wie mit Flügeln der Sonne entgegenzuschweben. Dieses Gefühl verwandelt sich in die gabelförmige Armstreckung, in die Gestalt des A-Lautes, wie er in der Eurythmie erscheint. Das A mit den Armen überwindet die Schwere. Derselbe Laut mit den Beinen gestaltet gibt sich der Schwere immer mehr hin. Mit geschlossenen Beinen aufrecht stehend empfinden wir die Schwere kaum, je weiter wir die Beine öffnen, desto mehr erleben wir die Schwere. Es ist deswegen kein Zufall, dass die Übung «Licht strömt aufwärts» – «Schwere lastet abwärts» dem A mit den Armen nach oben und dem A mit den Beinen nach unten sehr ähnlich ist.

An diesem Bild können wir nun ablesen, was Rudolf Steiner über das A gesagt hat. Für sich allein genommen scheinen sich seine Aussagen nämlich zu widersprechen, z. B. «liegt das A dem Animalischen am nächsten ... klingt noch ganz aus dem Tierischen heraus»,[221] stellt aber andererseits «den Menschen in seiner höchsten, idealsten Entfaltung dar»[222]. Dieser scheinbare Widerspruch kommt dadurch, dass der Mensch nach zwei Seiten hin dem Tier verwandt ist, deswegen ist der A-Laut dem Tier jeweils am nächsten. Wenn er aber zwischen diesen beiden so verschiedenen Tieren die rechte Mitte hält, offenbart er das Menschentum in schönster

Weise. Heileurythmisch ist das A deswegen auch der Laut der «Tierüberwindung».[223] Rudolf Steiner hat sogar ausgesprochen, welche Krankheit dem Laut A entspricht. Wir haben im Laufe unserer Darstellungen immer wieder erfahren, dass jedes Tier – verglichen mit dem Menschen – eigentlich eine Krankheit darstellt. Der Laut A mit seiner Tierverwandtschaft bedeutet ebenfalls eine bestimmte Krankheit: «Was ist denn das Fieber? Das Fieber ist das in das Physische umgesetzte A, das der Eurythmist oder derjenige, der das A spricht, in sich sonst astralisch hervorbringt. Die Moll-Stimmung ins Physische hinunterprojiziert, Fieber erzeugend, ist derselbe Vorgang wie der, wenn sie A aussprechen, nur dass sie es auf einem höheren, seelisch-geistigen Niveau machen. Das A ist immer ein Fieber.»[224] Hier ist nun unmittelbar der Zusammenhang von Tierähnlichkeit und Krankheit gegeben: die Vögel mit ihrer normalerweise erhöhten Temperatur von 41°–44°C haben dem Menschen gegenüber Fieber.

Kehren wir nun noch einmal zur Musik zurück. Wir können die nach oben gerichtete A-Geste als Dur-verwandt und die mit den Beinen nach unten sich in die Schwere stellende A-Geste als Moll-verwandt ansehen. Damit ergibt sich, warum Rudolf Steiner im 3. Vortrag des Toneurythmiekurses die Konkordanz der Vokale mit der musikalischen Tonleiter «rein nach dem Gehöre» so angibt, dass der Vokal A dem 3. Ton der Skala entspricht, also dem Intervall der Terz. Das U als Prim gibt den festen musikalischen Standpunkt, im Sekund-O empfindet man das Sich-Öffnen gegenüber einem Ungewissen, gleichzeitig aber auch die Sicherheit, die der jeweils nur eine Sekundschritt verleiht. Im Terzen-A nimmt man schon ein Äußeres wahr, das entweder auf einen einwirkt (Moll) oder auf welches man hinstrebt (Dur). Im Ö der Quart behauptet man sich gegenüber dem, was auf einen zudringt.[225] Für unseren Zusammenhang ergibt sich also: So wie wir den Laut A plastisch von zwei Seiten anschauen müssen, von oben und von unten, so ergibt sich uns musikalisch die Terz ebenso von zwei Seiten: als Dur-Terz und als Moll-Terz.

Das A stellt überhaupt den Menschen von zwei Seiten dar. Wir sahen dies schon darin, dass das A dem Animalischen am nächsten liegt und andererseits den Menschen in seiner höchsten, idealsten Entfaltung ausdrückt. Wenn wir unsere Arme gabelig ausstrecken, so strecken wir sie in zwei verschiedene Richtungen. Damit erfassen wir «das A für sich». Im 3. Vortrag des Lauteurythmiekurses heißt es: «Das A besteht also nicht darinnen, dass Sie einen Schwung machen, sondern Sie stellen sich vor, Sie selbst als Mensch sind von zwei verschiedenen Richtungen im Weltenall herein geschaffen, bestimmt, determiniert, und Sie greifen nach diesen zwei Richtungen hin. Das Tier dagegen ist gerade dadurch eine spezialisierte Einzelwesenheit, dass es nur aus einer Richtung des Kosmos gestaltet wird. Der Mensch erhebt sich über die Tiere, indem er durch das A nach zwei verschiedenen Richtungen des Weltalls seine Arme strecken kann. Also das A für sich besteht im Wesentlichen darinnen, dass man sich gewissermaßen sagt: Du Mensch, du bist aus zwei verschiedenen Punkten des Weltalls. Du streckst die Arme dahin, um diese Richtungen zu erfassen. Jetzt erfasst du das, woraus du stammst. Du fühlst, wie diese Kräfte durch deine Arme strömen, wie sie in deiner Brust zusammenströmen. Dann hast du das A.»[226]

Wenn wir mit der gabeligen Armstreckung zwei verschiedene Ströme des Weltenalls in unserer Brust zusammenströmen lassen, muss dann nicht im Weltall der Ursprung dieser Ströme gefunden werden können? Rudolf Steiner hat den 12 Tierkreisbildern die 12 Konsonanten und den 7 Planeten die 7 Vokale zugeordnet, dabei wurde dem Planeten Venus der Laut A beigesellt. Wie ist dies zu verstehen? Was hat der Planet Venus mit dem A zu tun?

Von der Sternenschrift zur Menschensprache

Die Venus, die uns bei Equisetum schon einmal begegnet ist, gehört zu den untersonnigen Planeten, d. h. wie Merkur kann sie nur als Morgen- oder Abendstern erscheinen. Die obersonnigen Planeten (Saturn, Jupiter und Mars) dagegen sind der Sonne gegenüber selbständiger, sie können die ganze Nacht beherrschen. Wenn die Venus Abendstern ist, befindet sie sich in größter östlicher Entfernung (links) von der Sonne. Ihre Sichtbarkeit am Abendhimmel nimmt dann immer mehr ab, sie nähert sich der Sonne, begegnet ihr in unterer Konjunktion, taucht als Morgenstern wieder auf, erreicht die größte westliche Entfernung (Elongation) und wird dann wieder kürzer sichtbar, bis sie in oberer Konjunktion hinter der Sonne verschwindet und als Abendstern wieder auftaucht. Eine solche Venusperiode (z. B. von einer unteren Konjunktion bis zur nächsten) dauert 1 Jahr und 7 Monate, das sind ziemlich genau 1 $^{3}/_{5}$ Jahre oder $^{8}/_{5}$ Jahre. Wenn z. B. die untere Konjunktion in den Fischen stattfindet, so ist die nächste untere Konjunktion einen Tierkreislauf (= –5/5) und dazu noch weitere 3/5 des Tierkreises später, also in der Waage. Wieder ein Venus-Umlauf später ist die untere Konjunktion in den Zwillingen, dann im Steinbock, schließlich im Löwen und nach genau 8 Jahren wieder in den Fischen. Damit sind 5 Venusperioden abgeschlossen. Nach 8 Jahren kommt die Venus in derselben Stellung zur Sonne genau an dieselbe Stelle des Tierkreises, die Differenz beträgt nur 2,4 Tage. Dies ist das berühmte Pentagramma veneris.

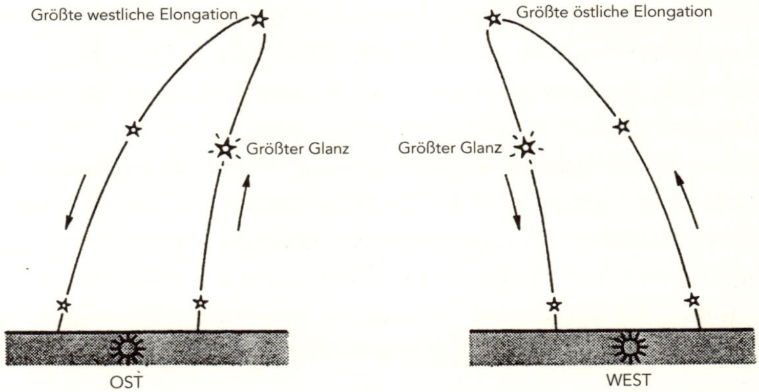

Auf- und Abstieg der Venus bei einer Morgensternperiode im Osten und einer Abendsternperiode im Westen, schematisiert, nach Schultz, 1963

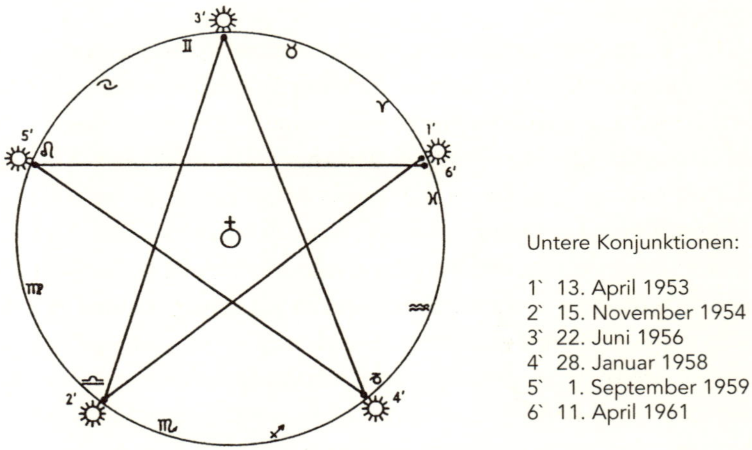

Verteilung und Aufeinanderfolge der Venus-Sonnen-Konjunktionen im Tierkreis 1952–1961, nach Schultz, 1963

Dies gilt natürlich für alle markanten Venusereignisse. Ein Venusjahr umfasst 10 größte Elongationen (5 östliche, 5 westliche), 10 Stellen des größten Glanzes (5 östliche, 5 westliche), 10 Konjunktionen (5 obere und 5 untere), 5 Schleifenbildungen (während der unteren Konjunktion, sie erhalten 5 rückläufige und 5 rechtläufige Phasen, sodass die 10 hier ebenfalls auftritt), 10 Phasenwechsel (5 x Voll-Venus / 5 x Neu-Venus), 10 Größenwechsel (5 x größter Querschnitt, 5 x kleinster Querschnitt) und schließlich 10 Erdentfernungen (5 x größte Erdnähe, 5 x größte Erdferne).[227]

Alle Venusrhythmen sind in wunderbarer Weise fünfgegliedert, wie man am Pentagramm sehen kann, und gleichzeitig zweigeteilt, wie man an Morgen- und Abendstern sieht. Damit ergibt sich fast von selbst, warum der Laut A mit der Venus zusammenhängt. Der Laut A zeigt, dass der Mensch aus zwei Seiten des Weltenalls bestimmt ist. So kommt uns die Venus von zwei Seiten, als Morgenstern und Abendstern, entgegen. Als Morgenstern steht die Venus rechts von der Sonne, morgens werden wir zur Tat gerufen, der Morgen ist immer naiv (Novalis), das ist die Dur-Seite des A-Lautes. Als Abendstern steht die Venus links von der Sonne, wir werden besinnlich, der Abend ist sentimental (Novalis), das ist die Moll-Seite des A-Lautes. Ja, man kann die Empfindung haben, wie wenn die Sonne selber Arme hätte und in ihren Händen rechts und links die Venus

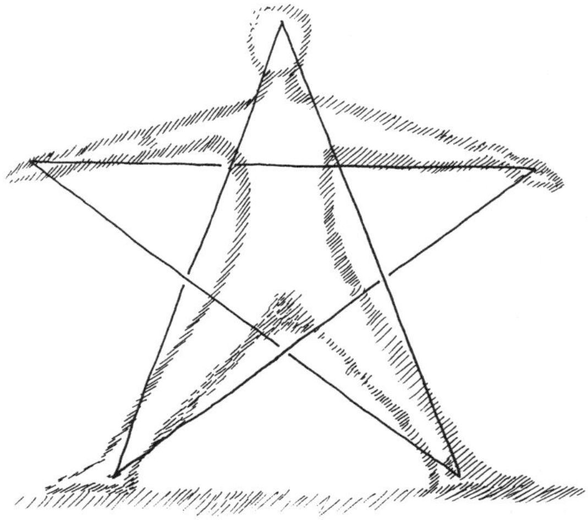

Der Mensch selbst bildet als Gestalt ein Pentagramm, man muss dazu den Kopf im Verhältnis zu den 4 Gliedmaßen richtig betrachten.

erstrahlen ließe. So ist es auch kosmisch begründet, dass unsere Arme rechts und links jeweils in 5 Finger auslaufen und damit die Venusrhythmen wiederholen. Wir können damit die «zwei verschiedenen Richtungen im Weltenall», aus denen das A gestaltet wird, genauer begreifen: es sind die Morgenstern- und Abendstern-Kräfte des Venusplaneten, in die wir hineingreifen, die wir erfassen, wenn wir ein A gestalten.

Indem wir dieses kosmische Bild des Menschen vor uns haben, können wir das A noch einmal von einer anderen Seite erfassen. Das Pentagramm wurde früher auch Pentalpha genannt.[228] Überall an der geometrischen Figur sieht man die gabelförmigen Liniengesten. Aber das ist zunächst nur eine äußere Ähnlichkeit. Rudolf Steiner beschreibt, dass entsprechend diesem dem Menschen einverwobenen Pentagramm gewisse Kraftströmungen durch den Ätherleib laufen: vom linken Fuß nach der Stirn, von dort in den rechten Fuß, von dort in die entgegengesetzte Hand, von dort durch das Herz in die andere Hand und von dort an den Ausgangspunkt zurück. «Es bildet sich in dieser Weise ein Pentagramm von Kraftströmungen. Diese Kraftströmung ist nicht etwa die einzige im Ätherleibe, sondern es gibt deren noch sehr viele. Speziell dieser Kraftströmung verdankt der Mensch seine aufrechte Stellung.»[229] Nur der aufgerichtete Mensch kann seine Arme zur gabelförmigen A-Geste befreien. Durch den Laut A werden also aus dem Kosmos die Kräfte des Planeten Venus in den Ätherleib hineingeführt und bewirken dort die Aufrichtung. Der A-Laut muss überhaupt mit dem Ätherleib zusammengedacht werden. Auch der Ätherleib hat zwei Seiten: seine kosmische Umkreisnatur, welche (musikalisch gesprochen) Dur-artig ist, und seine auf die Erde einstrahlende, die Erde zum Leben weckende Moll-gemäße Natur. In den Mysterien von Ephesus haben die Schüler «das Herankommen des Lichtätherleibes in dem A»[230] empfunden, während sie den Astralleib im O und das Ich im I erlebten.

Der Laut A hat also eine ätherische Seite, wenn man ihn kosmisch im Pentagramma veneris erfasst, er hat aber auch eine astralisch-tierische Seite, wenn man den Menschen irdisch, hineingestellt zwischen die beiden Tiere, betrachtet.

Zusammenfassend stehen nun zwei Menschenbilder vor uns. Der irdische Mensch zwischen den beiden Tieren. Wird es dem Menschen gelingen, immer das richtige Gleichgewicht zu finden? So fragen wir und geraten wie von selbst in eine Moll-Stimmung. Dem gegenüber steht der ätherische Mensch als Pentagramm, als kosmische Lichtgestalt.

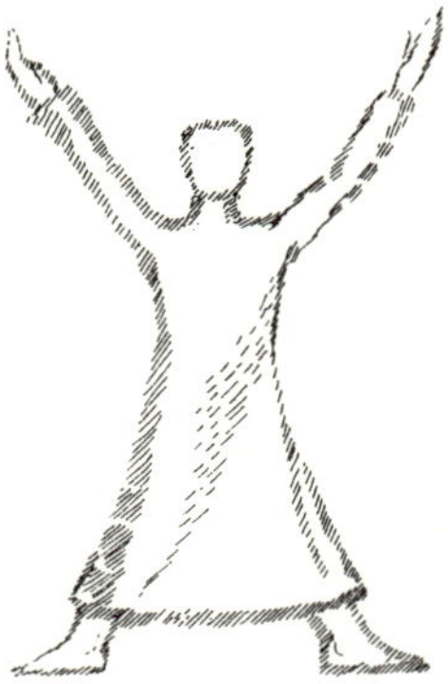 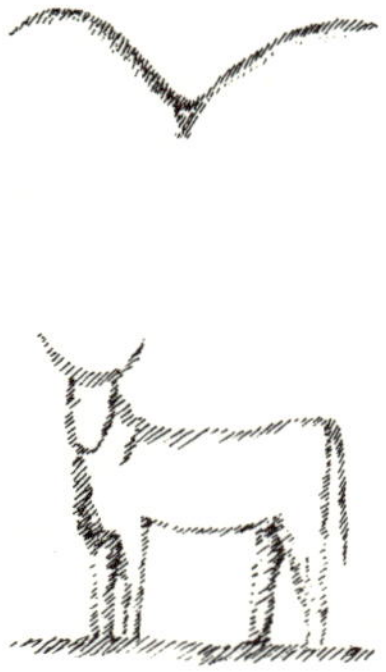 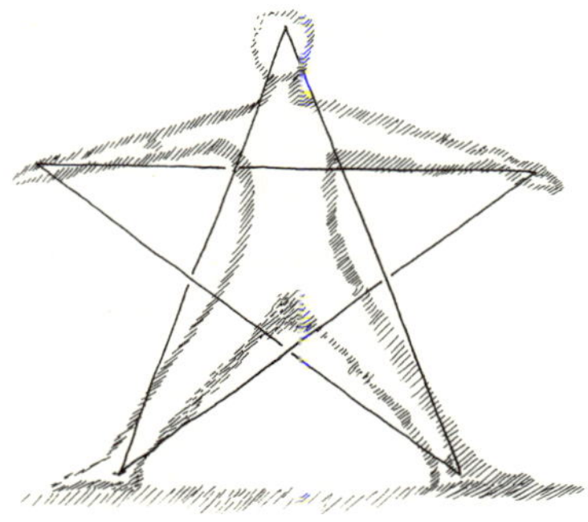

Begeistert fühlen wir uns erhoben: ja, das ist der Mensch, wie er eigentlich gemeint ist, wir sind in Dur-Stimmung. Und was ist der Mensch wirklich? Der Mensch ist aus zwei Seiten des Weltenalls heraus geschaffen, dadurch kann er wählen, er kann vergleichen, er kann fragen oder – noch anfänglicher gesagt – er kann erstaunen. Erstaunen kann man nur, wenn man von einem Erlebnis zum anderen übergehen kann. Das A ist der Laut des Erstaunens: «der über sich selbst, über sein wahres Wesen sich verwundernde, vor sich erstaunende Mensch, also eigentlich der Mensch in seiner höchsten, idealsten Entfaltung: A».[231]

Der erstaunende Mensch ist aber gleichzeitig auch derjenige, der von sich selber absehen und zu anderen Wesen und anderen Menschen sich hinwenden kann. Deswegen gab Rudolf Steiner der eurythmischen Venusgebärde ein Wort mit auf den Weg, womit ebenfalls der Mensch in seiner höchsten, idealsten Entfaltung gemeint ist: die «liebende, hingebende Wesenheit». In der Liebe erscheint seelisch dasselbe, was körperlich die Wärme oder in gesteigerter Form das Fieber ist. Die Wärme ist physisch und geistig-seelisch zugleich. Mitleid und Mitgefühl sind in der Wärme zu Hause, sie haben dort ihren Ursprung.

Die Gabelform als Wärmegeste

Die gabelförmige Armgeste zur Gestaltung des eurythmischen A-Lautes kehrt in der Silhouette der gabelförmigen Vogelschwingen wieder. Es ist dies nicht nur eine äußere Analogie, sondern auch innerlich haben wir gesehen, wie das A eigentlich immer ein Fieber ist und der Vogel physio-

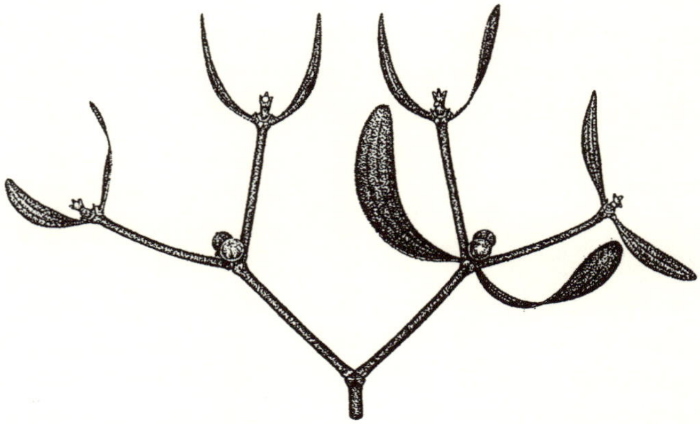

Mistelzweig, modifiziert nach Scheer, 1991

logischerweise dem Menschen gegenüber Fieber hat. Auch weitere Vergleiche stützen diesen Zusammenhang. Die Mistelpflanze, deren Samen durch Vögel verbreitet werden, zeigt in ihren Zweigen eine stetige Wiederholung des dichotomen (genauer pseudodichotomen) Wachstumsbildes. Die Mistel wächst also fortwährend in gabelförmigen Wachstumsbewegungen. Damit ist unmittelbar die Wärmesignatur der Misteltherapie des Krebses gegeben. Die Mistelinjektionen sollen ja als Wichtigstes Fieber erzeugen. Diese Wirkung wurde schon von Rudolf Steiner verlangt.[232] Gerbert Grohmann hat die gabelförmige Sprosswachstumsgeste der Mistel treffend mit der ursprünglichen gabelförmigen Verzweigung der Keimblätter verglichen. Die Mistel wiederholt gewissermaßen fortwährend das Keimblattstadium der höheren Pflanzen.[233] Die Keimblätter sind das Erste, das von dem oberirdischen Spross der Pflanze im Frühling erscheint. Die Frühlingswärme hat sie hervorgelockt. In diesem Punkt sind alle zweikeimblättrigen Pflanzen gleich, sie haben im Anfang alle dieselbe gabelförmige Wärmesignatur. Die einkeimblättrigen Pflanzen (Monokotyledonen) werden heute von den Zweikeimblättrigen (Dikotyledonen) abgeleitet,[234] der gabelförmige Typus des zweiblättrigen Keimblattes ist also der ursprünglichere. Das Anfängliche dieser Gabelform wird dadurch deutlich. Entsprechend ist das A «phylogenetisch und ontogenetisch der allerfrüheste Laut».[235] Das A steht am Anfang des Alphabets und gilt in der apokalyptischen Symbolik als der Anfang (Alpha).

Noch deutlicher wird dies alles, wenn wir die Belladonnapflanze betrachten, die als umfassendes Heilmittel vieler Fieberkrankheiten bekannt ist.

Die Symptome der Belladonnavergiftung entsprechen der Physiologie der Vogelnatur. Wir kennen diesen Zusammenhang schon aus dem 1. Kapitel, sodass hier eine kurze Übersicht genügt:

Belladonnavergiftung	*Physiologie des Vogels*
Mydriasis	scharfes Vogelauge
Mundtrockenheit	Schnabel
Bronchienerweiterung	Pfeifenlungen (starr)
Tachycardie	Tachycardie 400–800/min
Darmmuskulatur erschlaffend, unwillkürlicher Stuhl-/Urinabgang	Kloakentiere, physiologisch inkontinent
Haut trocken	Federkleid
Fieber	Temperatur 41°–44°C
Bewegungsdrang, Tollheit, Delirien	Vogelflug
typ. Symptom: «Gefühl des Fliegens»	

Diesen Zusammenhang kann man der Belladonnapflanze auch äußerlich ansehen. Man unterscheidet an ihr einen aufrechten, rein vegetativen Spross mit spiraligen Blattansätzen und bezeichnet ihn als Unterbau. In ca. 1 m Höhe wird das Wachstum des Unterbaues durch eine endständige Blüte abgebrochen. Gabelig verzweigt sich der Oberbau, dessen Zweige dann die Blüten tragen. Meist sind es drei Zweige, die von der ersten Verzweigungsstelle ausgehen und je zueinander den gleichen Öffnungswinkel von ca. 120 Grad haben. Die Zweige selber verzweigen sich oft nochmals in zwei bis drei weitere Gabeln. Die Oberbauzweige haben horizontale Blattflächen mit für die Solanaceen charakteristischen Sprossgenerationen.[236] Der Oberbau ist vom Unterbau so verschieden, dass man ihn auch als Parasit des Unterbaues bezeichnet hat. Unbefangen betrachtet muten die Oberbauzweige wie geöffnete Vogelarmschwingen an. Die Belladonna ist der an die Pflanzenwelt gefesselte Vogel.

Moralisches Naturbetrachten

Wir können diese Tatsachenreihen auch okkult betrachten. Rudolf Steiner beschreibt an vielen Stellen seiner Vorträge das Wirken der Elementargeister. Es gibt davon insgesamt vier: Gnomen, die in der Erde; Undinen, die im Wasser; Sylphen, die in der Luft, und Salamander, die im Feuer oder in der Wärme wirken. Die Sylphen leben in Luft und Licht und sind die geistige Ergänzung des Vogels. Die Sylphen haben im Vogel sozusagen ihr Ich. Im Vogel haben die Sylphen ihr rechtmäßiges Arbeitsgebiet. Wenn die Sylphe nun das, was sie oben bei den Vögeln anwenden sollte, unten in Bezug auf die Pflanzenwelt tut, dann entsteht ein «scharfes Pflanzengift», nämlich: unsere schon so oft erwähnte Belladonna. Weil diese Sylphe ihre Sphäre bei den Vögeln verlässt und nach unten in die Pflanze verschiebt, deswegen nennt Rudolf Steiner sie böse. Die Belladonnablüte ist «von einer bösen Sylphe geküsst».[237]

Wir können diesen Vergiftungsgedanken nun ergänzen. Was geschieht, wenn Belladonna potenziert wird, wenn potenziertes Belladonna im Menschen Heilkräfte entfaltet? Dann wird die in die Belladonna verzauberte bösartige Sylphe erlöst, indem sie im Menschen Krankheiten heilen darf. Der kranke Mensch braucht Medikamente nicht abzulehnen, er gibt Gelegenheit zur Erlösung verzauberter Elementarwesen, deren Bösartigkeit in Heilkraft umgewendet wird.

Heilmittelerkenntnis und Heileurythmie

Damit steht nun in der Belladonna, im Laut A und im Planeten Venus ein Zusammenhang vor uns, wodurch wir das Verhältnis von Heilmittel und Heileurythmie, von Wissenschaft und Kunst erfassen können. Das Arzneimittelbild von Belladonna enthält den ganzen Symptomkomplex des epileptischen Krampfanfalls (Treichler), Rudolf Steiner verordnete verschiedentlich Belladonna bei Epilepsie,[238] der Laut A hat sich heileurythmisch bei Epilepsie (Kirchner) bewährt. Also eine bemerkenswerte Gleichheit der Indikationsstellung, die sicher auf weitere Beispiele noch anwendbar ist (z. B. Angstsyndrom, Schlafstörungen). Die hygienischen Übungen «A-Verehrung» und «eurythmisches Lachen»[239] kombinieren mit dem A den Konsonanten H, wobei das H in der Verehrung dem A nachfolgt bzw. beim Lachen dem A vorangeht. H ist seinem Wesen nach ein luziferischer Laut,[240] also nach oben erleichternd, wärmend. Ganz entsprechend wirken eurythmisches Lachen und A-Verehrung so, dass sie die körpereigenen Abwehrkräfte stärken.[241] Die Heilkraft des Humors ist ja mittlerweile immunologisch nachgewiesen.[242] Die immunologisch positive Wirkung

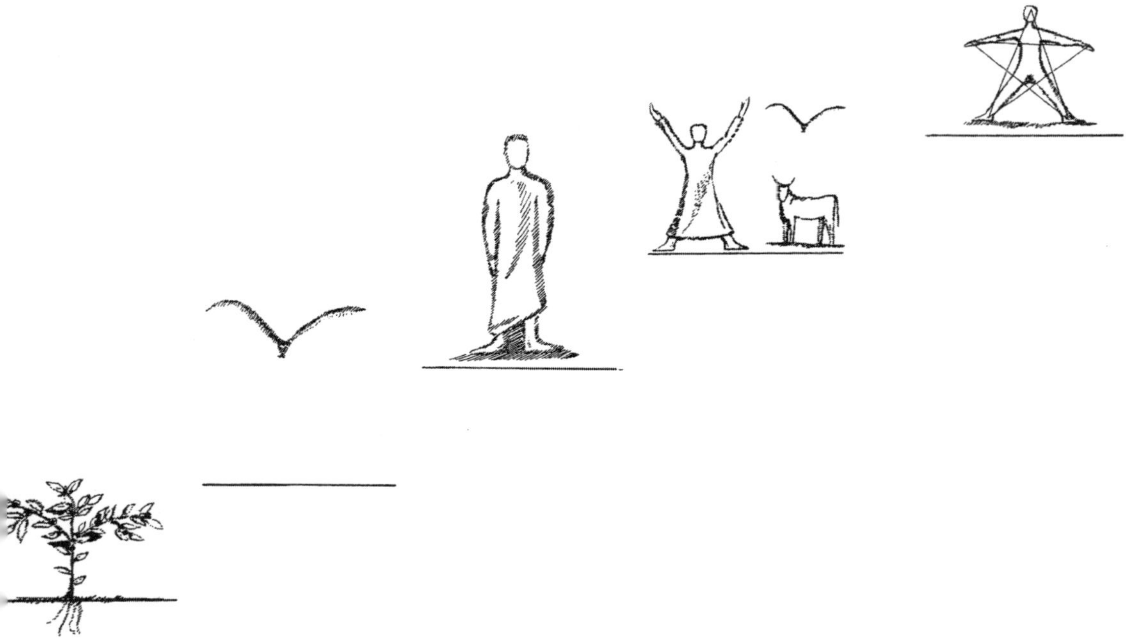

achstumsbewegung Tierbewegung Aufrechte Eurythmische Bewegung Planetenbewegung

des Fiebers ist bekannt, der A-Laut selber und seine hygienische Modifikation in A-Verehrung und eurythmischem Lachen bewirken eurythmisch dasselbe, was physiologisch das Fieber an guten Heilkräften bringt.

Rückblickend schauen wir uns noch einmal die Abbildung an, wo in fünf Bildern die verschiedenen Bewegungen dargestellt sind. Der Mensch erkrankt, indem er absteigend tierähnlich wird. Der Mensch wird Künstler, indem er aufsteigend dasselbe bewusst tut, z.B. den A-Laut als Kunstgebärde formt, dem pathologisch das Fieber, physiologisch die Vogelnatur entspricht. Noch einen Schritt weiter hinauf in den Kosmos gelangen wir zum Pentagramma veneris, welches als Pentagramm mikrokosmisch das Knochengerüst unseres Ätherleibes darstellt. In ähnlicher Weise geraten wir auf der anderen Seite vom Vogel abwärts bis zur ätherischen Stufe der Pflanze, zur Giftpflanze. Der Sprachgenius hat schon richtig gefühlt, wenn das italienische Wort Belladonna als «schöne Frau» der allgemein gebräuchliche Name geworden ist. Oben am Himmel steht die entsprechende kosmische schöne Frau, Venus anadyomene, mit ihrem leuchtenden Glanz. Unten bei den Pflanzen ist es eine Giftpflanze, oben bei den

Sternen ist Venus «der Stern Luzifers».[243] Der verführerische Glanz einer reifen Belladonnabeere, den wir am Tage sehen, kann unmittelbar verglichen werden mit dem leuchtenden Glanz der Venus am Abend- oder Morgenhimmel. So sprechen die Pflanzen mit den Sternen. Denn die grüne Pflanzendecke ist das getreue Spiegelbild des Sternenhimmels:[244] morgens sehen wir den Tau auf den Wiesen, nachts sehen wir die «Sterne als die Tauperlen des Kosmos». Der glitzernde Tropfen des Blättermorgens kündet uns von denselben Heilkräften wie nachts der Glanz unserer Sterne.

11. Kapitel

Hygienische Eurythmie

Der Bewegungsmangel ist ein vielfältig erforschter Risikofaktor mehrerer Zivilisationskrankheiten wie Bluthochdruck, Schlaganfall, Herzinfarkt, Diabetes mellitus und Übergewicht. Durch unser vieles Sitzen wird der Ätherleib «steif»[245], und wir müssen Mittel und Wege finden, ihn zu stärken.

Dafür empfahl Rudolf Steiner im 5. Vortrag des Heileurythmiekurses[246] 12 Übungen, die wir im Folgenden von einem bestimmten Aspekt aus betrachten wollen. Sie sind der Keim eines umfassenden Bewegungskonzeptes, das vom Körper aus bis in Geist und Seele wirksam ist.

Bejahung und Verneinung

Man steht aufrecht auf seinen Füßen. Man setzt den linken Fuß in einem Bogen nach vorne als Bejahung und stellt ihn dann wieder gerade zurück, sodass beide Füße wieder nebeneinander stehen. Man setzt den rechten Fuß in einem Bogen nach hinten als Verneinung und stellt dann beide Füße wieder nebeneinander. Diese Bewegungen werden mehrmals wiederholt – beispielsweise zehnmal schlägt Rudolf Steiner vor – und sie sollen schnell ausgeführt werden.

Man braucht längere Zeit, um die nötige Geschicklichkeit in den Füßen zu verbinden mit der Bewegungsruhe der übrigen Gestalt. Fast wie eine Säule wird der Leib während der Fußbewegungen vorwärts und rückwärts geschoben. Dadurch ist eine gewisse Unbeholfenheit mit dieser Übung verbunden, die im Laufe der Zeit nie ganz verschwindet.

Rudolf Steiner empfiehlt diese Übung gegen «Kurzatmigkeit». Was es damit auf sich hat, wie diese Indikation aus der beschriebenen Bewegung abgelesen werden könnte, muss weiteren Forschungen vorbehalten bleiben. Auch für die anderen Übungen wird dieser sehr wichtige therapeutische Aspekt nur erwähnt und nicht weiter bearbeitet. Für unseren

Gesichtspunkt, der hier verfolgt werden soll, hat jede dieser Übungen einen seelischen Inhalt, über den man nachdenken kann. Der Übende wird sich bewusst, dass er Bejahen oder Verneinen kann, und er bekräftigt dies durch die charakteristischen Gesten der Füße. Und tatsächlich haben unsere Füße ihren bisherigen Weg durch das Leben dadurch gefunden, dass wir das eine bejaht und das andere verneint haben. Man denke an eine Lebenspartnerschaft, sie kommt dadurch zustande, dass beide Partner zueinander Ja sagen. Bei ihrer Trennung gilt das Gegenteil. Und so ist es in unzähligen Dingen bei den einfachsten und höchsten Dingen des Lebens. Manchmal sind Nein oder Ja unverwechselbar. Unsere Epoche muss lernen, zu der geistigen Welt Ja zu sagen, und das in derselben Richtung gesprochene Nein ist verhängnisvoll und krankmachend. Andere Dinge, wie zum Beispiel unsere Zugehörigkeit zu einem Geschlecht oder die Wahl unseres Berufes, sind so, dass wir sagen: «Diesmal hast du Ja gesagt, aber in deinem nächsten Leben wirst du vielleicht Nein sagen.» So werden wir immer gelassener unserem Schicksal gegenüber. Wir haben es selber so gewollt. Auch wenn wir auf der Erde dazu Nein sagen möchten, so haben wir in der geistigen Welt vor unserer Geburt doch dazu Ja gesagt.

Sympathie und Antipathie

Die Ausgangsstellung ist wieder dieselbe. Diesmal aber bleibt das linke Bein in Ruhe, und nur das rechte Bein bewegt sich. Sehr langsam bewegen wir den rechten Fuß gerade nach vorne in der Geste der Sympathie, bis wir den Boden sanft mit den Zehen berühren. Ebenso langsam geht es wieder zurück zu den geschlossenen Füßen. Dann bewegen wir auf dieselbe Weise das rechte Bein nach rückwärts in der Antipathiebewegung und führen es dann wieder nach vorne in die Ausgangsstellung. Man kann auch beide Bewegungen ineinander übergehen lassen.

Die Übung ist schwer, und die meisten machen sie nicht gerne. Das linke Bein muss gesund sein, bei Kniebeschwerden links ist diese Übung nicht durchführbar. Unter Umständen ist es hilfreich, das linke Knie während des Übens etwas zu beugen. Das linke Bein wird immer stärker, und man kann bemerken, dass das linke Bein dafür verantwortlich ist, wie die Übung gelingt.[247]

Das Labile dieser Übung passt zum schwankenden Wesen unserer Sympathien und Antipathien. Wir fühlen oftmals halbbewusst, dass wir diese oder jene Sympathie oder Antipathie unberechtigterweise haben, werden aber dennoch immer wieder von ihr eingeholt. Wie leicht gehen Sympathie und Antipathie ineinander über, und zwar über ein und dieselbe Sache. Deswegen ist uns diese Übung auch unsympathisch, weil sie uns unsere Verführbarkeit und Unsicherheit im Hinblick auf Sympathien und Antipathien vor Augen führt. In der egoistischen Schicht unseres Wesens glauben wir nämlich dann auch noch, dass unsere Sympathien und Antipathien gerechtfertigt sind und jeder Mensch so wie wir empfinden müsste. Dieses große Vorurteil gilt es zu überwinden.

Genauso wie bei der vorherigen Übung ist es auch bei dieser, dass unser Schicksal durch Sympathien und Antipathien gebildet wird, und oft ist es so, dass dem Nein eine Antipathie und dem Ja eine Sympathie zugrunde liegt. Nur träumen wir in unseren Sympathien und in unseren Antipathien viel mehr, wir sind uns ihrer viel weniger bewusst. Sie beherrschen uns dadurch umso stärker.

Neben ihrer Wirkung, die «Zirkulation und die Gesamtverdauung anzuregen» und die «Neigung zum Aufstoßen zu bekämpfen», die hier nicht weiter erforscht werden sollen, haben diese Bewegungen eine die Seele reinigende Kraft. Es ist wie bei einem Schmerz. Keiner möchte ihn haben, wenn er aber einmal da gewesen ist, merkt man die reinigende Wirkung. So ist es auch mit dieser Übung. Sie reinigt diese beiden Seelenkräfte. Es kann natürlich keine Rede davon sein, Sympathie und Antipathie etwa auszulöschen, denn ohne diese Grundkräfte der Seele würden wir gar nie etwas zustande bringen, aber wir können sie verwandeln und erhöhen. In dem besseren Teil unseres Wesens haben wir sogar eine tiefe Sehnsucht nach solcher Läuterung.

Was durch diese Übungen von der Seele aus geschieht, können wir uns auch von der Organbildung her klarmachen. Rudolf Steiner erörtert im 17. Vortrag von «Geisteswissenschaft und Medizin» Diätfragen und betont dabei, dass ein Organ hypertrophiert oder gar entartet, wenn wir bloß unseren Appetiten frönen, dass es aber gestaltet und differenziert wird, wenn wir unsere Antiappetite überwinden: «Die Organ bildende Kraft liegt nämlich in nichts anderem als in der Überwindung der Antiappetite...Von Sympathie und Antipathie ist der ganze Organismus durchtönt ... Jedes Organ hat seine Sympathien und seine Antipathien ... Ein Organ verdankt seine Gestaltung nicht dem – Sympathien – Frönen, sondern der Überwindung von Antipathien.»[248] So wirkt diese Übung tief herunter bis in die Organbildung.

Geschicklichkeits-E

Die Bejahung und die Verneinung empfindet man übend mehr in den Füßen, Sympathie und Antipathie mehr in den Unterschenkeln. Wir kommen drittens mit dem Geschicklichkeits-E zu einer Geste, die uns die Knie bewusst macht. Von den Füßen über die Unterschenkel geht es also aufwärts bis zu den Knien. Wir verlassen deswegen jetzt Rudolf Steiners Reihenfolge, die er in seinem Vortrag einhält, und gehen an der Gestalt schrittweise nach oben.

Beim Geschicklichkeits-E schlägt man mit der rechten Ferse an das linke Knie und macht gleichzeitig mit den Armen eine E-Bewegung, dann schlägt man mit der linken Ferse an das rechte Knie und wiederholt die E-Bewegung in den Armen. Das «Anstemmen» der Ferse an das Knie, wie Rudolf Steiner es auch nennt, sollte gerade bei Kindern sogar etwas «weh tun». Man kann das Geschicklichkeits-E auf der Stelle stehend wiederholen oder auch damit im Raum herumgehen. Die Bewegungen machen unmittelbar Spaß und erinnern Waldorfschüler an ihre Kindheit.

Wenn wir einmal von übenden Künstlern absehen, die in diesem Punkt bescheidener sind, meinen die meisten Menschen von sich selber, dass sie für den Alltag ausreichend geschickt sind. Demgegenüber betonte Rudolf Steiner in seinen Vorträgen «Nervosität und Ichheit»[249] und «Praktische Ausbildung des Denkens»[250], wie wichtig es für unsere körperliche, seelische und geistige Gesundheit ist, gerade in den kleinen Dingen des Alltags unsere Geschicklichkeit in jeder Richtung zu verbessern. Das hängt mit der Mission der gegenwärtigen Epoche zusammen, dass nämlich das Leben wieder geistiger werden muss. Und da gilt die zunächst so erstaunliche Maxime: «Der Mensch sollte, wenn er irgendeine Tätigkeit beginnt, die eine geistvolle Tätigkeit sein soll, es eigentlich unter allen Umständen ertragen können, ungeschickt zu sein. Wer nicht ertragen kann, ungeschickt zu sein, die Dinge zuerst dumm und unvollkommen zu machen, der wird sie aus dem Innern heraus eigentlich niemals vollkommen machen können.»[251] Das heißt, auf allen Gebieten des Lebens müssen wir erst wieder geschickt werden. Das Geschicklichkeits-E ist wie ein

Symbol dieser Tatsache. Es gilt als Grundprinzip für alle hier erwähnten Übungen.

Und wenn es um die Bewältigung unseres Schicksals geht, wie viel hängt dabei von unserer Geschicklichkeit ab! Man betrachte nur einmal unsere Gesprächskultur. Wie oft wäre Schweigen geschickter gewesen als irgendetwas zu sagen. Das ist nicht nur im Sinne einer äußeren Nützlichkeit gemeint, sondern solche Geschicklichkeit spart Kraft und seelische Energie, die wir sonst zum Ausgleich des begangenen Fehlers verwenden müssen. Marshall Rosenberg hat mit seiner «Gewaltfreien Kommunikation»[252] ein vorzügliches Handwerkszeug in Sachen Gesprächsführung geschaffen. Seine Methode ist keine opportunistische Taktik, sondern führt zu einem tiefen Respekt vor dem Wesen des anderen Menschen. Auch zum Beispiel die wirkliche Bescheidenheit ist eine Form der Geschicklichkeit. Jede Tugend hat einen Aspekt, der sie geschickt für das Leben macht.

Beugen und Strecken der Beine mit B in den Armen

Man beugt die Beine in den Knien langsam nach unten und dann beim Strecken langsam wieder nach oben. Gleichzeitig gestaltet man eine B-Hülle vor dem Kopf und dem Oberkörper und führt diesen Innenraum mit den Beinbewegungen langsam nach unten und nach oben. Bei diesen Bewegungen fühlt man seine Oberschenkel sehr deutlich, weswegen diese Übung hier eingereiht wird. Sie ist bei Migräne und anderen Kopfschmerzen hilfreich und wird daher auch «Migräne-B» genannt.

Seelisch betrachtet bedeutet das B eine Innenraumbildung, die durch das Beugen und Strecken im Knie noch verstärkt wird. Man sagt sich gewissermaßen: wo ich auch hingehe und wo ich auch bin, ich kann mich in mir selber abschließen. Und das brauchen wir. Wenn wir alles wahrnehmen, erkennen wir nichts mehr. Wenn wir von allem betroffen sind und von jeder Rücksichtslosigkeit uns verletzt fühlen, beherrschen wir unser Leben nicht. Dafür brauchen wir die Eigenkraft des B, die unsere Empfindsamkeiten schützt. Auf hoher Stufe kann man die entsprechende Seelengeste bei Victor Frankl finden, der als Psychiater im Konzentrationslager[253] entdeckte: alles kann man mir nehmen, aber eines nicht; ich habe noch die Freiheit, auf diese Gräuel so zu reagieren, wie ich es möchte.

Kopfwackel-M

Man beugt den Kopf nach rechts und nach links in Richtung auf die Schultern zu und achtet darauf, dass der Kopf dabei sich nicht dreht. Diese Kopfbewegungen sollen relativ schnell gemacht werden, Rudolf Steiner benützt das Wort «Schütteln». Gleichzeitig gestaltet man mit den Armen relativ langsam ein M. Auf den ersten Anhieb gelingt diese Übung nicht, denn diese so verschiedenen Bewegungen gleichzeitig zu koordinieren, ist schwer. Es ist ähnlich wie beim Klavierspielen, wenn man mit der einen Hand eine Triole und mit der anderen Hand auf denselben Notenwert zwei Töne spielen soll. Mit der Zeit geht es aber immer besser, und zuletzt gelingt das Kopfwackel-M ziemlich vollkommen. Auch hat die Übung einen humorvollen, selbst-ironischen Unterton, der angenehm ist.

Therapeutisch wirken diese Gesten gegen «Unregelmäßigkeiten und Schmerzen im Unterleib», die klassische Indikation sind Schmerzen bei der Periode. Die Bewegung soll während der Schmerzen aber nicht gemacht werden. Die Übung folgt in der Reihenfolge deswegen hier, weil ihr Wirkungsgebiet in der Region über den Oberschenkeln im Unterbauch liegt.

Seelisch gesehen lernen wir mit diesen Bewegungen, zwei verschiedene Dinge gleichzeitig zu machen, das heißt diese beiden Dinge voneinander zu unterscheiden und zu trennen. Das ist bei den anderen Übungen zwar auch der Fall, bei dem M mit Kopfschütteln aber ganz besonders. Wie wichtig ist es zum Beispiel auf seelischer Ebene zu unterscheiden zwischen einer Tatsache und einer Meinung, oder zwischen Persönlichem und Sachlichem, oder – wie Marshall Rosenberg es nennt – zwischen Beobachtung und Wertung.[254] Und wie schwer ist diese Unterscheidung oftmals, und wie emotional wehren wir uns im Einzelfall dagegen. Der Streit unter uns Menschen kommt meistens dadurch zustande, dass wir in solchen Dingen nicht sachgemäß unterscheiden. Und Streit bringt Leiden, und Leiden bringt Krankheit. In der «Philosophie der Freiheit»[255] ist der entscheidende Gedanke der Unterschied zwischen Begriff und Wahrnehmung, und in dem Buch «Wie erlangt man Erkenntnisse der höheren Welten?»[256] läuft die Geistesschulung letztendlich darauf hinaus, dass Denken, Fühlen und Wollen sich voneinander trennen und drei selbständige Wesen werden. An irgendeiner Stelle müssen wir mit diesem Trennen anfangen. Dafür steht diese Übung.

Organologisch ist das trennende Prinzip ebenfalls grundlegend. Was beispielsweise im Bauch gesund ist, darf nicht in den Kopf hinein steigen, dort ist es krank: es wird zur Migräne.[257] Steiner beschreibt zwischen den Organgebieten beispielhaft zwei ätherische Barrieren, die nicht überschritten werden dürfen, er nennt sie «ätherische Zwerchfelle»[258]. Im Prinzip herrschen solche Trennlinien aber zwischen jedem Organ. So weit hinunter wirkt unsere Übung.

Liebe-E

Wir gestalten eine große, horizontale, langsam umarmende, weitausgreifende Armbewegung als Geste der Liebe und stellen ihr den Laut E als Selbstbehauptung gegenüber. Man kann auch beide Bewegungen ineinander übergehen lassen.

Therapeutisch hat diese Bewegung eine «wohltuend erwärmende Wirkung auf den Kreislauf». Man empfindet beim Üben die Bewegung der Liebe als Ausdruck der Kreislaufperipherie und die Bewegung des E als Ausdruck des Kreislaufzentrums. Beide Gesten sind auf diese Weise ein Bild des Äther- oder Flüssigkeitsleibes, der von der Peripherie des Kosmos zum Mittelpunkt der Erde hereinstrahlt. Immer wieder sagt Rudolf Steiner im Laufe dieses Vortrages, dass diese Übungen «auf dem Umweg über den Ätherleib wirken». Das Liebe-E lässt dies unmittelbar erleben. Entsprechend hat Rudolf Steiner den Ätherleib auch als Liebeleib erkannt,[259] wodurch wir wieder auf die seelische Seite dieser Übung gelangen.

Jeder Mensch fühlt im Innersten seines Herzens, dass er zur Liebe berufen ist, aber gleichzeitig merkt er, dass er in diesem Gefühl noch schwach ist. Wir müssen in diesem Punkt noch viel lernen und noch viel kräftiger werden. Deshalb muss die selbstbehauptende E-Geste dazugesellt werden, ohne sie wäre die Liebe allzu leicht eine bloße Selbstaufgabe.

Wenn wir ein Ereignis, das auf uns zukommt, bejahen oder verneinen, wenn wir ihm mit Sympathie oder mit Antipathie begegnen, so reagieren wir auf etwas, was von außen auf uns zukommt. Die Liebe dagegen geht von uns selber aus, sie kommt aus unserem Innersten, sie ist im Sinne der «Philosophie der Freiheit»[260] eine freie Tat. Der Mensch schafft mit ihr etwas wirklich Neues, was vorher nicht da war. Wer das Wesen der Liebe verstanden hat, hat den Sinn des Lebens erfasst. Die Salutogenese hat entsprechend erforscht, dass es für die Gesundheit eines Menschen entscheidend ist, ob er die Sinnfrage positiv beantworten kann. Dass von der Liebe heilende Kräfte ausgehen, ist inzwischen in hochkarätigen Studien nachgewiesen.[261] So kommen wir mit dem Liebe-E zu einer Gruppe von Schicksalsübungen, die nicht wie bisher auf etwas von außen reagieren, sondern die aktiv und von innen das Schicksal gestalten.

Hoffnung-U

Zuerst die Gebärde der Hoffnung: wir stehen aufrecht und neigen uns als ganze Gestalt langsam etwas nach hinten, die Zehen strecken sich etwas nach oben. Gleichzeitig öffnen sich die Unterarme zu einer Schale nach rechts und nach links, die Ellenbogen bleiben dabei ziemlich in der Nähe des Rumpfes. Dann gehen wir in der Frontalebene mit mehr oder weniger gestreckten Armen nach oben, um von oben nach unten mit den Handrücken nach innen parallel zur Medianebene ein U zu formen. Die ganze Gestalt neigt sich beim U wieder vorwärts und kommt so in die Ausgangslage zurück.

Therapeutisch hat diese Übung eine «wohltätig erwärmende Wirkung auf das Atmungssystem». Man kann die Bewegungen so empfinden, dass man mit ihnen den physischen Umriss der beiden Lungenflügel nachzeichnet. Zuerst mit der Hoffnungsgeste die beiden Zwerchfellkuppeln, dann den äußeren Umfang der beiden Lungenflügel und zuletzt mit dem U den annähernd parallelen Raum zwischen den beiden Lungen. Eine solche zunächst vielleicht äußerlich erscheinende Analogie ist bei der Lunge, die zum Element der Erde gehört, wesenhaft. Der Umriss eines Erdenorganes kann kein Zufall sein. Auch seelisch betrachtet ist es so, dass die Hoffnung zum physischen Leib des Menschen, also wiederum zum Irdischen in uns, gehört. Der physische Leib des Menschen besteht nicht bloß aus Zellen und Atomen, sondern er wird für den tiefer Forschenden durch Hoffnungskräfte zusammengehalten.[262] Deswegen ist es auch so wichtig, dass der Arzt nie die Hoffnung aufgibt, weil er andernfalls gerade das Wesensglied seines Patienten aus dem Auge verliert, für das er hauptsächlich verantwortlich ist. Auch der Kranke, wenn ihm die Hoffnung sinkt, ist allein deswegen schon fast verloren. Cicero schrieb: «dum spiro spero»[263], das heißt: «solange ich atme, hoffe ich». Hier wird der Atem mit der Hoffnung durch zwei Worte verbunden, die sich nur in einem Vokal unterscheiden. Wahrscheinlich stammt der Inhalt dieses Satzes noch aus den Mysterien.

Wie die Liebe gehört auch die Hoffnung zu den Kräften, die in unserem Innern entstehen und von dort nach außen wirksam sind. Wir legen uns abends zu Bett mit der Hoffnung, dass morgen die Sonne wieder aufgehen wird. Ohne diese Hoffnung könnten wir keinen Tag leben. Diese Kraft lässt uns das Schicksal bewältigen.

Eurythmisches Lachen

Wir versuchen mit den Schultern bei stillgehaltenen Armen ein H zu gestalten, was schwer möglich ist, weil ein H mit festgehaltenen Armen zu bewegen einen Widerspruch darstellt, gleichzeitig lassen wir diese Bewegung in ein nach abwärts gerichtetes A auslaufen. Man kann auch zuerst das A gestalten und mit gehaltenem A die H-Bewegung folgen lassen.

Dass Lachen eine «gesundende Wirkung» hat, wurde immer empfunden. Inzwischen ist dies auch in modernen Studien nachgewiesen worden. Sie haben allerdings auch Widerspruch und methodische Mängel nachgewiesen bekommen.[264] Eine Minute Lachen ersetzt 30 Minuten Entspannungstraining oder 10 Minuten Joggen.[265] Kinder lachen mehr als Erwachsene. Wer lacht, macht sich in diesem Augenblick also etwas jünger, und das ist schon die gesundende Wirkung des Lachens. Es gibt einen Kanon von Cesar Bresgen nach einem Text von Fritz Jöde, der das Lachen einer ganzen Jahreszeit zuweist:

«Lachend, lachend, lachend, lachend
kommt der Sommer über das Feld,
über das Feld kommt er lachend,
ha ha ha lachend über das Feld.»[266]

Der sehr ernste Dichter Albert Steffen hat gesagt: «Die Heiterkeit ist das Dauerndste und Tiefste, der Hintergrund aller meiner Gedanken und Gefühle, so wie das Blau des Himmels der Hintergrund alles Geschehens in der Natur ist.»[267]

Heiterkeit, Lachen, Witz und Humor sind oftmals die einzig akzeptable Form, um vor aller Welt die Wahrheit zu sagen. Und weil der Mensch krank wird, wenn er seine Wahrheit nicht sagen kann, deswegen blühen Witz, Satire, Ironie und Sarkasmus in einer Bevölkerung, die unter einer Diktatur leiden muss. Von den Denunzianten werden die Scherze ernst genommen, von den Mächtigen hart bestraft. Daran sieht man, welche Macht dem Humor zugrunde liegt.

Rhythmisches R

Wir beugen und strecken den Rumpf nach vorwärts und rückwärts und begleiten diese Bewegungen mit einem R, und das recht oft hintereinander. Das wirkt «auf den Atmungs- und Zirkulationsrhythmus».

Man kann das rhythmische R in der Reihenfolge der Übungen auch anders einordnen, zum Beispiel zwischen Liebe-E und Hoffnungs-U, aber wir üben es hier in der Region über den Schultern, weil der Laut R zur Kehlkopfregion des Tierkreisbildes Stier gehört. Es ist der einzige Luftlaut, den es gibt, und er repräsentiert dadurch die Bewegung als solche. Die Eurythmie ist eine sichtbare Sprache, sie stellt nach außen dar, was unser Ätherleib im Kehlkopf an Bewegungen ausführt, wenn wir sprechen. Insofern steht auch diese Übung für alle anderen. Wir werden später noch hören, dass alle zwölf Übungen dafür hilfreich sind, wenn man viel sitzen muss. Das rhythmische R ist hierfür exemplarisch. Es ist unter den hier beschriebenen Übungen die größte und am weitesten ausgreifende Bewegung, während die anderen mehr oder weniger minimalistisch wirken.

Seelisch und schicksalsmäßig betrachtet fordert uns das rhythmische R dazu auf, sich vom äußeren Schicksal in dieser oder jener Lage mitnehmen zu lassen. So etwa wie die Person des Dr. Strader im zweiten Mysteriendrama in einer Phase seines Lebens die blinde Hingabe an das Schicksal zu seiner Lebensmaxime machte:

> «Ich konnte nur noch eines denken:
> Nimm ganz mich hin, du Lebensräderwerk;
> Ich will nicht wissen, wie du's treibst.»[268]

Oder auch wie Annette von Droste-Hülshoff in mehr bildhafter Form es dichterisch besungen hat:

«Ich stehe auf hohem Balkone am Turm,
umstrichen vom schreienden Stare,
und lass gleich einer Mänade im Sturm
mir wühlen im flatternden Haare;
o wilder Geselle, o toller Fant,
ich möchte dich kräftig umschlingen,
und, Sehne an Sehne, zwei Schritte vom Rand
auf Tod und Leben dann ringen!»[269]

Man kann nicht immer vor dem Leben zurückweichen, man wird doch von ihm mitgenommen, ob man will oder nicht. Das ist natürlich das genaue Gegenteil dessen, was wir vorhin von der B-Geste gelernt haben. Aber auf diese Weise kommt das Schicksal zustande, weil es im Einzelfall individuell ist, ob wir uns hingeben oder abgrenzen.

A-Verehrung

Wir bilden nach oben ein A, also eine gabelförmige Armstreckung, und schließen die Übung dadurch ab, dass wir ziemlich langsam von den Schultern aus die A-Geste nach hinten in ein H übergehen lassen. Rudolf Steiner nimmt hier Bezug auf das H, wie es beim eurythmischen Lachen gemacht wurde. Durch diese Geste der Verehrung wird der Mensch «widerstandsfähiger».

Die Geste des A nach oben und etwas nach vorne ist die Gebärde des Betens bei den Griechen gewesen, und es gibt heute niemanden, der diese Übung nicht gerne macht. Die Verehrung und Bewunderung ist eine seelische Qualität, die wir nur selber erzeugen können. Anbetung und Devotion sind dasselbe, was man früher berechtigterweise den Glauben nannte. Dieses Wort ist durch die Theologie des 19. Jahrhunderts heute missverständlich geworden. Die Verehrung also oder der Glaube sind die seelische «Substanz», aus welcher unser Astralleib besteht.[270] Religion hat einen positiven Effekt auf die Gesundheit, das haben mittlerweile große Studien nachgewiesen.[271]

Im Kontext mit Liebe-E und Hoffnung-U ergibt sich, dass diese drei seelischen Übungen eine umfassende Wirkung haben. Wir nehmen den Vortrag über Glaube, Liebe und Hoffnung aus dem Jahre 1911[272] dazu, wie dies schon Susanne Müller-Wiedemann in ihrer Arbeit[273] getan hat, dann ergibt sich:

Glaube	A-Verehrung	Astralleib
Liebe	Liebe-E	Ätherleib
Hoffnung	Hoffnung-U	Physischer Leib

Diese Übungen ragen aus der verwirrenden Fülle der anderen heraus. Sie sind die Erneuerung der drei christlichen Kardinaltugenden im Sinne des Paulus. Anthroposophisch medizinisch sind es die drei Hüllen des Ich, die auf diese Weise mit dem Christus-Impuls durchdrungen werden können.

10 Übungen an der Gestalt

Damit ergeben sich nun 10 Übungen, die mit dem eigenen Körper bewegt werden. Wir empfinden sie an verschiedenen Stellen unserer Gestalt. Wie schon gesagt sind beim Kopfwackel-M und beim rhythmischen R auch andere Zuordnungen möglich, was aber an der Zahl 10 nichts ändert:

oberes Ende der Gestalt:	A-Verehrung
Kehlkopf:	rhythmisches R
Schultern:	eurythmisches Lachen
Lunge:	Hoffnung-U
Herz – Kreislauf:	Liebe-E
Unterleib:	Kopfwackel-M
Oberschenkel:	Migräne-B
Knie:	Geschicklichkeits-E
Unterschenkel:	Sympathie/Antipathie
Füße (unteres Ende der Gestalt):	Bejahung/Verneinung

Man kann aufwärts und abwärts, gruppenweise oder spiegelbildlich üben und verliert den Überblick dadurch nicht, dass man diese Orte im Bewusstsein hat. Die von uns ausgewählten Orte an der Gestalt sind einerseits Orte der Wirkung, andererseits Orte der Ausführung.

Das gemeinsame Motiv aller dieser Übungen ist ihre Beziehung zu unserem Schicksal: «Das Schicksal setzt sich zusammen aus zwei Tatsachengestaltungen, die im Menschenleben zu einer Einheit zusammenwachsen. Die eine entströmt dem Drange der Seele von innen heraus; die andere tritt von der Außenwelt her an den Menschen heran.»[274] Entsprechend gestalten drei Übungen proaktiv das Schicksal von innen nach außen, sieben Übungen gestalten es reaktiv von außen nach innen. Die zwei letzten Übungen, die anschließend gleich besprochen werden, lassen dann die beiden Richtungen des Schicksals im sozialen Leben zusammenwachsen. Somit ergibt sich:

Proaktiv:	Verehrung Liebe Hoffnung
Reaktiv:	Schicksalshingabe Humor Unterscheiden Eigenkraft Geschicklichkeit Sympathie/Antipathie Bejahung/Verneinung
Sozial:	Miteinander Nacheinander

Das E auf dem Boden

Zwei übende Personen stehen nebeneinander in einem gewissen Abstand und schauen beide in dieselbe Richtung nach vorn. Sie gehen nun so aneinander vorbei, dass sie vor sich ein E auf den Boden projizieren. Also der links Stehende geht geradewegs nach rechts vorne, und der rechts Stehende geht geradewegs nach links vorne. Mit den Armen machen beide eine E-Bewegung. Das Wichtigste an dieser Übung ist, dass die beiden «achtgeben, dass sie sich nicht anstoßen». Es ist ziemlich viel Mut, Sensibilität, Rücksicht und Geistesgegenwart nötig, um dieses Ziel zu erreichen. Therapeutisch wirkt dies zur «Stärkung des Herzens».

Seelisch gesehen müssen beide gut miteinander zusammenarbeiten, ohne sich gleichzeitig zu nahe zu kommen. Also das Ideal einer jeden partnerschaftlichen Zusammenarbeit auf gleicher Augenhöhe. Eine soziale Übung, die nach mancherlei Richtung hin ausbaufähig wäre.

Das O auf dem Boden

Die Ausgangsstellung ist so: zwei Übende stehen in einigem Abstand hintereinander und schauen beide nach vorne. Die hintere Person geht über rechts in einem Halbkreis nach vorne auf den Platz der vorderen und macht dabei mit den Armen ein O. Die vordere nimmt dieses O ab und geht über links den Halbkreis nach hinten zu Ende, sodass das O auf dem Boden vollendet ist. Therapeutisch wirkt dies «stärkend auf die Zwerchfelle und damit auf das ganze Atmungssystem».

Seelisch ist dies eine Übung, die mehr das Nacheinander, die Übergabe und Übernahme gestaltet, die rücksichtsvolle Reihenfolge, die im Leben so oft verabredet werden muss. Das oben erwähnte E auf dem Boden andererseits macht uns das Miteinander bewusst. Sowohl das Miteinander als auch das Nacheinander schaffen Frieden unter den Menschen.

Besser als die gewöhnlichen Sportbewegungen

Der heutige Mensch geht nach der Arbeit ins Fitness-Studio und bewegt sich nach den dort stehenden Geräten, er fährt Fahrrad, läuft Ski, reitet auf Skateboards oder fährt mit Rollerblades, übt Jogging oder er geht im Nordic Walking an zwei Wanderstöcken. Dies alles sind Bewegungen nach äußeren Notwendigkeiten, die, wenn sie als Sport übertrieben werden, den «physischen Leib aus dem Ätherleib fortwährend herausreißen».

Andererseits erstaunt jeder, der die vorgenannten zwölf Übungen zum ersten Mal macht. Solche Bewegungen hat er noch nie gesehen! Woher kommt das? Weil diese Bewegungen eben nicht von irgendetwas Äußerlichem herkommen, sondern ganz von innen aus dem Ätherleib abgelesen sind. Und das ist das tief Bedeutsame dieser Bewegungen, dass sie nämlich nicht wie die gewöhnlichen Sportbewegungen nach äußeren, physischen Notwendigkeiten sich richten, sondern aus unserem Ätherleib fließen. Für den Ätherleib ist es ein Labsal, wenn er den physischen Leib nach den

Gesetzen bewegen darf, die ihm selbst als Ätherleib eigen sind. Die hier vorgestellten zwölf Übungen machen deswegen den Ätherleib «geschmeidig und in sich beweglich», sie machen aus dem Ätherleib «einen brauchbaren Patron», was für jede Lebenslage, ob krank oder gesund, entscheidend ist. Sie reißen den physischen Leib gerade nicht aus dem Ätherleib heraus, sondern, im Gegenteil, sie fügen den physischen Leib dem Ätherleib immer besser ein. Dadurch haben diese Übungen «einen pädagogisch-didaktischen wie auch einen therapeutischen und hygienischen Wert».

Die Sehnsucht nach Bewegung, die der sitzende Mensch heute hat, ist also berechtigt, denn durch das Sitzen wird der Ätherleib «steif». Die Mittel indessen, um dieses zu viele Sitzen auszugleichen, müssen noch ganz andere werden. Hier wäre eine volkspädagogische Bewegung größten Stils vonnöten. Denn diese hier vorgestellten Übungen sollten «von Erwachsenen in mäßiger Weise immer ausgeführt werden, gerade die heute beschriebenen meine ich». Sie sind für uns Menschen von heute geschaffen, damit wir das Fahren mit dem Auto und das Sitzen vor dem Computer verkraften. Diese Übungen sind das Bewegungs-Heilmittel gegen die abbauenden Kräfte unserer Zivilisation, der Jungbrunnen für unsere älter werdende Menschheit.

Schicksal gestaltende Bewegungen

Darüber hinaus hat das viele Sitzen eine noch viel tiefer liegende Folge. Dort, wo wir hingehen, trifft uns dieses oder jenes Erlebnis, das unser Schicksal bestimmt. Unser Schicksal muss in unsere Bewegungen eingreifen. Das geschieht natürlich unterbewusst. Die Menschen aller früheren Jahrhunderte bewegten sich in natürlicher Weise und arbeiteten mit ihren Händen, Armen, Füßen und Beinen. Und wenn sie gefahren wurden, geschah es wiederum durch natürliche Mittel wie Esel, Ochsen, Pferde und Elefanten. Heute sitzt der Mensch hauptsächlich an seinem Schreibtisch oder an seinem Computer, was ihn bewegungsmäßig verkümmern lässt, oder er wird andererseits mit dem Auto, dem Zug oder dem Flugzeug in unglaublicher Schnelligkeit passiv und wiederum bloß sitzend durch den Raum gejagt. Auf diese Weise wird es dem heutigen, vorzüglich nur noch sitzenden Menschen viel schwerer, dass er sein Schicksal findet. Mit anderen Worten: dem Schicksal ist heutzutage sein natürlicher Ort des Eingreifens entzogen worden. Und dafür dienen diese zwölf Übungen, dass wir unsere Glieder auf einer höheren Ebene als bisher, nämlich ätherisch, bewegen, damit wir unser Schicksal finden, damit das Schicksal uns findet. Die neuen zwölf Bewegungen auf der ätherischen Ebene wirken so, dass durch ihr tägliches Üben dieser oder jener Gedanke, diese oder jene Initiative, dieses oder jenes Gefühl in dem Übenden entsteht, das ohne dieses Üben nicht entstanden wäre, aber positiv das Leben gestaltet oder das Schicksal harmonisiert. So kann heute das Schicksal auf dem Umweg über den Ätherleib eingreifen.

Eine Form des modernen Christentums

Und dann kommt noch eine weitere Ebene dieses Vortrags aus dem Heileurythmiekurs in Betracht. Wir haben bereits bei Glaube, Liebe und Hoffnung und in dem Motiv des Friedens bei den zwei sozialen Übungen christliche Motive entdeckt. Wenn wir weiterhin bedenken, wie diese Übungen uns das Schicksal bewusst machen und uns helfen, es zu bewältigen, wie sie den Ätherleib «geschmeidig» machen, wie sie «auf dem Umwege des Ätherleibes» wirken und wie sie den Menschen ins Ätherische heben, wenn wir daran denken, dass es gerade zwölf Übungen sind, dann ist es nicht mehr weit, zu begreifen, dass diese Bewegungen eine Form des modernen Christentums sind. Denn Christus ist heute «der Herr des Schicksals»[275], Christus lebt heute im Ätherischen und wartet darauf, in dieser Sphäre von uns erkannt zu werden[276]. Damals war er umgeben von zwölf Jüngern, heute haben wir diese zwölf Übungen. Das kann einem klein und wenig vorkommen, und der Vergleich könnte anmaßend erscheinen. Aber wir müssen heute umgekehrt wie früher über unser Verhältnis zu den Göttern denken. Damals wurden die Jünger von Christus auserwählt und berufen. Heute müssen wir «im Menschen die Quelle suchen, aus der heraus sich die Kräfte entwickeln, durch welche die einen oder die anderen göttlichen Wesen an einen herankommen können»[277]. Heute wird von der geistigen Welt erwartet, dass wir uns zu den Göttern hinbewegen, dass wir es sind, die den ersten Schritt machen. Und wenn dieser erste Schritt spirituell richtig ist, wie im Fall dieser zwölf Übungen, dann kommt uns das Christuswesen helfend entgegen. Wir können übend die Annäherung an sein Wesen erleben.

12. Kapitel

Mann und Frau vom Gesichtspunkt der Geisteswissenschaft

In der täglichen Praxis erleben wir das Zerbrechen von Familien und die Konflikte in Partnerschaften so häufig, dass das spirituelle Durchschauen des Unterschiedes von Mann und Frau immer wichtiger wird. Es ist heute so, dass Mann und Frau voneinander nicht mehr wissen, wer sie sind. Dieses Wissen muss wieder errungen werden. Die Anthroposophie bietet hierzu eine Fülle von Einsichten, von denen im nachfolgenden Kapitel nur ein kleiner Teil verarbeitet ist.

Die Trennung der Geschlechter

Der Unterschied zwischen Mann und Frau ist ein Unterschied des physischen Leibes, und man kommt auch seelisch und geistig zu keiner Klarheit, wenn man nicht vom Leiblichen ausgeht. Schauen wir uns also die äußeren Formen einmal an.

Der Mann hat muskelkräftige Gliedmaßen mit breiten Schultern und einem engen Becken. Die Frau hat weiche Gliedmaßenformen mit wenig sichtbaren Muskeln, das Becken ist breit, die Schultern schmal, alles ist weniger eckig als beim Mann. Die weiblichen Formen sind runder. Die Brust, woran die Frau am deutlichsten zu erkennen ist, hat die Form einer Halbkugel. In der Schwangerschaft wölbt sich der Leib kugelförmig vor. Der Körper des Mannes dagegen ist gliedmaßenbetont, sein äußeres Geschlechtsteil wird geradezu als Glied bezeichnet.

Derselbe Unterschied begegnet uns auf mikroskopischer Ebene in radikaler Weise: Die weibliche Eizelle ist eine Kugel, die vergleichsweise ruhig an Ort und Stelle bleibt; der männliche Samen ist beweglich und muss auch wanderungsfähig sein, er hat einen kleinen Kopf mit langem, bewegtem Schwanz. Und wenn wir von der Mikroskopie wieder zurück

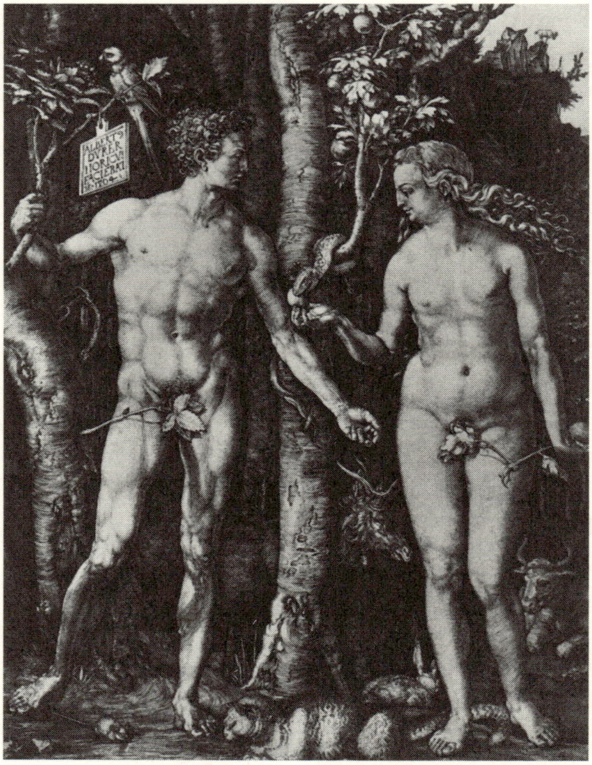

Albrecht Dürer: Adam und Eva (1504)

zur Makroskopie uns wenden, dann sehen wir: Der Kopf als Kugel ist von der Form her gesehen weiblich, die Gliedmaßen des Menschen sind männliche Formen. Die weibliche Brust liegt ja auch in der Nähe des Kopfes am oberen Menschen, das männliche Glied am unteren Menschen. Von der Form her betrachtet repräsentiert die Frau mehr den oberen Menschen; der Mann dagegen mehr den unteren Menschen. Stellt man sich nun den Menschen ursprünglich männlich-weiblich vor, so wäre die Trennung in Mann und Frau dergestalt zu denken, dass sich das Weibliche mehr nach oben, das Männliche mehr nach unten entwickelt hat.

Demgemäß erscheint am aufrechten Menschen die mittlere Organisation als eine Durchdringung beider, als die ursprüngliche männlich-weibliche Doppelorganisation.

Gegenüber dieser waagrechten Trennungslinie des Männlichen und Weiblichen, die in jedem Menschen vorhanden ist, erscheint die Trennungslinie senkrecht, wenn man mehr auf die funktionelle Vereinigung von Mann und Frau blickt und beide nebeneinander stehend sich vorstellt.

Platon erzählt im «Symposion», wie die ursprünglich männlich-weiblichen Menschen mit acht Gliedmaßen radschlagend sich fortbewegten und nach und nach zu übermütig wurden. Zeus bestrafte sie, indem er sie zerschnitt und halbierte. Schneiden heißt secare, sectus heißt zerschnitten, daher das Wort «sexus». Auch geisteswissenschaftlich und embryologisch gesehen war der Mensch ursprünglich

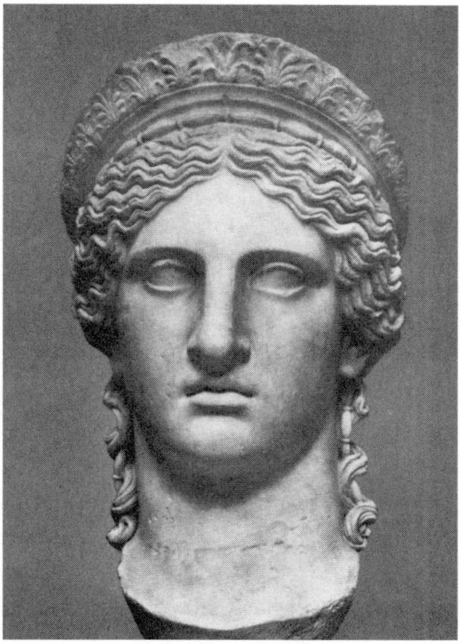

Juno Ludovisi, Rom, Nationalmuseum

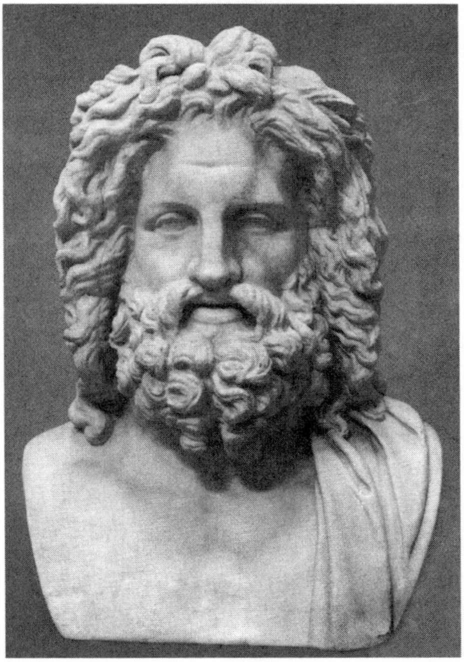

Zeus von Otricoli, Rom, Vatikan

männlich und weiblich zugleich. Die Götter haben ihn zerschnitten, und mit diesem Schicksal müssen wir jetzt leben.

Der Kopf ist unser Ruhepol, die Gliedmaßen sind unsere Bewegungsorgane. Die glatte Stirn, das große Auge und die gerade Nase einer Juno mit ihrem schön geordneten Haar strahlen eine Ruhe aus, wie sie typisch weiblich ist. Man fühlt es dieser Plastik an: So wird sie immer bleiben, der Augenblick dehnt sich zur Ewigkeit.

Ganz anders der Zeuskopf. Die Stirn ist in der Mitte polsterartig vorgewölbt, man fühlt sich geradezu attackiert von diesem Bewegungsimpuls, das wild bewegte Haar setzt sich in den ebenso bewegten männlichen Bart fort, sodass der Kopf wie von Schlangen umzingelt scheint, und wir fühlen: Diese Form ändert sich jeden Moment, die Ewigkeit wird zum Augenblick. Hier ist der männliche Bewegungsimpuls zur Form geworden.[278] Will man die besprochene Polarität in ein sinnlich-übersinnliches Bild verwandeln, so kann man sich eine Kugel denken, die von kosmischen Kräften geformt worden ist, und darunter zwei Gliedmaßen, in denen die Erdenkräfte wirken.[279]

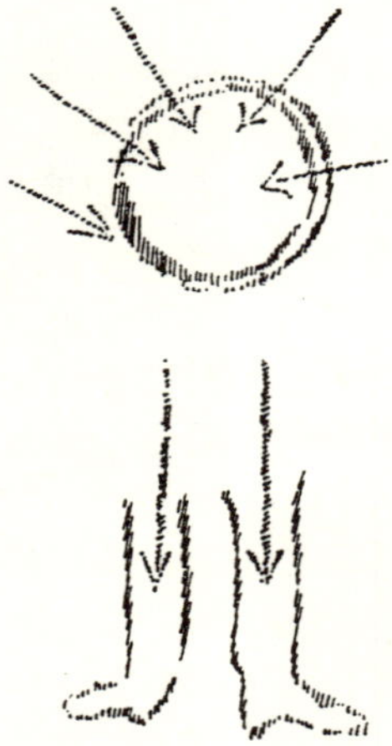

Wandtafelzeichnung Rudolf Steiners, 1923, Schwarz-Weiß wiedergegeben von Assja Turgenieff

Der gegengeschlechtliche Lebensleib

Betrachten wir nun dasselbe noch einmal von einer anderen Seite. Der Mann ist physisch stärker als die Frau. Bei Wettkämpfen, wo die physische Kraft eine Rolle spielt, werden selbstverständlich Frauen und Männer getrennt bewertet. Für die physische Kraftentfaltung im Raume ist der Mann also stärker. Gerade umgekehrt verhält sich die Lebenszeit. Die durchschnittliche Lebenserwartung des Mannes ist heute in Deutschland 72 Jahre, diejenige der Frau aber 79 Jahre.

Es soll hier vorerst nur einmal diese Tatsache betrachtet werden, die freilich eine Ursache hat[280] und jedem aus den Prämien für Lebensversicherungen oder Krankenversicherungen bekannt ist. Wenn man diesen

Unterschied der verschiedenen Lebensdauer mit der Kategorie stark / schwach beschreiben will, so kann man sagen: Die Frau hat eine längere Lebensdauer als der Mann, sie hat eine stärkere Lebenskraft als der Mann. Der Mann hat dagegen eine stärkere physische Kraft als die Frau. Auch Schwangerschaft, Geburt und Stillzeit offenbaren Lebenskraft und Lebensstärke, die dem männlichen Organismus offensichtlich fehlen. Damit ergibt sich ein Hinweis auf die Spiegelbildlichkeit von Mann und Frau, die beispielsweise von C. G. Jung postuliert worden ist. Er nannte die Seele des Mannes weiblich (anima) und die Seele der Frau männlich (animus). Die erwähnte Spiegelbildlichkeit liegt aber nicht in der Seele, sondern eine Schicht tiefer in den Lebens- und Vitalkäften, anthroposophisch gesprochen im Ätherleib des Menschen. Der Ätherleib der Frau ist männlich, der Ätherleib des Mannes ist weiblich[281], oder, um es mit C. G. Jung zu sagen: der Ätherleib des Mannes ist eine «vita», der Ätherleib der Frau ist ein «vitus».

Der physische Leib ist sichtbar, der Ätherleib ist unsichtbar. Da nun die Stärke der Frau im Ätherleib offenbar wird, so ist die Stärke der Frau im wahrsten Sinne unsichtbar. In einer Zivilisation, die nur auf Sichtbarkeit pocht, ist damit die unbefriedigende Stellung der Frau heute und das Motiv der Frauenbewegung sofort verständlich. Volle Gleichberechtigung wird sich erst verwirklichen, wenn im Geistesleben die ätherische Wirklichkeit gleichberechtigt neben der physischen Wirklichkeit vor dem Bewusstsein stehen wird.

Die spiegelbildliche Natur des weiblichen und männlichen Ätherleibes lässt viele Probleme der beiden Geschlechter in einem ganz anderen Licht erscheinen. Beispielsweise wird heute allgemein angenommen, dass solch eine Eigenschaft wie der Ehrgeiz «typisch für Männer» sei. Nach den Forschungen Rudolf Steiners kommt der Ehrgeiz des Mannes aber gerade durch die Weiblichkeit seines Ätherleibes zustande.[282] Und solch eine seelische Eigenschaft wie die Aufopferungsfähigkeit, die bei Frauen im Durchschnitt größer ist als bei Männern, wie man bei unbefangener Betrachtung des Familienlebens leicht beobachten kann und was sich auch physiologisch in Schwangerschaft und Stillzeit unmittelbar zeigt, diese größere Aufopferungsfähigkeit der Frau kommt nach den Forschungen Rudolf Steiners durch die Männlichkeit des weiblichen Ätherleibes zustande.[283]

Viele Jahre lang habe ich im Südbayerischen Seminar für Waldorfpädagogik, München, zu diesem Thema Kurse gegeben, und die Studierenden waren zum überwiegenden Teil Frauen. Dadurch konnte ich mit der Zeit immer deutlicher erkennen, dass es vielen Frauen tief unsympathisch ist, ihren eigenen Ätherleib als männlich anzusehen. Sie empfinden dadurch gewissermaßen «zu viel Männlichkeit» im eigenen Organismus, und das auch noch dort, wo sie bisher sich selbst als ganz besonders weiblich empfanden, nämlich bei den Lebenskräften. Wir wollen deswegen bei diesem Punkt noch etwas verweilen, damit nach und nach herauskommt, was eigentlich gemeint ist.

Man kann die hier gemeinte Spiegelbildlichkeit auch noch von einem anderen Aspekt betrachten, nicht nur von dem männlich klingenden Gesichtspunkt «stark und schwach», sondern von dem mehr weiblichen Aspekt der Schönheit. Der physische Leib der Frau ist schön. Auch das Gesicht eines jeden Menschen, das der Form nach weiblich ist, ist schöner als der übrige Organismus. Ganz besonders gilt dies für die Augen, die als fast vollkommene Kugeln die weibliche Form des schönen Scheines besonders deutlich offenbaren. Beim Mann dagegen liegt dieselbe Schönheit als innere Begabung im Ätherleib, der bei ihm weiblich ist, also in unserem Zusammenhang schön genannt werden muss. Und damit kommen wir zu einer Begründung dafür, warum es seit der Dichterin Sappho auf Lesbos zwar viele Dichterinnen im Abendland gegeben hat, dass aber Architekten, Bildhauer und Musiker fast alle Männer gewesen sind. Diese Künste sind aus der Schönheit des weiblichen Ätherleibes entsprungen. Während die Dichtkunst mehr im Ich des Menschen ihren Ursprung hat und deswegen von der Schönheit des Ätherleibes viel weniger abhängig ist. Wenn man also als emanzipierte Frau auf solche plastischen Künstler wie H. Moore, Michelangelo oder Phidias neidisch sein wollte, so ist dies verfehlt, denn diese Männer verdanken ihre bildhauerische Begabung gerade der Weiblichkeit ihres Ätherleibes, sodass eine ihrer Weiblichkeit bewusste Frau darauf stolz sein könnte.

Man sieht, wie die Kategorien «männlich» und «weiblich» immer mehr relativiert werden und dadurch eine Distanzierung eintritt, die gleichzeitig eine höhere Erkenntnissicherheit bringt. Das wird jetzt immer deutlicher werden, wenn wir im Folgenden die anderen Wesensglieder nach männlich und weiblich betrachten werden.

Der Ätherleib ist die Quelle unserer Gesundheit. Dem physischen Leib nach sind wir durch die Trennung der Geschlechter krank. Der gegengeschlechtliche Ätherleib macht uns in dieser Hinsicht wieder gesund. In älteren Liebesliedern ist von dieser Empfindung noch die Rede:

> Kum, kum, Geselle min
> Ich entbite harte din
> Kum, kum, kume, Geselle min.
>
> Süßer rosenfarbner Mund,
> Kum und mache mich gesund.
> Kum, kum, kum und mache mich gesund;
> Kum, kum, süßer, rosenfarbner Mund.
> (13. Jahrhundert)

Das ist nicht nur eine dichterische Metapher für die «Liebeskrankheit», sondern dem liegt die Ahnung zugrunde, dass wir dem physischen Leibe nach krank sind und in dem anderen Geschlecht uns das physisch entgegenkommt, was unsere eigene höhere Natur und Gesundheit bedeutet.

Die zweigeschlechtliche Seele

Aus dem bisher Betrachteten finden wir einen sicheren Punkt, um auch die seelische Seite des Problems zu erfassen. Wir sahen, wie der Leib der Frau rundere Formen besitzt, die Eizelle in ihrer Kugelform ist mit der Kugelform des Kopfes verwandt. Seelisch gesehen ist der Kopf das Instrument unseres Vorstellens. Schon die äußere Betrachtung des Leibes weist vom Gesichtspunkt der Dreigliederung auf die seelische Schicht: Der obere Kugelpol steht dem unteren radialen Pol gegenüber wie Vorstellung und Wille. Wir kommen damit zu dem überraschenden Zusammenhang, dass das Vorstellen etwas mit dem Weiblichen zu tun hat. Mit unseren Gliedmaßen dagegen wollen wir. So verstehen wir: «Denn die Seele ist männlich und weiblich zugleich. Sie trägt in sich diese beiden Naturen. Ihr männliches Element ist dem verwandt, was man Willen nennt, ihr weibliches dem, was als Vorstellung bezeichnet wird.»[284] Es ist inzwischen eine schier endlose Literatur darüber erschienen, wo die Frau ihr inneres Männliches finden und wo der Mann in sich selbst die innere Frau suchen kann. Anthroposophisch betrachtet ist dieses Problem denkbar einfach.

Jeder Mensch kann das Weibliche in sich entdecken, wenn er sein Vorstellungsleben erforscht, und er kann das Männliche finden, wenn er sein Willensleben betrachtet. Das Fühlen, worin ja auch die Liebe zunächst lebt, verbindet die beiden Extreme zur Harmonie.

Liebe und Konflikt

Wir kommen nun zu dem entscheidenden Punkt unserer Betrachtung. Es ist nämlich so, dass die Art und Weise, wie die Frau ihren Mann liebt und wie der Mann seine Frau liebt, verschieden voneinander sind.

Sehr schön kommt dieser Unterschied in der berühmtesten Liebesszene der Weltliteratur, in Shakespeares «Romeo und Julia», zum Ausdruck:

> «CAPULETS GARTEN
>
> Romeo und Julia oben am Fenster
> JULIA. Willst du schon gehn? Der Tag ist ja noch fern.
> Es war die Nachtigall, und nicht die Lerche,
> Die eben jetzt dein banges Ohr durchdrang;
> Sie singt des Nachts auf dem Granatbaum dort.
> Glaub', Lieber, mir: es war die Nachtigall.
> ROMEO. Die Lerche war's, die Tagverkünderin,
> Nicht Philomele; sieh den neid'schen Streif,
> Der dort im Ost der Frühe Wolken säumt.
> Die Nacht hat ihre Kerzen ausgebrannt,
> Der muntre Tag erklimmt die dunst'gen Höhn;
> Nur Eile rettet mich, Verzug ist Tod.
> JULIA. Trau' mir, das Licht ist nicht des Tages Licht;
> Die Sonne hauchte dieses Luftbild aus,
> Dein Fackelträger diese Nacht zu sein,
> Dir auf dem Weg nach Mantua zu leuchten;
> Drum bleibe noch: zu gehn ist noch nicht Not.
> ROMEO. Lass sie mich greifen, ja, lass sie mich töten!
> Ich gebe gern mich drein, wenn du es willst.
> Nein, jenes Grau ist nicht des Morgens Auge,
> Der bleiche Abglanz nur von Cynthias Stirn.

Das ist auch nicht die Lerche, deren Schlag
Hoch über uns des Himmels Wölbung trifft.
Ich bleibe gern; zum Gehn bin ich verdrossen. –
Willkommen, Tod! hat Julia dich beschlossen. –
Nun, Herz? Noch tagt es nicht, noch plaudern wir.
JULIA. Es tagt, es tagt! Auf! eile! fort von hier!
Es ist die Lerche, die so heiser singt
Und falsche Weisen, rauen Misston gurgelt.
Man sagt, der Lerche Harmonie sei süß;
Nicht diese: sie zerreißt die unsre ja.
Die Lerche, sagt man, wechselt mit der Kröte
Die Augen: möchte sie doch auch die Stimme!
Die Stimm' ist's ja, die Arm aus Arm uns schreckt,
Dich von mir jagt, da sie den Tag erweckt.
Stets hell und heller wird's: wir müssen scheiden.
ROMEO. Hell? Dunkler stets und dunkler unsre Leiden!

Die Wärterin kommt herein.» (III, 5)

Die Liebenden müssen voneinander Abschied nehmen, wollen aber gerne noch beieinander bleiben. Julia versucht, die Welt nach ihren Vorstellungen zu gestalten, damit Romeo noch bleiben kann: es ist nicht die Lerche, es ist die Nachtigall, also haben wir noch etwas Zeit. Die Liebe der Frau drückt sich in Vorstellungen aus. Romeo dagegen weiß genau, dass es die Lerche ist, aber Julia zuliebe ändert er alle seine Pläne: «Ich gebe gern mich drein, wenn du es willst.» So ist die Liebe des Mannes in Willensimpulse getaucht. Im seligen Geben und Nehmen der Liebenden gleichen sich diese Einseitigkeiten aus, sodass Romeo und Julia gemeinsam den Entschluss finden, dass Romeo jetzt nach Mantua aufbrechen muss und sie leider doch sich trennen müssen.

Genau in diesem Sinne hat Rudolf Steiner die Psychologie der Geschlechter dargestellt.[285] Die Frau erlebt die Menschheit mehr im *Bilde,* sie hat im Hintergrunde ihrer Werturteile ein Bild, nach dem sie die Menschheit formt. Der Mann empfindet die Menschheit als *Rätsel,* er stellt unsägliche Fragen, mit denen er nie fertig wird. Während also die Frau die Menschheit mehr im Bilde erlebt, erlebt sie der Mann mehr als Wunsch mit einem Rätselcharakter. Und so wie gegenüber der Menschheit, so empfinden

Mann und Frau auch in ihrer wechselseitigen Liebe. Die Liebe der Frau zu ihrem Manne ist in Vorstellungen getaucht, sie liebt nicht den Mann, der dasteht im Leben, sondern es lebt in ihrer Liebe ein Bild aus jener Welt heraus, die eine Gabe des Himmels ist. Die Liebe des Mannes dagegen ist in Wünsche getaucht. Es können die Wünsche des Mannes dabei auch sehr edel sein und die Vorstellungen der Frau trivial; aber man sieht, worauf es ankommt: die Frau liebt mit einer Nuance zur Vorstellung hin, der Mann liebt mit einer Nuance zur Willensseite hin.

Nun ist bei guter Partnerschaft und völliger Harmonie der Liebe diese Differenzierung nicht leicht erkennbar, weil im Nehmen und Geben «einer nur im anderen sich bewusst» ist. Spätestens aber im Konfliktfall leuchten die Unterschiede deutlich auf. Und hier *ist* es dann eine große Hilfe, die entsprechende Psychologie der «liebend Leidenden» zu erkennen. Die Frau sieht scharf den Wunschcharakter ihres Mannes: Termine, Pläne, Vorbereitungen, Karriere, Forschung, diese ewige Ruhelosigkeit empört sie und sie sagt: «Du bist ein Egoist … – … Alles, was du tust, ist reiner Ehrgeiz.» Jede Frau hat das schon irgendwann einmal zu ihrem Mann gesagt. Der Mann dagegen durchschaut die nicht ganz der Realität angepasste Vorstellungsnatur seiner Frau und antwortet: «Der Mann, den du dir vorstellst, den gibt es nicht.» Und damit sind wir beim Ceterum censeo der Männerwelt. Wenn man einmal das Typische dieser Vorwürfe erfasst hat, kann man beschämt feststellen, wie wenig man das Individuelle des anderen Menschen erkennen will und wie sehr man bloß in den ausgetretenen Pfaden dessen sich bewegt, was die eine Hälfte der erwachsenen Menschheit über deren andere Hälfte seit jeher zu sagen pflegte. Diese Selbsterkenntnis ist in Partnerschaftskonflikten oft viel heilsamer als viele lange Gespräche oder Sitzungen. Diese Erkenntnis kann man nicht etwa nur in den oft erwähnten fünf Minuten, man kann sie mit wenigen Worten in einem einzigen Augenblick vermitteln.

Geschlecht und Individuum

Nun ist natürlich die Frage, wo wir in diesem «Kampf der Geschlechter» das Individuum finden können. Erstaunlicherweise durch den Gedanken der wiederholten Erdenleben. In den letzten Jahrzehnten ist dieser Gedanke ja immer populärer geworden, sodass auch ein großer Prozentsatz praktizierender Katholiken und praktizierender Protestanten davon überzeugt sind.[286] Meistens wird die Widerverkörperung aber nicht mit der wissenschaftlichen Exaktheit und so konkret inhaltvoll wie in der Anthroposophie sich vorgestellt. In Bezug auf das Problem der Geschlechtertrennung ergibt sich, dass jede Individualität, jedes Ich im Durchschnitt einmal eine männliche und dann wieder eine weibliche Verkörperung durchläuft, dass also im Laufe der Verkörperungen das Männliche und das Weibliche regelmäßig miteinander abwechseln.[287] Was also in den vergangenen Jahrzehnten von der Frauenbewegung an Rechten erkämpft worden ist, das kommt natürlich allen Frauen in Zukunft zugute; aber nicht dem Individuum derjenigen Frauen, die es erkämpft haben, denn die werden in einigen Jahrhunderten – durchschnittlich – als Männer wiedergeboren. Ebenso ist es mit den empörenden Zuständen, mit denen in früheren Zeiten Frauen unterdrückt worden sind. Diese Männer, die in früheren Zeiten Frauen demütigend behandelt haben, die sind heute – im Durchschnitt gesagt – als Frauen wiederverkörpert. Und es ist sehr gut möglich, dass heute unter ihnen gerade die aktivsten Feministinnen sich finden.

Man kann dasselbe Problem auch andersherum aussprechen: das Ich des Menschen, das eigentliche Individuum, die ewige Wesenheit des Menschen hat mit dem Geschlecht gar nichts zu tun. Hier – im Ich des Menschen, im Ich eines jeden Menschen – ist die Keuschheit, die in früheren Zeiten bei den Priesterinnen des Vesta-Tempels oder bei den Mönchen im Mittelalter ein hohes und strenges Ideal war, man möchte sagen, gar nichts Besonderes, sondern eine Wirklichkeit.

So kommen wir zu einer sehr interessanten Wesensgliederordnung: der physische Leib ist eingeschlechtlich, entweder er ist weiblich oder er ist männlich. Der Ätherleib ist gegengeschlechtlich, bei der Frau ist er männlich, beim Mann ist er weiblich. Der Astralleib oder die Seele des Menschen ist zweigeschlechtlich oder – wenn wir von der Bedeutung, die dieses Wort heute hat, ganz absehen – er ist bisexuell. In jedem von uns ist das Vorstellungsleben weiblich und der Willensimpuls männlich. Und das Ich schließlich ist asexuell oder keusch. So wird im Aufsteigen der Wesensglieder das Geschlechtliche immer mehr überwunden, wir können auf unser Ich blickend sagen: «Das Ewig-Menschliche zieht uns hinan.»[288] Wir befreien uns von der Gefangenschaft, in die uns das Geschlechtliche hineintreiben kann.

Physischer Leib	–	eingeschlechtlich
Ätherleib	–	gegengeschlechtlich
Astralleib	–	zweigeschlechtlich
Ich	–	keusch

12. Fall: Fischgalle D6 bei männlicher Infertilität

Am 11. 6. 1979 kommt ein 37-jähriger, großer, hagerer Mann in meine Praxis. Aus seiner Ehe ist bisher ein Sohn entsprossen, welcher jetzt fast 5 Jahre alt ist, ein zweites Kind wird dringend gewünscht, kommt aber nicht. Sehr ausgeprägte neurasthenische Konstitution, trockene Haut, salzt eher nach, träumt normal häufig, als 26-Jähriger Pfeiffer'sches Drüsenfieber mit Hepatitis und Leukopenie. RR 120/80, klinische Untersuchung der Lunge, des Herzens, des Bauches, der Beine und der Mundhöhle ohne Befund.

Als Ursache wurde eine Viskosipathie der Spermien festgestellt das heißt, das Ejaculat verflüssigt sich nicht. Der Urologe schreibt in seinem Befund vom 11.5.1979, er vermute, dass die Agglutination der Samenflüssigkeit innerhalb des Samenleiters erfolge. Rückblickend auf ein ebenso schlechtes Ergebnis vor einem halben Jahr stellt der Urologe fest: «In der Gesamtbeurteilung neige ich nach wie vor dazu, Herrn X. jetzt als infertil zu betrachten. Die bisher durchgeführte Zäpfchenbehandlung (mit lchtho-Bellol) hat also keine fassbare Besserung ergeben.»

Da ein Kind bereits gezeugt werden konnte, fragte ich den Patienten, was denn seit der Geburt dieses ersten Kindes sich verändert hat und die Ursache sein könnte. Der Patient hatte in der Pubertät ein Ekzem und leidet seit der Kindheit an Heuschnupfen. Dieser Heuschnupfen wird seit 3 Jahren mit einer Desensibilisierung behandelt, diese Behandlung hatte auch einen gewissen Erfolg.

Der Patient und ich waren uns dann sehr schnell einig, dass die «Eintrocknung» des Heuschnupfens gleichzeitig auch zur Verflüssigungsschwäche der Samenflüssigkeit geführt haben könnte. Es musste also versucht werden, im Sinne des 2. Vortrages von «Geisteswissenschaft und Medizin», gegenüber dem überwiegenden neurasthenischen Pol, der durch die Desensibilisierung noch verstärkt worden ist, den hysterischen

Pol zu stärken, also den unteren Menschen wieder flüssiger zu machen. Ich verordnete daher Halit D 12 2x7 Tropfen und Byrophyllum Argento cultum D 3 3x10 Tropfen, diese Medikamente wurden 3 ½ Monate lang genommen. Im Oktober 1979 las ich dann in dem Zyklus «Der Mensch als Zusammenklang ...» (GA 230) die Stelle, wo Rudolf Steiner im 6. Vortrag das Verhalten der Tiere zum Unterleib darstellt: die Schlangen entsprechen im Menschen dem Harnleiter, die Kröten und Lurche sind der herausgesetzte Dickdarm des Menschen und die Fische sind die herausgesetzten Geschlechtsorgane des Menschen. Bei den Fischen findet ja auch die Befruchtung außerhalb des Leibes im Wasser statt. Die Fische sind das Flüssigkeits- und Wasserelement an und für sich. Ich glaubte daher durch ein Medikament aus der Fischnatur die vertrocknete Samenflüssigkeit wieder in Fluss bringen zu können. Als Medikament gab es damals nur Fischgalle (Fel piscis), die ich dann auch ganz passend fand, weil die Galle zwischen Sexualpol unten und dem Heuschnupfennasenpol oben bei meinem Patienten einigermaßen ein merkuriales Gleichgewicht hält (von der örtlichen Lage der Organe her betrachtet) und weil die Galle selber ja auch eine Flüssigkeit ist, die ständig droht, zu fest zu werden. Außerdem hatte der Patient vor 11 Jahren eine Hepatopathie bei Mononucleose durchgemacht. sodass dieser eventuell schwache Punkt durch ein Gallenpräparat in passender Weise gestärkt werden könnte. So verordnete ich am 19. 10. 1979 Fel piscis D 6 3x10 Tropfen und dazu Argentum nitricum D 6, Letzteres um die Silberwirkung mehr noch in den astralischen Bereich zu lenken. Diese Medikamente wurden mit kürzeren Unterbrechungen über 5 Monate lang genommen.

Am 20. 6. 1980 teilte mir der Patient mit, dass seine Frau schwanger ist. Damit war ein 4 Jahre währender Wunsch nach einem zweiten Kind in Erfüllung gegangen. Ein kürzlich noch einmal angefertigtes Spermiogramm hatte eine Befundbesserung ergeben (die Verflüssigung hatte sich auf «mäßig bis mittel» gebessert). Nach normaler Schwangerschaft wurde ein kräftiges Mädchen geboren, das sich prächtig entwickelt hat. Inzwischen hat die junge Frau ihr Studium abgeschlossen und eine schöne Stelle in ihrem Beruf erhalten.

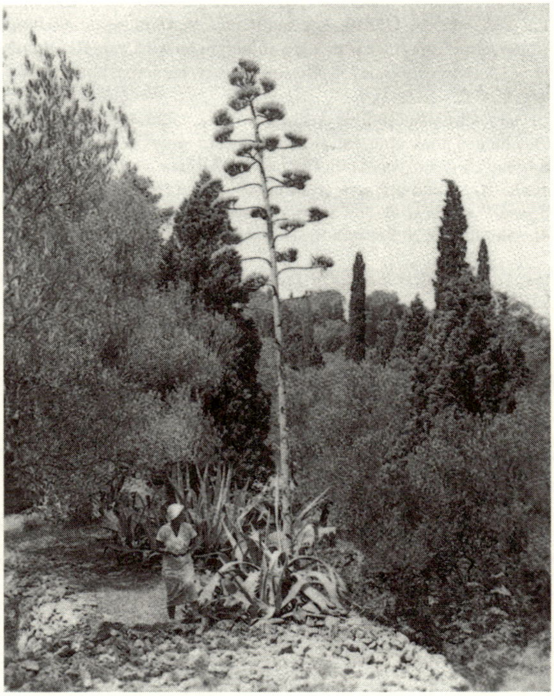

Agave americana mit Blütenstand

13. Fall: Agave americana bei Priapismus eines 2-jährigen Knaben

Es gibt etwa 300 Agave-Arten; viele davon haben einen langen Lebenszyklus, indem sie erst nach 60 bis 100 Jahren zum ersten Mal blühen und vorher nur vegetativ ihre Rosetten bilden. Die Blütenstände sind dafür dann umso größer. Agave americana stammt ursprünglich aus Mexiko. Sie treibt eine grundständige Blattrosette von 30–60 lanzettlichen, steifen, dickfleischigen blaugrünen Blättern, die 100–150 cm lang und 15–25 cm breit sind. Die Blätter sind am Rande stachelig gezähnt mit einem bis zu 5 cm langen Stachel am Ende des Blattes. Jährlich werden nur 2 bis 8 Blätter ausgebildet. Umso auffälliger ist dagegen die rapide Blütenentwicklung. Mit 10–15 Jahren treibt Agave americana in wenigen Wochen ihren ersten und einzigen 7–8 m hohen kandelaberartigen, vorwiegend nachts wachsenden Blütenstand mit 5000–14 000 wohlriechenden Blüten, um dann abzusterben. Sie vermehrt sich auch vegetativ durch Wurzelsprosse. Der Zeitraum von 10–15 Jahren bis zur Blüte[289] gilt für Agave americana an der Riviera des Mittelmeeres.

In der Signatur von Agave americana sind die Symptome des Astralleibes in geradezu menschlicher Weise abgebildet. Etwa 14 Jahre Entwicklung oder pflanzlich gesagt vegetatives Wachstum braucht das Kind, bis der Astralleib frei geworden ist und dann die physische Fortpflanzung möglich wird. Ebenso lange wächst die Blattrosette der Agave vegetativ heran, um dann ein einziges Mal in die Blüte zu schießen. Der Sexualisierungsprozess als verwandelter Blütenimpuls wird damit unmittelbar anschaulich. Die Pflanze stirbt daraufhin. Der Astralleib greift so stark ein, dass alle Lebenskräfte verbraucht werden.

Traditionell wurde Agave americana u.a. als Mittel gegen Syphilis und Gonorrhoe verwandt. Hufeland lobt sie bei Knochensyphilis. Madaus[290] empfiehlt sie bei Gonorrhoe mit schmerzhaften Erektionen. Rudolf Steiler empfahl, quer aufgeschnittene Agavenblätter auf Frostbeulen dort aufzulegen, wo es schmerzt. Die Wirkung war «eklatant».[291] Auf die Agave aufmerksam wurde ich durch folgenden Fall in meiner Praxis.

Am 25.9.1998 erzählten mir die Eltern eines 2½ Jahre alten sonst gesunden Knaben, dass bei ihrem Sohn seit mehreren Monaten lang dauernde Erektionen bei jeder Gelegenheit auftreten. Die Eltern sind von dieser Störung sichtlich betroffen, es scheint mir auch, dass der Vater extra deswegen in die Praxis mitgekommen ist, um mir diesen Sachverhalt zu erzählen. Die geplante Vorsorgeuntersuchung kann nicht durchgeführt werden, weil der Junge sich heftig dagegen wehrt. Auch bei meiner ersten Beratung einige Monate früher hatte der Junge die Untersuchung abgelehnt. Um dem Kind weitere Aufregung zu ersparen, wird am 25.9.1998 die Beratung vorzeitig abgebrochen und keine Therapie verordnet.

Am 8.10.1998 kommt die Mutter wieder, die Untersuchung soll nachgeholt werden, dies gelingt wiederum nicht. Wegen der genannten Sexualstörung lese ich in dem zuverlässigen Buch von Voisin «Praktische Homöotherapie»[292] und finde unter der Rubrik «Erektionen – bei Kindern» als Mittel Agave. Die anderen dort erwähnten Konstitutionsmittel schienen mir nicht so spezifisch. Ich verordnete Agave americana D20 1x5 Kügelchen und schrieb auf den Verordnungszettel, die Eltern sollten nach 3 Wochen wieder anrufen. Die Eltern hatten dies so verstanden, dass das Mittel nur 3 Wochen gegeben wurde. Nach weiteren zwei

Wochen Therapiepause trat der Erfolg ein. Seitdem ist die Störung völlig verschwunden.

Der Junge ließ sich am 9.2.1999 ohne Gegenwehr untersuchen und zeigte an allen Organen einen altersgemäßen Befund. Die Mutter bemerkte einen Entwicklungsschritt mit deutlicher Sprachentwicklung. Agave D 20 hatte die zu starke Astralisierung (Erektionen, Angst und Abwehr bei der Untersuchung) übernommen und in die Richtung zur Ausbildung der Sprache umgewandt.

Es soll nicht verschwiegen werden, dass ich erst nach diesem Erfolg mit der Agave mich näher beschäftigte und ihre überraschende Signatur kennenlernte. Aber dies ändert nichts an dem menschlich-außermenschlichen Parallelismus, der hier vorliegt.

13. Kapitel

Seelische Übungen zur Stärkung der Gesundheit

Immer wieder fragen unsere Patienten, was sie von sich aus für ihre Gesundheit tun können. Hierzu bietet die Anthroposophie eine Fülle von Anregungen, die noch gar nicht alle ausgeschöpft sind. Wir bringen hier nur ein markantes Beispiel, für das vor allem Walther Bühler (1913–1995) sein Leben lang sich eingesetzt hat.[293]

Es braucht heute nicht mehr begründet zu werden, dass die seelische Haltung des Menschen sein Gesundwerden oder Krankbleiben beeinflusst. Entsprechende Studien über Religion und Gesundheit,[294] über Liebe und Gesundheit[295] und die Forschungen zur Salutogenese[296] erfüllen modernste Ansprüche. Auch wenn Rudolf Steiner für diese Zusammenhänge als Pionier gelten kann, so sind seine Hinweise, wenn man sie systematisch erfassen will, auch heute noch erstaunlich. Erstaunlich in ihrer verblüffenden Einfachheit, erstaunlich vor allem in ihrem gegenseitigen Verhältnis. Im Folgenden sollen die seelischen Übungen zur Stärkung der Gesundheit aus dem Vortrag «Nervosität und Ichheit»[297] in ihrem gegenseitigen Bezug betrachtet werden, sodass eine höhere Ordnung sichtbar wird.

Die Verlegeübung

Zuerst werden wir auf die Vergesslichkeit verwiesen, die so leicht Unruhe und Hast ins Leben bringt. Wo habe ich meinen Autoschlüssel hingelegt? Wo ist der Schirm hingekommen? Habe ich meine Tasche im Zug liegen gelassen? Die «Wut über den verlorenen Groschen» (Beethoven) ist so groß, weil sie sich aus zwei Quellen speist: erstens aus dem tatsächlichen Verlust und zweitens aus dem Ärger, wie leicht er vermeidbar gewesen wäre. Man spart viel Kraft, wenn man nichts vergisst und nichts verliert. Man beherrscht sein Leben, wenn man beim Türeschließen keine anderen Gedanken als nur dieses Türeschließen hegt, damit man nicht schon eine halbe Minute später sich vergewissern muss, ob man nun zugeschlossen hat oder nicht.

Steiner empfiehlt, sich ein bildhaftes Gedächtnis anzugewöhnen. Man legt den Autoschlüssel nun gerade nicht an den gewohnten Platz, sondern z.B. jeden Tag an eine andere Stelle, wobei man die Tischkante oder die Schubladenumgebung um den Schlüssel herum so gut sich einprägt, dass man den abgelegten Gegenstand leicht wiederfindet, weil man das Weglegen bewusst mit dem eigenen Wesenskern verbunden hat. Beim Türeschließen schaut man zu, wie sich der Schlüssel dreht, oder man hört zu, wie das Geräusch des Schließens sich anhört.

Jeder, der diese Verlegeübung schon einmal geübt hat, wird sich davon überzeugen, dass sie leicht durchzuführen ist und zu einem sicheren Erfolg führt. Diese kleine Menge an Befriedigung, die einem das Wiederfinden eines abgelegten Gegenstandes gewährt, ist nicht zu verachten, sie ist geradezu das Wesentliche des Ganzen. Sie bringt Ruhe und Sicherheit ins Leben, sie macht gelassen im guten Sinne und offen für neue Erlebnisse. Und wer den Vorgang «mit Emsigkeit wiederholt» (Rudolf Steiner), wird seine positiven Wirkungen immer weiter steigern.

Die Schrift ändern

Eine weitere Übung ist, die eigene Handschrift etwas zu ändern. Das Schreiben sollte bewusst, geradezu malend geschehen, damit die Hand nicht automatisch schreibt oder gar in der Luft hin und her fuchtelt, bevor überhaupt irgendein Buchstabe geschrieben ist, wie man es bei Schalterbeamten in der Post oder Bank oftmals beobachten kann. Auch andere eingeschliffene Gewohnheiten kann man abwandeln, beispielsweise die Suppe einmal mit der linken Hand auslöffeln. Oder wissen Sie, mit welchem Arm Sie zuerst in den Mantel schlüpfen? Wenn nicht, dann achten Sie gelegentlich darauf und probieren Sie es einmal mit dem anderen Arm.

Was bewirken diese beiden bisher besprochenen Übungen? Was sonst automatisch und halbbewusst abläuft, sollte eine kleine Weile des Tages vom Ich geführt getan werden. Das Ich greift in den Gewohnheitsleib ein, es macht ihn beweglich, anpassungsfähig und elastisch.

Rückwärts vorstellen

Ebenso stärkt es den Gewohnheits- oder Ätherleib, wenn wir versuchen, die Stationen einer Reise, den Ablauf eines Gespräches, ein Theaterstück oder eine Sonate rückwärts vorzustellen. Wir stellen richtig vor, lösen aber durch die umgekehrte Reihenfolge die Vorstellungen vom sinnenfälligen Verlauf ab. Es ist dies eine grundlegende Schulung für sinnlichkeitsfreies Vorstellen. Gleichzeitig ist es eine Übung, die dem Lebensleib entspricht. Der Lebensleib ist der Doppelgänger des physischen Leibes; als Zeitleib offenbart er die physischen Ereignisse in umgekehrter Reihenfolge. Beispielsweise wird der physische Leib im Laufe des Lebens immer älter, der Ätherleib dagegen wird immer jünger.[298] Wenn wir uns etwas rückwärts vorstellen, denken wir lebensmäßig oder ätherisch richtig. Dadurch wird der Ätherleib gestärkt. Es ist dasselbe Prinzip wie in der Eurythmie, wo der physische Leib Bewegungen durchführt, die sonst nur der Ätherleib vollzieht.[299] Es ist für den Ätherleib eine Wohltat, wenn der physische Leib ihm nicht widersteht, sondern willig nachfolgt.

Die Verlegeübung betrifft noch äußere Gegenstände, das Ändern der Schrift bezieht sich bereits auf unsere eigenen Körperbewegungen und das Rückwärtsvorstellen verläuft ganz im Innern. Bei der ersten Übung geht es um das Erinnern, bei der zweiten um ein Besinnen. Und das Rückwärtsvorstellen, beispielsweise als abendliche Rückschau geübt, kann schon als Beginn der Geistesschau gelten. Diese drei ersten Übungen gestalten im Alltag denselben Dreischritt, welchen wir von der Grundsteinmeditation[300] kennen:

Übe Geist-Erinnern!	Verlegeübung
Übe Geist-Besinnen!	Schrift ändern
Übe Geist-Erschauen!	Rückwärtsvorstellen

Jene praktischen Alltagsübungen verhalten sich zum Grundstein wie Abbilder zu ihrem Urbild. Dabei sollten wir die Alltagsebene nicht verachten, denn wer das tägliche Leben nicht beherrscht, wird auch in den höheren Dingen nicht weit kommen.

Sich selbst wie ein Fremder gegenüberstehen

Die vierte Übung steht für sich allein da. Es ist die einzige der sieben Übungen, mit der wir die Herrschaft des Astralleibes über den Ätherleib stärken. Ohne dabei in Eitelkeit zu verfallen, sollten wir uns ein Bild davon machen, wie wir gehen, sitzen oder stehen, welche Handbewegungen wir beim Reden oder Schweigen normalerweise ausführen, ob wir laut oder leise lachen, wie wir niesen oder husten usw. Wenn man dabei sorgfältig zu Werke geht, wird man sich selbst nicht gerade sympathisch vorkommen, sondern diese oder jene kleinere oder größere Überraschung erleben. Die beobachtende Distanz dem eigenen Astralwesen gegenüber reinigt und erzieht die Seele. Der leise Schmerz einer absichtlich herbeigeführten Selbsterkenntnis erspart den großen Schmerz des Krankwerdens, das die versäumte Selbsterziehung nachholen muss.

Normalerweise antwortet man spontan und sofort, vielleicht gehört man sogar zu denjenigen Menschen, die dem anderen leicht ins Wort fallen; solch eine Eigenart – sei sie nun schlecht oder in manchen Situationen sogar gut – sollte man über sich wissen. Dann kommt man nach und nach in die Lage, im rechten Moment einmal zu schweigen. Oder man gehört zu denen, die selten reden und viel schweigen, auch dies sollte einem von sich selbst bewusst sein, damit man lernt, im rechten Moment das richtige Wort zu sagen, und durch Schweigen nicht etwas versäumt. Geradezu beschwörend spricht Rudolf Steiner bei dieser Übung im Superlativ: «Es gehört geradezu zu den größten Errungenschaften des Menschen, Dinge, die man tut, unter Umständen auch anders machen zu können.» Dieser Satz ist das Leitmotiv aller sieben Übungen zur Gesundheitsstärkung von der Seele aus.

Der Wunschverzicht

Es folgen dann die drei letzten Übungen, die jeweils die Herrschaft des Ich über den Astralleib stärken. Man begleitet den Tag mit der Frage, auf welchen Wunsch man – natürlich ohne sich selbst oder anderen zu schaden – verzichten kann. Beispielsweise kann man auf das eine oder zweite Stück Zucker im Kaffee einmal verzichten. Auf diese Weise sind neue Erfahrungen möglich, z. B. über den Eigengeschmack des Kaffees, der sonst vom Zucker übertönt wird. Oder man verzichtet auf das Auto und geht denselben Weg zu Fuß. Je kleiner der Wunsch ist, desto leichter wird man ihn beherrschen und unterdrücken lernen. Und genau darauf kommt es an. Dieses Erlebnis, einen kleinen Sieg über einen kleinen Wunsch errungen zu haben, ist ein großes Gefühl, es ist das Erleben unserer eigenen Autonomie. Wir erleben unser Ich, wenn wir bewusst auf einen Wunsch verzichten. Dadurch wird das Ich gestärkt. – Andererseits kann man gar nichts erreichen, wenn man es nicht vorher wünscht. Hier geht es aber um unsere überflüssigen Wünsche, die wir ersparen sollen, und davon haben wir mehr als genug.

Das Erwägen des Für und Wider

Es schmeichelt dem Menschen, wenn er das tut, wofür eine Reihe von guten Gründen spricht. Steiner empfiehlt, für alles, was man tut, sich auch die Gegengründe vorzustellen. Apotheker Hans Krüger (1898–1988) berichtete dem Verfasser dieser Zeilen, Rudolf Steiner habe ihm geraten, vor dem Meditieren sich zu fragen: «Soll ich jetzt meine Meditation machen oder soll ich sie nicht machen?» Ganz in diesem Sinne ist die hier erwähnte Übung gemeint. Wenn man jene Frage mit «ja» beantwortet, wird der Willensimpuls stärker als ohne sie.

Aber auch schon das bloß theoretische Erwägen des Für und Wider kann einem vieles im Alltag bewusster machen. Beispielsweise räumt man die Geschirrspülmaschine ein, was ja sein muss, damit ein ordentlicher Haushalt zustande kommt, und denkt einmal darüber nach, was alles dagegen spricht. Man wird bemerken, wie ein gewisses Freiheitsgefühl entsteht, einzig und alleine schon durch die bloße Möglichkeit, die Handlung auch unterlassen zu können. Auch gewinnt man auf diese Weise Einblicke in das Leben, in unserem Fall könnte sich eine ganze Kulturgeschichte des Essens, der Geschirr- und Porzellanherstellung ergeben. Man kann bei dieser Gelegenheit an diejenigen Menschen denken, denen der Teller oder die Tasse ganz egal wäre, wenn sie nur etwas zu essen und zu trinken hätten. Der Mensch wird durch diese Übung bescheidener und toleranter. Wir müssen lernen, unser Selbstgefühl aus unserem Tun herauszuziehen, damit wir nicht in Fanatismus und Gruppenzwänge verfallen.

Der Urteilsverzicht

Wir können leicht feststellen, wie vielerlei Urteile über das Wetter, über Tagesereignisse und Politik, über Berufskollegen, Nachbarn oder Familienangehörige in uns vorhanden sind. Zum Teil werden sie ständig wiederholt, zum anderen Teil sind sie fast schon wieder vergessen, bevor sie nur zu Ende gedacht worden sind. Steiner behauptet, dass wir 90 % unserer Urteile auch unterlassen können. Man denke nur, wie viel unnütze Kraft hier verschwendet wird. Wie viel Seelenblindheit bauen wir durch derart schablonenhafte Urteile auf und wie viel an wirklicher Wahrnehmung versäumen wir.

Wenn wir die drei letzten Übungen als Ganzes betrachten, ergibt sich unmittelbar, dass der Wunschverzicht ein Erziehungsmittel der Empfindungsseele darstellt. Das Erwägen des Für und Wider – man denke an den zweifelnden Odysseus, der noch in den Sekunden der höchsten Gefahr verschiedene Möglichkeiten abwägt – schult die Verstandesseele. Der Urteilsverzicht erzieht die Bewusstseinsseele. Die Bewusstseinsseele muss ja urteilen – das hat das vorbildliche Verhalten der Widerstandskämpfer im Dritten Reich erwiesen –, aber sie muss sich das wirklichkeitsgemäße Urteilen erst erringen, indem sie ihre Vorurteile und Befangenheiten erkennt.

Empfindungsseele	–	Wunschverzicht
Verstandesseele	–	Erwägen des Für und Wider
Bewusstseinsseele	–	Urteilsverzicht

Der Organismus der sieben Übungen

Die ersten drei Übungen stärken den Ätherleib und die letzten drei das Ich des Menschen, in der Mitte steht die vierte Übung, die den Astralleib reinigt. Wenn man das Wesen der Siebenzahl dabei bedenkt, kommt man auf den Gedanken, dass in diesen Übungen die sieben Planetenqualitäten enthalten sind.

Der evolutive Aspekt der sieben planetarischen Entwicklungsstufen,[301] der Aspekt der tatsächlich am Himmel wirkenden Planeten bzw. ihre irdischen Spiegelungen als Metalle[302] und die Qualitäten der 7 Vokale (5 Vokale und 2 Diphthonge), wie sie Rudolf Steiner im Lauteurythmiekurs[303] zu den Planeten gegeben hat, werden zum Zwecke der Deutung der hier ins Auge gefassten sieben Übungen nicht unterschieden. Es ist offenkundig, dass trotz aller Verschiedenheit diese Aspekte miteinander verwandt sind. Und es ist klar, dass dann, wenn so große, vielfältige Weltenkräfte in die Winzigkeit alltäglicher Übungen verkleinert werden, jeweils immer nur der eine oder der andere Zipfel oder Lichtblitz ihres Ursprungs erscheinen kann.

Die Verlegeübung übt die Erinnerung. Die Erinnerungskraft des Menschen verdanken wir dem Saturn-Blei-Prozess.[304] Wenn man die Übungen auf die Wochentage verteilen will, gehört die Verlegeübung zum Samstag oder Saturntag der Woche.[305]

Von den vielen Möglichkeiten, die täglichen Gewohnheiten zu ändern, wählt Rudolf Steiner das Ändern der Schrift, die wir schwarz auf weiß im Lichte des Tages mit unseren Augen lesen. Das Licht entstand am zweiten Weltentag, auf der alten Sonne, woran heute noch das Wort Sonntag erinnert. Der Sonntag ist überhaupt ein würdiger Tag, um seine Gewohnheiten zu wandeln. Erinnert er doch an den ersten Tag der Woche, als Christus auferstand: «Siehe, ich mache alles neu» (Apokalypse 21,5).

Dann folgt das Rückwärtsvorstellen als Spiegelungsvorgang, wie es dem Mond und dem Silber entspricht. War demgemäß der ganze dritte Weltentag nur ein Spiegel? Ist es denn nicht nur dasselbe in anderer Reihenfolge? Gewiss. Aber eben in dieser Änderung der Reihenfolge und in der Distanz des Abbildes zum Urbild liegt ein erster Schritt des Selbständigwerdens, der die Freiheitsstufe ermöglichen wird.

Diese Freiheit wird am vierten Weltentag, am Dienstag oder Marstag (französisch Mardi) erreicht. Der Mensch ist mit sich allein, die Person ist geboren. Kann er so bleiben, wie er ist? Es ist eine gewisse Autoaggression in berechtigter Weise nötig, um sich selbst als Fremder gegenüberzustehen. Nur auf diese Weise ist Selbsterziehung und Fortschreiten möglich.

Nun steht der Mensch am fünften Tag gewissermaßen äußerlich wohlerzogen vor uns, aber das Wünschen hat er noch nicht verlernt. Jedem Egoismus liegt ein Wunsch zugrunde. «Schaue auf deine Wunschwelt hin, oh Mensch, wie leicht du ein Sünder werden kannst.»[306] Diesen Satz haben wir im Kapitel über Colchicum schon einmal gehört. Auch der scheinbar allerkleinste Wunschverzicht ist besser als gar keiner. Diese Übung passt zum Mittwoch oder Merkurtag, denn dem Merkur entspricht die «egoistische Wesenheit»[307] des Menschen.

Es ergibt sich von selbst, dass das reife Abwägen des Für und Wider dem weisheitsvollen Wesen des Jupiters und damit dem Donnerstag entspricht. Jupiter entspricht dem germanischen Donar.

Der Verzicht auf ein Urteil schließlich oder die Positivität im Beurteilen der Welt[308] führt zu einer hingebenden, liebevollen Wesenheit des Menschen, wie sie eurythmisch der Venusgebärde[309] entspricht. Venus (Vendredi) entspricht der Freia in der germanischen Mythologie, daher rührt der Name Freitag.

Zusammenfassend ergibt sich:

Verlegeübung	Samstag		alter Saturn
Gewohnheiten ändern	Sonntag		alte Sonne
Rückwärts vorstellen	Montag		alter Mond
Sich selbst als Fremder gegenüberstehen	Dienstag	erster Teil der Erdentwicklung	Mars
Der Wunschverzicht	Mittwoch	zweiter Teil der Erdentwicklung	Merkur
Das Erwägen des Für und Wider	Donnerstag	nächste Verkörperung unserer Erde	Jupiter
Der Urteilsverzicht	Freitag	die übernächste Verkörperung unserer Erde	Venus

Da diese Reihenfolge die Evolution der Erde widerspiegelt, versteht man auch, warum die ersten drei Stufen

Erinnern – alter Saturn
Besinnen – alte Sonne
Erschauen – alter Mond

so urbildlich sind, weil diese drei vorhergehenden Stufen der Erdentwicklung die ursprüngliche Trinität darstellen, die allen anderen Dreigliederungen zugrunde liegt. Und deswegen erscheint diese Dreigliederung in dieser Form auch im Grundsteinspruch.

Die Riesenschritte der Erdenevolution können wir in den Alltagszwergen dieser sieben Übungen wiederfinden. Und das ist vielleicht das Wesentliche des hier dargestellten Zusammenhanges, dass wir gehörig Verkleinern und Vergrößern lernen. Salutogenetisch betrachtet stärken diese Übungen sieben verschiedene Gesundheitstendenzen. Müsste es demgemäß – pathogenetisch betrachtet – nicht sieben verschiedene Krankheitstendenzen oder Krankheitsanbahnungen geben?

Die Vergesslichkeit im Alltag, die jeder kennt, nimmt mit dem Älterwerden auf natürliche Weise zu. Pathologisch gesteigert wird daraus das dementielle Syndrom, sodass der Patient weder Tag noch Stunde weiß, ja nicht einmal mehr sich erinnern kann, wer er selber ist. Es liegt nach dem bisher Gesagten nahe, die Verlegeübung, wenn sie «mit Emsigkeit wiederholt» wird, als wirksame Prophylaxe des hirnorganischen Psychosyndroms im Alter zu erkennen.

Ähnlich ist es mit unseren täglichen Hand- und Fuß- und Gliedmaßenbewegungen. Die gewöhnlichen Turn- und Sportbewegungen «reißen den physischen Leib fortwährend aus dem Ätherleib heraus»,[310] die hier empfohlene Übung des Schriftänderns, im weiteren Sinne natürlich jede Art von Eurythmie, will gerade das Gegenteil erreichen, nämlich den physischen Leib dem Ätherleib eingliedern. Wenn wir diesen Vorgang vergrößern, so liegt in all diesen Tätigkeiten wie Eurythmie, Schrift ändern und anderen eine vorbeugende Kraft gegen die heute so weit verbreitete Ungeschicklichkeit. Man betrachte die Ungeschicklichkeit einmal probeweise als seelisches Ursachensyndrom verschiedener Krankheitsausprägungen, man sehe in dem Üben der Geschicklichkeit andererseits eine vielseitige Vorbeugemaßnahme gegen Krankheitsformen, die alle das miteinander gemeinsam haben, dass der Leidende zuletzt ungeschickt wird. Dann sehen wir den Polyneuropathie- oder Parkinsonpatienten vor uns, wir sehen Lähmungserscheinungen, deren Ursache ein Schlaganfall, ebenso aber auch eine Encephalitis disseminata sein kann.

Das moderne Leben verlangt heute von vielen Menschen ein gesteigertes Lebenstempo. Das kann äußerlich nicht immer geändert werden. Aber innerlich können wir dem die Ruhe und die verlangsamende Kraft der Rückschau entgegenstellen. Die Sonne ist das beschleunigende Prinzip in der Welt, der Mond dagegen das Verlangsamende.[311] Die mondenhafte Rückschau wird damit zum zentralen Prophylaktikum gegen Stress, Hypertonie, Burn-out-Syndrom und viele andere Folgen unseres hastigen Lebens.

Der Mensch muss lernen, an der richtigen Stelle sich selbst als Fremder gegenüberzustehen, damit sich diese Tendenz nicht an der falschen Stelle äußert, z.B. seelisch biographisch im Suizid, leiblich in der Anorexia nervosa oder psychoimmunologisch betrachtet in der Immunschwäche, im Krebs oder in einer Autoaggressionserkrankung. Natürlich sind das ganz verschiedene Krankheitsentitäten. Sie können aber alle zu einem gewissen Teil dadurch vermieden werden, dass der Mensch sich selbst als ein Fremder gegenüberstehen lernt.

Dass die Erziehung oder besser die Selbsterziehung unseres Wunschlebens eine gesundheitsfördernde Kraft hat, zeigen die verschiedenen Formen der Abhängigkeit wie Alkoholkrankheit, Zigarettenrauchen, Übergewicht und die heute so beliebten Risikosportarten.

Für einen gesunden Menschen ist es nicht schwer, sich das Für und Wider einer Handlungsweise klarzumachen. Im Einzelfall sind wir frei, die Handlung auszuführen oder sie zu unterlassen. Ganz anders ist es bei einem Zwangskranken, er ist seinen Zwangshandlungen ausgeliefert. Und jeder weiß, wie diese Zwangshandlungen ihre Ursache in Gedanken haben. Das Erwägen des Für und Wider beugt also unserer Neigung vor, in die Einseitigkeit von Zwangsgedanken zu verfallen.

Beim Urteilsverzicht geraten wir noch weiter in das psychiatrische Gebiet hinein. Das ist verständlich, denn auch im einzelnen Leben kommt die Psychose geisteswissenschaftlich betrachtet dadurch zustande, dass die Zukunft des Lebens zu stark in die Gegenwart hineinwirkt.[312] Vom Planetenprozess aus gesehen sind wir mit Jupiter und Venus jeweils bei den zukünftigen Inkarnationen unserer Erde. Der gesunde Mensch übt sofort den Urteilsverzicht, wenn er merkt, dass er sich geirrt hat, oder wenn er sich dabei ertappt, irgendeinem Vorurteil erlegen gewesen zu sein. Ein Wahnkranker kann dies nicht. Er ist seinen Urteilen ausgeliefert, als ob sie Wesen wären, denen er ohnmächtig unterliegen muss. So beugt der Urteilsverzicht unserer Anlage zur Wahnerkrankung vor.

Wenn diese Zusammenhänge dem am physischen Leib geschulten Arzt zunächst überraschend oder fast verwirrend erscheinen, so ist ihr unschätzbarer Vorteil doch der, dass wir den Keim zur Krankheit, den Keim zum Gesundwerden im Alltag sehen lernen. Der Romanschriftsteller

Theodor Fontane (1819–1898) lässt eine seiner Gestalten einmal sagen: «Kleinigkeiten, die eigentlich das Wichtigste sind.»[313] Rudolf Steiner wiederholt dies dem Sinne nach in diesem Vortrag immer wieder. Gerade dieses Element brauchen wir für die Medizin der Zukunft: wir müssen den Übergang finden «zu einer sorgfältig durchgeistigten, wissenschaftlich befruchteten Beobachtung des Lebens. Denn wer das Leben betrachtet, kann die Krankheit überall abfangen. In der einfachsten Äußerung des alltäglichen Lebens, die nur ein wenig abweicht von dem sogenannten Normalen, liegt unter Umständen etwas, was richtig betrachtet zur Erkenntnis komplizierter Krankheitsvorgänge führen kann, wenn man nur die Dinge in dem richtigen Zusammenhang durchschaut.»[314]

14. Kapitel

Lebensberatung in der Hausarztpraxis

Die Anthroposophie gibt zum Zwecke der Lebensberatung eine Fülle von Hilfen. Das folgende Kapitel bringt davon nur einen Bruchteil. Sein Inhalt entspringt nicht einer systematischen Forschung, sondern ist aus der praktischen Anwendung erwachsen. Ich vermeide die Begriffe Psychotherapie oder kleine Psychotherapie, die man benützen könnte, weil ich nicht den Anspruch erheben will, sie zu ersetzen. Die Begriffe «weltliche Seelsorge» (Sigmund Freud[315]) oder «ärztliche Seelsorge» (Victor Frankl[316]) sind nicht passend, weil Seelsorge in das Spenden eines Sakramentes überleitet, das der Arzt nicht vermitteln kann.

14. Fall: Mein Schlüsselerlebnis in der Lebensberatung

Eine 43-jährige Patientin erzählte mir 1984 ausführlich von ihrer ersten, zum Zeitpunkt des Gespräches schon getrennten Ehe. Ihr erster Mann war 9 Jahre älter und Offizier bei der Bundeswehr gewesen, er legte Wert darauf, dass sie mit ihm auf die Bälle ging. Jedes Mal bekam sie ein neues Kleid mit großem Dekolletee, oft war sie die «attraktivste Frau des Abends», ihr Mann war stolz auf ihre Schönheit, und ihr selbst gefiel die glamouröse Inszenierung nicht weniger. Das innere Verhältnis indessen war nicht vorhanden, sodass ihr das äußere bald auch nicht mehr gefiel und die Ehe später in die Brüche ging. Sie erzählte noch weitere Einzelheiten, und ich merkte immer deutlicher, dass sie eine Stellungnahme von mir erwartete. Das hing wohl damit zusammen, dass sie mit ihrem neuen Lebenspartner kürzlich zur Anthroposophie gefunden hatte und ich als «fortgeschrittener» Anthroposoph von ihr betrachtet wurde, der zu allem jetzt etwas sagen sollte. Dies brachte mich in Verlegenheit, denn mir war die erzählte Lebensgeschichte unsympathisch. Normalerweise passiert dies einem Arzt ja nicht, sondern wenn uns ein Patient sein Leben erzählt, nehmen wir es hin, wie es ist, und haben das Grundgefühl der Dankbar-

keit, dass uns so viel Vertrauen geschenkt wird. Hier nun also musste ich mich zusammennehmen und mein Gefühl der Antipathie beherrschen. Ich erinnere mich noch lebhaft an den inneren Kampf, eigentlich lieber schweigen zu wollen, der Patientin gegenüber dies aber nicht zu können, und gleichzeitig die Enttäuschung über mich selbst verarbeiten zu müssen, dass ich Antipathiegefühle hatte, die ich nicht angemessen fand. Mit größter Mühe rang ich mich zu einigen Worten durch, die mir viel zu allgemein und viel zu kurz vorkamen, aber wenigstens den Titel eines der Mysteriendramen Rudolf Steiners bezeichneten. Ich sagte: «Das war also eine Prüfung der Seele.»

Etwa sechs Monate später sagte mir die Patientin, ob ich wisse, dass ich ihr sehr gut geholfen habe. Nein, das wusste ich nicht. Die Patientin berichtete: «Vor einigen Monaten hatte ich eine ziemliche Depression, und da sagten Sie zu mir: ‹das ist eine Prüfung der Seele›, und dieses Wort hat mir aus der Depression herausgeholfen.» Der Kontrast zwischen meinem Gefühl des völligen Versagens und der tatsächlich gegebenen Hilfe für die Patientin ist mir unvergesslich geblieben. Dass die Patientin eine Depression gehabt hatte, war mir übrigens zum Zeitpunkt des Gespräches nicht bekannt geworden und auch nicht erkennbar gewesen.

Das Wort und das Ich

Nun fragt es sich: was hat hier wie geholfen? Es ist ja «nur» ein Wort gesagt worden. Das Wort hat eine Beziehung zum Ich des Menschen, wie Rudolf Steiner es bei seinen Darstellungen zur plastisch-musikalisch-sprachlichen Menschenkunde[317] dargestellt hat:

Ich	Sprache
Astralleib	Musik
Ätherleib	Plastik
Physischer Leib	Anthropologie

Es ist auch psychologisch verständlich, dass das Ich der Patientin gestärkt worden sein muss, sodass sie ihre Depression überwinden konnte. Eine wichtige Rolle hat auch gespielt, dass es nicht normale Alltagsworte gewesen sind, sondern «Die Prüfung der Seele» ist nicht nur der Titel des zweiten Mysteriendramas, sondern diese Worte bezeichnen, wenn man sie nur weit genug fasst, den Sinn unseres Schicksals. Ein tiefes Wort hat stark gewirkt, und man möchte sagen, Gott sei Dank hat es der Therapeut nicht mit Überheblichkeit oder Besserwisserei gesagt, sondern durch die gegebenen Umstände mit Bescheidenheit, was in dieser Form natürlich unwiederbringlich ist und eine therapeutische Gnade bedeutete.

«Sie müssen lernen ...»

Jeder kennt diese Formulierungen, die alle richtig sind und alle gut gemeint sind: «Sie müssen loslassen lernen ... Sie müssen Nein-sagen lernen ... Sie müssen diese oder jene Blockade lösen ... Sie müssen akzeptieren lernen, dass ...» usw. Aber der Patient lernt es nicht, diese Parolen zu verwirklichen. Und das kann man auch verstehen. Denn die Seele wehrt sich in ihren unterbewussten Tiefen, wenn sie etwas müssen soll. Die Seele dürstet nach Freiheit, sie erhofft sie von einem helfenden Menschen, und dort wird ihr nur dieser die Freiheit verachtende kategorische Imperativ des Königsberger Philosophen geboten: «du musst!»

Das Schlimmste an diesen gutgemeinten kategorischen Imperativen ist nämlich, dass der Patient auf seine Schwächen fixiert wird und mit seinen Gedanken nur noch um sie herum kreist, statt trotz aller Schwächen irgendwo ein Stück Freiheit zurückzugewinnen. Wo dieses Stück ist, kann natürlich nur er selbst finden. Der Therapeut sollte ihn daran aber nicht auch noch hindern.

Nietzsche hat in seinem Spätwerk «Der Antichrist» sehr treffend gesagt: «Dass man den kategorischen Imperativ Kants nicht als *lebensgefährlich* empfunden hat! Was zerstört schneller als ohne innere Notwendigkeit, ohne tief persönliche Wahl, ohne *Lust* arbeiten, denken, fühlen? als Automat der Pflicht? Es ist geradezu das *Rezept* zur decadence ...»[318] Steiner hat in der «Philosophie der Freiheit»[319] den kategorischen Imperativ widerlegt und auch in anderen Punkten Kant korrigiert.

Weil der praktische Arzt zur Bewahrung des physischen Leibes klare Anweisungen geben muss, zum Beispiel «Sie müssen jetzt ins Krankenhaus gehen ...» ... oder ... «strenge Bettruhe, sonst werden Sie nicht gesund», geschieht es leicht, dass dieselbe Art von Anweisungen auch in der Gesprächstherapie gegeben werden. Dabei beachtet man aber nicht den Unterschied zwischen Leib und Seele: die Kluft zwischen Notwendigkeit und Freiheit, die hier waltet. Es ist eine Grundforderung jeder Lebensberatung, diesen Abgrund zwischen Leib und Seele oder Notwendigkeit und Freiheit zu beachten. Der Irrtum von der sogenannten Leib-Seele-Einheit erweist sich gerade an dieser Stelle als fatal.

Erkenntnisse oder Handlungsanweisungen?

Nehmen wir einmal das Beispiel: «Du musst nein sagen lernen.» Da fragt es sich doch zuallererst, ob dieser Ratschlag überhaupt richtig ist. Um die Freiheit des Patienten zu schützen, bevorzuge ich in solchen Fällen das homöopathische Wirkprinzip in der Fassung, wie es uns als Erkenntnisprinzip von Empedokles überliefert ist:

Gleiches kann nur von Gleichem erkannt werden

dergestalt, dass ich möglichst widerspiegele, was der Patient gedacht, gefühlt oder getan hat, um es dann in einen höheren Zusammenhang zu stellen. Das heißt, ich versuche Lebensweisheit, Erkenntnis und, wenn der Patient diese annehmen kann, Selbsterkenntnis zu vermitteln. Erkenntnisse sind letztlich das Einzige, was man geben kann, ohne die Sphäre der Freiheit zu verletzen. Wenn es zum Beispiel darum geht, einem Menschen mehr Eigenwillen und mehr Selbstbehauptung zu wünschen, dann sage ich: Es gibt das Sprichwort

Zu gut ist liederlich.

Da kann es einem passieren, dass der Patient die Rückfrage stellt, was denn das Wort «liederlich» bedeutet. Aber abgesehen davon wird durch solch ein Sprichwort dem Patienten erst einmal das Gefühl vermittelt, dass er gut ist. Es ist ja auch gut, wenn man aus Hilfsbereitschaft oder Mitleid handelt. Damit gibt man dem Patienten den sicheren Boden, auf dem er stehen kann. Aber zu viel des Guten wird eben schlecht. Im Hintergrund dieses Sprichwortes ist im Sinne der Anthroposophie etwas von der Erkenntnis Luzifers[320] enthalten.

Ähnlich ist es, wenn Menschen enttäuscht werden. Es ist ja verständlich, dass der Getäuschte sich mit dem Gefühl «Ich wurde verletzt» tröstet, aber weiter kommt er damit nicht. Auch an dieser Stelle geht es nicht ohne Selbsterkenntnis. Oft sage ich dann meinen Patienten:

> wenn man enttäuscht worden ist, dann hat man sich vorher eben getäuscht.

Oder mit Goethe gesagt:

> Man wird nie betrogen, man betrügt sich selbst.[321]

Das ist zwar hart, in dieser oder jener Lage sich das eingestehen zu müssen, aber man kann sehr schnell merken, wie wahr diese Worte sind. Und die Wahrheit hat immer eine befreiende Wirkung.

Das führt dann oft zu der Frage, wie Lüge und Irrtum, Krankheit und Tod überhaupt in die Welt gekommen sind. Da rezitiere ich dann gerne aus dem Faust die Worte, welche letztlich auf das Buch Hiob im Alten Testament zurückgehen und die klar erkennen lassen, was Gott mit dem Menschen gewollt hat:

> Des Menschen Tätigkeit kann allzu leicht erschlaffen,
> Er liebt sich bald die unbedingte Ruh;
> Drum geb ich gern ihm den Gesellen zu,
> Der reizt und wirkt und muss als Teufel schaffen.[322]

Diese Worte sagt der Herr im Himmel, also der Vatergott. Er hat das Böse um der Freiheit des Menschen willen zugelassen. Goethe spricht hier sehr genau die anthroposophischen Forschungen über den Ursprung des Bösen aus. Die bösen Mächte wurden von höheren Hierarchien zu ihrem Beruf «abkommandiert»[323]. Das Wirken des Bösen ist für diese bösen Mächte selbst «ein Opfer»[324]. Was für den Menschen natürlich nicht bedeutet, dass das Böse erlaubt ist, denn der gute Sinn des Bösen rechtfertigt nicht die böse Handlung eines Menschen.[325] Alle diese Gedanken sind vielen Menschen völlig neu. Ich zitiere allerdings meistens nur die Worte aus dem Faust oder ich frage, warum Gott der Allmächtige den Teufel geschaffen oder warum er ihn ins Paradies hineingelassen oder warum er ihn nach der Erschaffung des Menschen des Paradieses nicht verwiesen hat.

Auch jene andere Seite dieses Goethewortes, die «unbedingte Ruh», die gerade ältere Patienten oft verlangen, ist sehr geeignet, um das Verführerische eines solchen Wunsches sich klarzumachen.

Die Menschen meinen immer wieder, dass die Welt anders geordnet sein müsste. Da erinnere ich dann gerne an König Alfons X. aus dem 13. Jahrhundert, der durch ein einziges Wort berühmt geworden ist. Alfons X. von Kastilien (1252–1282) sagte:

> Wenn ich Gott gewesen wäre, dann hätte ich die Welt gescheiter eingerichtet.

Dann ist es manchmal so, dass Patienten deprimiert sind über Fehler, die sie selber gemacht oder mit ihrem Lebenspartner miterlebt haben. Dann erwidere ich:

> Es darf die Seele *niemals stürzen wollen;*
> Doch *muss* sie Weisheit aus dem Sturze holen.[326]

Oder es kommt in dieser Situation auch das Wort von Theodor Fontane in Frage:

> Entsagen und Lächeln bei Demütigungen
> Das ist die Kunst, die mir gelungen.[327]

Anthroposophisch betrachtet liegt in solchen Worten die Weisheitskraft einer ganzen Weltentwicklungsepoche, denn der alte Mond[328] ist durch

> die Tugend des schöpferischen Verzichtes[329]

entstanden. Dieses Wort gebrauche ich, wenn ich einen Patienten zur Pause motivieren möchte. Es ist mir schon mehrmals zurückzitiert worden, d.h. ich habe festgestellt, dass es die Patienten gut behalten haben.

Immer wieder erleben wir zusammen mit unseren Patienten jene wunderbare Zeit, wenn eine Krankheit besser wird und die Genesung fast vollendet ist. Da freue ich mich mit dem Patienten beispielsweise mit folgenden

Worten aus dem Faust, die er beim Betrachten des Zeichens des Erdgeistes spricht:

> Du, Geist der Erde, bist mir näher;
> Schon fühl ich meine Kräfte höher,
> Schon glüh ich wie von neuem Wein,
> Ich fühle Mut, mich in die Welt zu wagen,
> Der Erde Weh, der Erde Glück zu tragen,
> Mit Stürmen mich herumzuschlagen,
> Und in des Schiffbruchs Knirschen nicht zu zagen.[330]

Ein Genesender ist von diesen Worten begeistert. Und es bestätigt sich einmal mehr der Aphorismus Goethes:

> Selbst im Augenblicke des höchsten Glückes und der höchsten Not bedürfen wir des Künstlers.[331]

Das ist auch gleich eine Begründung für alle hier gegebenen Zitate aus der großen Literatur. Aber stellen wir trotzdem die Frage: Warum Dichtung? Und warum das Zitat?

Zitat oder eigene Meinung?

In der Situation des ärztlichen Gesprächs ist das Zitieren von Lebensweisheiten sinnvoll, weil der Therapeut nicht seine eigene Meinung mitteilt, sondern quasi nur noch für den treffenden Kontext des Sinnspruchs verantwortlich ist und sich selbst dadurch zurücknimmt. Der Patient wird in die Gemeinschaft derjenigen versetzt, die dasselbe erlebt oder sogar schon überwunden haben, und braucht sich dadurch nicht so allein vorzukommen. Wenn Alfons X. im 13. Jahrhundert schon meinte, die Welt müsse anders sein, als sie nun einmal ist, dann geht daraus deutlich hervor, dass wir Menschen tagtäglich jenen Wahn überwinden müssen. Auch kann ein passendes Sprichwort mehr Überzeugungskraft haben, weil mehr Erfahrung und Weisheit darin liegt.

Dichterisch gestaltete oder alltägliche Sprache?

Der Mensch, der Lebensberatung braucht, fühlt sich unglücklich, ängstlich oder verzweifelt, verunsichert, enttäuscht, aufbegehrend oder ratlos, das heißt auf einen Nenner gebracht, er wird mit seinen Gefühlen nicht fertig, oder anthroposophisch gesagt, sein Seelen- oder Astralleib wird von dem übergeordneten Ich nicht genügend beherrscht. Oftmals sprechen es die Patienten auch rundherum aus, dass sie zu wenig Selbstwertgefühl haben oder, mit einer modernen Wendung gesagt, dass sie sich selbst erst akzeptieren oder sich selbst erst lieben lernen müssen. Die Grundfrage für den Therapeuten ist also: wie kann das Ich gestärkt werden? Eine der Möglichkeiten dazu ist die Dichtung, das dichterisch gestaltete Wort. Rudolf Steiner hat die verschiedenen Künste in vielfältiger Weise auf ihren geistigen Ursprung hin erforscht. Wie oben schon erwähnt, hängt die Sprache direkt mit dem Ich zusammen[332], es gibt aber für die Dichtkunst noch einen etwas anderen Zusammenhang, der hier für uns entscheidend ist:

Baukunst	
	Physischer Leib
Skulptur	
	Ätherleib
Malerei	
	Astralleib
Musik	
	Ich
Dichtung	
	Geistselbst
Eurythmie	
	Lebensgeist[333]

Man sieht aus dieser Zusammenstellung, dass die Dichtung ein einzigartiges Verhältnis zum Ich des Menschen hat, dass sie nämlich aus der unmittelbar über dem Ich liegenden Sphäre dieses Ich zu stärken in der Lage ist. Statt vieler Erklärungen soll gleich ein praktisches Beispiel gegeben werden.

Einer der Hauptfeinde unserer seelischen Zufriedenheit ist die Ungeduld. Es stimmt also, wenn wir sagen: »du musst geduldiger werden«, es ist inhaltlich richtig, wenn ein Therapeut sagt: «Sie müssen lernen, Geduld zu üben …» Aber der Patient fühlt sich dadurch nur schlecht. Ganz anders wirken zu demselben Thema die Worte eines Dichters wie Christian Morgenstern:

Stilles Reifen

Alles fügt sich und erfüllt sich,
musst es nur erwarten können
und dem Werden deines Glückes
Jahr und Felder reichlich gönnen.

Bis du eines Tages jenen
reifen Duft der Körner spürest
und dich aufmachst und die Ernte
in die tiefen Speicher führest.[334]

In dieser Kunstform wird die Geduld nicht nur beschrieben, sondern sie wirkt. Der Leser oder der Zuhörer bekommt sie aus einer höheren Sphäre gespendet. Wer dieses Gedicht vier Wochen lang täglich spricht, wird merken, was diese Worte in der Seele bewirken.

Es gibt viele Gedichte dieser Art. Nur ein Beispiel sei noch erwähnt, weil es für sorgende Großmütter und ältere Mütter sehr wirksam ist, für jene Überbesorgten, die ihre Enkel oder Kinder so «sehr lieben», dass sie meinen, ihnen allerlei nicht gewollte Vorschriften und nicht gefragte Ratschläge geben zu müssen. Es stammt von Erich Fried (1921 – 1988) und ist weithin bekannt geworden:

Was es ist

Es ist Unsinn
sagt die Vernunft
Es ist was es ist
sagt die Liebe.

Es ist Unglück
sagt die Berechnung

Es ist nichts als Schmerz
sagt die Angst
Es ist aussichtslos
sagt die Einsicht
Es ist was es ist
Sagt die Liebe

Es ist lächerlich
sagt der Stolz
Es ist leichtsinnig
sagt die Vorsicht
Es ist unmöglich
sagt die Erfahrung
Es ist was es ist
Sagt die Liebe[335]

Das pädagogische Gesetz

Es gibt noch einen zweiten anthroposophischen Grund, warum Sprache und Dichtung in der therapeutischen Situation so wichtig sind. Wenn man von einem Wesensglied auf das andere pädagogisch wirken will, so geht dies nur von dem jeweils höheren Wesensglied aus. Ausführlich machte Steiner im Heilpädagogischen Kurs darauf aufmerksam und schrieb an die Tafel:

Kind:	physischer Leib	Erzieher:	Ätherleib
	Ätherleib		astralischer Leib
	Astralleib		Ich
	Ich		Geistselbst[336]

Wenn dieses Beispiel auch für das Verhältnis des Erziehers zu seinem Zögling gegeben worden ist, so gilt Entsprechendes doch auch in der therapeutischen Situation zwischen Erwachsenen. Natürlich fragt man sich, wie kann das Geistselbst des Erziehers überhaupt wirksam werden, wenn es doch im heutigen Menschen noch gar nicht da ist. Das ist aber möglich, und zwar auf den Flügeln der Sprache: «Was mit der Sprache an den

Menschen herankommt, darinnen leben Wesen, die durchaus in ihrem gewöhnlichen Leben das Geistselbst so ausgeprägt haben, wie der Mensch die Ich-Organisation. Diese Wesen inspirieren uns; diese Wesen leben in uns, dadurch dass wir sprechen.»[337] Deshalb ist das dichterisch oder sogar mantrisch gestaltete Wort für den Alltag einer Arztpraxis besonders geeignet.

Das Geistselbst ist individuell betrachtet die Zukunft des Menschen. Wenn wir dem Leidenden davon etwas vermitteln, und er bekommt das Gefühl: »es geht weiter» – «ich habe eine Zukunft» – «irgendwann werden meine Schmerzen in Freuden sich verwandeln», dann kann er neue Hoffnung schöpfen und findet aus seinen eigenen Zukunftskräften eine Lösung, auf die der Therapeut gar nicht kommen kann.

Dichtung als Weg zur Einweihung

Der Dichter Albert Steffen (1884 – 1963) erzählte: «Einmal traf es sich, dass ich Rudolf Steiner zwischen dem Glashaus und dem Kesselhaus begegnete, den beiden Gebäuden, die von dem Brand des Baues in der Silvesternacht 1922/23 verschont geblieben sind (...). Er stand einen Augenblick still, wie es sich im Gespräch ergab, und sagte dann: ‹Dichten – das kann ein Weg zur Einweihung sein.›»[338] Diesem Motiv hat Albert Steffen sein ganzes Werk (80 Bände) gewidmet.

In der großen Dichtung ist das Einweihungselement unverkennbar, etwa wenn Odysseus die Hadesfahrt antritt oder Aristoteles seine Dramentheorie auf Mitleid, Furcht und Katharsis gründet. Oder wenn Dante in seiner Göttlichen Komödie die Hölle, das Fegefeuer und den Himmel erkundet. Wenn im Helena-Akt des Faust die Sonne im Süden aufgeht, merkt jeder, dass dieser Akt nicht in der physischen Welt spielt, von anderen esoterischen Szenen im Faust ganz abgesehen. Auch in der modernen Dichtung ist dasselbe der Fall. Das hat der anthroposophische Arzt Gottfried Büttner (1926–2002), der mit Samuel Beckett viele Jahre lang befreundet war, an dessen Dramen und ebenso an den Dramen Eugène Ionescos nachgewiesen.[339]

Und im Zusammenhang mit dem hier Gesagten ist auch zu verstehen, wie das gemeint ist. Wer die Einweihung erlangt, der kann das Geistselbst so handhaben, wie wir heutigen Menschen das Ich betätigen. Mit diesem

Motiv schließt sich auch der Kreis zur Perspektive einer Mysterienmedizin, auf die Ita Wegman und R. Steiner so viel Wert legten. Die Mysterien waren die Orte der Einweihung. Albert Steffen wollte ja auch sein Werk als therapeutische Dichtung[340] verstanden wissen. Ansätze dazu sind in der heutigen Psychotherapie durchaus vorhanden, wenn man an das Psychodrama denkt oder auch an die Form der Inszenierung, die heute bei der Familienaufstellung durchgeführt wird. Wenn solche Ansätze einmal von großen Künstlern dem Wesen einer Krankheit gemäß gestaltet werden, dann wird man die heilsame Kraft der Dichtung noch ganz anders schätzen lernen. Demgegenüber ist das Rezitieren eines Gedichtes in der Praxis eines Hausarztes natürlich nur ein allererster Anfang. Aber es kommt ja darauf an, was daraus alles noch werden kann.

Schließlich hat die Medizin methodisch sogar einen ganz direkten Bezug zur Poesie. Wenn der Geistesforscher mit Geistesohren den Metallen zuhört, dann erzählen sie ihm die Weltentwicklung in prosaischer Sprache. Also das, was wir in dem Kapitel «Die Weltentwicklung und der Mensch» in dem Buch «Die Geheimwissenschaft im Umriss»[341] lesen können, das war ursprünglich aus dem Geist heraus erzählte Prosa. Wenn die Metalle aber von ihren Heilbeziehungen zum Menschen erzählen, wenn also das geistig gehört wird, was wir als Grundlage der anthroposophischen Medizin kennen, dass also beispielsweise das Gold dem Herzen oder die Niere dem Kupfer entsprechen, dann wird die Sprache der Metalle poetisch: «Vom kosmischen Aspekt aus ist die Medizin kosmische Poesie …»[342]

Dann allerdings braucht es uns nicht mehr zu wundern, dass die Dichtung selbst eine therapeutische Wirkung hat. Und es ist deswegen vielleicht auch kein Zufall, dass die physiologischen Wirkungen der Kunsttherapie bisher am deutlichsten mit der Sprachtherapie nachgewiesen worden sind: Cysarz und seine Mitarbeiter fanden, dass das Rezitieren von Hexametern eine Synchronisation des Zusammenwirkens von Atmung und Herz bewirkt.[343] Die Ergebnisse waren so eindeutig, dass sie in dem hochkarätigen American Journal of Physiology[344] veröffentlicht werden konnten.

«Es ist eine große Torheit, zu verlangen, dass die Menschen zu uns harmonieren sollen …»

Fahren wir nun mit der Erörterung einzelner typischer Situationen fort. Es gibt eine sehr allgemein verbreitete Erwartung und Hoffnung, die uns Menschen viel Leid und Enttäuschung bereitet: wir möchten gerne geliebt und geschätzt werden. So selbstverständlich und entwicklungsnotwendig diese Empfindung in Kindheit und Jugend ist, so kommt doch irgendwann der Zeitpunkt im Leben, wo man auch mit widerstrebenden Charakteren zurechtkommen muss. Es gibt ein sehr lehrreiches Gespräch Goethes mit Eckermann, das ich meinen Patienten schon oft vorgelesen habe:

> «Und dann, fuhr ich fort, trage ich (Eckermann) in die Gesellschaft gewöhnlich meine persönlichen Neigungen und Abneigungen und ein gewisses Bedürfnis, zu lieben und geliebt zu werden. Ich suche eine Persönlichkeit, die meiner eigenen Natur gemäß sei; dieser möchte ich mich gerne hingeben und mit den andern nichts zu tun haben.
>
> Diese Ihre Naturtendenz, erwiderte Goethe, ist freilich nicht geselliger Art; allein was wäre alle Bildung, wenn wir unsere natürlichen Richtungen nicht wollten zu überwinden suchen. Es ist eine große Torheit, zu verlangen, dass die Menschen zu uns harmonieren sollen. Ich habe es nie getan. Ich habe einen Menschen immer nur als ein für sich bestehendes Individuum angesehen, das ich zu erforschen und das ich in seiner Eigentümlichkeit kennenzulernen trachtete, wovon ich aber durchaus keine weitere Sympathie verlangte. Dadurch habe ich es nun dahin gebracht, mit jedem Menschen umgehen zu können, und dadurch allein entsteht die Kenntnis mannigfaltiger Charaktere sowie die nötige Gewandtheit im Leben. Denn gerade bei widerstrebenden Naturen muss man sich zusammennehmen, um mit ihnen durchzukommen, und dadurch werden alle die verschiedenen Seiten in uns angeregt und zur Entwicklung und Ausbildung gebracht, sodass man sich dann bald jedem Visavis gewachsen fühlt. So sollen Sie es auch machen. Sie haben dazu mehr Anlage, als Sie selber glauben; und da hilft nun einmal nichts, Sie müssen in die große Welt hinein, Sie mögen sich stellen, wie Sie wollen.»[345]

«Was man in der Jugend wünscht, hat man im Alter die Fülle»

Oft schon habe ich in der Jugendsprechstunde, bei der Berufsberatung oder dann, wenn die Eltern einem jungen Menschen etwas ausreden oder verbieten wollen, folgende Passage aus «Dichtung und Wahrheit» vorgelesen:

> «Ich weiß recht gut, dass gegen das brave und hoffnungsreiche altdeutsche Wort ‹Was einer in der Jugend wünscht, hat er im Alter genug› manche umgekehrte Erfahrung anzuführen, manches daran zu deuten sein möchte; aber auch viel Günstiges spricht dafür, und ich erkläre, was ich dabei denke.
>
> Unsere Wünsche sind Vorgefühle der Fähigkeiten, die in uns liegen, Vorboten desjenigen, was wir zu leisten imstande sein werden. Was wir können und möchten, stellt sich unserer Einbildungskraft außer uns und in der Zukunft dar; wir fühlen eine Sehnsucht nach dem, was wir schon im Stillen besitzen. So verwandelt ein leidenschaftliches Vorausgreifen das wahrhaft Mögliche in ein erträumtes Wirkliche.»[346]

Junge Menschen sind von diesen Worten begeistert und stimmen heftig zu. Die älteren erinnern sich an die guten Seiten ihrer eigenen Jugend, was gar nicht oft genug geschehen kann.

«Mit den Jahren steigern sich die Prüfungen»

Eine weitere Illusion, die wir im Laufe des Lebens überwinden müssen, ist unser Vorurteil, dass das Leben leichter werden könnte. Das Gegenteil ist richtig. Man hört oft die Redewendung: «Man lernt nie aus.» Aber diese Beteuerung wird aus einem ambivalenten Untergrund geäußert. Es gibt nämlich ein enormes Trägheitsmoment in der Seele, das gar nicht lernen will. Das gilt auch für die Anthroposophie. In seinem Vortrag über «Theosophie und Antisophie»[347] bemerkt Rudolf Steiner, dass die Seele des Menschen gar nicht theosophisch gesinnt ist, sondern

> die Seele des Menschen ist antisophisch gesinnt.[348]

Ähnlich ist unsere jugendliche Erwartung, dass wir im Laufe der Jahre ganz von selber etwas besser und besser können sollten. Das stimmt indessen nur teilweise. Sobald Fähigkeiten einen schöpferischen, künstlerischen oder spirituellen Charakter annehmen, werden sie im Laufe der Jahre nur dann reifer, wenn wir unsere Anstrengungen erhöhen und steigern. Man denke daran, wie uns eine Meditation im Laufe der Jahre nicht leichter, sondern schwerer fällt. Eine Ehe braucht im 30. Jahr ihres Bestehens mehr Selbstdisziplin als im ersten. Ein Arzt muss nach 30 Jahren Praxis auf seine Patienten sorgfältiger sich vorbereiten und mehr nachlesen als einige Jahre nach dem Examen, wo er noch vieles im Gedächtnis hatte. Deswegen die wichtigen Worte Goethes:

> Aller Anfang ist leicht und die letzten Stufen werden am schwersten und seltensten erstiegen.[349]

> Mit den Jahren steigern sich die Prüfungen.[350]

In einem Karmavortrag über den Lebenslauf des Menschen[351] gibt Rudolf Steiner eine einleuchtende Begründung für diesen Sachverhalt. Wir müssen nämlich im Alter mit höheren Widerständen der Erde in unserem physischen Leib kämpfen und können die uns leitenden Hierarchien schwerer erreichen, weil wir im Alter zu höheren Hierarchien uns aufschwingen müssen als in der Jugend: «Die Alten verlassen sich viel mehr auf den Staat und auf die Pension als auf das lebendige Leben, weil sie die Stütze von außen brauchen, weil sie das nicht finden können, was sie zu der ersten Hierarchie in Beziehung bringt.»[352]

Ich hatte viele Jahre lang eine hervorragende Flötistin als Patientin, die im Orchester Soloflöte spielte. Als sie 50 Jahre alt wurde, fragte ich sie, wie sie das mit dem Älterwerden macht. Denn ich habe selber jahrelang Flöte gespielt und wusste, wie sehr das von der Atemkapazität, die im Alter schlechter wird, abhängt. Daraufhin sagte sie, dass sie eben die schwierigen Passagen den Jüngeren überlasse, die das gerne machen. Und dann fuhr sie fort mit einem Satz, den ich nie vergessen habe, und den ich bei entsprechender Gelegenheit meinen Patienten oftmals schon weitererzählt habe:

> Man muss eben mehr üben.

Ähnlich bemerkte Rudolf Steiner einmal zu den Eurythmistinnen:

Prüfe dich Schüler,
Übe mit Mühe.[353]

Wenn die Menschen so etwas heute vielleicht auch nicht gerne hören, so sind solche Worte doch wahr, wie die Menschen in dem besseren Teil ihres Wesens durchaus empfinden. Und dieser bessere Teil soll durch solche Worte geweckt werden.

Glück und Unglück

Eine Patientin erzählte mir von ihrer Tochter, die nach vielen persönlichen Lebensschwierigkeiten sagte: «Man hat doch einen Anspruch auf Glück im Leben.» Wenn dieser Anspruch so unverblümt ausgesprochen wird, dann merkt jeder, dass wir diesen Anspruch eben nicht haben. Dennoch ist das Streben nach Glück besonders bei den Menschen in der westlichen Welt tief verwurzelt und ein Motor des Fortschritts. In der amerikanischen Verfassung wird das Streben nach Glück als Menschenrecht proklamiert: pursuit of happiness.

Es gibt zu diesem Problem einen meisterhaften Vortrag Rudolf Steiners: «Das Glück, sein Wesen und sein Schein»[354], dessen Gedankenführung ich meinen Patienten gerne erzähle. Zuerst beschreibt Steiner, was wir unter Glück verstehen, dass wir nämlich gar nicht wünschen, dass wir das Glück verdient haben, sondern dass wir erwarten, dass irgendeine außer uns befindliche Macht auf uns gewissermaßen Rücksicht nimmt und an uns persönlich gedacht hat. Ebenso ist es beim Unglück, dass wir uns von derselben Macht ausgeschlossen und unbeachtet fühlen. Dann beschreibt Steiner in einigen Beispielen, was wir als Glück und als Unglück empfinden, und der Gegensatz beider Ereignisse könnte nicht größer sein. Daraufhin stellt er die Frage, wie der Mensch sich denn nun verhält, wenn ihn ein Glück getroffen hat? Ist es menschenwürdig, sich auszuruhen und das Glück zu genießen, oder ist das Glück nicht vielmehr ein Anfang, eine Aufforderung, erst recht tätig zu werden, um sich dem Glück würdig zu erweisen und einen Schritt weiter in der inneren Entwicklung vorwärts zu schreiten? Ebenso beim Unglück. Auch hier kann die richtige Folgerung nur die sein, sich weiter entwickeln zu wollen: der Mensch sagt sich: zwar hat mich das Unglück getroffen, ich will lernen, was daraus zu lernen ist, aber niederdrücken lasse ich mich dadurch nicht. Und so betrachtet, wenn man Glück und Unglück daraufhin ansieht, was der Mensch in seinem Inneren daraus machen kann, da sind dann Glück und Unglück eigentlich dasselbe.

In eine ähnliche Richtung geht das sogenannte «Ergebenheitsgebet», das in anthroposophischen Kreisen bekannt geworden ist. Es ist eine Passage aus dem Vortrag «Das Wesen des Gebetes»[355] von Rudolf Steiner. Der ganze Vortrag ist auch für Leser, die die Anthroposophie noch nicht kennen, sehr geeignet. Eigentlich ist der ganze Vortrag besser als ein einzelnes Zitat daraus, dennoch bringe ich hier den Zusammenhang, wo das Wort Ergebenheitsgebet auftaucht:

> «Hingabe an das, was man göttliche Weisheit in den Ereignissen nennt; hervorrufen in sich selber immer wieder den Gedanken, die Empfindung, den Impuls des Gemütslebens, dass das, was da kommen werde, sein muss, und dass es nach irgendeiner Richtung seine guten Wirkungen haben müsse: das Hervorrufen dieser Stimmung in der Seele und das Ausleben dieser Stimmung in Worten, in Empfindungen, in Ideen, das ist die zweite Art der Gebetsstimmung, die Stimmung des Ergebenheitsgebetes.»[356]

Um Gelassenheit gegenüber den glücklichen und schlimmen Ereignissen des Lebens sich anzueignen, ist folgender Text Rudolf Steiners sehr wirksam. Er ist allgemein menschlich formuliert und setzt keine anthroposophischen Kenntnisse voraus. Man merkt es dem Stil und dem Inhalt dieser Worte an, dass sie aus einer tiefen Weisheit geschöpft sind. Die Beziehungen der Sätze zueinander bilden große Zusammenhänge ab. Es sind sechs Sätze, die auf die Tage der Woche verteilt werden:

Samstag
Es ruhen in der Zukunft Schoß für meine Seele die guten und die schlimmen Lose.

Sonntag
Was mir Gutes täglich erfließt, will ich bemerken: an ihm zeigt sich mir, was Götter aus mir gemacht.

Montag
Was mir Schlimmes zuweilen erfließt, will ich ertragen; an ihm zeigt sich mir, was ich selber aus mir noch machen kann.

Dienstag
Ich danke meinem guten Geschick, wie ich *jetzt* lebe.

Mittwoch
Ich danke meiner Stärke im schlimmen Geschick die Kraft, die im Leben mich *aufwärts* führen kann.

Donnerstag
Wer glaubt, dass gutes Geschick allein fördert, schlimmes Geschick allein niederbeugt, der sieht nicht das Jahr, sondern nur den Tag.

Freitag
Rosenkreuzmeditation[357]

Statt der Meditation am Freitag ist auch eine andere spirituelle Übung möglich, die dem Patienten vertraut ist, beispielsweise das Vaterunser.

Die «unaufhaltsame Wiederkehr» unserer Fehler

Immer wieder müssen wir erfahren, dass sich unsere Fehler wiederholen. Goethe hat in seiner Schrift «Aus meinem Leben – Dichtung und Wahrheit» zu diesem Problem in einer wunderbaren Weise Stellung genommen, indem er nämlich unsere Tugenden und unsere Fehler zueinander in Beziehung setzt. Er entwirft ein lebendig-organisches Bild davon, welches in der Praxis sehr gut verwendet werden kann:

> «Was aber den fühlenden Jüngling am meisten ängstigt, ist die unaufhaltsame Wiederkehr unserer Fehler: denn wie spät lernen wir einsehen, dass wir, indem wir unsere Tugenden ausbilden, unsere Fehler zugleich mit anbauen. Jene ruhen auf diesen wie auf ihrer Wurzel, und diese verzweigen sich insgeheim ebenso stark und so mannigfaltig als jene im offenbaren Lichte. Weil wir nun unsere Tugenden meist mit

> Willen und Bewusstsein ausüben, von unseren Fehlern aber unbewusst überrascht werden, so machen uns jene selten einige Freude, diese hingegen beständig Sorge und Qual. Hier liegt der schwerste Punkt der Selbsterkenntnis, der sie beinahe unmöglich macht.»[358]

Unsere Fehler verhalten sich also zu unseren Tugenden wie die Wurzel zum oberirdischen Teil einer Pflanze. Das ist nicht nur ein schönes oder vielleicht tröstliches Bild, sondern das ist ein Wahrbild für das Wesen des sich entwickelnden Menschen. In ähnlicher Weise beschreibt nämlich Rudolf Steiner die Grundbedingungen der Geistesschulung. Es gibt zwei Bedingungen der Geistesschülerschaft: erstens die Verehrung gegenüber Wahrheit und Erkenntnis, und zweitens die innere Ruhe, sich selbst als Fremder gegenüberzustehen und einen Fehler nach dem anderen zuerst festzustellen und dann langsam zu überwinden. Die erste Bedingung vergleicht Rudolf Steiner mit der Sonne des höheren Menschen: «Wie die Sonne durch ihre Strahlen alles Lebendige belebt, so belebt beim Geheimschüler die Verehrung alle Empfindungen der Seele.»[359] Und die innere Ruhe vergleicht er mit der Arbeit eines Gärtners im Boden: «Ein solcher Mensch ist wie eine Pflanze, die sich in einer Felsspalte entwickeln soll. Sie verkümmert so lange, bis man ihr Raum schafft. Dem inneren Menschen können keine äußeren Kräfte Raum schaffen. Das vermag nur die innere Ruhe, die er seiner Seele schafft.»[360] Der höhere Mensch ist demgemäß eine Pflanze, der wir durch das Gefühl der Verehrung eine innere Sonne, und der wir durch die innere Ruhe den nötigen Wurzelraum schaffen.[361]

Auch Schiller hat das Höhere des Menschen in dem Bild einer Pflanze erkannt:

> Suchst du das Höchste, das Größte? Die Pflanze kann es dich lehren:
> Was sie willenlos ist, sei du es wollend – das ist's.[362]

Ob nun durch Goethes Genialität oder durch den skizzierten Hintergrund des anthroposophischen Schulungsweges oder durch die Kongruenz mit Schiller, jedenfalls machen diese Worte auf meine Patienten regelmäßig einen großen Eindruck.

«Ich trete die Kelter allein»

Der moderne Mensch ist einsam. Und es ist tröstlich, dass es großen Menschen genauso ergangen ist:

> «Das gemeine Menschenschicksal, an welchem wir alle zu tragen haben, muss denjenigen am schwersten aufliegen, deren Geisteskräfte sich früher und breiter entwickeln. Wir mögen unter dem Schutz von Eltern und Verwandten emporkommen, wir mögen uns an Geschwister und Freunde anlehnen, durch Bekannte unterhalten, durch geliebte Personen beglückt werden, so ist doch immer des Final, dass der Mensch auf sich zurückgewiesen wird, und es scheint, es habe sogar die Gottheit sich so zu dem Menschen gestellt, dass sie dessen Ehrfurcht, Zutrauen und Liebe nicht immer, wenigstens nicht gerade im dringenden Augenblick, erwidern kann. Ich hatte jung genug gar oft erfahren, dass in den hilfsbedürftigsten Momenten uns zugerufen wird: «Arzt hilf dir selber!», und wie oft hatte ich nicht schmerzlich aufseufzen müssen: «Ich trete die Kelter allein.»[363]

Gebet für Kranke

Manchmal erbitten sich Patienten direkt eine spirituelle Hilfe, oder der Verlauf des Gespräches ist so, dass man fragen kann, ob sie eine solche wünschen. Dann vermittle ich Rudolf Steiners «Gebet für Kranke»:

O Gottesgeist erfülle mich
Erfülle mich in meiner Seele;
Meiner Seele gebe starke Kraft,
Starke Kraft auch meinem Herzen
Meinem Herzen, das dich sucht,
Sucht durch tiefe Sehnsucht
Tiefe Sehnsucht nach Gesundheit
Nach Gesundheit und Starkmut
Starkmut, der in meine Glieder strömt,
Strömt wie edles Gottgeschenk
Gottgeschenk von dir, o Gottesgeist,
O Gottesgeist erfülle mich.[364]

Die Art und Weise, wie das Ende einer Verszeile am Anfang der nächsten wiederholt wird, gibt dem Spruch eine stärkende Kraft. Der letzte Vers geht über in den ersten, sodass man wie von selbst dazu veranlasst wird, den Spruch zu wiederholen. Wenn man ein Beispiel für therapeutisch wirksame Dichtung haben will, hier ist es. Auch empfinde ich es als befreiend, dass der Wunsch nach Gesundheit in der Mitte des Spruches ohne Egoismus ausgesprochen werden kann.

Manchmal bespreche ich mit Patienten, von denen ich weiß, dass sie religiös orientiert sind, das Vaterunser. Einmal erklärte ich einer Patientin, dass dieses Gebet sieben Bitten enthält, was ihr völlig neu war, und ich schrieb sie ihr deswegen der Ordnung nach auf. Die Patientin erzählte diesen Gedanken darauf ihrem jesuitischen Beichtvater und zeigte ihm meinen Zettel. Und der Beichtvater antwortete: es seien nicht «sieben Bitten», sondern es seien «sieben Wünsche»!

Wie war es bei Jesus von Nazareth?

Eine tief eingewurzelte Sehnsucht des modernen Menschen ist sein Wunsch nach einem «schönen Tod». Darunter versteht er, schnell und ohne Schmerzen zu sterben. Abgesehen davon, dass dieser sogenannte «schöne Tod» für die nächsten Angehörigen oft einen gewaltigen Schock darstellt, erwarten die Menschen damit vom Tode etwas, was der Tod nicht bieten kann. Ich versuche immer mit einer Gegenfrage darauf hinzuweisen. Ich frage die Patienten:

Hatte Jesus von Nazareth einen schönen Tod?

Nein, den hatte er nicht. Das war aber der wichtigste Tod, welcher auf Erden gestorben wurde. Und diesem gar nicht schönen Tod folgte die Auferstehung. Und die Auferstehung ist es nämlich, die wirklich schön war und im Laufe der Jahrhunderte nach anthroposophischer Auffassung immer kraftvoller und schöner geworden ist und dies immer weiter werden wird. Und ein mikrokosmisches Abbild davon ist auch der Tod beim einzelnen Menschen. Man kann in diesem Zusammenhang auf den Isenheimer Altar hinweisen[365], dass nämlich Matthias Grünewald die Auferstehung in so einzigartiger und überzeugender Weise malen konnte gerade deswegen, weil er an demselben Altar die Kreuzigung so gemalt hat, dass man die unglaubliche Hässlichkeit des hängenden Leichnams kaum ertragen kann.

Spruch am Totenbett

Wir verlassen jetzt den Bereich der Lebensberatung im engeren Sinne, und wollen noch den Moment besprechen, wo Arzt und Angehörige am Totenbett des Patienten stehen. Alle Anwesenden, die als Lebende dem Leichnam gegenüberstehen, werden jetzt wie von selbst zu einer brüderlichen Gemeinschaft verbunden. Ich frage dann die Angehörigen, ob sie mir gestatten, mich von dem Verstorbenen mit einem Spruch von Rudolf Steiner zu verabschieden. Weil die Religionsfreiheit heute eine Selbstverständlichkeit ist, wird mir das immer gestattet. Ich spreche dann den Spruch, bei welchem der Name des Verstorbenen dreimal genannt, und in die dreimal drei Namen der Hierarchien aufgenommen wird. Das ist in diesem Moment sehr tröstlich. Manchmal bereite ich die Zuhörenden auch mit einigen Worten auf das Mantram vor, indem ich beispielsweise die Hierarchien, die genannt werden, erkläre.

Es empfangen Angeloi, Archangeloi, Archai
Im Ätherweben
Das Schicksalsnetz unseres/r lieben … (Name des/der Verstorbenen)

Es verwesen in Exusiai, Dynamis, Kyriotetes
Im Astralempfinden des Kosmos
Die gerechten Folgen des Erdenlebens unseres/r lieben … (Name)

Es auferstehen in Thronen, Cherubim, Seraphim
Als deren Tatenwesen
Die gerechten Ausgestaltungen des Erdenlebens unseres/r lieben … (Name)[366]

Fast alle Angehörigen wollen dann einige Tage später diesen Spruch von mir schriftlich haben, und ich erkläre dabei den Weg, den die Seele des Verstorbenen durch die Hierarchien hindurch geht.

Früher habe ich bei derselben Gelegenheit das Vaterunser gesprochen. Das ist aber aus methodischen Gründen weniger geeignet, weil manche Angehörige es dann mitsprechen und einige Worte nicht mit dem mir vertrauten Wortlaut aus der Christengemeinschaft kongruent sind. Man müsste den Wortlaut, den die Angehörigen kennen, wissen. Auch greift man mit dem Vaterunser schon in die Religion oder auch in die Religionsablehnung der Angehörigen ein. Der hier aufgeführte Spruch dagegen, auch wenn er anthroposophisch viel voraussetzt, wird von den Patienten als meine persönliche Form der Verabschiedung anerkannt und mit Interesse verfolgt.

Abgesehen von meinem persönlichen Bedürfnis, mich auf diese Weise von dem Verstorbenen zu verabschieden, empfinde ich den Angehörigen gegenüber eine solche Art von feierlicher Gestaltung in der Gegenwart des Toten als «Repräsentanz der anthroposophischen Sache»[367] zu einem Zeitpunkt und in einem Zusammenhang, wo solch eine Repräsentanz meinem Empfinden nach richtig und möglich ist.

Ein Patient, der miterlebte, wie ich mich auf diese Weise von seiner Mutter verabschiedet hatte, hat mich einige Jahre später extra zur Leichenschau bei seiner an Krebs verstorbenen Frau gebeten, nur deswegen, damit ich diesen Spruch auch für seine Frau spreche. Dabei war ich gar nicht ihr behandelnder Arzt gewesen, und sie wohnten weit entfernt von mir.

15. Kapitel

Der christliche Impuls in Rudolf Steiners medizinischen Mantren

Die anthroposophische Medizin enthält einen Schulungsweg, der sich in einer Anzahl von Meditationen ausdrückt, die Rudolf Steiner zu bestimmten Zwecken und für bestimmte Situationen an Ärzte und Medizinstudenten gegeben hat. Grundlage dieses inneren Weges sind zwei Schriften: «Wie erlangt man Erkenntnisse der höheren Welten?»[368] und das Kapitel «Die Erkenntnis der höheren Welten – von der Einweihung oder Initiation» aus dem Buch «Die Geheimwissenschaft im Umriss»[369]. Da die anthroposophische Medizin aus dem Geist der Naturwissenschaft hervorgewachsen ist und da sie die im Abendland entstandene Schulmedizin erweitert und vertieft, könnte der eine oder andere Leser über solche Mantren sich verwundern, die er sonst nur von östlichen Weltanschauungen her kennt. Die Brücke zwischen Orient und Okzident in diesem Fall ist das Christentum. Steiners Meditationen für Ärzte haben einen medizinisch fachlichen Inhalt, der offenkundig ist, sie haben aber auch eine christliche Signatur, der wir im Folgenden nachgehen wollen.

Die heilenden Geister

Die erste Meditation im ersten (Weihnachts-)Kurs für Jungmediziner befasst sich mit der dreigliedrigen Pflanze, mit ihrer Blüte, den Blättern und der Wurzel. Die heilenden Geister verbinden sich zuerst mit der Blüte, dann beleben sie sich in den Blättern und zuletzt machen sie Halt in den Erdensalzen der Wurzel, sodass also die heilenden Geister von oben nach unten die Pflanze durchströmen:

«Ihr heilenden Geister
Ihr verbindet euch

Dem Sulphursegen
Des Ätherduftes;
Ihr belebet euch
Im Aufstreben Merkurs
Dem Tautropfen
Des Wachsenden
Des Werdenden.
Ihr machet Halt
In dem Erdensalze
Das die Wurzel
Im Boden ernährt.»[370]

Das ist der erste Teil des Mantrams. Im zweiten Teil antwortet der Mensch entsprechend der pflanzlichen Dreigliederung mit drei verschiedenen Seelenqualitäten, mit seinem «Seelenwissen», seinem «Seelenleben» und seinem «Seelensein». Jedes Mal ist es ein Willensimpuls:

«Ich will mein Seelenwissen
Verbinden dem Feuer
Des Blütenduftes;
Ich will mein Seelenleben
Erregen am glitzernden Tropfen
Des Blättermorgens;
Ich will mein Seelensein
Erstarken an dem Salzerhärtenden
Mit dem die Erde
Sorgsam die Wurzel pflegt.»[371]

Der anthroposophische Arzt Paul Paede (1915–2006), der viele Jahrzehnte in München tätig war, hat mir einmal erzählt, dass er lange Zeit diese Meditation nicht habe üben können, weil er nicht verstehen konnte, warum das Wissen des Menschen mit der Blüte der Pflanze verknüpft wird, und nicht mit der Wurzel, wie man es anthroposophisch erwarten würde. Mir war dieser Unterschied der Gesichtspunkte gar nicht aufgefallen, und wir verdanken es Paul Paede, wenn wir jetzt einen Schritt weiterkommen. Denn es ist tatsächlich erstaunlich, dass hier der Mensch als aufrechte Pflanze dargestellt wird, gerade auch deswegen, weil Sal,

Merkur und Sulfur angesprochen werden, die wir sonst gewohnt sind als umgekehrte Pflanze in den Menschen hineinzudenken.[372] Allerdings geht es in diesen beiden Sprüchen auch nicht um das Verhältnis der Heilpflanze zur Krankheit eines Menschen, wo diese Umkehrung eine so große Rolle spielt, sondern um den Arzt und seine Seelenfähigkeiten, die von der Pflanze das Heilen lernen wollen. Da stehen dann der Therapeut und die Pflanze physisch aufrecht einander gegenüber. Beide werden sie von oben nach unten durchströmt: die Pflanze von den heilenden Geistern, der Mensch von seelischen Qualitäten.

Dieses «von oben nach unten Strömen» ist nun ein Geschehen, das wir mit einem bestimmten Moment des Christuslebens vergleichen können. Bei der Taufe Jesu im Jordan war es ebenso (Matth 3, Mark 1, Luk 3, Joh 1): der Himmel öffnete sich, und Gottvater sprach von oben herab zur Erde nach unten, eine Taube schwebte über dem Haupt des Täuflings und der Christusgeist durchdrang den Jesusleib von oben nach unten, bis er in dessen Knochensystem Halt machte. Es ist nämlich eines der Geheimnisse der Christologie Rudolf Steiners, dass der Christusgeist bei der Taufe bis in die Knochen des Jesus eindrang[373], deswegen durften ihm später am Kreuze die Beine nicht gebrochen werden (Joh 19,33 und 36).

Die Jordantaufe bedeutet die Heilung des ganzen Menschengeschlechtes: der göttliche Christus nahm Wohnung in dem menschlichen Jesus. Unsere Meditation zeigt im mikrokosmischen Abglanz ein erkennbares Abbild jener gewaltigen Vorgänge bei der Zeitenwende. Johannes der Täufer taufte mit Wasser und er verkündete zugleich: «Nach mir wird einer kommen, der wird mit dem Heiligen Geist und mit dem Feuer taufen» (Matth 3,11). Dieses Feuer und jener Geist sind es, mit denen der medizinisch Meditierende sich erfüllen kann. Wenn die heilenden Geister angerufen werden, und wenn der Meditierende schaut, wie sie sich dem Blühen der Pflanze verbinden, dann sieht er in der Nachfolge Christi eine Naturtaufe des Pflanzenwesens durch den heilenden Geist. Und wenn das Seelenwissen sich verbindet mit dem Feuer des Blütenduftes, dann ist dies christlich gesprochen die Taufe des Arztes mit dem Feuer. Alle diese Vorgänge spielen sich im Bereich des Kopfes des Meditierenden und im Bereich der Blüte der Pflanze ab. Christlich sind wir hier im Bereich des Heiligen Geistes, so wie ja auch zu Pfingsten der Heilige Geist den Aposteln als Flamme über dem Haupt erschien (Apostelgeschichte, 2). Dann schreitet die Meditation fort. Eine Region weiter nach unten kommen wir in den mittleren Menschen, wo das Seelenleben am glitzernden Tropfen des Blättermorgens sich erregen kann. Wir sind damit christlich in die Region der zweiten Person der dreieinigen Gottheit gelangt, also in den Bereich der eigentlichen, gegenwärtigen Christuskräfte, die im Rhythmischen leben. Dann macht diese Bewegung Halt in dem Knochensystem, welches den Wurzeln entspricht. Das ist das Salzerhärtende, an dem wir unser Seelensein erstarken. Wir sind dadurch in die Region der vatergöttlichen Schöpferkräfte gekommen. Also diese Taufe ist durchaus dreigliedrig, wenn auch in umgekehrter Reihenfolge, nämlich im Namen des Geistes, des Sohnes und des Vaters, oder medizinisch gesprochen im Namen der Blüten, der Blätter und der Wurzeln. Wir müssen diese Natürlichkeiten, die im gewöhnlichen Christentum lange Zeit als niedrig verachtet worden sind, wieder heilig machen, sonst finden wir nicht den Weg zu den heilenden Kräften. Dieses «Wieder-Heilig-Machen» ist schon die Taufe, wie sie hier gemeint ist.

Walther Bühler (1913–1995) hat einmal die Frage gestellt, wer diese «heilenden Geister» sind. Er wollte wissen, wie sie sich zu den Elementarwesen verhalten. Diese Frage muss weiteren Forschungen vorbehalten bleiben. Was wir aber aus dem jetzt erarbeiteten Zusammenhang erkennen können, ist, dass jene «heilenden Geister» die Helfer oder die Diener des Heiligen Geistes sind.

Leuchtekraft und Schweremacht

Die zweite Meditation widmet sich den Ursachen des Krankwerdens. Wir unterscheiden die Leuchtekraft unserer Seele und die Schweremacht in unserem Körper. Der Meditierende trennt in sich selbst die Leuchtekraft der Seele und die Schweremacht des Leibes. Damit erfasst er die beiden Grundformen des Krankwerdens. Wenn Leuchtekraft die Schweremacht ergreift, entstehen die Krankheiten des Leibes. Wenn Schweremacht in Leuchtekraft dringt, dann entstehen die sogenannten Geisteskrankheiten. Im gesunden Menschen sind Leuchtekraft und Schweremacht im selben Raum nebeneinander vorhanden, fassen einander aber nicht an:

«Schau in deiner Seele
    Leuchtekraft
Fühl in deinem Körper
    Schweremacht
In der Leuchtekraft
    Strahlet Geistes-Ich
In der Schweremacht
    Kraftet Gottes-Geist
Doch darf nicht
    Leuchtekraft
Ergreifen
    Schweremacht
Und auch nicht
    Schweremacht
Durchdringen
    Leuchtekraft
Denn fasset Leuchtekraft
    Die Schweremacht
Und dringet Schweremacht
    In Leuchtekraft
So binden in Welten-Irre
    Seele und Körper
In Verderbnis sich.»[374]

Anthroposophisch-christologisch betrachtet ergibt sich ohne weiteres, dass in der Leuchtekraft der Angriffspunkt Luzifers und in der Schweremacht der Hebel des Mephistopheles oder Ahrimans zu suchen ist. Diesen beiden Kräften sind wir im vorigen Kapitel schon begegnet. Ein einfaches und plausibles Beispiel ist Ahriman als Geizhals und Luzifer als Verschwender. Oder medizinisch gesagt: Entzündung, Fieber und Auflösung kommen durch ein Überwiegen Luzifers zustande, Ahriman dagegen bewirkt Sklerose, Krebs und Rheuma. Immer geht es darum, dass gesunderweise beide Kräfte sich die Waage halten sollten. Denn sie haben auch ihre guten Seiten. Luzifer ist der geborene Künstler, Ahriman ist der exakte Wissenschaftler. Luzifer ist das Licht, Ahriman die Finsternis und Schwere. Diese Wesen spielen auch im Leben Jesu eine Rolle. Nach der Jordantaufe verbrachte Jesus 40 Tage in der Wüste, fastete und betete. Dann, als er Hunger verspürte, ereignete sich die Versuchung. Wir müssen heute die Versuchung zweigliedrig, geteilt nach Luzifer und Ahriman, verstehen.[375] Luzifer versprach Jesus alle Reiche der Welt, wenn er ihn anbeten würde. Auf den Menschen übertragen bedeutet dies: die Selbstvergrößerung, die fehlende Demut in unserer Seele, das ausschließliche Sich-Vergrößern der Seele mit ihrer Leuchtekraft, kann leicht darüber hinwegtäuschen, dass unsere Seele, so wie sie ist, nur in unserem Leibe möglich ist. Diese – in Steiners Reihenfolge – erste Versuchung wurde von Luzifer allein ins Werk gesetzt. Dann machten sich Luzifer und Ahriman gemeinsam an Jesus heran. Sie wollten ihn dazu verlocken, dass er sich von einem Felsen herabstürzen solle, denn sein Leib werde dann ja von Engeln getragen. Das wäre möglich gewesen, wenn Schweremacht und Leuchtekraft innerlich nicht geschieden, ja gerade durch die Christuskräfte voneinander nicht getrennt wären. Dann bei der dritten Versuchung kam Ahriman allein und forderte Jesus dazu auf, mit der Kraft seines Wortes aus Steinen Brot zu machen. Auch dies wäre möglich gewesen, wenn Christus auf ahrimanische Weise die ganze zukünftige Entwicklung unter Ausschluss des Menschen hätte vorwegnehmen wollen.

Und wie sieht nun im Lichte dieser Polarität die Symptomatologie der entstehenden Krankheiten aus? Wenn sich ein psychiatrisch erkrankter Mensch für den Kaiser von China hält oder ständig mit dem Bundeskanzler telefoniert, dann liegt nach dem bisher Betrachteten Folgendes vor: die Schweremacht ist in die Leuchtekraft eingedrungen. Was aber erscheint als klinische Symptomatologie? Der reine Luzifer. Es erscheint nicht die Schweremacht, die ergreift, sondern die Leuchtekraft, die ergriffen wurde. Auch wenn die psychiatrischen Symptome in ihr Gegenteil umkehren und der Nihilismus einer Depression bis zur Katatonie sich steigert, bleibt die Selbstbezogenheit des Wahnkranken luziferisch. Anders ist es mit den Krankheiten des Leibes. Wenn z. B. eine Lähmung auftritt,[376] dann hat die Leuchtekraft die Schweremacht ergriffen. Als Symptom erscheint aber nicht die Ursache, welche die Leuchtekraft wäre, sondern die Folge: das Glied wird schwer. Die Schweremacht, die ergriffen worden ist, wird äußerlich sichtbar. Verglichen mit den psychiatrischen Krankheiten haben die Krankheiten des Leibes eine ahrimanische Signatur. Auch wenn es sich um eine auflösende Entzündung oder um eine Hyperthyreose handelt, die man verglichen mit anderen mehr verhärtenden Körperkrankheiten natürlich auf Luzifers Seite stellt, bleiben alle derartige Krankheiten verglichen mit einer Psychose äußerlich. Und eben diese Äußerlichkeit ist die Signatur Ahrimans.

Eigenartig ist, wie in dieser Meditation Leib, Seele und Geist zusammenwirken.[377] Die Leuchtekraft der Seele und die Schweremacht des Körpers werden auseinandergehalten. Man kann fragen, durch welche Kraft dies geschieht. Durch den Geist! «In der Leuchtekraft strahlet Geistes-Ich, in der Schweremacht kraftet Gottes-Geist.» Das Geistes-Ich und der Gottes-Geist sind beide Geist, und wenn man sie verbindet, kommt man zu der Idee des Christus-Geistes, der Schweremacht und Leuchtekraft auseinanderhält. Oder biblisch gesagt, der der Versuchung widersteht. Oder medizinisch gesagt, der alles Heilende in sich enthält.

Die Goldmeditation, die diesem Spruch vorangeht, beschäftigt sich am Beispiel einer Substanz mit demselben Thema. In dem Glanz und in der Schwere des Goldes kommen Leuchtekraft und Schweremacht äußerlich zum Ausdruck. Das dünn gemachte Blattgold glänzt im aufscheinenden Licht wie massives Gold. Wenn man aber durch das Blattgold hindurchschaut, kommt Grün hervor, und das entsprechende Nachbild (als physiologische Farbe im Sinne Goethes) erscheint rot oder idealiter purpur (als Gegenfarbe des Grün).

Hilma Walter (1893–1976) hat diese Farben mit den grünen Pflanzen und dem roten Blut der empfindenden Tiere verglichen, sodass wir in dieser Meditation vom physischen Goldglanz aufsteigen zum Ätherleib und zum Astralleib des Goldes.[378] Gisbert Husemann (1907–1997) hat den Spruch über Leuchtekraft und Schweremacht in den Kontext der Goldmeditation gestellt, sodass wir mit dem Wortmantram «Schau in deiner Seele Leuchtekraft ...» die Ich-Stufe der Goldmeditation erreichen. Man kann die Goldmeditation auch als Vorbereitung der besagten Wortmeditation empfinden.

Und was das Gold in sozialer Hinsicht als Geld bedeutet, so sind wir Ärzte in diesem Punkt besonders betroffen. Es braucht nicht weiter ausgeführt zu werden, dass das Honorar oder die Gebührenordnung gerade für uns Ärzte eine Versuchung darstellen. Wobei wir wieder bei der christologischen Substanz dieses Mantrams angekommen sind.

Die Lichtgestalt

Zu einem ganz anderen Zusammenwirken von Leib, Seele und Geist kommen wir mit der dritten Meditation. Nicht irdisch wie soeben, sondern kosmisch werden Leib, Seele und Geist auf ihren Ursprung zurückgeführt.

«Schau, was kosmisch sich fügt,
Du empfindest Menschengestaltung.

Schau, was luftig dich bewegt,
Du erlebest Menschenbeseelung.

Schau, was irdisch sich wandelt,
Du erfassest Menschendurchgeistung.»[379]

Die Menschengestaltung ist unser Leib. Er kommt in seinen verschiedenen Teilen dadurch zustande, dass der Mond jeweils vor einem der Tierkreisbilder steht. Das Wichtigste für die Menschengestaltung ist der Mond. Ähnlich ist es mit der Sonne und der Seele: «Indem die Sonne weiterzieht, ändert sich die Luft. Dieses Im-Umkreis-Wirken verinnerlicht die Gestalt zur Beseelung, sodass wir wirklich sagen können, Sonnenkonstellationen im Kosmos haben ihre Wirkung im Umkreis der Erde im Luftigen und das liefert unsere Beseelung.»[380] Und der Saturn ist es, der die Gestalt wieder abbaut, um Platz zu schaffen für das gestaltenlose Geistige.

Wenn wir uns diese planetarischen Kräfte, wie sie gegenwärtig vom Himmel auf die Erde scheinen, zusammengefasst vorstellen und auf das Leben Jesu beziehen, kommen wir zu seiner Verklärung (Matth 17,1–13, Mark 9,2–13, Luk 9,28–36, Joh 12,27–29). Es ist der Moment, wo ihn «das Weltlicht durchklärt»; so formulierte Rudolf Steiner diesen Vorgang.[381] Alle leibliche Materie ist wieder zu Licht geworden, zu eben dem Licht, aus dem die Materie ursprünglich entstanden war (Joh 1,4). Eine solche Verklärung, wie sie ja auch Buddha am Ende seines Lebens erfahren hat, ist nur möglich in einem Wesen, das ohne Krankheit ist oder alles Kranke überwunden hat; bei einem Wesen, wo die Unterscheidung von Schweremacht und Leuchtekraft bedeutungslos geworden ist. Oder menschlich gesagt: Leib, Seele und Geist des Menschen werden in dieser Meditation in ihrer ursprünglichen Reinheit, so wie Gott sie gedacht hat, dargestellt. Die Wirkungen von Luzifer und Ahriman sind noch nicht da oder sie stehen so im Gleichgewicht, dass sie überwunden sind. Medizinisch gesagt: es ist die Gesundheit, auf die wir unser meditatives Bewusstsein richten. Und weil die Gesundheit das Allerwichtigste ist, weil die Sehnsucht nach Gesundheit den Patienten schließlich zum Arzt führt, deswegen nannte Rudolf Steiner diesen Spruch «eine Art zentrale Meditation».[382] Im Zentrum der Medizin steht die Gesundheit oder – christlich gesprochen – die Verklärung.

Fieber, Puls und Gewicht

Die vierte Meditation betrachtet dann Saturn, Sonne und Mond nicht räumlich, wie sie am Himmel stehen, sondern zeitlich, wie die Erde sich entwickelt hat. Es ist eine Art und Weise, das Kapitel «Die Weltentwicklung und der Mensch» aus dem Buch «Die Geheimwissenschaft im Umriss»[383] medizinisch zu betrachten.

Wenn ein Mensch Fieber bekommt, dann ist es in Wahrheit die uralte Saturnentwicklung der Erde, die wieder erscheint. Damals bestand die Erde nur aus Wärme. Die Elemente der Luft, des Wassers und des Festen waren noch nicht da. Der Mensch war damals noch auf der Entwicklungshöhe eines Minerals.

Es gibt einen bedeutungsvollen Moment im Leben Jesu, wo er von den Steinen spricht. Es ist bei dem Einzug in Jerusalem, wo alle begeistert ihm zurufen, die Mäntel auf den Weg legen und mit Palmwedeln winken. Die Pharisäer ärgern sich darüber und verlangen: «Meister, gebiete deinen Jüngern Einhalt!» Und Jesus antwortet: «Wenn sie schweigen, so werden die Steine umso lauter reden» (Luk 19,40). Und wenn die Steine von Christus reden können, bedeutet dies nichts anderes, als dass Christus vom allerersten Anfang der Weltentwicklung bei der Schöpfung dabei war und mitgewirkt hat. Das Reden der Steine ist ein Hinweis auf den alten Saturnzustand. Am Palmsonntag also ritt Christus als König von Israel auf einem Eselsfüllen, auf dem noch nie jemand gesessen hatte, in die Stadt Jerusalem ein und die Menge der Menschen rief ihm «Hosianna» zu und es herrschte große Begeisterung. Es war schon ein seelischer Fieberzustand, den man in gewisser Weise pathologisch nennen kann. Denn dieselbe Menge schrie fünf Tage später «Kreuziget ihn». Dennoch liegt in diesem Bild des Königs eine tiefe Wahrheit. Der Einzug in Jerusalem ist ein Bild für den Einzug ins himmlische Jerusalem, wo die Steine in lauter Edelsteine sich verwandelt haben werden. Das himmlische Jerusalem bezeichnet biblisch das Ende dessen, von dem das Paradies der Anfang war. Geisteswissenschaftlich überblicken wir heute eine viel größere Spanne, die vom alten Saturn bis zum Vulkan reicht. Der «König von Israel» bezeichnet Christus als das A und das O, den Ersten und den Letzten und den Lebendigen (Apokalypse 1, 8 und 18).

Auf der alten Sonne entwickelte sich das Leben. Wärme und Luft, Luft und Licht, Licht und Finsternis, Fortschreiten und Zurückbleiben traten auf. Ruhepausen entstanden und Rhythmen. Der Mensch erhob sich vom Mineralischen zu einer als Persönlichkeit wirkenden Pflanze.

Dementsprechend hat Christus beim Abendmahl am Gründonnerstag Brot und Wein als christliche Opfergaben inauguriert. Er hat seinen Leib und sein Blut mit pflanzlichen Produkten gleichgesetzt. Das heißt aber, er hat eigentlich vom Gesichtspunkt der alten Sonne gesprochen und gehandelt. Oder, um es für die Zukunft zu sagen, er hat der jetzigen Erde den Impuls gegeben, sich mit der jetzigen Sonne dermaleinst wieder zu verbinden. Deswegen erscheint er auch als der Dreizehnte unter den zwölf Jüngern, so wie die Sonne in 12 Tierkreiszeichen erscheint, und wie unser Herz in einem Raum von 12 Rippen schlägt. An solche Zusammenhänge rühren wir, wenn wir den Puls fühlen. Wir prüfen bei einem bewusstlosen Patienten, der nicht mehr atmet oder kaum noch atmet, ob sein Puls noch da ist, ob sein Herz noch schlägt, und erkennen daran, ob er noch lebt. Wie die Sonne für die Pflanzen, so ist das Herz für den Menschen das Zentrum des Lebens.

Dann kommt der dritte große Entwicklungsschritt, der alte Mond, wo zu dem Wärme- und Luftelement das Wasser dazukommt. Die Luft dehnt sich nach allen Seiten des Raumes aus, das Wasser dagegen folgt der Schwere und fließt abwärts. Da entstehen erstmals die Kräfte, die dem Menschenleib ein Gewicht geben, die Kräfte, die den Menschenleib gestalten. Wenn diese Kräfte der Schwere sich selber folgen, wenn die Erdenschwere den Menschen ergreift, entstehen Krankheiten, wo der Stoff nicht mehr dem Ganzen, sondern nur noch sich selber folgen will: z.B. Rheuma, Gicht, Diabetes mellitus, Obstipation und Migräne. In diesen Krankheiten kommt die alte Mondentwicklung unrechtmäßig zutage. Und wenn der Leib des Menschen zuletzt zum Leichnam wird, sind dieselben Kräfte wirksam.

Verglichen mit dem Jesusleben entspricht dies dem Tod auf Golgatha. Während des Kreuzestodes war eine Finsternis über dem Land, und die Erde erbebte und die Sonne verlor ihren Schein. Eine Sonnenfinsternis kommt dadurch zustande, dass der Mond vor die Sonne tritt. Es war während der Zeitenwende astronomisch zwar keine Sonnenfinsternis in Palästina, Rudolf Steiner vergleicht aber die damalige Finsternis mit einer wirklichen Sonnenfinsternis und er bezieht dies weiter auf das alte Mondenwissen bis zum Mysterium von Golgatha und das neue Sonnenwisssen ab dem Mysterium von Golgatha. Im Moment des Kreuzestodes verdunkelte das alte Mondenwissen der Menschheit die höhere Sonnenbotschaft.[384] Medizinisch gesagt, war es die Kulmination aller Pathologie, die im Menschenreich möglich ist.

In einer ersten Schicht erscheinen hinter dem Maß des Fiebers der alte Saturn, hinter der Zahl des Pulses die alte Sonne und hinter dem Gewicht des Stoffes der alte Mond. Christologisch liegen diesen drei Schritten der Weltentwicklung die Ereignisse der Karwoche zugrunde: Einzug in Jerusalem, Abendmahl und Kreuzestod. Wir fühlen die Krankheit nach Maß, Zahl und Gewicht, dann schauen wir zusammen mit den Auferstehungskräften den Heilbedarf des Kranken auf der Erde:

«Fühle in des Fiebers **Maß**
Des **Saturns** Geistesgabe
Fühle in des Pulses **Zahl**
Der **Sonne** Seelenkraft
Fühle in des Stoffs **Gewicht**
Des **Mondes** Formenmacht:
Dann schaust du in deinem Heilerwillen
Auch des **Erden**menschen Heilbedarf.»[385]

Die vierte Strophe betrifft die Heilung, christlich die Auferstehung, die der Erdenentwicklung ihren eigentlichen Sinn gibt.

Der anthroposophische Arzt Kurt Magerstädt (1899–1964) hat an den Jungmedizinerkursen teilgenommen und darüber auch einen Bericht verfasst.[386] Er erzählte meinem Vater Gisbert Husemann (1907–1997), was Rudolf Steiner ihm gesagt hatte: «Diese Meditationen sind doch so kurz, die können Sie machen, wenn Sie von einem Krankenbett zum anderen gehen.» Diese Meditation, die sich der Untersuchung des Kranken widmet, ist dafür besonders geeignet.

Und die anderen Meditationen?

Die jetzt besprochenen vier Meditationen sind urbildlich, weil sie sich unmittelbar mit dem kranken Menschen und den Kräften, die ihn gesund machen, befassen. Christologisch entsprechen ihnen die sieben Stationen des Christus vom Jordan bis nach Golgatha: Taufe, Versuchung, Verklärung, Einzug in Jerusalem, Abendmahl, Kreuzigung und Auferstehung.

Die anderen von Rudolf Steiner für Ärzte gegebenen Meditationen ordnen sich entweder in diese Reihe ein oder sie stellen diese Reihe in einen größeren Zusammenhang.

Beginnen wir mit den Meditationen, die sich einordnen. Zwischen dem Weihnachts- und dem Osterkurs für Jungmediziner erschien der erste und einzige Rundbrief Rudolf Steiners und Ita Wegmans,[387] in dem die Meditation enthalten ist, die Erziehungskunst und Heilkunst miteinander verbindet:

> «Es war in alten Zeiten,
> Da lebte in der Eingeweihten Seelen
> Kraftvoll der Gedanke, dass krank
> Von Natur ein jeglicher Mensch sei.
> Und Erziehen ward angesehen
> Gleich dem Heilprozess,
> Der dem Kinde mit dem Reifen
> Die Gesundheit zugleich erbrachte
> Für des Lebens vollendetes Menschsein.»[388]

In der ersten Zeit seines Wirkens trat Christus als Lehrer auf, und die Wunder, die er vollbrachte, waren oftmals Heilungen. Die Bergpredigt liegt zeitlich nach der Versuchung und vor der Verklärung, also ganz entsprechend dieser Meditation für Schulärzte im Kontext der Jungmedizinerkurse. Es versteht sich eigentlich von selbst, dass Christus als Lehrer zugleich heilte. Und wir hören immer wieder, wie er nach einer Heilung für den entsprechenden Bewusstseinsfortschritt des Krank-Gewesenen sorgte.

Die nächste Meditation, die hier besprochen werden soll, ist zeitlich die letzte der Jungmedizinerkurse, sie ordnet sich christologisch aber mehr zwischen die bisher besprochenen ein.

Die erste Strophe leitet dazu an, den Ätherleib des Menschen kennenzulernen. Wenn man die Form des Embryos sich vorstellt und sie verwandelt in die Körperform des Neugeborenen, dann muss man den Kopf im Verhältnis zur Körperlänge verkleinern, die Gliedmaßen aber wachsen und sich vergrößern lassen. Dasselbe geschieht, wenn man das Neugeborene proportional in die Gestalt eines Jugendlichen schiebt. Diese Verhältnisse sind medizinisch anthropometrisch gut erforscht.[389] Wenn wir sie zum Gegenstand einer Meditation vertiefen und sie mit den folgenden Worten begleiten, kann sich uns die Anschauung des Ätherleibes des Menschen nach und nach ergeben:

«Schiebe die Frühzeit
In des Kindes Alter
Und des Kindes Alter
In die Jugendzeit:
Dir erscheint verdichtet
Menschenäthersein
Hinter Körperwesen.»[390]

Eine ähnliche Meditation, ebenfalls zum Kennenlernen des Ätherleibes, gab Rudolf Steiner 1920 im 14. Vortrag des ersten Ärztekurses «Geisteswissenschaft und Medizin».[391] Die Ärzte werden da auf das Auge verwiesen, also auf das Organ, mit dem wir die Formen und ihre Proportionen, erkennen. Über das Auge als Tor zum Kennenlernen des Ätherleibes heißt es: «Sie können sich durch nichts mehr erziehen, etwas vom Ätherleib eines Menschen zu erhaschen, als dadurch, dass Sie Acht geben auf die Augenorganisation eines Menschen. Das andere richtet sich in Ihnen schon selbst ein. Wenn Sie sich eine Gewohnheit dafür aneignen, darauf Acht zu geben, ob ein Mensch nahe oder weit guckt, und das auf sich wirken lassen, dann erzieht eine solche Gewohnheit in Ihnen die Empfänglichkeit für das Wahrnehmen des Ätherleibes. Kommen Sie dann der Sache noch meditativ zu Hilfe, meditieren Sie dazu, so wird es Ihnen nicht mehr so schwer werden, von dem hingebungsvollen Betrachten dessen, was im Menschen durch die Augenorganisation hervorgerufen wird, zu einer Betrachtung des Ätherleibes aufzurücken.»[392]

Der zweite Teil jener Meditation aus dem letzten Vortrag des Jungmedizinerkurses schiebt nun nicht die Kindheit in die Jugend, sondern im Gegenteil das Alter zurück in die Jugend. Die oft so wunderschönen Runzeln und Falten eines alten Menschen werden krafterfüllt, wenn wir sie in das Reifealter zurückschieben, sie werden strotzend, wenn wir den Vorgang bis in die Jugend steigern. Auf diese Weise wird dem Meditierenden das musikalische Wesen des Astralleibes bewusst. Der Astralleib wird hier als «Menschenseelenwirken» angesprochen:

> «Schiebe die Altersdichte
> In die Menschenreifezeit
> Und das Reifealter
> In das Jugendleben.
> Dir ertönt in Weltenklängen
> Menschenseelenwirken
> Aus dem Ätherleben.»[393]

Wiederum finden wir in dem schon erwähnten Vortrag des ersten Ärztekurses von 1920 ein Pendant dazu, dieses Mal über das Ohr des Menschen: «Sie bekommen, wenn Sie sich erziehen eben an der Ohrorganisation für die Beobachtung des Menschen in Bezug auf ihre Beurteilungsfähigkeit, eine Art Stellvertreter für das Hellsehen des astralischen Leibes. Sehen beobachten lernen erzieht für die Beobachtung des ätherischen Leibes, Hören beobachten lernen erzieht für das Beobachten des astralischen Leibes.»[394]

Christologisch liegen diesen beiden Schulungswegen zwei Stellen aus der Bibel zugrunde, die oft zitiert werden. Was der Mediziner tut, wenn er sich meditativ in das Wesen des Kindes versetzt, um den älter werdenden Menschen daraus hervorwachsen zu lassen, das wird im Evangelium folgendermaßen dargestellt: «Zu derselben Stunde traten die Jünger zu Jesus und sprachen: Wer ist doch der Größte im Himmelreich? Jesus rief ein Kind zu sich und stellte es mitten unter sie und sprach: Wahrlich, ich sage euch: Wenn ihr nicht umkehret und werdet wie die Kinder, so werdet ihr nicht ins Himmelreich kommen. Wer nun sich selbst erniedrigt wie dies Kind, der ist der Größte im Himmelreich. Und wer ein solches Kind aufnimmt in meinem Namen, der nimmt mich auf. Wer aber Ärgernis gibt einem dieser Kleinen, die an mich glauben, dem wäre besser, dass ein Mühlstein an seinen Hals gehängt und er ersäuft würde im Meer, wo es am tiefsten ist» (Matth 18, 1–6). Wir können diese Worte aus unserem Zusammenhang unmittelbar verstehen. Das Himmelreich ist die Erkenntnis des Ätherischen, der Mühlstein ist die bloße physische Erkenntnis.

An einer anderen Stelle wendet sich Christus an die Leidbeladenen und Schwachen, womit u.a. der älter werdende Mensch und heute ganz aktuell die älter werdende Menschheit gemeint sind, und sagt die Worte: «Kommet her zu mir alle, die ihr mühselig und beladen seid; ich will euch erquicken. Nehmet auf euch mein Joch und lernet von mir; denn ich bin sanftmütig und von Herzen demütig; so werdet ihr Ruhe finden für eure Seelen. Denn mein Joch ist sanft, und meine Last ist leicht» (Matth 11,28–30). Der Astralleib wird in dem Mantram in «Weltenklängen» erlebt. Dass das Joch Christi sanft und seine Last leicht sind, ist nur aus einer musikalischen Stimmung heraus verständlich. So hat ja auch Händel die Worte «Sein Joch ist sanft, seine Last ist leicht» besonders schön in einer Chorfuge vertont, die den ersten Teil seines «Messias» abschließt. Wer viel mit älteren Patienten zu tun hat, der kennt diese musikalische Stimmung, die das äußerlich Schwere, Mühselige, Beladene und Jammervolle innerlich leicht und sanft macht. Bei einer Sterbebegleitung kann – vergleichsweise gesprochen – auf diese Weise eine ganze Symphonie empfunden werden. Und diese musikalische Empfindung, das eben sind die Christuskräfte.

Weiterhin gibt es die Meditation über das milchtrinkende Kind. Das neugeborene Kind ist nicht nur ein Produkt seiner Vererbung, auch wenn das äußerlich so aussieht, sondern es hat ein vorirdisches geistiges Leben hinter sich. Das vorirdische Geistige einer Individualität und der Vererbungsleib, den die Eltern zur Verfügung stellen, stehen wie Licht und Finsternis einander gegenüber.[395] Beim heranwachsenden Kind kann das eine oder das andere überwiegen, sodass in diesem Kampf zwischen Individualität und Vererbung entweder Scharlach oder Masern sich ergeben. Der christliche Hintergrund dieser Meditation ergibt sich aus der christlichen Malerei. Sie hat die Szene der Maria mit dem Kind allgemein bekannt gemacht. Ja wir können in dem blau tingierten gröberen Exanthem der Masern den äußeren, blauen Mantel der Maria und in dem hellroten, viel feineren Ausschlag bei Scharlach ihr nach innen gelegenes rotes Kleid wiedererkennen. So repräsentieren auch die Masern das Überwiegen des äußeren Vererbungsmodells und der Scharlach das Überhandnehmen der inneren Kräfte der vorirdischen Individualität.

Eine Metamorphose dieser Meditation über das Milch trinkende Kind ist die Meditation über das Pflanzenwachstum,[396] deren christliche Substanz durch die Worte über das Weizenkorn oder Samenkorn (Joh 12,24) sich ergibt.

Wärmemeditation und Pastoralmedizin

Zur Vorbereitung auf die Jungmedizinerkurse übergab Rudolf Steiner im Herbst 1923 an Helene von Grunelius die Wärmemeditation.[397] Sie gliedert sich in zwei Teile, eine Vorbereitung und die eigentliche Meditation. Die gegebenen Inhalte lassen sich wiederum, wie auch bei dem Spruch «Fühle in des Fiebers Maß …», mit den Stufen der Weltentwicklung, also mit Saturn, Sonne, Mond und Erde, christologisch mit der Karwoche und dem Ostersonntag, verstehen. In der Wärmemeditation ist dies aber bezogen auf die vier Ätherarten. Zu dieser Meditation sagte Rudolf Steiner: sie ist der Weg des Mediziners zum Schauen des ätherischen Christus.[398] Dieser Hinweis ist für unseren Zusammenhang der entscheidende. Denn damit hat Rudolf Steiner von Anfang an die Teilnehmer auf das Christentum verwiesen, und es war dann nur eine Konsequenz, dass in den gegebenen Meditationen die Stationen des Christuslebens sich wiederfinden, so wie wir es hier zu zeigen versuchten.

Im September 1924 kam zum Abschluss von Rudolf Steiners Vortragstätigkeit der «Pastoralmedizinische Kurs».[399] Und da wurde dann etwas gesagt, wodurch wir verstehen, warum in den Mantren der Jungmedizinerkurse der Weg des Christus vom Jordan bis nach Golgatha dargestellt ist: «Wenn Sie in diesem Sinne Medizin aufnehmen, wie es hier gemeint war in diesem Kursus über Pastoralmedizin, so kommen Sie Schritt für Schritt weiter. Und dasjenige, was sich Ihnen zuletzt als ein Resultat ergibt, das, meine lieben Freunde, ist nichts Geringeres, als dass Sie sich sagen: Jetzt, nachdem ich das ganze medizinische Wissen hinter mir habe, sehe ich ein alles dasjenige, was beim Mysterium von Golgatha vorgegangen ist, bis zu demjenigen Momente, wo der Christus durch die Todespforte auf Golgatha gegangen ist. Sie verstehen den Gang des Christus vom Vater zu dem Golgathatode hin. Das ist das Mysterium. Man glaubt zunächst nicht, dass das eine mit dem anderen verbunden ist, aber es ist verbunden. Es ist so verbunden, dass Sie wirklich gerade durch das Hineinschauen in das Heilverfahren begreifen, was da geschehen ist im Kosmos, dass der Vater den Sohn geschickt hat, damit er durch den Tod auf Golgatha durchgegangen ist; und in dem, was im Tode auf Golgatha geschehen ist, meine lieben Freunde, sehen Sie dann nicht einen Tod, sondern ein Zusammenwirken von allem, was geschehen ist in dem Tod, der kein Tod ist, sondern der die Überwindung des Todes ist, der die Heilung des ganzen Menschenwesens ist. Das ist der Gang des Arztes vom Vater zum Sohn, bis dieser auf Golgatha stirbt. Alle einzelnen Heilerkenntnisse bringen einen immer ein Stück weiter, um das zuletzt zu begreifen» (…) «Des Christus Weg nach Golgatha: die höchste Kulmination des Arztweges. Des Christus Weg von Golgatha weiter: die höchste Kulmination des Priesterweges.»[400]

Die eben zitierten Sätze und der ganze Pastoralmedizinische Kurs werden durch ein Mantram[401] zusammengefasst, das den Christusimpuls bis in die Worte hinein ausspricht und damit die hier verfolgte Zusammenschau bestätigt.

Der erste Ärztekurs 1920 und die Perspektive einer intuitiven Medizin

Wenn man einmal die christliche Grundstruktur von Rudolf Steiners medizinischen Mantren verstanden hat, dann fällt auch ein Licht auf den ersten Ärztekurs «Geisteswissenschaft und Medizin».[402] Diese zwanzig Vorträge in der Osterzeit von 1920 waren Rudolf Steiners eigene Initiative, wie aus seinem Angebot vom 6. 1. 1920, das er für diesen Kurs gemacht hatte, hervorgeht.[403]

In diesem Vortragszyklus ist immer wieder von einer «intuitiven Medizin»[404] die Rede, die angestrebt werden soll. Dasselbe Wort war ja auch schon am 6. 1. 1920 gefallen.[405] Das Wort «intuitive Medizin» klingt so, dass man es leicht überhören kann, zumal es auch in der offiziellen Medizin – allerdings in einem anderen Sinn – gebraucht wurde. In Rudolf Steiners Gesamtwerk ist die Idee der Intuition eine der wichtigsten. In der «Philosophie der Freiheit»[406] ist die Intuition auf der Seite des Denkens dasselbe, was auf der Seite der Wahrnehmung die Beobachtung ist. Die moralische Intuition im zweiten Teil ist die Quelle des ethischen Individualismus. Die entscheidende Brücke vom ersten zum zweiten Teil des Buches ist der Intuitionsbegriff. Mit der Idee einer intuitiven Medizin war also 1920 die medizinische Moral im Sinne der «Philosophie der Freiheit» begründet. Und was später als «dritter Kurs» des Medizinstudiums expressis verbis – eben als Moral des medizinischen Studiums – ausgeführt wurde,[407] das war die geradlinige Fortsetzung dessen, was 1920 oder eigentlich schon 1894, als «Die Philosophie der Freiheit» erschien, begründet worden war.

Ebenso war es mit der Esoterik. Die Esoterik in der anthroposophischen Medizin begann nicht erst mit den Jungmedizinerkursen. Bei den Stufen der höheren Erkenntnis, wie sie in der «Geheimwissenschaft im Umriss»[408] und später in dem mit Ita Wegman geschriebenen Buch «Grundlegendes für eine Erweiterung der Heilkunst»[409] dargestellt wurden, ist Intuition die höchste Stufe. Mehr Esoterik als Intuition ist in der Anthroposophie nicht möglich. Und es wurde von Rudolf Steiner selbst geklärt, dass die Intuition in der «Philosophie der Freiheit» und die Intuition bei den Stufen der höheren Erkenntnis qualitativ dasselbe sind.[410] Alle Esoterik der Jungmedizinerkurse ist eine Ausführung dessen, was als intuitive Medizin 1920 begründet worden war. Und wem das «zu abstrakt» ist, dem sei mit einem Zitat gedient, das auch dem Wortsinne nach das Herz erwärmen kann: Intuition ist dasselbe wie Liebe.[411]

Auch ist es so, dass die vielen medizinischen Mantren, die Rudolf Steiner ab Herbst 1923 gegeben hat, den Blick dafür verstellen können, dass auch 1920 schon Meditationen gegeben worden sind. Zwei davon haben wir schon erwähnt, nämlich das Achtgeben auf die Augen des Patienten, um den Ätherleib zu erfassen, und das Beobachten des Hörens, um den Astralleib kennenzulernen.[412] Sie durchziehen den 14. Vortrag, wo das Auge als Organ-gewordene Entzündung und das Ohr als Organ-gewordene Krebserkrankung dargestellt werden. Diesen Meditationen, die an den Patienten sich wenden, geht im 12. Vortrag eine Meditation voraus, die die Selbsterkenntnis des Arztes betrifft. Wir hören von den vier großen Eiweiß bildenden Organen: Herz, Lunge, Harnblase bzw. Niere und Leber, also von der Organologie, die auch schulmedizinisch jeden Arzt erst zum Arzt macht. Denn auch der spezialisierteste Facharzt muss aus dem Winkel seines Fachgebietes diese vier Organe beachten. Diesen Eiweiß bildenden Organen steht eine Strahlung gegenüber, deren sich der meditierende Arzt bewusst werden kann. Es ist die Eisenstrahlung oder das eiserne Phantom. Es besteht ein Kampf zwischen dem strahlenden Eisen und der stauenden Eiweißwirkung, die auch als Skizze an die Tafel gezeichnet wird.[413]

Und bei dieser ersten Meditation des ersten Ärztekurses beschreibt Rudolf Steiner, was der Arzt bei seinen meditativen Bemühungen als Erstes erleben kann: das Bewusstwerden jener Eisenstrahlung. Es ist «das Nächstliegende, das erreicht werden kann,»[414] der Kampf zwischen stauendem Eiweiß und strahlendem Eisen ist «gewissermaßen das Erste, was durch innere Anschauung wahrgenommen werden kann»[415].

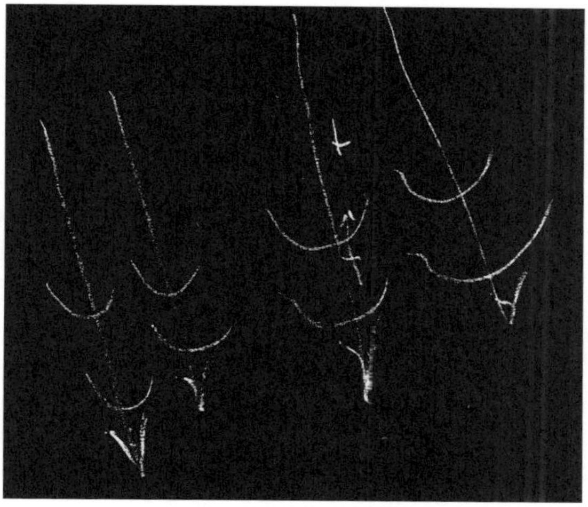

Und was bedeutet diese Stelle christologisch? Wir denken beim Eisen an Michael, der das Eisen kosmisch handhaben kann[416] und uns die Wege zu Christus eröffnet.[417] Wir denken bei diesem Erzengel an den «feurigen Gedankenfürsten des Weltenalls»[418]. Und organologisch ergibt sich noch ein weiterer Zusammenhang. Die genannte Eisenstrahlung geht «vom oberen Menschen aus»[419], und wenn man einen Ursprungsort dieser Strahlen sucht, kommt man auf die Kehlkopfregion, die kosmologisch zum Eisen gehört.[420] Der Kehlkopf ist die Region des Wortes. Sodass die erste Meditation im ersten Ärztekurs das erste Erlebnis der Meditation für Ärzte in der Eisenstrahlung, die aus der Wortregion hervorgeht, findet. Früher stellte man diese Strahlung nach außen dar, beispielsweise in dem zweischneidigen Schwert, das aus dem Munde hervorgeht (Apokalypse 1, 16). Heute kann der Arzt diese Eisenstrahlung nach innen im Kampf mit den vier Organen erleben. Und wenn wir dies mit dem sich selbst tragenden Wesen der Intuition aus der «Philosophie der Freiheit» verbinden: «Intuition ist das im rein Geistigen verlaufende bewusste Erleben eines rein geistigen Inhaltes. Nur durch eine Intuition kann die Wesenheit des Denkens erfasst werden»,[421] dann finden wir im Evangelium denselben spirituellen Monismus, den Punkt der Welt, wo der Geist sich selbst trägt, in der Wortregion wieder: «Im Urbeginne war das Wort, und das Wort war bei Gott, und ein Gott war das Wort. Dieses war im Urbeginne bei Gott. Alles ist durch dasselbe geworden, und außer durch dieses ist nichts von dem Entstandenen geworden» (Joh 1, 1–3).

Der erste Ärztekurs ist nicht nur von der Reihenfolge her der erste, sondern auch geistig führt er den Arzt zu den ersten, zu den monistischen oder intuitiven Ursachen der Dinge. Die dort gegebene Eisenmeditation ist der feste Punkt, von dem alle späteren Meditationen ausstrahlen. So sagten schon die alten Ärzte: «Qui nescit martem, nescit artem»: «Wer den Mars (das Eisen) nicht kennt, der kennt die ärztliche Kunst nicht.»

Auf diese Weise haben der erste Ärztekurs von 1920 und die weiteren medizinischen Kurse bis 1923 einen intuitiv michaelischen Charakter, in denen die Kraft des Eisens wirkt. Die späteren Kurse des Jahres 1924 dagegen haben einen mehr merkurial-raphaelischen Charakter. Das ist von einer anderen Seite her gesehen genau dasselbe wie die heilende Kraft der Herbst-Frühlings-Achse, die wir im Colchicum-Kapitel kennengelernt haben. Und was in unserem Kontext der medizinischen Mantren mit Raphael-Merkur gemeint ist, wird sich sogleich zeigen.

Die Begründung der Medizinischen Sektion als Erneuerung der Mysterien

Dann kam der krönende Abschluss, dass während des Pastoralmedizinischen Kurses mit einigen von Rudolf Steiner ausgewählten Ärzten und zusammen mit Ita Wegman der Kern der Medizinischen Sektion begründet wurde. Wie die Wärmemeditation – und damit das Feuer – den Anfang der medizinischen Wortmantren darstellte, so steht Merkurs Feuerschlangensiegel jetzt am Ende. Auch Sal, Merkur und Sulfur, die im ersten Spruch des Jungmedizinerkurses so ausführlich behandelt werden, kehren wieder.

Die Meditation ist zweigeteilt. Erst die Rückschau in alte Zeiten, dann die Erneuerung der Mysterien aus dem Geist der Gegenwart und Zukunft, und zuletzt eine Art von Gelöbnis, das diejenigen sprechen, die sich dem Kern der Medizinischen Sektion anschließen wollen. Im ersten Teil geht es sehr anschaulich von den Klüftetiefen unten zu dem Licht nach oben, wir sehen die Flamme Merkurs von unten nach oben den Göttern entgegen brennen. Im zweiten Teil geht es dann von den Göttern zu den Menschen nach unten, allerdings auf eine mehr seelische und innerliche Weise: der Erzengel Raphael spricht das ganze Mantram an Rudolf Steiner und Ita Wegman, jetzt im zweiten Teil wird dies besonders deutlich. Raphael fordert Rudolf Steiner und Ita Wegman zur Erneuerung der Mysterien auf, und diese beiden, die schon mehr und weniger fortgeschritten sind, sollen das Gelöbnis der ihnen Zuhörenden entgegennehmen. Im zweiten

Teil wird also eine von oben nach unten geordnete Gesprächshierarchie gestaltet: Raphael spricht mit Rudolf Steiner, Rudolf Steiner mit Ita Wegman, und beide sprechen mit den weiteren Mitgliedern der Medizinischen Sektion. Sodass die zwei Strophen das uralt-heilige «unten ist alles wie oben – oben ist alles wie unten» aus den hermetischen Mysterien erneuern. Hermes ist derselbe wie Merkur. Merkur ins Christliche übersetzt ist der Erzengel Raphael:

«Es sprach Merkur-Raphael:

I) Schauet alten Brauch:
An heilig würd'ger Stätte
Flammenbildung erfassend verborgne Erdenkräfte,
Sie tragend in Merkurs Feuerschlangensiegel
Den Göttern entgegen –
Dass schaffend in Heilern werde
Was in Klüftetiefen
Was im Lüftewehen
Was im Lichterstrahlen
Die Erdenübel bannet. –

II) Erneuert alten Brauch:
Saget was wiedergeboren
An neuem Heilerort
Durch Euer Streben:
Und geben geistgetragne Menschenseelen
Gehör Eurem Sinnen
Über neu entzündetes Feuerschlangensiegel
Und wollen sie heilerweckend schaffen
Im Menschen-Lebensweben
Sie mögen geloben Euch:

Ich will des Geistes-Ohren-Kraft
Im liebenden Herzen erregen
Zu hören Euer Heiles-Wort.»[422]

Der Spruch beginnt mit der Aufforderung: «Schauet ...», er endet mit dem Willen zum Hören, er führt vom Auge zum Ohr, ganz ähnlich wie 1920 die beiden Meditationen über das Schauen und das Hören des Patienten.

Es ist wie ein gemeinsames Leitmotiv aller medizinischer Mantren, dass sie zum Schauen auffordern «Schau in deiner Seele Leuchtekraft ...» «Schau, was kosmisch sich fügt ...» «Schau, was luftig dich bewegt ...» «Schau, was irdisch sich wandelt ...» «Dann schauest du in deinem Heilerwillen ...» Dieses Schauen wird ins Verhältnis gesetzt zum Fühlen oder Empfinden: «Fühl in deinem Körper Schweremacht ...» «du empfindest ... du erlebest ... du erfassest ...» «Fühle in des Fiebers Maß ... Fühle in des Pulses Zahl ... Fühle in des Stoffs Gewicht ...». Auch die Wärmemeditation wiederholt viermal die Worte: «Ich fühle ...»[423] Das Fühlen ist Ohr-verwandt, während das Schauen Augen-gemäß ist. Und jetzt in diesem großen Spruch zur Erneuerung der Merkurmysterien dient uns das Schauen für den Blick nach rückwärts, wie es früher war. «Des Geistes-Ohren-Kraft» dagegen soll erregt werden, um das neue Heiles-Wort zu hören, um die Zukunft mit unserem Willen zu gestalten. Die Vergangenheit erscheint Augen-gemäß plastisch, die Zukunft tönt für unsere Ohrenkraft musikalisch.

Das Wort, das Raphael-Merkur damals gesprochen hatte, war dasselbe, das wir heute erneuert hören und das uns in die Zukunft führt. Es ist jenes Heiles-Wort, von dem der Evangelist Johannes in seinem Prolog gesprochen hat und das schon dem ersten Ärztekurs als Intuition zugrunde lag.

16. Kapitel

Der Heilungsimpuls des Lukas-Evangeliums

Im vorigen Kapitel führten uns die medizinischen Mantren zu wesentlichen Inhalten des Christentums. In den folgenden Kapiteln gehen wir den umgekehrten Weg. Wir gehen vom Christentum aus und suchen von dort einen Weg zurück zu wesentlichen Inhalten der Medizin.

Moral oder Ethik? – Mitleid oder Empathie?

Wir benützen heute nicht mehr gerne die Worte Liebe, Mitleid, Moral und Opferbereitschaft, weil wir unsere eigene Unzuverlässigkeit in diesen Dingen fühlen und weil wir die Gebote und Verbote, die damit verknüpft worden sind, instinktiv ablehnen. Wenn wir allerdings ersatzweise heute von Zuwendung und Empathie sprechen, dann ist in Wirklichkeit genau dasselbe gemeint, was man früher unter Liebe und Mitleid verstand. Wir bevorzugen nur deswegen die neuen Worte, weil die alten so sehr nach Pflicht und herablassendem Gönnertum riechen. Wir suchen nach einer Moral, die auf unserer Einsicht beruht. Wir suchen nach einer Religion im ursprünglichen Sinn, die keinen Glauben verlangt, sondern die auf Erfahrung und Erkenntnis aufbaut. In diesem Sinne sollen hier mit derselben Methode, mit der Arzneipflanzen und Krankheiten betrachtet worden sind, auch die Evangelien und das Christentum betrachtet werden. Es geht erst einmal nur um Einsicht und Verständnis. Eine wirkliche Spiritualität, wie die Anthroposophie sie darstellt, führt ganz von selbst zu einer individuellen Ethik, wo der Mensch von sich aus das Gute will. Natürlich sind wir noch nicht am Ziel, aber nichts hindert uns daran, uns auf den Weg zu machen. Wir vertrauen auf die Wandlungskraft, die in der Weisheit steckt: «Geistige Erkenntnis wandelt sich durch das, was sie ist, in Liebe um … Weisheit ist die Vorbedingung der Liebe; Liebe ist das Ergebnis der im Ich wiedergeborenen Weisheit.»[424]

Der barmherzige Samariter

Lukas war Arzt, und es liegt nahe, die christliche Substanz der Medizin in seinem Evangelium zu suchen. Auch Rudolf Steiner hat in der Stimmung dieses Evangeliums das gesehen, was er mit anthroposophischer Medizin eigentlich intendiert hatte.[425] Es fragt sich dann, wie wir diesen Zusammenhang erkennen, wie wir das Spezifische dieses Teiles der Bibel erfassen können. Heilungen werden nämlich durch die ganze Heilige Schrift hindurch erzählt, und die vielleicht großartigste Heilung – die Heilung des Blindgeborenen – steht gar nicht bei Lukas, sondern bei Johannes, und erfüllt bei ihm das ganze neunte Kapitel. Aber bei Lukas lesen wir eine Reihe von Sonderstellen, die wir bei Matthäus, Markus und Johannes nicht finden. Auf sie sei unser Augenmerk gerichtet. Zu ihnen gehört die Erzählung vom barmherzigen Samariter.

Hören wir zunächst den Text, wie ihn Friedrich Gädeke[426] übertragen hat:

> «Und siehe, da trat ein Gesetzeslehrer auf, der wollte ihn ausforschen und sprach: Meister, was muss ich tun, um des ewigen Lebens teilhaftig zu werden? Und Er antwortete ihm: Was steht im Gesetz geschrieben, was liest du dort?
>
> Und er antwortete: Liebe den Herrn, deinen Gott aus vollem Herzen, mit ganzer Seele, mit aller Kraft und mit all deinen Gedanken und deinen Nächsten wie dich selbst. Und Er sprach zu ihm: Du hast recht geantwortet; handle danach, und du wirst wahrhaft leben. Jener aber wollte sich rechtfertigen und sprach zu Jesus: Und wer ist mein Nächster? Jesus ging auf diese Frage ein und sprach:
>
> Ein Mensch wanderte von Jerusalem hinunter nach Jericho und fiel unter die Räuber; die plünderten ihn völlig aus, schlugen ihn nieder, machten sich davon und ließen ihn halbtot liegen. Zufällig wanderte ein Priester denselben Weg; aber als der ihn sah, ging er vorüber. Ebenso kam auch ein Levit an diese Stelle, sah ihn – und ging vorüber.
>
> Da kam ein Mann aus Samarien auf seiner Reise dorthin; und als der ihn sah, ergriff ihn Mitleid, und er ging zu ihm hin, goss Öl und Wein auf seine Wunden und verband sie ihm, hob ihn auf sein eigenes Reittier, führte ihn in eine Herberge und ließ ihm alle Fürsorge angedeihen. Am anderen Morgen nahm er zwei Denare aus seiner Geldtasche, gab

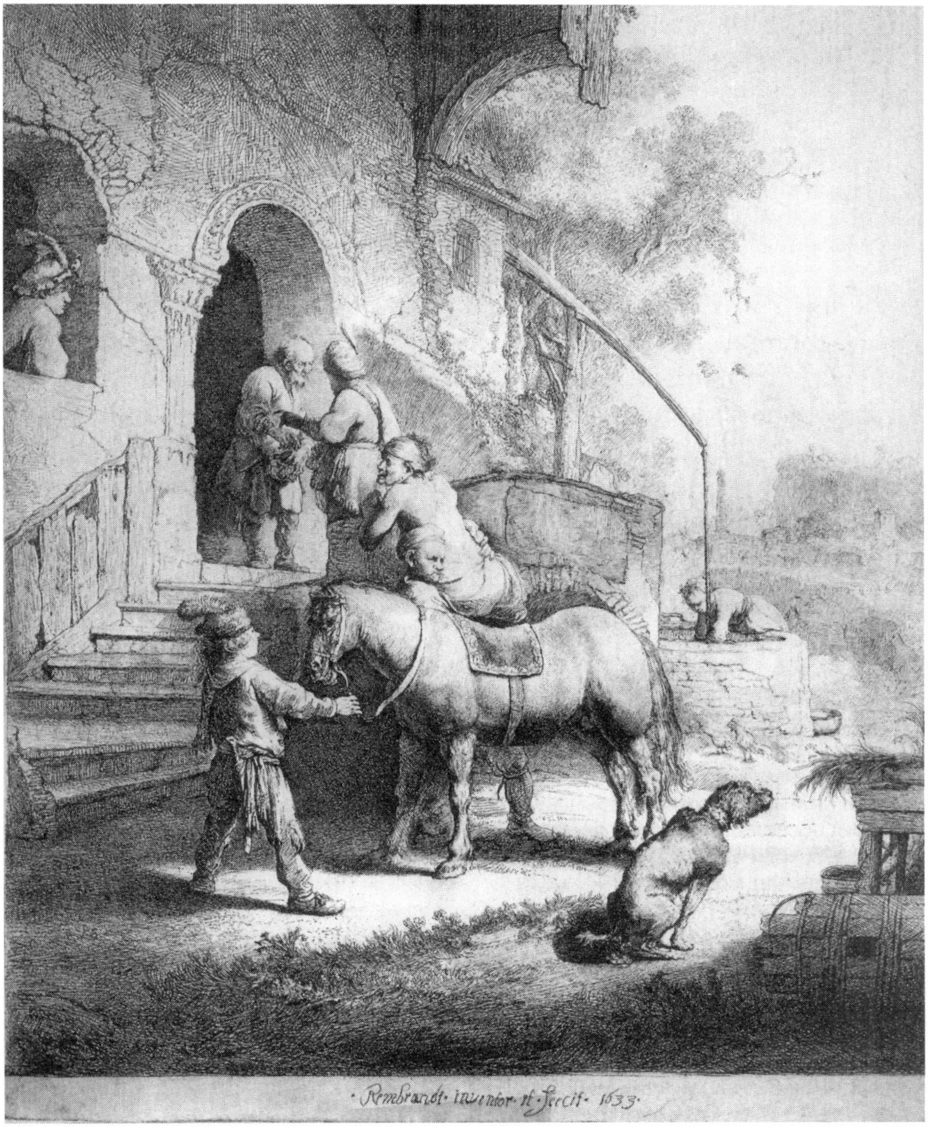

Rembrandt, 1633, Amsterdam, Rijksprentenkabinet

sie dem Wirt und sagte: Pflege ihn sorgfältig, und was du etwa mehr aufwendest, das werde ich dir bei meiner Rückkehr ersetzen. Wer von diesen dreien, meinst du, sei für den unter die Räuber Gefallenen der Nächste geworden? Und er antwortete: Der ihm Barmherzigkeit erwiesen hat. Da sprach Jesus zu ihm: So gehe hin, und handle ebenso.»

(Luk 10,25–37)

Der Priester war von Berufs wegen und der Levit zusätzlich noch durch seine Geburt (als Angehöriger des dritten Stammes Jakobs) zum jüdischen Tempeldienst bestimmt. Und obwohl das Gebot der Nächstenliebe den beiden bestens bekannt war (3. Mose 19,18) und auch der entsprechend Schriftgelehrte im Gespräch mit Christus dasselbe Gebot sogleich auswendig dahersagen kann, so können der Priester und der Levit dennoch nicht danach handeln. Der nicht jüdische Samariter indessen sieht den halbtot Daliegenden und geht nicht vorüber, sondern nimmt sich seiner an und pflegt ihn. In diesem Kontrast liegt das pädagogisch Wirksame dieser Erzählung, die seit der Begründung des Christentums so unendlich viel Gutes unter Menschen bewirkt hat.

Die ursprüngliche Frage des Schriftgelehrten war, was er tun muss, um das ewige Leben zu erhalten. Der 27-jährige Rembrandt hat in seiner Radierung aus dem Jahre 1633 diesen Weg vom irdischen bis ins ewige Leben gestaltet. Wie oft in seinen Bildern zieht er zwei zeitlich getrennte Ereignisse in einen Moment zusammen. In der Mitte des Bildes wird der Verletzte vom Pferd geholt und links darüber verabschiedet sich der Samariter von dem Herbergsvater, der soeben die zwei Denare in den Geldbeutel steckt. Rechts unten verrichtet ein Hund seine leibliche Notdurft. So entsteht von rechts unten nach links oben ein Bogen: der Hund auf der Stufe der bloßen Kreatur, das Pferd schon erhöht durch seinen Dienst am Menschen, der den Kranken tragende Mensch, der das Pferd haltende Junge, der Kranke selbst, dessen Rücken den hier gemeinten Bogen am deutlichsten ausprägt, dann der Samariter, der wie der Kranke von hinten dargestellt ist, und zuletzt der Herbergsvater unter dem Haustorbogen. Der Hund am unteren Ende droht aus dem ästhetisch Möglichen herauszufallen. Diese künstlerische Provokation bewirkt am oberen Ende eine umso stärkere Erhöhung: der Herbergsvater erscheint uns wie herausgehoben aus dem Menschlichen und wirkt wie der Himmelsvater. Der

Ziehbrunnen im Hintergrund wiederholt denselben Bogen zwischen den Tiefen des Brunnens und den Höhen des Himmels: wer die tätige Nächstenliebe an seinem Mitmenschen übt, der kann seine animalische Natur läutern und zuletzt bis zum Himmelstor des ewigen Lebens gelangen.

Der Samariter und der Wille zum Helfen

Das Entscheidende der Erzählung vom barmherzigen Samariter liegt darin, dass es an demjenigen, der mehr oder weniger Mitleid empfindet, selber liegt, wie weit er sich dem anderen Menschen zum Nächsten macht. Eine unendliche Gemütstiefe liegt in diesen Worten, und es scheint, wie wenn ein Abgrund sich auftäte zwischen diesem Ideal der Menschenliebe und der auf wissenschaftliche Beweise pochenden Medizin. Und dennoch: auch die abstraktesten Verfahren der Schulmedizin, sobald sie nur mit dem einzelnen Patienten sich beschäftigen, wurzeln letztlich in dieser Erzählung. Nehmen wir ein Beispiel aus der Differentialdiagnose.

Wenn ein Patient im linken Brustkorb Schmerzen empfindet, so können diese Schmerzen von einem Herzinfarkt oder einer Herzbeutelentzündung, von einer Lungenembolie oder einer Rippenfellentzündung, ebenso aber von einem Rippenbruch, einem Pneumothorax oder einer Gürtelrose kurz vor dem Bläschenausschlag herrühren. Der diagnostizierende Arzt muss in jede dieser Möglichkeiten gleichsam hineinkriechen und sie mit der Wirklichkeit des vor ihm stehenden Patienten vergleichen, er muss – wie man heute zu sagen pflegt – «daran denken», das heißt aber nichts anderes, als sich der Krankheit ähnlich machen. Ohne Mitleid, ohne Empathie, ohne ein Erkenntnis leitendes Interesse kann man keine Diagnose stellen. Wenn dies schon für die Schulmedizin gilt, so ist es bei der spirituellen Diagnose mit Hilfe der Anthroposophie erst recht so. Auch eine konstitutionelle homöopathische Diagnose kommt nur durch Hingabe an die Besonderheiten des kranken Menschen zustande. Interesse des Arztes in diesem Sinne ist nichts anderes als Samariterdienst im Denken: sich dem Kranken und seiner besonderen Lage zum Nächsten machen.

Dies steigert sich bei der Wahl der Arznei. Was wäre die Medizin, wenn jede Krankheit mit demselben Mittel behandelt würde? Wir suchen nach dem Spezifikum. Im einfachsten Fall ist das Heilmittel dem fehlenden Stoff ähnlich oder gleich, beispielsweise wenn wir Eisen oder Vitamin

B 12 verordnen. Oder das Medikament regt im Organismus einen Heilvorgang an, durch den der Kranke wieder gesund wird. Es gibt dabei grundsätzlich zwei Wege.

Der Arzt fasst den Gegensatz von krank und gesund ins Auge und entschließt sich, die Krankheit zu bekämpfen. Die meisten schulmedizinischen Maßnahmen sind so gedacht und erfunden, aber auch in der spirituellen Medizin ist dieses sogenannte allopathische Wirkprinzip berechtigt, bzw. richtig betrachtet ist der Kampf auf geistigem Gebiet an seiner richtigen Stelle, während im Physischen und auf der Erde das kämpferische Element allzu leicht ins Militärische, in den Machtmissbrauch oder medizinisch gesprochen in Nebenwirkungen oder iatrogene Krankheiten entgleiten kann. – Michaels Kampf mit dem Drachen ist ein Wahrbild unserer Epoche, und medizinisch gedeutet ist es der Kampf des Meteoreisens mit den Sulfurkräften des Drachens.[427] Nach demselben Prinzip gedacht kann ein «übertätiger Astralleib» mit Blei bezähmt werden.[428] Oder wir verordnen Antimon, wenn wir die ausufernden Eiweiß- (im Sinne Steiners die albuminisierenden) Kräfte begrenzen wollen.[429] Betrachten wir in dieser Weise die Krankheit als Gegenteil der Gesundheit, gehen wir zwar von einem Gegensatz aus, aber wir wollen als Ziel die Gesundheit erreichen. In diesem Zielgedanken liegt das Ähnlichkeitsprinzip verborgen: der Kranke soll wieder der Gesundheit (seiner eigenen individuellen Gesundheit) ähnlich werden.

Der andere Weg beginnt nicht mit der Polarität und endet mit der Ähnlichkeit, sondern er beginnt andersherum mit der Ähnlichkeit und überlässt die polare, entgegenwirkende Wirksamkeit dem Patienten. Wir fassen die Krankheit ins Auge und wählen eine Arznei, die dieser Krankheit möglichst ähnlich ist. Der Samariterdienst des sich zum Nächsten Machens steht hier also gleich am Anfang. Hahnemann hat dieses Ähnlichkeitsprinzip wiederentdeckt und damit einen Neuanfang der Mysterienmedizin inauguriert.[430] Rudolf Steiner ist teils auf Hahnemann direkt eingegangen,[431] teils hat er auch selber das hier vorliegende Wirkprinzip als Wirkprinzip der «Übernahme» neu formuliert[432] oder auch er hat Hahnemanns «Similia similibus» erweitert, indem er es mit seiner Auffassung vom oberen und unteren Menschen verknüpfte.[433] Auch im homöopathischen Denken ist die Allopathie versteckt: indem der homöopathische Arzt seine Arznei nur deswegen der Krankheit so ähnlich wie möglich wählt, damit dadurch die der Krankheit entgegenwirkenden Kräfte im Patienten sich entfalten.

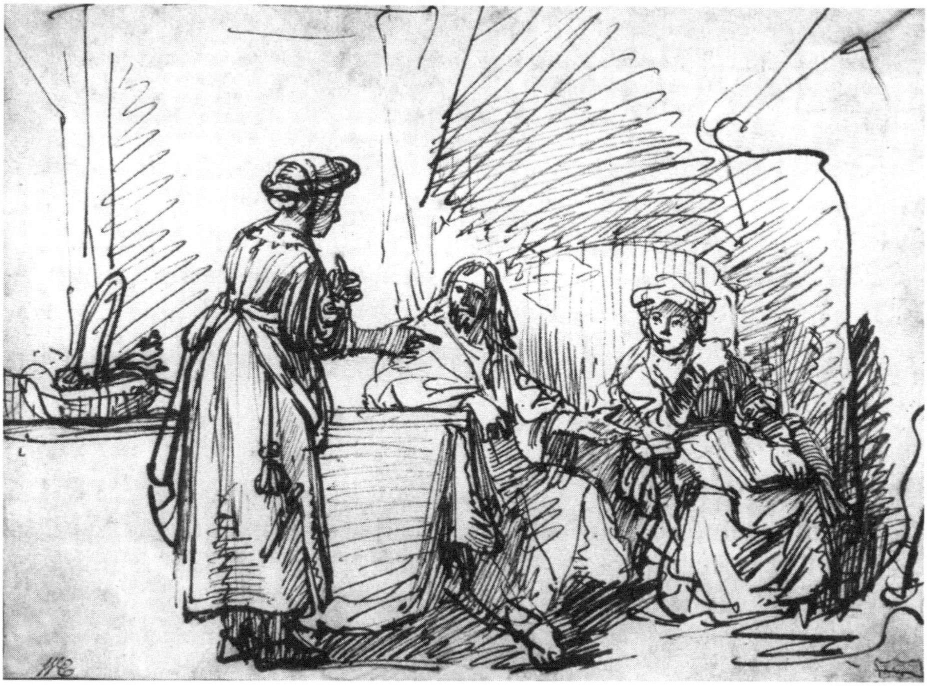

Rembrandt, 1632/33, Haarlem, Teylers Museum

Es gibt keine Heilung ohne «Entgegenwirken», entweder der Arzt selbst besorgt das Entgegenwirken oder die Natur des Patienten. Es gibt keine Heilung ohne das «Ähnlichwerden», entweder der Arzt verwirklicht dieses homöopathische Prinzip oder der Patient selbst durch sein Gesundwerden.

Martha und Maria oder das Methodenbewusstsein des Arztes

Die Geschichte vom barmherzigen Samariter betont mit eindrucksvollen Bildern, dass es nicht darauf ankommt, was jemand ist oder sagt oder weiß, oder welchen Titel oder welches Amt er bekleidet, sondern darauf, was er tut. Die tätige Nächstenliebe findet hier ihr Urbild. Kaum allerdings hat Lukas diese Erzählung mitgeteilt, so ergänzt er sie auch schon mit einer zweiten, die ebenfalls nur in seinem Evangelium steht, nämlich mit der Geschichte von Martha und Maria, die wir hier wiederum in Friedrich Gädekes Übersetzung folgen lassen:

> «Und indem sie ihren Weg fortsetzten, kam er in ein Dorf. Dort nahm ihn eine Frau mit Namen Martha in ihr Haus auf. Sie hatte eine Schwester, welche Maria hieß; die setzte sich zu den Füßen des Herrn und lauschte auf sein Wort. Martha aber war ringsum geschäftig, ihm zu dienen. Endlich trat sie hinzu und sprach: Herr, kümmert es Dich nicht, dass meine Schwester mich bei meiner Arbeit im Stiche lässt? Sage ihr doch, dass sie (mir) mit anfassen soll. Aber der Herr antwortete ihr und sprach: Martha, Martha, um vieles machst du dir Sorge und Unruhe; und doch ist nur Eines not. Maria hat das erwählt, was zu ihrem Heile dient, das soll ihr nicht genommen werden.» (Luk 10,38–41)

Es kommt nicht nur darauf an, dass man handelt und arbeitet, und der Arbeitende wird immer noch weitere Arbeit finden, sondern darauf, dass man richtig handelt. Dafür ist dann doch wieder Studium und Wissen nötig. Weder nur das Handeln noch nur das Erkennen führen weiter, sondern der wahre Mensch findet sich in dem «aus Erkenntnis Handeln», wie es Rudolf Steiner im 1. Kapitel der «Philosophie der Freiheit» formulierte.

Rembrandts Zeichnung dieser Szene stammt aus demselben Jahre 1633, in dem er den weiter oben wiedergegebenen Samariter radiert hatte. Wiederum stellt er den handelnden Menschen von hinten und mit etwas gebeugtem Rücken dar. Martha ist mit kraftvollen Linien die größte Figur des ganzen Bildes, sodass von links vorne nach rechts hinten eine sich verkleinernde Tiefenperspektive entsteht. Der handelnde Mensch im Vordergrund wird ergänzt durch den denkenden Menschen im Hintergrund.

Für das allgemeine Menschenleben gilt das Gleichgewicht zwischen Handeln und Denken, das «ora et labora». Im ärztlichen Beruf allerdings, der mehr einen Handlungsauftrag als eine Wissenschaft darstellt, wird das Handeln im Vordergrund stehen. Umso wichtiger ist dabei die Geschichte von Martha und Maria zu beherzigen, denn auch in unserem Beruf ist die Vielgeschäftigkeit häufig zu finden. Jeder Spezialist liefert seine hochkarätigen Befunde entsprechend unserer ausgefeilten Martha-Technologie, aber durchdacht und mit den Beschwerden des Patienten in Beziehung gebracht, die Summe aller Einzelheiten fokussiert auf die

Individualität des Leidenden, wie leicht wird diese Maria-Kultur von uns versäumt. Wie oft kommen Patienten mit einer solchen Fülle – auch homöopathischer oder anthroposophischer – Heilmittel in unsere Praxis, dass man sich nur kopfschüttelnd fragen kann, wo hier eine Ratio zu finden sein könnte. Auch der Heilerwille und der Heilermut des Arztes, den Rudolf Steiner so zukunftssicher ansprach, auch er muss seine Grenze, sein Gegengewicht finden im Karmawillen: man kann nicht gegen das Karma heilen.[434] Der Arzt braucht gelegentlich (Rudolf Steiner nennt 10 % der Fälle) die Tugend des schöpferischen Verzichtes. Ja, Steiner empfiehlt bei der Therapie der Lungenentzündung unverblümt: «Denn das ist auch etwas, was außerordentlich wichtig wäre, dass man überhaupt nicht so furchtbar viel heilen würde.»[435] Noch deutlicher wird er in den Vorträgen über «Krankheitswahn und Gesundheitsfieber»,[436] wo schon die Titel sagen, was gemeint ist.

Nun könnte man fragen: wie ist unter solchen Umständen ein sicheres Handeln und Denken überhaupt möglich? Antwort: durch die Bewusstseinsseele. Ich muss mir bewusst sein, ob ich handle oder nichts tue, ich muss mir klar sein, ob ich meine Arznei nach dem Simileprinzip oder nach dem Entgegenwirken gewählt habe. Jede Heilmittelverordnung kann so betrachtet nichts anderes sein als eine Art von individueller Anmaßung, denn nur der Handelnde selbst kann sich seiner Motive und seiner selbst bewusst sein. Das wird dann dadurch wieder ausgeglichen, dass der Arzt den Patienten weiter begleitet. Der Verlauf zeigt, ob meine an der Situation gewonnene Denkweise (Intuition) richtig oder falsch war. Und wenn ich mir vorher klar darüber war, nach welchem Prinzip ich gehandelt habe, dann kann ich nachher auch erkennen, ob ich in derselben Richtung fortfahren soll oder ob ich die Richtung und damit meine Denkweise ändern muss.

Der verlorene Sohn oder die Polarität vom oberen und unteren Menschen

Alles, was wir bisher über die Medizin vom Gesichtspunkt des Lukas-Evangeliums gelernt haben, wird zusammengefasst und weiter vertieft durch die Erzählung vom verlorenen Sohn. Theologisch soll damit illustriert werden, dass die Freude im Himmel größer ist über einen Sünder, der Buße tut, als über 99 Gerechte, die der Buße nicht bedürfen:

«Und er sprach: Ein Mensch hatte zwei Söhne. Und der jüngere von ihnen sprach zum Vater: Vater, gib mir den Anteil des Besitzes, der auf mich fällt. Und er teilte ihnen das Vermögen. Und nach einigen Tagen raffte der jüngere Sohn all das Seine zusammen und zog damit in ein fernes Land. Dort vergeudete er seine ganze Habe durch einen heillosen Lebenswandel. Als er nun alles durchgebracht hatte, da entstand in jenem Lande eine große Hungersnot, und er begann Mangel zu leiden. Da machte er sich auf und verdingte sich einem Bürger des Landes; der schickte ihn auf seine Felder, die Schweine zu hüten. Und er begehrte, seinen Hunger zu stillen mit dem Abfall, den die Schweine fraßen; aber niemand gab ihm etwas.

Da ging er in sich und sprach: Wie viel Tagelöhner meines Vaters haben Brot die Fülle, und ich gehe hier vor Hunger zugrunde. Ich will mich aufmachen und zu meinem Vater gehen und ihm sagen: Vater, ich habe gesündigt gegen den Himmel und vor deinem Angesicht; ich bin nicht mehr wert, dein Sohn zu heißen; mache mich zu einem deiner Tagelöhner.

Und er machte sich auf und kam zu seinem Vater. Sein Vater erblickte ihn schon von Ferne, sein Herz entbrannte vor Mitleid, er lief ihm entgegen, fiel ihm um den Hals und küsste ihn. Aber der Sohn sprach zu ihm: Vater, ich habe gesündigt gegen den Himmel und vor deinem Angesicht; ich bin nicht mehr wert, dein Sohn zu heißen. Der Vater aber sprach zu seinen Dienern: Bringt schnell das beste Gewand und legt es ihm an, und steckt ihm einen Ring an den Finger, und zieht ihm Schuhe an die Füße; dann bringt das gemästete Kalb und schlachtet es. Wir wollen ein Freudenmahl halten; denn dieser mein Sohn war tot und ist wiedererstanden zum Leben; er war verloren und ist wieder gefunden. Und sie begannen das Freudenfest.

Es war aber sein älterer Sohn auf dem Felde. Und als er heimkehrte und sich dem Hause näherte, hörte er Musik und Tanz. Und er rief einen von den Knaben herbei und erkundigte sich, was da vorginge. Und der sagte ihm: Dein Bruder ist heimgekehrt, und dein Vater hat das gemästete Kalb geschlachtet, weil er ihn gesund wieder hat. Da wurde er zornig und wollte nicht hineingehen. Da ging sein Vater hinaus und bat ihn herein. Er aber antwortete dem Vater: Siehe, so viel Jahre diene ich dir und habe niemals dein Gebot übertreten, und doch hast du mir niemals einen Bock gegeben, um mit meinen Freunden ein fröhliches

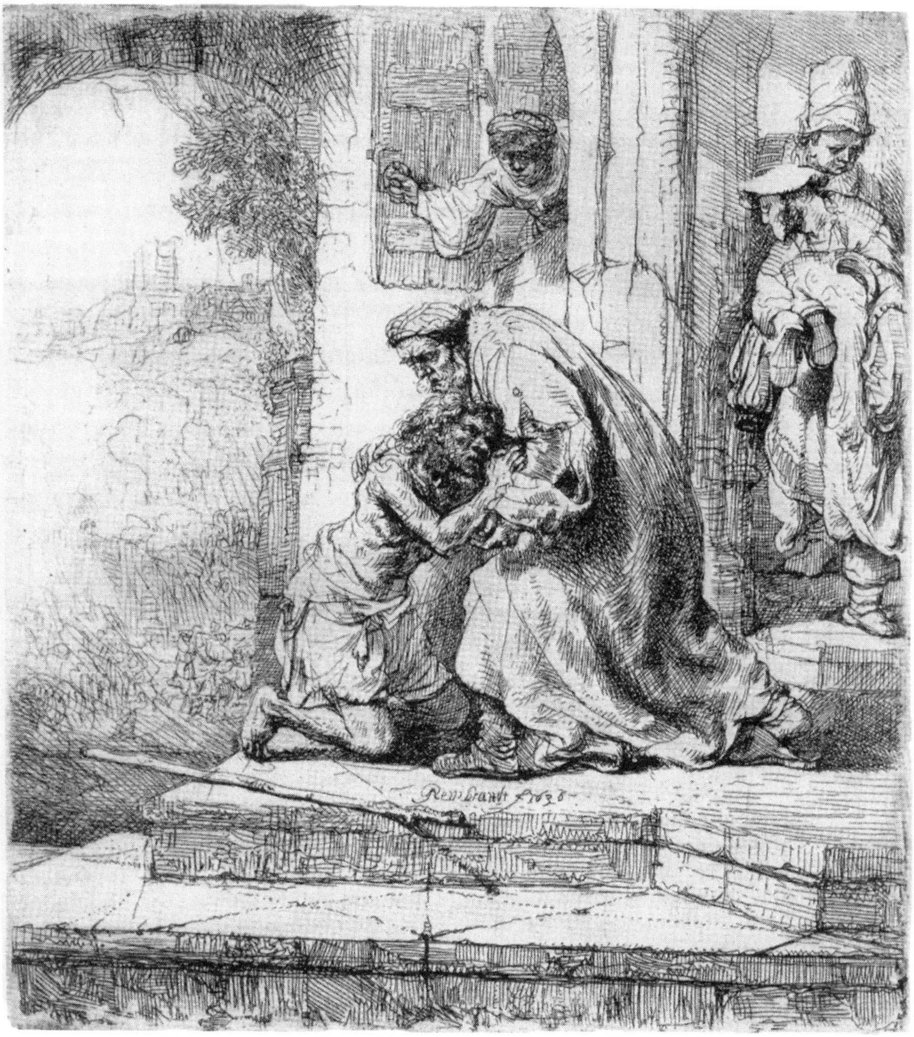

Rembrandt, 1636, Amsterdam, Rijksprentenkabinet

Mahl zu feiern. Nun aber, da dieser dein Sohn heimkehrt, der dein Gut mit liederlichen Menschen vertan hat, da hast du ihm das gemästete Kalb geschlachtet. Er aber sprach zu ihm: Mein Sohn, du bist immer bei mir, und alles, was mir gehört, das gehört auch dir. Du solltest dich von Herzen freuen; denn dieser dein Bruder war tot und ist wieder lebendig geworden; er war verloren und ist wieder gefunden.»

(Luk 15,11–32; Übers. Friedrich Gädeke)

«Ein Mensch hatte zwei Söhne»: Mit dieser Erzählung hat der vergleichende Stil des Lukas seine eigene Mitte gefunden. Denn die vergleichende Methode ist es, die wir in der Medizin tagtäglich anwenden. Wir fragen «wie geht es Ihnen heute?» und vergleichen dies mit gestern oder vor einer Woche. Wir bestimmen die stufenweise Entartung eines Krebses (Grading) dadurch, dass wir die Ähnlichkeit mit dem Ursprungsgewebe abschätzen. Der Blutzuckerwert eines Patienten hat nur einen Sinn, wenn er mit den Normwerten einerseits und der individuellen Situation des Kranken andererseits verglichen wird. Die vergleichende Methode ist ganz umfassend die Methode des lebendigen Denkens, welche Rudolf Steiner der abstrakten und bloß beweisenden Methode gegenübergestellt hat.[437] Das hier vorliegende Buch ist nichts anderes als ein Versuch, diese vergleichende Methode zu verwirklichen. Die vergleichende Methode ist überhaupt die Methode der Zukunft. Denn in Zukunft wird man weniger danach fragen, ob etwas richtig ist oder falsch, sondern danach, ob es gesund ist oder krank.[438]

«Ein Mensch hatte zwei Söhne» – wir brauchen dieses Wort nur menschenkundlich zu vertiefen, dann kommen wir darauf, dass diese zwei Söhne in jedem Menschen vorhanden sind, nämlich als zwei verschiedene Naturen, die ähnlich und entgegengesetzt zugleich dauernd in ihm wirken. Es ist die Gliederung in den oberen und den unteren Menschen, mit der Rudolf Steiner den ersten Ärztekurs beginnt[439] und die uns schon bei der Betrachtung der Herzinsuffizienz im zweiten Kapitel begegnet ist. Der untere Mensch ist mehr der äußeren Natur ähnlich, man könnte sagen, er ist der geborene Genießer und Verschwender, er macht, dass wir dick und rund werden. Wenn er die Ursache von Krankheiten ist, dann zeigen sie sich im Katarrh oder Ausfluss, in Schwitzen, Durchfall, Ödem oder übermäßiger Periode. Der Kranke verschwendet auf dieser Seite seine wertvollen Körpersäfte und ihren Inhalt. Nimmt der Ausfluss oder Durchfall überhand, wie beispielsweise bei der Cholera oder bei Blutungen, kann der ganze Mensch zugrunde gehen. Der obere Mensch dagegen weiß gewissermaßen, was sich gehört; seiner Zuverlässigkeit liegt eine leise Angst zugrunde, alles richtig und ordentlich zu machen. Wenn er den unteren Menschen überwiegt, dann wird der Mensch schmal und hager. Die charakteristischen Krankheitsformen, die das Überwiegen des oberen Menschen bezeichnen, sind Schmerzen, Koliken, Spastik, Atemnot oder Husten. Hier verhakt sich der Kranke gewissermaßen in sich selbst und richtet sich durch Selbstverhärtung zugrunde. – Thomas McKeen (1953–1993) hat die Polarität von unterem und oberem Menschen öfters mit zwei typischen Berufen veranschaulicht: Gastwirte mit einer mittleren Lebenserwartung von 54 Jahren auf der einen Seite und auf der anderen Seite Pfarrer und Priester mit einem durchschnittlichen Lebensalter von 72 Jahren. Cervantes hat mit Sancho Pansa, der klein und dick, und seinem Kameraden Don Quichote, der groß und hager war, dasselbe ausgedrückt.

In seiner 1636 radierten Darstellung zieht Rembrandt die verschiedenen Momente der Erzählung wiederum in eine Szene zusammen: gleichzeitig mit der Begrüßung des Sohnes kommen schon die Diener die Treppe herab, um Schuhe und neue Kleider zu bringen. Ja, wenn man will, kann man in dem aus dem Fenster schauenden Mann, dessen Augen auffallend beschattet sind und der durch das Fenster nur mit einem Teil seines Oberkörpers zu sehen ist, den gerechten Sohn erblicken, der die Ordnung verletzt sieht und seinem Vater Vorwürfe macht. Rembrandts Kunst wird uns – so gedeutet – im Sinne Goethes zu einer «Offenbarung geheimer Naturgesetze»: unten der verlorene Sohn, der religiös gesprochen Buße tut, oben der gerechte Sohn, der keiner Buße bedarf. Beide können für sich allein medizinisch gesprochen erkranken. Ihr gemeinsamer Vater vermittelt zwischen beiden, um Gesundheit und Heilung zu bewirken.

Lukas – der Stier

Die vier Evangelienschreiber werden entsprechend der Vision des Hezechiel (1, 10) und dem Viergetier in der Apokalypse (4, 7) folgendermaßen geordnet: Johannes – der Adler, Lukas – der Stier, Markus – der Löwe und Matthäus – der Mensch. Warum Lukas zum Stier gehört, können wir jetzt inhaltvoll verstehen. Schon zu Beginn seines Evangeliums erzählt er von jener Metamorphose des unteren zum oberen Menschen. Wir hören von dem Priesterehepaar Zacharias und Elisabeth, die bis ins hohe Alter kinderlos geblieben sind. Als dann während eines Gottesdienstes dem Vater die Geburt seines Sohnes Johannes des Täufers verkündet wird, da verstummt Zacharias. Die Fortpflanzungsfähigkeit im unteren Menschen und die Sprachfähigkeit im oberen Menschen zeigen sich in ihrer Verwandtschaft. Der Stimmbruch des Mannes macht diese Metamorphose hörbar. Und bei Zacharias vernehmen wir in seinem Verstummen etwas von den Mysterien des Stieres.

Und so wie Johannes der Evangelist sein Buch mit den Worten «Im Urbeginne war das Wort» beginnt, so kann man mit Lukas sagen: im Anfang war das Verstummen. Der Mensch verstummt, wenn ein Gott spricht. Der Mensch verstummt, wenn die Geheimnisse des Lebens sich vollziehen.

Dem Lukas-Evangelium liegt Lebenskunde zugrunde, das Geheimnis von Leben und Tod, von Fortpflanzung und Sprache, von Arbeiten und Nachdenken, vom unteren und vom oberen Menschen in seinen Metamorphosen. Das benannte man in den alten Mysterien mit dem Bild des Stieres. Es ist das Bild der schaffenden, dem Menschen helfenden Kräfte.

Reicher Mann und armer Lazarus

Eine weitere Sonderstelle des Lukas steht im siebzehnten Kapitel, wo die Parabel vom reichen Mann und armen Lazarus erzählt wird. Es ist eine der wenigen Stellen in der Bibel, wo das Leben nach dem Tode etwas ausführlicher dargestellt wird. Und wenn wir sie in Beziehung bringen zur Geschichte vom barmherzigen Samariter, werden wir Ideen finden, die auch der anthroposophischen Medizin zugrunde liegen. Lesen wir also den Text in der Übersetzung von Friedrich Gädeke:[440]

> «Es war ein reicher Mann, der kleidete sich stets in Purpur und kostbare Leinengewänder und genoss alle Tage die Freuden seines Lebens. Und ein Armer mit Namen Lazarus lag vor seinem Tor; er war voller Geschwüre und hatte nur das eine Verlangen, seinen Hunger mit den Abfällen vom Tische des Reichen zu stillen. Und sogar die Hunde kamen und leckten an seinen Geschwüren. Dann starb der Arme und wurde von den Engeln hinaufgetragen in Abrahams Schoß. Auch der Reiche starb und wurde begraben. Und im Reich der Läuterung, wo er Qualen zu erleiden hatte, erhob er seine Augen und erblickte in weiter Ferne Abraham, und in seinem Schoße Lazarus. Und er rief laut: Vater Abraham, erbarme dich meiner und schicke Lazarus her, dass er die Spitze seines Fingers in Wasser tauche und meine Zunge kühle, denn ich leide Qual in dieser Flamme. Abraham aber antwortete: Mein

Sohn, gedenk all des Guten, das du im Erdenleben empfangen hast, während Lazarus nur Schweres zu erleiden hatte. Nun aber erfährt er den Geistestrost, während du Schmerzen erleiden musst. Zudem besteht zwischen uns und euch ein unüberwindlicher Abgrund. Auch wenn jemand von hier zu euch hinübergehen wollte, könnte er es nicht, ebenso wenig, wie man von dort zu uns herüberkommt. Da sagte er: So bitte ich dich, Vater, schicke ihn in mein Vaterhaus, denn ich habe fünf Brüder, er soll ihnen die Wahrheit bezeugen, damit sie nicht auch an diesen Ort der Qual kommen. Aber Abraham antwortete: Sie haben Moses und die Propheten, auf die sollen sie hören. Er aber bat weiter: Nicht doch, Vater Abraham, sondern wenn jemand von den Toten zu ihnen kommt, werden sie ihren Sinn ändern. Er aber antwortete: Wenn sie nicht auf Moses und die Propheten hören, werden sie auch nicht zu überzeugen sein, wenn jemand von den Toten aufersteht.»

(Luk 17,19–31)

Wenn man die verschiedenen Stationen des Lebens nach dem Tode, wie sie beispielsweise in der «Theosophie» von Rudolf Steiner dargestellt sind,[441] mit dieser Erzählung zusammenhält, kommt man zwanglos zu der Auffassung, dass hier nur ein bestimmter Zeitabschnitt, das sogenannte Kamaloka, die Läuterungszeit der Seelen nach dem Tode, beschrieben ist. Es gibt vor dem Kamaloka, also im Moment des Todes, und vor allem dann nach dem Kamaloka Abschnitte und Zeiten, die nicht so trostlos und hart erscheinen wie diese Parabel vom reichen Mann und armen Lazarus, ja auch die Läuterungszeit selbst hat bei Rudolf Steiner den tief tröstlichen Aspekt, dass die Seelen nach dem Tode ihre Reinigung selber ersehnen und wünschen, weil die Seelen ohne sie die eigentliche geistige Welt gar nicht betreten könnten.

Aber bleiben wir zunächst bei Lukas selbst und seiner Darstellung. Was liegt hier vor? Ist das Ganze nicht ein Widerspruch zu den Erzählungen vom barmherzigen Samariter und vom verlorenen Sohn? Wo ist Liebe und Mitleid, wo sind Verzeihen und Barmherzigkeit geblieben, die uns bei dem Vater des verlorenen Sohnes so tief zu Herzen gehen? Dieser Widerspruch soll im Laufe der folgenden Ausführungen gelöst werden. Weil er aber so wichtig und tief greifend ist, wollen wir noch ein wenig bei ihm verweilen. Lukas spricht von einem Abgrund, der im Leben nach dem Tode zwischen Abraham und dem Reichen aufgerichtet ist. Derselbe Abgrund erscheint wieder, wenn wir ihn mit Liebe und Mitleid vergleichen, wie sie uns sonst aus dem Evangelium entgegentreten. Ja, richtig betrachtet, ist dieser Abgrund eigentlich überall. Eines von vielen Beispielen wäre das Folgende.

Franz Kafka und die Wissenschaft vom Abgrund

Das Werk Franz Kafkas ist erfüllt von lauter unauflöslichen, beklemmenden Widersprüchen. Ja, eigentlich noch schlimmer, seine Erzählungen schreiten von einem verkörperten Irrtum zum nächsten: «Jemand musste Josef K. verleumdet haben, denn ohne dass er etwas Böses getan hätte, wurde er eines Morgens verhaftet. Die Köchin der Frau Grubach, seiner Zimmervermieterin, die ihm jeden Tag gegen acht Uhr früh das Frühstück brachte, kam diesmal nicht.» Kafka war ganz erfüllt davon, dass wir als Menschen «vor dem Gesetz» stehen, dauernd beurteilt werden, ohne dass wir es wissen, ja eigentlich schon verurteilt sind. Man braucht das Gespräch Abrahams mit dem reichen Mann eigentlich nur aus seinem Kontext zu lösen und in unsere wirkliche Welt hinunter zu projizieren, dann sind wir von Kafkas Welt umgeben. Nach seiner Ansicht steht vor dem Gesetz ein Türhüter. Der Türhüter verwehrt uns den Einlass. Und er sagt zum Menschen: «Ich bin mächtig. Und ich bin nur der unterste Türhüter. Von Saal zu Saal stehen aber Türhüter einer mächtiger als der andere. Schon den Anblick des dritten kann nicht einmal ich mehr ertragen.» Das ganze Leben steht der Mensch vor dem Hüter der Türe, schließlich, kurz vor seinem Tod fragt er: «Alle streben doch nach dem Gesetz, sagt der Mann, wieso kommt es, dass in den vielen Jahren niemand außer mir Einlass verlangt hat.» Da antwortet der Türhüter dem sterbenden Menschen: «... dieser Eingang war nur für Dich bestimmt. Ich gehe jetzt und schließe ihn.»[442]

Es gibt also im Sinne Kafkas einen Türhüter, es gibt sogar mehrere, die immer mächtiger werden, und die Begegnung mit diesem Hüter der Schwelle, wie man es anthroposophisch nennt, ist eine ganz individuelle, «dieser Eingang war nur für dich bestimmt».

Auch ein anderes Symptom des Abgrundes oder der Schwelle zur geistigen Welt hat Kafka mit Hilfe seiner Kunst erfasst. Es ist die Verwandlung, die die Menschenseele an der Schwelle erleiden muss. «Die Verwandlung», die Gregor Samsa eines Morgens an sich bemerkt, ist zum Inbegriff Kafka'scher Kunst geworden. Viele Menschen können nur mit Schaudern an diese weltberühmte Novelle denken, die sie – vielleicht nur einmal während der Schulzeit gelesen – nie wieder vergessen haben: «Als Gregor Samsa eines Morgens aus unruhigen Träumen erwachte, fand er sich in seinem Bett zu einem ungeheueren Ungeziefer verwandelt. Er lag auf seinem panzerartig harten Rücken und sah, wenn er den Kopf ein wenig hob, seinen gewölbten, braunen, von bogenförmigen Versteifungen geteilten Bauch, auf dessen Höhe sich die Bettdecke, zum gänzlichen Niedergleiten bereit, kaum noch erhalten konnte. Seine vielen, im Vergleich zu seinem sonstigen Umfang kläglich dünnen Beine flimmerten ihm hilflos vor den Augen.

‹Was ist mit mir geschehen?› dachte er. Es war kein Traum. Sein Zimmer, ein richtiges, nur etwas zu kleines Menschenzimmer, lag ruhig zwischen den vier wohlbekannten Wänden.»[443]

Dieser Text ist Kunst oder, anders gesagt, das Produkt einer dichterischen Phantasie. Aber er ist auch noch etwas anderes. Immer wieder haben wir in dieser Schrift uns daran erinnert, dass Kunst eine «Manifestation geheimer Naturgesetze ist, die uns ohne deren Erscheinung ewig wären verborgen geblieben».[444] Wir brauchen jene Verwandlung, die allerdings ganz realistisch beschrieben wird, nur an ihre richtige Stelle, dorthin, wo sie wahr ist, zu rücken, dann wird man das geheime Naturgesetz dessen, was da beschrieben wird, verstehen. Dann wird man auch die faszinierende Kraft der großen Kunst begreifen, die nämlich daher kommt, dass sie auf denselben Grundlagen wie die Erkenntnis beruht, aber nicht in gedanklicher Form sich ausspricht, sondern in der Form des Bildes oder des schönen Scheines und in der Form der Vollkommenheit.

Der Prophet Hezechiel und der Apokalyptiker Johannes haben die geistige Welt als Viergetier geschaut: Adler, Löwe, Stier und Mensch. Im alten Griechenland musste Ödipus das Rätsel der Sphinx lösen. Die Sphinx war eine Chimäre mit Menschenantlitz, Stierleib, Löwenpranken und Adlerflügeln. Man kann sie vor der Pyramide von Gizeh und als Eckfigur an griechischen Tempeln sehen. Heute muss man natürlich genauer wissen, wo und wann in der geistigen Welt diese Tiere einem begegnen. Dante beschreibt gleich zu Beginn seiner göttlichen Komödie, wie ihm auf seiner Wanderung ein Panther, ein Löwe und eine Wölfin begegnet sind. Olaf

Ästeson trifft in dem nach ihm benannten norwegischen Traumlied an der Gjallarbrücke auf drei Tiere: den Stier, den Hund und eine Schlange. Im roten Fenster des ersten Goetheanum-Baues sind diese drei Tiere in den Seitenflügeln dargestellt.[445] Vom Gesichtspunkt des Schulungsweges, wie er in dem Kapitel «Die Spaltung der Persönlichkeit während der Geistesschulung» in dem Buch «Wie erlangt man Erkenntnisse der höheren Welten?»[446] dargestellt ist, ergibt sich, was wir heute unter diesen drei Tieren zu verstehen haben. Es sind die drei Seelenkräfte Denken, Fühlen und Wollen, die beim Überschreiten der Schwelle zur geistigen Welt zu drei voneinander unabhängigen Personen werden: das Denken für sich wird zum kalten Weisheitsstreben, das Fühlen allein zur Gefühlsschwärmerei und das Wollen losgelöst von den anderen Kräften wird zum Gewaltmenschentum. In ihrer Isoliertheit und Losgelöstheit werden diese Kräfte einseitig, gefährlich und bedrohlich, sie erscheinen uns wie drei Tiere. Der Geistesschüler braucht die Kraft, diese Tiere überwinden zu wollen, als moderner Ödipus muss er die neue alte Sphinx in den Abgrund stürzen, damit seiner Seele drei Flügelpaare wachsen, durch die er den Abgrund übersetzen kann, das heißt der geistigen Welt schauend begegnen kann. Anders gesagt: jene drei Tiere sind der Türhüter, der Hüter der Schwelle, die der Geistesschüler überwinden muss. Ihre Erkenntnis ist schon ihre Überwindung.

Im Sinne der Anthroposophie sind also Kafkas Türhüter vor dem Gesetz und Gregor Samsas Verwandlung in ein Ungeziefer geistig dasselbe. Anthroposophisch gesagt ist es der «kleine Hüter der Schwelle».[447]

Der Abgrund zwischen der irdischen und der geistigen Welt

Es ist eine der wichtigsten Aufgaben des modernen Menschen, sich von der geistigen Welt eine sachgemäße Vorstellung zu verschaffen. Der Hauptzweck der vielen Bücher Rudolf Steiners und seiner noch viel zahlreicheren Vortragsnachschriften ist, dass der Leser dieser Schriften immer besser lernt, die geistige Welt sich nicht zu ähnlich wie die sinnliche Welt vorzustellen. Den Kinderglauben, dass Gottvater ein weiser Mann mit weißem Bart sei, den hat jeder überwunden, es gibt aber viel mehr solcher Vorurteile, die viel subtiler sind. Und in einem materialistischen Zeitalter wie dem unsrigen, wo die materielle Erkenntnis großartige Fortschritte hervorbringt, wo die spirituelle Erkenntnis demgegenüber aber praktisch verschwunden ist, da ist es notwendig, die spirituellen Grundbegriffe langsam und geduldig wieder zu lernen.

Einer dieser Grundbegriffe ist der Abgrund oder die Schwelle, die die sinnliche von der geistigen Welt trennen. Eine Zahl beispielsweise, die hier in der Sinnenwelt 265 heißt, die erscheint in der geistigen Welt als 562. Man gelangt zu Irrtümern über die Verhältnisse der geistigen Welt, wenn man nicht auf diese Übersetzung in die Spiegelschrift achtet. In der physischen Welt ist der Teil immer kleiner als das Ganze. Ein einzelnes Organ des Menschen, z. B. seine Leber, ist kleiner als der ganze Mensch. In der geistigen Welt gilt das Gegenteil: der Teil, z. B. die Leber, ist geistig betrachtet als Sphäre des Jupiter viel größer als der einzelne Mensch.[448] Und mit solchen Umkehrungen erfassen wir nur die allerersten und einfachsten Verhältnisse, die Wirklichkeit ist noch viel komplizierter.

Damit sind wir vorbereitet, zu verstehen, was es bedeutet, dass der barmherzige Samariter und der verlorene Sohn Erzählungen des Lukas sind, die auf der Erde, hier in unserem Leben spielen. Hier auf der Erde gilt das Ideal der Liebe, des Mitleides und der Barmherzigkeit. Mit dem vorigen Beispiel gesagt: hier auf der Erde gilt die Zahl 265. In der Zeit nach dem Tode während des Kamaloka ist es andersherum, hier heißt dasselbe 562, hier wird geprüft, was die Handlungen, die Empfindungen und Gedanken des Menschen wert waren. Deswegen ist die Kamaloka-Parabel des Lukas so streng und gesetzmäßig und erscheint uns lieblos und hart. Es wäre eben eine Sentimentalität, wenn wir nach dem Tode gleich Mitleid und Barmherzigkeit, wie wir sie auf der Erde üben, erwarten würden, weil dann die einzelne Seele des Menschen überhaupt nicht sich weiterentwickeln würde, sondern so wie sie ist mit allen ihren Unvollkommenheiten in der geistigen Welt bleiben würde. Tatsächlich ist dies auch die Absicht Luzifers,[449] der jedes Mal nach dem Tode versucht, die Menschenseele in der geistigen Welt mit all ihren Unvollkommenheiten zu behalten und – wenn ihm dies gelänge – sie in sein Reich zu führen. Der Christus in uns will aber, dass wir uns weiterentwickeln, dass wir wieder zur Erde zurückkehren, nachdem wir im Leben nach dem Tode genügend lange an der Götterreligion teilgenommen haben. Sodass wir erst nach vielen Verkörperungen – christlich gesprochen am jüngsten Tag – auch in der geistigen Welt die Liebe in Vollendung empfangen dürfen, die wir hier auf Erden Schritt für Schritt uns erübt haben.

Wenn wir also unser jetziges Erdenleben mit dem Leben nach dem Tode vergleichen, dann besteht im Sinne des Evangelisten Lukas ein Abgrund zwischen der Liebe und dem Mitleid, die hier auf Erden das Höchste sind, und andererseits dem Gesetz Vater Abrahams im Leben nach dem Tode, das so streng ist, dass Abraham selbst daran nichts ändern kann.

Die Krankheit und ihr gesundes Gegenbild

Dieselben Gegensätzlichkeiten finden wir auch diagnostisch am kranken Menschen wieder. Jede Krankheit hat nämlich ihr gesundes Gegenbild, genau in demselben Sinne wie irdische und geistige Welt zueinander spiegelbildlich sich verhalten. Um mit einem Beispiel zu beginnen: das Herz ist ein dauernd sich bewegendes Organ, der Herzstillstand ist eine so schwere Krankheit, dass sie gleichbedeutend mit dem Tod ist. Im Gehirn ist es genau andersherum, dort ist durch den Liquor cerebrospinalis, in dem das Gehirn schwimmt, und durch die knöcherne Schädelkapsel alles so eingerichtet, dass das Gehirn in größtmöglicher Ruhe arbeiten kann, dass also hier – um es mit dem Herzen zu sagen – der Gehirnstillstand gesund ist. Die Gehirnerschütterung (Commotio oder gar Contusio cerebri) andererseits, wenn also zu viel Bewegung das Gehirn ergreift, kann eine so schwere Krankheit sein, dass dadurch auch wieder das Leben erlischt. Eine solche phänomenologische Betrachtung hat den Vorteil, dass die Krankheit nicht bloß als abnorm bezeichnet wird, schließlich ist das sogenannte «Abnorme» ebenso ein Naturprozess wie das «Normale», sondern inhaltvoll und positiv so erkannt wird, dass der Ort gefunden wird, wo diese Krankheit gesund ist. Man kommt damit zu einem viel inhaltvolleren Begriff vom Menschen als einem Ganzen. Und wenn diese Betrachtungsweise einmal eine ausgebildete Wissenschaft sein wird, dann wird man jedes Organ als die Metamorphose eines anderen verstanden und jede Erkrankungsmöglichkeit im Prinzip inhaltvoll erklärt haben.

In diesem Sinne hat Rudolf Steiner die Migräne als Stoffwechselprozess an falscher Stelle und den Typhus abdominalis als Nervenprozess im Dünndarm oder das Auge als Organ-gewordene Entzündung und das Ohr als Organ-gewordene Krebserkrankung aufgefasst.[450] Wenn man das erstmals hört, klingt es grotesk. Es ist aber, richtig aufgefasst, der wissenschaftliche Versuch, die Krankheit inhaltvoll zu begreifen. Die Migräne hat bestimmte Inhalte wie anfallsartiges Auftreten, Übelkeit, Augenflimmern und Halbseitigkeit, die alle inhaltvoll verstanden werden können, wenn man sie als Prozesse auffasst, die im Stoffwechselgebiet gesund sind.

Ein solches Denken, die Krankheit in ihrem gesunden Gegenbild zu betrachten, ist dasselbe Denken, mit dem man den scheinbaren Widerspruch zwischen barmherzigem Samariter und reichem Mann und armem Lazarus verstehen kann. So wie zwischen diesen beiden Erzählungen des Lukas die Schwelle zur geistigen Welt zu denken ist, so auch ist es im Menschen zwischen jedem seiner Organe. Zwischen Gehirn und Herz liegt die Schwelle oder der Abgrund. Wenn der Mensch gesund bleiben soll, dann darf eben die Ruhe des Gehirns ihre Grenze nicht überschreiten und in das Herz nicht erkrankend eingreifen. Ebenso wenig darf der Prozess, der im Herzen gesund ist, sich verlagern und das Hirn erfassen.

In diesem Sinne ist zu verstehen: «Und immer wenn der Mensch etwas Krankes hat, so hat er eigentlich den Hüter der Schwelle in sich, nur in einer Art dämonischem Abbild.»[451]

Der Hüter der Schwelle und die Tiere

Wenn wir noch einmal den anderen Aspekt der Schwelle dazu nehmen, den Kafka als Verwandlung des Menschen in ein Ungeziefer beschrieb, dann wird der wissenschaftliche Wert solcher Gedanken sofort klar und das Wort vom «Dämonischen» verliert alles Irrationale oder Vorwissenschaftliche, das ihm anhaftet. Man kann leicht nachweisen, dass die Symptomatologie gewisser Vergiftungen bzw. Krankheiten eine Signatur aufweist, die wir im Tierreich vollendet wiederfinden. Wir haben dies am Beispiel der Atropinvergiftung, der Krötengifte (Digitaloide) und des Schlangengiftes nachgewiesen. Immer wieder haben wir in dieser Schrift den Satz verstehen können: «Jedes Tier, richtig angesehen, bedeutet eine Krankheit. Für das Tier ist die Krankheit sozusagen gesund.»[452] So erkennen wir, dass die Krankheit und der Hüter der Schwelle etwas gemeinsam haben: die Tiersignatur. Insofern ist die Krankheit die «physische [!] Imagination vom geistigen Leben».[453] Insofern sind die Wege zur Krankheitserkenntnis und die Wege zur Erkenntnis der geistigen Welt dieselben. Das ist gemeint mit «Mysterienmedizin». Und das Wesen der Mysterien war immer, Wissenschaft, Kunst und Religion zu verbinden, so wie dies auch in der anthroposophischen Medizin und in diesem Buch versucht wird.

Allopathie und Homöopathie in den Händen des Hüters der Schwelle

Oft wird den Anthroposophen vorgeworfen, die Anthroposophie sei «ein geschlossenes System». Man meint das in negativem Sinn und glaubt damit den Inbegriff einer «geschlossenen» Dogmatik anzuprangern. Ich weiß gar nicht, woher dieser Einwand eigentlich rührt. Die Anthroposophie ist sehr umfassend, aber geschlossen ist sie nicht. Man lese nur einmal die vierte Meditation in dem Buch «Ein Weg zur Selbsterkenntnis des Menschen»,[454] die die Überschrift trägt: «Der Meditierende versucht eine Vorstellung von dem ‹Hüter der Schwelle› zu bilden.» Hier findet der Leser auf etwa zehn Seiten die Anthroposophie als reine Selbstbetroffenheit, als derartig offen und unabgeschlossen, dass es ihn erschüttert. Der Schüler, welcher sich der geistigen Welt nähert, bemerkt, wie diese geistige Welt alles, was er bisher kennenlernen konnte, an Wert unendlich überstrahlt. Gleichzeitig merkt er, wie die übersinnliche Welt das, was man selber ist, überhaupt nicht gebrauchen kann. Peinlich, bedrückend, ja selbstvernichtend ist es, zu bemerken, wie die eigene Seele der geistigen Welt gegenüber nichts anderes als der verkörperte Irrtum ist. «Man empfindet seine Innerlichkeit schmerzvoll zurückgestoßen von allem, was man ersehnt. Dieser Schmerz, der auf einer Stufe der Seelenwanderschaft empfunden wird, überragt alles, was man an Schmerzen in der Sinnenwelt empfinden kann.»

In der Sinnenwelt – so müssen wir ergänzen – werden diese geistigen Schmerzen vom Hüter der Schwelle dauernd verhüllt. Und wenn wir durch eine Krankheit in der physischen Welt einen Schmerz empfinden, erleben wir ein Abbild der Schmerzen, die der Geistesschüler an der Schwelle erlebt.

Medizinisch gesprochen ist der Hüter der Schwelle eine große Wohltat, das große Arkanum gegen die Schmerzen, die wir dauernd erleiden müssten, wenn die geistige Welt uns immer offen vor dem geistigen Auge stünde. Er ist das Heilmittel, das wir zum Leben in der Sinnenwelt brauchen. Wenn wir aber zur geistigen Welt uns erheben, dann wird er zum starken Gift, das uns schmerzvoll den Abstand, den wir selbst von der geistigen Wirklichkeit haben, bewusst machen muss. Hier in der Sinnenwelt erleben wir die geistige Welt in potenzierter Form, je weiter wir vorwärts kommen, desto tiefer werden die Potenzen, bis wir dem Hüter der Schwelle als Urtinktur begegnen. Man sieht, dass die Simile-Regel – Ähnliches kann nur von Ähnlichem geheilt werden (Hahnemann), Gleiches kann nur von Gleichem erkannt werden (Empedokles), der Speer, der die Wunde schlug, muss sie auch heilen (Pindar und Euripides, später dann Richard Wagner)[455] – aus der Natur des Hüters der Schwelle abgelesen ist. Er ist es, der Heilmittel und Gift zugleich ist. Er sorgt dafür, dass wir die Sinnenwelt und die geistige Welt richtig unterscheiden: «Sie (die Seele) muss da eine Schwelle überschreiten, an der sie nicht den einen oder anderen wertvollen Besitz nur, an welcher sie das zurücklassen muss, was sie sich bisher selbst war. Sie muss sich sagen können, was dir bisher als deine stärkste Wahrheit zu gelten hatte, das muss nun jenseits der Schwelle zur übersinnlichen Welt dir als der stärkste Irrtum erscheinen können.» Der Hüter lehrt uns, dass wir «nicht nur lernen, in zwei Welten zu leben, sondern auch in beiden auf ganz verschiedene Art zu leben».[456] Jedem Arzt, der mit Potenzen umgeht, sind diese beiden Welten bekannt: Belladonna Urtinktur wirkt vergiftend, Belladonna D 6 wirkt als Heilmittel, etwa zwischen D 2 und D 4, je nach Patient verschieden, liegt die Schwelle zwischen beiden. Und diese Schwelle ist ein Abbild der großen Schwelle zwischen der sinnlichen und der geistigen Welt.

Das ist Therapie im Sinne des Lukas, dass er uns im barmherzigen Samariter und im verlorenen Sohn den Hüter der Schwelle als milden Wohltäter der Sinnenwelt darstellt, dass er ihn uns andererseits der geistigen Welt gegenüber als notwendiges Gift beschreibt, wenn er die Parabel vom reichen Mann und armen Lazarus erzählt.

17. Kapitel

Menschengeburt und Kreuzestod

Im Mittelalter sprach man vom Lesen im Buch der Natur und man meinte, dass das Buch der Offenbarung und das Buch der Natur einander ergänzen könnten. Heute empfinden wir die Bibel nicht mehr als gleichgewichtig, Religion ist zu einem Dogma oder zum bloßen persönlichen Glauben geworden. Als maßgebende Quelle des Geisteslebens, wo Fortschritte erzielt werden, gibt es nur noch die Naturwissenschaft, aber sie hat es längst vergessen, dass ihr die Natur ein Buch sein könnte. Es gilt heute als unwissenschaftlich, die Naturgebärde wie einen Buchstaben zu nehmen und etwas anderes als nur Wahrnehmungen in ihr zu suchen. Und doch kann man mit Goethes Methode, wenn sie durch Anthroposophie vertieft wird, das Buch der Natur wiederfinden, ohne dass etwas von der Wissenschaftlichkeit verloren geht. Das ist es ja, was wir in den vergangenen Kapiteln dieses Buches versucht haben. Und wenn wir dann dieses neu gewonnene Buch der Natur mit der alten Bibel vergleichen, dann stellen wir fest, dass das Buch der Offenbarung wieder da ist und verständnisvoll gelesen werden kann. Wir haben es durch das letzte Kapitel schon erkannt: die vergleichende Methode des Lukas und die vergleichende Methode Goethes sind ein und dieselbe. Durch das Tor der Naturformen hindurch können wir den Weg zum Christentum wiederfinden.

In diesem Sinne sollen nachfolgend die Vorgänge bei der Menschengeburt verglichen werden mit den Evangelienberichten über die Kreuzigung Jesu Christi. Die innere Rechtfertigung für diesen Vergleich ergibt sich durch die Christologie Rudolf Steiners. Um möglichst überschaubare und methodisch klare Verhältnisse zu schaffen, soll zunächst nur im Buch der Natur, dann damit vergleichend im Buch der Offenbarung gelesen werden und zuletzt erst die Christologie Rudolf Steiners zu Rate gezogen werden.

Aus dem Buch der Natur: die Menschengeburt

Bei den Säugetieren ist Geburtshilfe nicht nötig. Durch die waagrechte Stellung der Wirbelsäule ist der Beckenring entlastet und bietet kaum ein Hindernis. Noch beim Schimpansen ist das weibliche Becken so weit, dass der kindliche Kopf in jeder Etage frei drehbar ist. Nur beim Menschen finden wir die komplizierte und risikoreiche Geburtsmechanik mit Drehungen und Beugungen des Geburtsobjektes, weil durch den aufrechten

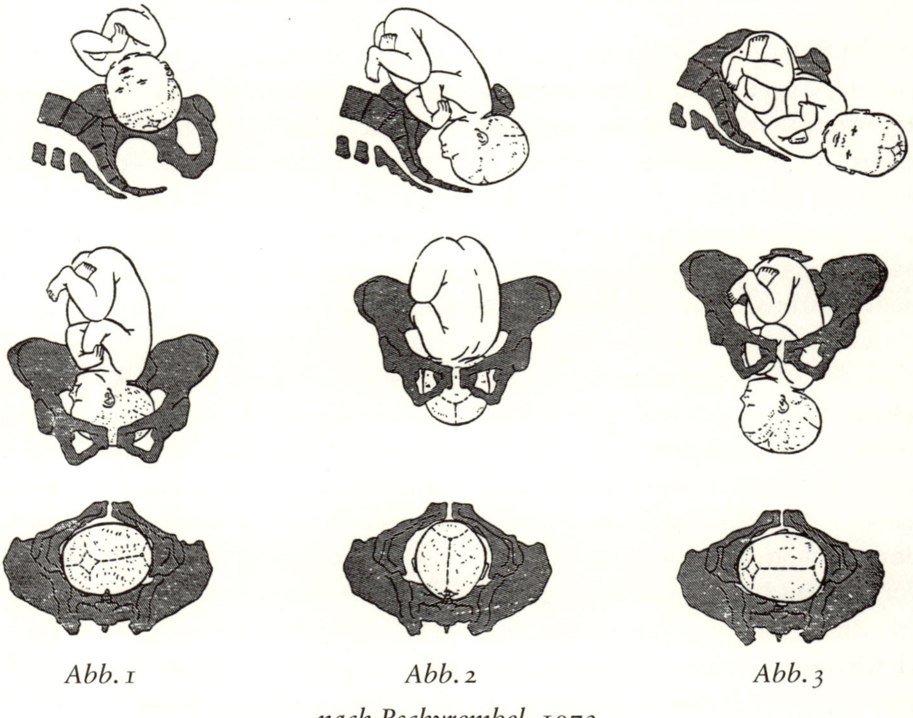

Abb. 1 *Abb. 2* *Abb. 3*

nach Pschyrembel, 1973

Gang der Beckenboden viel mehr belastet und deswegen enger und fester gefügt ist als bei den Tieren. Die nur für den Menschen erforderliche Geburtshilfe wird damit erklärlich.[457] Natürlicherweise ist die Geburtshilfe eine weibliche Angelegenheit und der entsprechende Beruf ist die Hebamme.

Die so komplizierten Vorgänge bei der Menschengeburt kommen dadurch zustande, dass der Kopf als vorangehender Teil des Kindes nicht rund, sondern oval geformt ist und auch der Beckeneingang und der Beckenausgang der Mutter jeweils eine ovale Hohlform bilden, in welche der kindliche Kopf sich einstellen muss. Im Einzelnen ergibt sich das Folgende. Der kindliche Kopf bildet von oben gesehen (bzw. aus dem Blickwinkel des Geburtskanals von vorne gesehen) eine längsovale Form. Senkrecht dazu ist die Schulterbreite des Kindes queroval. Der Beckeneingang der Mutter ist queroval, die Beckenmitte ist rund und der Beckenausgang ist längsoval. Zu Beginn der Geburt stellt sich der kindliche Schädel so ein, dass er quer im Queroval des Beckeneingangs steht (Abb. 1). In Beckenmitte dreht sich der Schädel, um dann im Längsoval des Beckenausgangs gerade zu stehen (Abb. 2). In diesem Moment erreicht die Schulterbreite das Queroval des Beckeneingangs. Wenn dann der Kopf geboren ist, dreht er sich noch einmal um 90 Grad zurück, weil die Schulterbreite des Kindes in Beckenmitte sich drehen muss, um dann im Beckenausgang geradestehend geboren zu werden (Abb. 3). Die Geburt des Kindes verläuft also dergestalt, dass die Form des Kindes wie ein Schlüssel in das Schloss des Geburtskanals passt und darüber hinaus durch dieses Schloss hindurchgedreht wird. Jede Abweichung, jede Verkantung in diesem Vorgang bedeutet eine geburtshilfliche Komplikation. Beispielsweise der hohe Geradstand, wenn der Kopf im Beckeneingang nicht quer, sondern gerade steht, ist eine geburtsunmögliche Lage, die nur operativ durch Kaiserschnitt beendet werden kann. Das Gleiche gilt für den tiefen Querstand. Damit sind allerdings nur die extremsten Abweichungen genannt.

Welche Form ist es nun, die Schloss und Schlüssel haben? Längsoval des Schädels und Queroval der Schulterbreite stehen aufeinander senkrecht, ihre größten Durchmesser bilden zueinander ein Kreuz. Queroval des Beckeneingangs und Längsoval des Beckenausgangs stehen ebenfalls aufeinander senkrecht, ihre größten Durchmesser bilden zueinander ein zweites Kreuz. Diese beiden Kreuze bleiben dem Menschen immer eingeschrieben, auch wenn die Geburt längst vorüber ist und auch dann, wenn eine Frau nie ein Kind zur Welt gebracht hat. Das eine liegt am oberen Pol des Menschen, plastisch ausgeformt und für jeden sichtbar: Längsoval des Kopfes und Queroval der Schulterbreite. Das andere liegt am unteren Pol des Leibes, verborgen als Hohlform eines gebogenen Höhlenganges: Queroval des Beckeneingangs und Längsoval des Beckenausgangs. Ein drittes Kreuz entsteht nur einmal während der Geburt eines Menschen eben dadurch, dass das Kind durch das Becken der Mutter sich hindurchdreht: erst steht der kindliche Kopf quer, dann dazu senkrecht gerade und dann wieder dazu senkrecht noch einmal quer (Abb. 1–3). Die beiden ersten Kreuze sind statisch bleibend, zueinander polar, das dritte Kreuz ist dynamisch bewegt und kommt dadurch zustande, dass die beiden ersteren durcheinander hindurch bewegt werden.

Was als Kraft diesen Bewegungen zugrunde liegt, sind die Wehen. Die Gebärmutter ist ein Hohlmuskel, der während der Schwangerschaft langsam wachsend immer größer sich ausdehnt. Bei der Geburt zieht sich dieser Hohlmuskel in rhythmischer Folge immer stärker zusammen, was wir als Wehen bezeichnen und wodurch der Geburtskanal zunächst eröffnet (Eröffnungswehen) und dann vom Kinde passiert wird (Presswehen). Nach der Geburt zieht sich die Gebärmutter wieder zusammen, sodass die Nachgeburt geboren werden kann. Die leergewordene Gebärmutter wird mit den Nachwehen kleiner und bildet sich nach einigen Wochen auf ihre ursprüngliche Größe zurück. Wehen können zu früh, zu spät, zu stark oder gar nicht einsetzen, sodass jeweils geburtshilflich eingegriffen werden muss.

Das Kind wächst in der schützenden Hülle des Fruchtwassers heran und es schwimmt während der Schwangerschaft in diesem Wasser. Die eigentliche Geburt beginnt dann, wenn regelmäßige Wehen einsetzen, oder dann, wenn die Fruchtblase springt. Die Fruchtblase zerreißt in der Nähe des Muttermundes, eine große Menge weißlicher Flüssigkeit durchfließt den Geburtskanal, durch den Wasserverlust tritt der Kopf des Kindes meistens gleichzeitig tiefer, die Presswehen beginnen oft gleichzeitig und die eigentliche Austreibungsphase setzt ein. Ab diesem Moment sind alle Beteiligten mit voller Aufmerksamkeit dabei, denn ab jetzt darf nichts schiefgehen, Naturgewalten wirken in einem Drama zusammen, das erst dann in einem ersten Schritt sich löst, wenn das Neugeborene zu schreien beginnt und aller vorherige Ernst und alle Anstrengung einer erleichterten Freude weichen. So wie das Fruchtwasser vorzeitig oder zu spät abfließen kann und mit diesem Wasser wesentliche Geburtskomplikationen verbunden sein können, so kann auch das Atmen des Kindes zu schwach oder gar nicht einsetzen, sodass hier sofort eingegriffen werden muss. Elementarisch gesprochen wird das Kind aus dem Wasser der Gebärmutterhülle in die Luft dieser Welt geboren, die es fortan atmet.

Diese Luft ist gleichzeitig voller Licht, oder genauer gesagt, es herrscht hier der regelmäßige Wechsel von Tag und Nacht, von Licht und Dunkelheit, während in der Gebärmutterhöhle fortwährende Finsternis ist.

Wenn nun das Neugeborene glücklich atmet, dann ist die Geburt noch nicht zu Ende. Jede erfahrene Hebamme wendet sich jetzt mit besonderer Sorgfalt wieder der Mutter zu, denn es ist die Nachgeburt zu erwarten. Ganz ähnlich wie zu Beginn der Geburt ein Schwall weißlichen Fruchtwassers den Geburtskanal durchfließt, sodass man dieses Wasser als eine Vorgeburt bezeichnen könnte, so verlässt jetzt plötzlich ein fast noch größerer Schwall von rotem Blut den Mutterschoß, mit dem zusammen meistens die Nachgeburt, nämlich die Plazenta geboren wird. Das abfließende Blut stammt von der normalen Lösungsblutung der Plazenta. Wiederum sind mit der Plazenta und ihrer zu frühen oder zu späten Lösung mancherlei Komplikationen möglich.

Zusammenfassend kommt es bei der Menschengeburt auf folgende Elemente an, die von der Hebamme und dem Geburtshelfer immer sorgfältig beachtet werden:

- der Geburtsweg mit seinem kreuzförmigen Schloss und Schlüssel
- die Kraft der Wehen
- die Wasserzeichen des Fruchtwassers
- die Luftzeichen des Neugeborenen-Atems
- die Blutzeichen der Nachgeburtsperiode

Rein medizinisch mag diese Wortwahl laienhaft anmuten, sachlich bezeichnet sie aber doch das Wesentliche.

Aus dem Buch der Offenbarung: der Kreuzestod

Im Evangelium des Johannes wird der Lanzenstich so beschrieben, dass Blut und Wasser aus Jesu Seite hervorkamen. Johannes betont dazu seine eigene Zeugenschaft und bekräftigt, dass er sich der Wahrheit dessen, was er sagt, voll bewusst ist, damit auch wir glauben: «Als sie aber zu Jesus kamen und sahen, dass er schon gestorben war, brachen sie ihm die Beine nicht; sondern der Kriegsknechte einer öffnete seine Seite mit einem Speer und alsbald ging Blut und Wasser heraus. Und der das gesehen hat, der hat es bezeugt, und sein Zeugnis ist wahr, und er weiß, dass er die Wahrheit sagt, damit auch ihr glaubet» (Joh 19). Es sei zunächst dahingestellt, unter welchen physiologischen Voraussetzungen Blut und Wasser aus Jesu Seite herauskamen, sicher ist, dass Johannes auf diesen Vorgang den größten Wert legte. Verglichen mit der Menschengeburt, wo ja der Mensch durch Wasser und Blut geboren wird, um zu atmen, bemerken wir: Christus hatte aufgehört zu atmen, und aus seiner Seite, also dort, wo er soeben noch geatmet hatte, kam durch den Lanzenstich Wasser und Blut heraus. Als dieses Blut und Wasser auf die Erde tropfte, geschah nach den Forschungen Rudolf Steiners der heiligste Moment der Erdentwicklung.

Nur der Evangelist Johannes beschreibt den Lanzenstich, die anderen drei Evangelisten schildern stattdessen, wie der Vorhang im Tempel zerriss «von obenan bis unten aus», und von diesem Zerreißen des Tempelvorhanges erzählt wiederum Johannes nichts. Es wird im Evangelium selbst gesagt, dass der Tempel ein Bild des Menschenleibes ist (Joh 2). Der Menschenleib ist der Tempel der Gottheit, er gehört nicht dem Menschen, sondern er ist ihm von Gott anvertraut. In der Sprache der menschlichen Geburtshilfe heißt das Zerreißen des Tempelvorhanges: das Kind durchbricht die schützenden, aber auch fesselnden Hüllen des Mutterschoßes, die Fruchthülle zerreißt, der Geburtsvorgang geht von den Eröffnungswehen in die Presswehen über, das Geburtsdrama beginnt. Das vorher unsichtbare Kind wird dadurch sichtbar. So auch beginnt mit dem Zerreißen des Tempelvorhanges ein neuer Weltentag: was vorher nur im Geheimen der Mysterien hinter verschlossenen Türen und Vorhängen geschehen durfte, wird nun vor aller Augen offenbar, wird äußere historische Tatsache.[458] Vom Standpunkt unseres Vergleiches können wir nun auch die Verschiedenheit der Evangelienberichte verstehen: Johannes beschreibt mit Wasser und Blut die bei der Geburt fließenden Elemente, die drei Synoptiker beschreiben den Blasensprung. Allen vieren gemeinsam ist es, dass sie eine Geburt beschreiben.

Im Evangelium selbst werden Erdbeben als Wehen bezeichnet: «... und es wird Hungersnot sein und Erdbeben hin und her. Das alles ist aber nur der Anfang der Wehen» (Matth 24,7–8). Während des Mysteriums von Golgatha geschah ein Erdbeben: «Und die Erde erbebte und die Felsen zerrissen und die Gräber taten sich auf und standen auf viele Leiber der Heiligen, die da schliefen ...» (Matth 27,52). Dieses Erdbeben kann man geburtsphysiologisch am besten mit den Wehen vergleichen, allerdings scheint dieser Zusammenhang vorerst nur phänomenologisch und nur in einer Hinsicht passend. Denn nicht der Jesusleib, aus dem Wasser und Blut hervorquollen, sondern die Erde ist es, die erbebte. Wir wollen zunächst noch weitere Bilder vergleichend zusammentragen und dann erst sie deuten.

Es war eine Finsternis über das ganze Land von der sechsten bis zur neunten Stunde (12–15 Uhr), um die neunte Stunde starb Jesus. Mit dem Tode Jesu wurde es also wieder Licht. Ganz entsprechend wird der Säugling aus der Finsternis des Leibes in das Licht dieser Welt geboren.

Immer wieder ist der Moment ein beglückendes Erlebnis, wenn das Neugeborene den ersten Schrei von sich gibt; alle Anspannung und Dramatik löst sich und befreiende Freude breitet sich aus. Tragisch und bedeutungsvoll spiegelbildlich heißt es in den Kreuzigungsberichten: «Aber Jesus schrie laut und verschied.»

Drei Kreuze standen auf Golgatha, wobei Jesus in der Mitte zwischen zwei Übeltätern am Kreuz hing. Auch in der Geburtshilfe sind bestimmte mechanische Bedingungen vorhanden, die mit diesen drei Kreuzen sich vergleichen lassen.

An zweien der Kreuze hingen Übeltäter, der eine war verstockt und machte Jesus Vorwürfe, der andere aber erkannte die eigene Schuld und die Unschuld Jesu, sodass Jesus zu ihm sagen kann: «Wahrlich ich sage dir, heute wirst du mit mir im Paradiese sein» (Luk 23,43). Man kann die beiden Kreuze, die jedem Menschen immer eingeschrieben sind, mit diesen beiden Menschen rechts und links von Jesus vergleichen. Das dritte Kreuz, das erst im Geburtsmoment entsteht, entspricht dem Christuskreuz auf Golgatha.

Geburtshilfe ist etwas typisch Menschliches, das in dieser Form im Tierreich nicht nötig ist. Auch beim Mysterium von Golgatha waren «geburtshilflich» tätige Menschen wirksam und anwesend. Zu ihnen gehörten Judas, Pilatus, Kaiphas und Longinus mit seiner Lanze ebenso wie Johannes und Jesu Mutter, seiner Mutter Schwester Maria (des Kleophas Weib) und Maria Magdalena, zuletzt auch Joseph von Arimathia. Besonders charakteristisch ist es, dass die ersten, die den neugeborenen Christusgeist als Auferstandenen erleben konnten, Frauen waren: Maria Magdalena, Johanna, Maria des Jakobus Mutter, Salome und die andere Maria. So wie auch beim Menschen die Geburtshilfe natürlicherweise eine weibliche Angelegenheit ist.

Zusammenfassend können wir die gezogenen Vergleiche noch einmal gegenüberstellen. Links denke man sich aufgeschlagen das Buch der Offenbarung und rechts denke man sich aufgeschlagen das Buch der Natur:

Das Buch der Offenbarung	*Das Buch der Natur*
Wasser und Blut	Fruchtwasser und Lösungsblutung
Vorhang des Tempels zerriss	Blasensprung
Erdbeben	Wehen
Die Sonne verlor ihren Schein	Erblickt das Licht der Welt
Schrie laut und verschied	Schreit laut und lebt
Drei Kreuze auf Golgatha	Drei Kreuze der Geburtsmechanik
Die Frauen am Kreuz und am Grabe	Geburtshilfe typisch menschlich bzw. weiblich

Was eine frühere Epoche aus der Heiligen Schrift noch gewinnen konnte, muss heute und in der Zukunft immer mehr im Buch der Natur gelesen werden. Auf diesem Weg wird die Bibel nicht etwa verloren gehen, sondern im Gegenteil sie wird überhaupt erst wieder verstanden und geschätzt werden.

Man sieht ja jetzt, aus welchem Geiste heraus die Evangelisten geschrieben haben. Nicht aus irgendeiner «mythenbildenden Phantasie», sondern – um es bewusst philiströs zu sagen – sie haben im Falle der Kreuzigungsberichte mit einer exakten geburtshilflich-medizinischen Professionalität geschrieben, die sehr erstaunlich ist. Oder, um es spiritueller zu sagen, sie kannten die Weisheit, die den menschlichen Leib gestaltet: «So sind die Evangelien Schriftwerke, welche aus der Weisheit stammen, die den Menschen gestaltet. Der Mensch ist Offenbarung des Geistes durch seinen Leib; die Evangelien sind solche Offenbarung durch die Schrift.»[459]

Wir sind hier an einer ähnlichen Stelle unseres Buches wie am Anfang bei der Belladonna. Wenn man nur eine einzige Krankheit und ein einziges Arznei- oder Vergiftungsbild so verstanden hat wie die Belladonna, dann werden einem alle anderen Krankheiten und Arzneien zu etwas ganz anderem. Denn man weiß, auch diese anderen werden noch ganz anders verstanden werden. Und so ist es jetzt auch hier. Hat man nur eine einzige Stelle der Bibel so verstanden, dass sie ihre naturwissenschaftlich exakte

Seite offenbart, dass also Religion zur Wissenschaft wird, dann verwandelt sich die Heilige Schrift vollständig. Dann weiß man: auch die anderen Stellen der Bibel werden ebenso wissenschaftlich exakt erkannt werden. Solche Gedanken sind wie das «geheime Wort», von dem Novalis sagte:

«Dann fliegt vor **einem** geheimen Wort
Das ganze verkehrte Wesen fort»[460]

Die Christologie Rudolf Steiners

Die hier geführten Vergleiche beleuchten eine bestimmte Stelle aus der anthroposophischen Christologie. Rudolf Steiner vergleicht den Lebenslauf des Menschen direkt mit dem Leben des Christus: «Gehen wir einmal, um zu einiger Klarheit zu kommen, aus von demjenigen, was man gewöhnlich nennt die Johannestaufe im Jordan. Sie stellt sich im Fünften Evangelium dar in Bezug auf das Erdenleben des Christus wie eine Empfängnis beim Menschen. Das Leben des Christus von da ab bis zum Mysterium von Golgatha verstehen wir, wenn wir es vergleichen mit demjenigen Leben, das der Menschenkeim im Leibe der Mutter durchmacht. Es ist also gewissermaßen ein Keimesleben der Christuswesenheit, das diese Wesenheit durchmacht von der Johannestaufe bis zum Mysterium von Golgatha. Das Mysterium von Golgatha selber müssen wir verstehen als die irdische Geburt, also den Tod des Jesus als die irdische Geburt des Christus. Und sein eigentliches Erdenleben müssen wir suchen nach dem Mysterium von Golgatha ...»[461] Die 40 Tage bis Himmelfahrt entsprechen dem Erdenleben des Menschen und die Himmelfahrt ist der dem Menschentod vergleichbare Erdenabschied der Christuswesenheit. Wenn man es graphisch darstellen will, ergibt sich:

Christusleben:	Jordan	M. v. G.	Himmelfahrt
	3 1/3 Jahre	40 Tage	
	9 Monate	70 Jahre	
Menschenleben:	Empfängnis	Geburt	Tod

Es ist dadurch erklärlich, warum die Evangelienberichte über den Kreuzestod den physiologischen Vorgängen bei der Menschengeburt so ähnlich sind. Und die weiteren Überschneidungen des Menschenlebens mit dem Christusleben (Empfängnis und Jordantaufe bzw. Tod und Himmelfahrt) können ebenso wie die ganz verschiedenen Zeiträume des Menschen- und des Christuslebens weiteren Forschungen vorbehalten bleiben.

18. Kapitel

Die Dreigliederung im Lukas-Evangelium

Das Antlitz des Menschen

Die Konstitution eines Patienten, seine Gesten, seine Redeweise und seine Stimme verbinden sich zu einem Ganzen dadurch, dass wir sein Gesicht anschauen. Man sieht dort sehr viel. Zunächst natürlich medizinisch fachlich. Aber dabei bleibt es nicht. Leonardo da Vinci sagte: «das Auge ist das Fenster der Seele»[462], und in gesteigertem Maße gilt dies für das Antlitz als Ganzem. Andererseits merkt man im selben Moment, dass man gar nicht alles erfassen kann, dass die eigene Erkenntnisbegrenztheit nie so deutlich sich einem aufdrängt, als wenn ein Mensch, eine Individualität in ihrer Einzigartigkeit vor einem sitzt.

Deswegen ist es eine Hilfe, wenn wir die typische Gliederung des menschlichen Gesichts einmal genauer betrachten und ganz bewusst nicht alles, sondern nur einen bestimmten Aspekt herausgreifen. Der Kopf schließt sich nach oben und hinten vollständig ab, nur nach unten zum Hals hin öffnet er sich auf eine Weise, die man von außen nicht sehen kann. Anders ist es im Gesicht. Hier öffnen sich in schöner Ordnung verschiedene Bereiche der Umgebung: Augen, Nase, Ohren und der Mund, andere Partien wiederum wie Stirne, Wangen, Kinn und Hals schließen sich von der Umwelt ab. Schauen wir uns einmal die sich öffnenden Bereiche genauer an. Die Augen öffnen sich dem Licht, die Nase und die Ohren öffnen sich der Luft, und der Mund ist dazu geeignet, feste und flüssige Nahrung aufzunehmen.

Wenn wir das Gesicht mit dem ganzen Menschen vergleichen, so ergibt sich: die Augen als fast vollendete Kugeln wiederholen den Kopf des ganzen Menschen, Nasen und Nasennebenhöhlen entsprechen den Lungen und der Mund entspricht dem Stoffwechselpol des Menschen. Bereits Goethe hat den Unterkiefer als 3. Gliedmaße bezeichnet. Wenn man diese Dreigliederung allerdings mit den vier Elementen Erde, Wasser, Luft und Licht (oder Wärme) vergleicht, dann fällt auf, dass die Luft mit Nase und Nasennebenhöhlen im Kopf einen großen eigenen Raum einnimmt, dass aber die Flüssigkeit, die im mittleren Menschen mit dem Herzen zentral vertreten ist, im Gesichtsschädel gewissermaßen fehlt. Irgendwo im Bereich der Nase müsste ein Ort sein, der dem Herzen entspricht, er ist aber nicht da. Wir sehen dort stattdessen überall nur die Lunge repräsentiert. Erst wenn wir den Gesichtsschädel nach rückwärts verlassen – diesen Gedanken verdanke ich Georg Soldner – und den Liquorkreislauf des Gehirnschädels uns klarmachen, finden wir, was wir gesucht haben. Das Überwiegen des Luftelementes im Gesicht ist nur die andere Seite dessen, dass um das Gehirn herum das Wasser überwiegt. Der Gesichtsschädel und der Gehirnschädel verhalten sich verglichen mit dem mittleren Menschen wie Lunge und Herz. Und wenn wir jetzt zum Gesicht zurückkehren und dort noch tiefer steigen bis zum Mund, dann sehen wir, dass er mit seinen Zähnen, der Zunge und dem Kauen ganz für das Feste ausgestattet ist. Das Trinken dagegen wird mehr oder weniger ohne Besonderheiten und wie von selbst besorgt. So kommt die merkwürdige Gliederung der drei Öffnungsbereiche im Gesicht zustande:

Augen	Licht
Nase	Luft
Mund	Erde

Wenn man auf diese Gliederung einmal aufmerksam geworden ist, findet man sie an vielen Stellen wieder. In den Mysteriendramen Rudolf Steiners gibt es ein Lied für Kinder, in dem Licht, Luft und Erde wie die allmählichen Verkörperungsschritte der Kindesseele angesprochen werden:

Der Sonne Licht durchflutet
Des Raumes Weiten,
Der Vögel Singen durchhallet
Der Luft Gefilde,
Der Pflanzen Segen entkeimet
Dem Erdenwesen,
Und Menschenseelen erheben
In Dankgefühlen
Sich zu den Geistern der Welt.[463]

Nach und nach merken wir, wie diese Ordnung nach Erde, Luft und Licht mit den wachsenden und keimenden Kräften etwas zu tun hat.

Die Frühlingserde und die aufrechte Pflanze im Menschen

Wir staunten schon darüber, welch großen und zentralen Anteil das Luftelement im Gesichtsschädel des Menschen einnimmt, wenn man die Nase anschaut, die Nasennebenhöhlen sich dazu denkt und dann in gleicher Höhe die Ohrorganisation des Menschen betrachtet, die außen als Ohrmuschel erscheint und innen das Tönende, das in der Luft verzaubert ist, enträtseln kann. Noch größer wird dieser Bereich, wenn wir den sprechenden Menschen betrachten, wo die Luft auch noch den Mund durchfließt.

In ähnlicher Weise staunen wir im Frühling, wenn die Blätter aus den Zweigen ausschlagen. Weil sie aus dem Holz herauswachsen, kann man leicht denken, sie würden von dort auch ihre Substanz beziehen. Das stimmt aber nicht. Der ganze Blätter- und Wachstumssegen des Frühlings stammt in Wirklichkeit aus dem Kohlenstoff, nämlich der Kohlensäure der Luft, und das Licht ist es, welches dieses Wunder zustande bringt. Die wachsende Pflanzennatur verdankt ihr Dasein der Luft. Dazu kommt als Zweites das Licht von oben. Als Drittes tritt von unten die Erde hinzu, die die Pflanzen mit Salzen und mit Wasser versorgt. Die keimende, wachsende Frühlingsnatur kommt durch Erde, Luft und Licht zustande. Das wird auch in dem Tischgebet Rudolf Steiners ausgesprochen:

Es keimen die Pflanzen in der Erdennacht
Es sprossen die Kräuter durch der Luft Gewalt
Es reifen die Früchte durch der Sonne Macht

So keimet die Seele in des Herzens Schrein
So sprosset des Geistes Macht im Licht der Welt
So reifet des Menschen Kraft in Gottes Schein.[464]

Und wenn wir uns von der Natur wieder zurück zum Menschen wenden und ihm ins Antlitz schauen, erscheint uns in dieser inneren Identität von dreigliedriger Pflanze und dreigliedrigem Gesicht nicht wie sonst im ganzen Menschen die umgekehrte, sondern die aufrechte Pflanze: im Mundbereich, wo wir das Feste zerkleinern und es verflüssigen müssen, ist der Wurzelpol, im Nasenbereich atmen die Blätter dieser Pflanze und schließlich in den Augen hat diese Blume ihren Blüten- und Lichtpol. Das ist das, was die Alten Sal, Merkur und Sulfur nannten und was wir als heilende drei Prinzipien wiedergewinnen müssen. Als man im Mittelalter von Sal, Merkur und Sulfur sprach, war die Photosynthese noch nicht bekannt, jetzt, wo sie durch die moderne Forschung entdeckt worden ist, kann man eigentlich viel plausibler einsehen, dass Wurzel, Blatt und Blüte grundverschieden sind und gerade dadurch dem Ganzen der Pflanze dienen. So ist Rudolf Steiners Wiederentdeckung dieser tria principia[465] eine Forderung der modernen naturwissenschaftlichen Biologie, wenn sie sich nur selbst recht versteht.

Der Erzengel Raphael im Frühling

Dass der Erzengel Raphael mit der Heilkunst etwas zu tun hat, geht aus der Bibel hervor, wo er im Buch Tobias eine ausführliche und komplizierte Heilung des blinden Vaters berät und leitet. In der Anthroposophie ist Raphael der Erzengel des Frühlings und der Heilung[466], wie wir es im Kapitel über Colchicum schon kennengelernt haben. In den gemäßigten Zonen gibt es keinen größeren Unterschied der Jahreszeiten als zwischen Winter und Frühling. Das Starre, Tote und Kalte muss der Bewegung, dem Leben und der Wärme, die Trauer und Depression müssen der Hoffnung und Ermutigung weichen, so wie es Ludwig Uhland besungen hat:

Frühlingsglaube

Die linden Lüfte sind erwacht,
Sie säuseln und weben Tag und Nacht,
Sie schaffen an allen Enden.
O frischer Duft, o neuer Klang!
Nun, armes Herze, sei nicht bang!
Nun muss sich alles, alles wenden.

Die Welt wird schöner mit jedem Tag,
Man weiß nicht, was noch werden mag.
Das Blühen will nicht enden.
Es blüht das fernste, tiefste Tal:
Nun, armes Herz, vergiss der Qual!
Nun muss sich alles, alles wenden.[467]

Wenn auch ein überlegener Weltmensch solche Worte als naiv empfinden mag, so sind sie doch demjenigen, der krank ist, ein Labsal. Er empfindet in Ton und Stimmung, in Luft und Hoffnung neuen Lebensmut. Und das ist der Frühling in jeder Heilung.

Auch bei Raphael ist es so, dass Luft und Atmung eine besondere Rolle spielen. Raphael, gestützt auf den Merkurstab, wirkt im menschlichen Atmungssystem: «Denn es gibt ein großes Geheimnis: Alle heilenden Kräfte liegen nämlich ursprünglich im menschlichen Atmungssystem.»[468] In der anthroposophischen Medizin lernen wir, dass Phosphor und Sulfur und ähnliche Substanzen auf die Einatmung wirken, Kalk und andere Salze wirken auf die Ausatmung. Merkur und die Metalle wirken ausgleichend zwischen Einatmung und Ausatmung.

Als Rudolf Steiner bei der Begründung der Medizinischen Sektion die medizinischen Mysterien in einem ersten Keim erneuerte, da nannte er dies die Erneuerung der Raphael- oder Merkurmysterien. Dabei gab er im September 1924 einigen ausgewählten Ärztinnen und Ärzten um Ita Wegman einen Spruch, den wir im Kapitel über die medizinischen Mantren schon kennengelernt haben.[469] In diesem Spruch werden die heilenden Kräfte wiederum nach Erde, Luft und Licht angesprochen. Wir zitieren die diesbezüglichen Zeilen:

«… Dass schaffend in Heilern werde
Was in Klüftetiefen
Was im Lüftewehen
Was im Lichterstrahlen
Die Erdenübel bannet …»[470]

Und so wie wir die Pflanze in das Antlitz des Menschen hineindenken können, so können wir denselben Vorgang auch umkehren. Wir schauen in die keimende, vom Erzengel Raphael gestaltete Frühlingsnatur, wie sie nach Erde, Luft und Licht geordnet ist, und erleben ein makrokosmisches Antlitz. Die Erde wird uns zu seinem Mund und die Luft zum schaffenden Wort dieses großen Gesichtes, das Licht aber wird uns zu seinen Augen. Es ist das Antlitz des Erlösers, den wir in der sprossenden Frühlingsnatur empfinden: «Der Weltenheiland wird gefühlt.»[471]

Die tria principia im Lukas-Evangelium

Es gibt in den vier Evangelien sieben Schmerzensworte, die der Erlöser am Kreuz gesprochen hat. Jedes in seiner Art ist einzigartig. Markus und Matthäus berichten jeweils dasselbe Wort, Lukas überliefert drei weitere und Johannes vollendet diesen Organismus mit den letzten drei Sätzen zur Siebenzahl. Es ist, wie wenn das Innerste eines Evangeliums in diesen Worten nach außen träte. Alles, was wir bisher über das Lukas-Evangelium erkennen konnten, ist in seinen drei Schmerzensworten enthalten.

Das erste Wort bei Lukas lautet: «Vater, vergib ihnen, denn sie wissen nicht, was sie tun.» Mit diesem Satz bittet Christus für die Menschen, die unter ihm am Kreuz gegen ihn gehandelt haben. Das Mitleiden, das Vergeben und Verzeihen, wie sie uns durch den barmherzigen Samariter und die Erzählung vom verlorenen Sohn nahegebracht worden sind, kommt hier noch einmal zu einem erschütternden Ausdruck.

Was mit diesem ersten Schmerzenswort gemeint ist, sei noch einmal von einer anderen Seite beleuchtet. In der Pädagogischen Provinz von «Wilhelm Meisters Wanderjahren» üben die Knaben drei Ehrfurchten. Die Art und Weise, wie Goethe die dritte dieser Ehrfurchten, die «Ehrfurcht vor dem, was unter uns ist», beschreibt, weist ihn als tiefen Kenner des wahren Christentums aus: «Nun ist aber von der dritten Religion zu sprechen, gegründet auf die Ehrfurcht vor dem, was unter uns ist; wir nennen sie die christliche, weil sich in ihr eine solche Sinnesart am meisten offenbart; es ist ein Letztes, wozu die Menschheit gelangen konnte und musste. Aber was gehörte dazu, die Erde nicht allein unter sich liegen zu lassen und sich auf einen höheren Geburtsort zu berufen, sondern auch Niedrigkeit und Armut, Spott und Verachtung, Schmach und Elend, Leiden und Tod als göttlich anzuerkennen, ja Sünde selbst und Verbrechen nicht als Hindernisse, sondern als Fördernisse des Heiligen zu verehren und lieb zu gewinnen. Hiervon finden sich freilich Spuren durch alle Zeiten, aber Spur ist nicht Ziel, und da dieses einmal erreicht ist, so kann die Menschheit nicht wieder zurück, und man darf sagen, dass die christliche Religion, da sie einmal erschienen ist, nicht wieder verschwinden kann, da sie sich einmal göttlich verkörpert hat, nicht wieder aufgelöst werden mag.»[472]

Von Christus aus gesehen lebt in dieser Hinwendung zum Menschen ein bestimmter Wille, der sich schon in seiner Inkarnation als Mensch geäußert hat und jetzt als Wille zum Tod seinen Höhepunkt findet: es ist der Wille zur Erde. Das ist medizinisch gesprochen der Salzprozess.

Das zweite Schmerzenswort bei Lukas lautet: «Wahrlich, heute noch wirst du mit mir im Paradiese sein.» Es wird hier ein Zwiegespräch zwischen Christus und den beiden mit ihm gekreuzigten Schächern überliefert, das im ganzen Zusammenhang so sich anhört:

«Einer der gehenkten Verbrecher lästerte ihn und sprach: Bist du nicht der Christus? So rette doch dich und uns! Da erwiderte ihm der andere vorwurfsvoll: Bist du denn ganz ohne Ehrfurcht vor Gott? Du bist wie ich verurteilt, und wir sind es mit Recht; denn uns wird zuteil, was wir uns durch unsere Taten zugezogen haben: dieser aber hat kein Unrecht begangen. Und er fuhr fort: Herr, gedenke meiner, wenn du in dein Reich eingehst! Und Jesus sprach zu ihm: Ja, ich sage dir, heute noch wirst du mit mir im Paradiese sein» (Luk 23,39–43, übers. Emil Bock).

Mit diesem Wort sind wir in einer ganz anderen Region als vorhin, wo allen Menschen vergeben worden ist. Jetzt ist es ähnlich wie bei dem reichen Mann und armen Lazarus im Leben nach dem Tode, jetzt wird geprüft, was die Worte und die Taten des einzelnen Menschen wert waren. Und der vergleichende Stil des Lukas, den wir wie ein rhythmisches Atmen durch sein Evangelium sich hindurchziehen sahen – Elisabeth und Maria, Simeon und Hannah, Johannes der Täufer und der Jesusknabe, Martha und Maria, der Priester und der Levit im Verhältnis zum barmherzigen Samariter, der verlorene und der gerechte Sohn, das Gespräch der beiden Jünger zu Emmaus –, hier beim zweiten Schmerzenswort findet diese vergleichende Methode ihr Urbild: Christus zwischen den beiden Übeltätern, zwischen dem einen, der sich besinnt, und dem anderen, der verstockt bleibt. Christus als die heilende Atemmitte zwischen Gesundwerden und Krankbleiben. Christus als der wahre Merkur.

Im dritten Schmerzenswort wendet sich Christus wiederum an den Vater, dieses Mal aber nicht wie beim ersten Mal um der Menschen willen, sondern um sein Sterben in ein Verhältnis zum Vater zu bringen: «Vater, in deine Hände befehle ich meinen Geist.» Christus spricht diese Worte nach oben, wo der Vater im Himmel ist. Im Johannes-Evangelium wird ausführlich dargetan, wie Christus vom Vater ausgegangen und von ihm auf die Erde gesandt worden ist, um sterbend dann wieder zum Vater zurück zu gehen. Weil er dabei durch den Tod ging, kam er als Verwandelter beim Vater wieder an, nicht als derselbe, als der er vom Vater ausgegangen war. Das physische Licht, das vatergöttlich von der Sonne scheint, und das Auferstehungslicht, das von Christus strahlt, sie werden eines Tages dasselbe sein. Das meinten die ersten Christen, wenn sie von Christus als dem wahren Lichtträger, wenn sie von «Christus verus phosphorus»[473] sprachen.

Die drei Schmerzensworte des Lukas-Evangeliums, die nach unten, auf gleicher Höhe in der Mitte und nach oben gesprochen werden, sind nach Erde, Luft und Licht oder Sal, Merkur und Sulfur geordnet.

15. Fall: Phosphor bei Prostatitis

Im Mai 2005 kam ein 35-jähriger Mann zu mir. Vor einem Jahr hatte er eine Nebenhodenentzündung und einige Monate später eine Prostatitis gehabt, die nach weiteren 2 Monaten sich wiederholte. Jede dieser Krankheitsphasen wurde bei einem der renommiertesten Urologen von München testgerecht nach den Ergebnissen der bakteriologischen Untersuchung des Urethralabstriches und des Prostataexprimates mit Antibiotika behandelt. Seit September 2004 hatte der Patient Dauerbeschwerden, obwohl zwei weitere Rezidive bei demselben Urologen ebenso professionell behandelt worden waren. Die Diagnose lautete: Anaerobier-Prostatitis. Der Patient fühlte stechende Schmerzen im Unterbauch und einen deutlichen Druckschmerz in der Genitalregion. Seit April 2005 nahm er jetzt schon 2 Antibiotika in Folge, zuerst Arilin (Metronidazol) und dann – noch während der ersten Konsultation bei mir – Tarivid (Ofloxacin), alles wiederum schulmedizinisch korrekt nach den neuesten Testergebnissen. Der Patient war verzweifelt, die Beschwerden wurden nicht besser, dauernd musste er an sie denken, zudem hatte er den Eindruck, dass die Antibiotika depressiv machen.

Meine Verordnungen waren:

1. *Das Organpräparat Prostata D 30 täglich s. c. gespritzt. Organpräparate aus dem tierischen Organismus wirken auf den Ätherleib des Patienten.*[474] *Das ist keine tief greifende Wirkung, aber gerade in chronischen oder verzweifelten Fällen sehr hilfreich, weil dem Patienten dadurch die Empfindung vermittelt wird: «es geht in die richtige Richtung» – «ich werde wieder gesund werden».*

2. *Pulsatilla D 4, tägl. s. c. als Spritze und 6 x 5 Globuli oral, u. U. stdl. 5 Globuli, je nach Beschwerden. Das hatte ich von meinem homöopathischen Lehrer Martin Stübler (1915 – 1989) gelernt*[475], *dass die männlichen Organe Hoden, Nebenhoden und Prostata eine Beziehung zu Pulsatilla haben. Pulsatilla ist ansonsten als Jungmädchenmittel bekannt und auch etwas abetikettiert. Pulsatilla schien mir zu dem sensiblen Wesen meines Patienten, der eine feingliedrige Konstitution hatte (Größe 170 cm, Gewicht 60 kg), gut zu passen.*
3. *Als Hauptmittel Phosphor D 6, 3 x 5 Tr. pro Tag. Ich machte vorsichtshalber darauf aufmerksam, dass man die Dosis eventuell reduzieren müsse, wenn der Schlaf schlecht oder unruhig werden sollte. Phosphor ist ein Mittel gegen die Entzündung eines jeden Organs. Bei der Prostataentzündung ist aber Phosphor in besonderer Weise angezeigt. Entwicklungsgeschichtlich entspricht der Prostatamittellappen des Mannes dem Uterus der Frau. Und nach den Forschungen R. Steiners hat der Phosphor eine innere Verwandtschaft zur Gebärmutter. Als erste Annäherung kann uns die Gebärmutter als Fruchtbecher besonders auf diese Region verweisen, wo der Mensch als umgekehrte Pflanze den Phosphorpol entwickelt. Im Einzelnen erklärt R. Steiner die hier vorliegenden Verhältnisse so, dass der Uterusmuskel – man denke an die durch den Phosphor vermittelte reversible Proteinphosphorylierung im Muskelstoffwechsel – während der Schwangerschaft eine heilende Wirkung hat gegen die Rachitistendenz des in utero heranwachsenden Kindes. Der Phosphorprozess im Uterus hat eine ähnliche Wirkung auf das heranwachsende Kind, wie es die Sonnenstrahlen nach der Geburt haben: «Der Uterus ist zu gleicher Zeit ein fortwährender Arzt gegen die Rachitis, indem er Kräfte in sich enthält, die im Organismus von derselben Art sind wie die Kräfte, die in der äußeren Natur in der Mineralsubstanz Phosphor oder in Phosphorverbindungen vorhanden sind.»*[476]

Jeder Arzt weiß, wie schwierig oder manchmal fast unmöglich eine chronische Prostatitis zu behandeln ist. Diese Krankheit hat einen Eigenwillen oder ein Eigenleben, an das man nicht herankommt, ganz ähnlich wie der Embryo physiologischerweise im Körper der Mutter ein Eigenleben entfaltet. Diesem Eigenleben ist der Uterus der Mutter gewachsen. Dieselben Kräfte im übertragenen Sinn können wir therapeutisch mit dem Phosphor handhaben.

4. *Argentum metallicum praeparatum D 30, das als Spritze zusammen mit Prostata D 30 und Pulsatilla D 4 täglich s. c. gegeben wurde. Argentum umfasst die Fortpflanzungs- und Ausscheidungsvorgänge.*[477]

Der Verlauf gestaltete sich folgendermaßen:

10.5.05 (4 Tage nach der ersten Verordnung): Schmerzen lassen nach, geht besser, mit dem Spritzen kommt er zurecht, Antibiotikum vor 2 Tagen abgesetzt.

24.5.05 (18 Tage nach der ersten Verordnung): immer besser, nur noch nachmittags Zwicken im Unterbauch, Patient ist hochzufrieden.

31.5.05: weiter besser, was die ursprünglichen Beschwerden anbelangt, aber seit einigen Tagen sehr müde, fast depressiv, schläft nachts 11 Stunden, danach aber nicht fit. Ich frage: «Fühlen Sie sich weinerlich?» Patient: «Ja, auffallend.» Also war klar, dass er in das Arzneimittelbild von Pulsatilla geraten war. Pulsatilla D 4 hätte eben schon nach etwa 8 – 14 Tagen, als die Besserung sich stabilisierte, in sanfterer Dosierung, z. B. in D 6 oder D 12 oder zumindest seltener gegeben werden müssen. Pulsatilla wird also sofort abgesetzt, sowohl oral als auch als Spritze.

3.6.05: schon nach 1 Tag Pulsatilla-Pause waren Depressionsgefühl und Weinerlichkeit «wie weggeblasen». In der Blasenregion besteht ein Restharngefühl. Der Stuhl ist flüssiger als gewohnt. Zusätzlich Nomon (Kürbissamen) 1 x 1 Kps.

6.6.05: Patient war parallel weiter beim Urologen, der jetzt neuerdings Staphylococcen und Pilze im Urethralabstrich gezüchtet und für 15 Tage Cephoral (Cefixim) und Mycospor (Bifonazol) verordnet hatte. Von den Beschwerden her war der Patient äußerst zufrieden, aber er fragte sich, was die Anwesenheit der Bakterien und Pilze bedeutet und ob sie nicht doch beseitigt werden müssten. Langes Gespräch über Bakterien und Pilze, über primäre und sekundäre Krankheitsursachen und über die Wirkungsweise von homöopathisch-anthroposophischen Medikamenten. Der Patient entschloss sich, die Verordnung des Urologen vorerst nicht zu befolgen, löste das Rezept aber doch ein, weil er in Kürze im weiter entfernten und fremdsprachigen Ausland beruflich tätig sein musste und so lange für alle Fälle gerüstet sein wollte.

14.6.05: Auslandseinsatz gut bewältigt, Antibiotika nicht gebraucht. Letzte Woche zwei ganze Tage lang gar nichts gespürt, «das war seit Monaten nicht mehr der Fall». Therapie derzeit: Phosphor D 6, 3 x

5 Tr., Prostata D 30 und Argentum D 30 s. c. etwa jeden 2. Tag. Seit 1 Woche 3 – 4 durchfällige Stühle pro Tag. Ich vermutete, dass die Durchfälle ein Phosphorsymptom sind (sie sind typischerweise schmerzlos und stören kaum), was dann durch Medikamentenpause und anschließend schwächere Dosierung sich bestätigte. Der Patient lernte dann je nach Beschwerden die Dosierung selbst zu handhaben, und seit August 2005 brauchte das Problem zwischen uns nicht weiter besprochen zu werden. Nachbeobachtung bis 2010.

Dieselbe Behandlung der Prostatitis mit Phosphor D 6, Pulsatilla D 4 oder D 6 und Prostata D 30 hat mittlerweile in vier weiteren Fällen ebenso prompt geholfen.

Die drei Synoptiker und ihre Traditionen

Man weiß heute durch die Schriftrollen-Funde von Qumran (1947) und Nag Hammadi (1945), dass das Matthäus-Evangelium einer essenischen Tradition entstammt und ursprünglich in Hebräisch geschrieben wurde. Die Licht-Finsternis-Lehre des Matthäus verrät einen iranischen Einfluss. Die drei Magier aus dem Morgenland kommen ja nur bei Matthäus vor. Das Markus-Evangelium wurde in Alexandrien geschrieben, Markus war ein Schüler des Paulus, sein Evangelium fußt auf der gnostisch-alexandrinischen Tradition. Das in Nag Hammadi gefundene Thomas-Evangelium schließlich, das in vielen Erzählungen den Krischna- und Buddhaerzählungen ähnelt, kehrt im Lukas-Evangelium wieder. Lukas war hochgebildeter Arzt, der den griechisch-orientalisch-buddhistischen Strom zur Geltung bringt.

Das ergibt sich aus dem Buch von Andrew Welburn «Am Ursprung des Christentums»[478], der die neuen internationalen Forschungen, die sich aufgrund der Qumran- und Nag-Hammadi-Funde ergeben haben, mit den Forschungsresultaten Rudolf Steiners zusammenschaut. Die letzteren sind allerdings 30 bis 40 Jahre früher und nicht aufgrund von Dokumenten, sondern durch rein übersinnliche Forschung zustande gekommen. Hier ein vergleichendes Beispiel. Zur Zeit Steiners wurde die Meinung, dass das Matthäus-Evangelium ursprünglich in Hebräisch geschrieben wurde, von niemandem vertreten, außer von Steiner. Heute ist diese Meinung

Konsens der Fachgelehrten. Welburn bringt etwa ein Dutzend solcher Bestätigungen Steiners durch die moderne Bibelforschung, und zwar jeweils in speziellen Einzelheiten. Wenn man das Buch von Welburn liest – und Welburn ist ausgewiesener Fachmann, der als Hochschullehrer in London und Oxford wirkte –, kann man sich des Eindrucks nicht erwehren, wie wenn das Schicksal in der Mitte des 20. Jahrhunderts unserer Generation etwas habe sagen wollen. Dass nämlich unsere dokumentensüchtige Zeit mit Hilfe von Dokumenten aufgeweckt werden soll, sich einer spirituelleren Auffassung des Christentums zuzuwenden. Wenigstens stehen die frühchristliche Gnosis, die ja in den späteren Jahrhunderten vom offiziellen Christentum verunglimpft und ausgelöscht worden ist, und die Christologie Rudolf Steiners seit Qumran und Nag Hammadi ganz anders da, man könnte fast sagen: gerechtfertigt oder zumindest als Denkmöglichkeit nahezu etabliert. Das betrifft vor allem Rudolf Steiners Deutung der Jordantaufe und seine Lehre von den zwei Jesusknaben, die früher den Gipfel eines heroisch einsamen Ketzertums bezeichneten, seit den besagten Funden aber fast schon selbstverständlich geworden sind.

Verkündigung und Verklärung

So ist es auch nichts Besonderes mehr, wenn wir die Verkündigung an die Hirten im Lukas-Evangelium als buddhistisch bezeichnen, oder christlich gesagt: der Buddhismus ist hier zum Christentum geworden. Rudolf Steiner hat dies mit aller wissenschaftlichen Sorgfalt bis ins Einzelne dargestellt.[479] Uns mag es für die Zwecke dieser Darstellung genügen, dass schon der Inhalt der Engelsbotschaft dem buddhistischen Friedensideal sehr verwandt klingt: «Ehre sei Gott in der Höhe und Frieden auf Erden den Menschen, die eines guten Willens sind» (Luk 2). Buddhas Lehre war die Lehre von Liebe und Mitleid. Und Sonderstellen des Lukas wie der barmherzige Samariter und der verlorene Sohn bekommen dadurch noch einmal einen ganz anderen Akzent. Vor allem ist dies aber bei der Verklärung (Luk 9) der Fall. Diese wird zwar auch bei Matthäus und Markus erzählt, sie ist dem Wesen nach aber das, wodurch die Ähnlichkeit Buddhas mit dem Jesusleben am deutlichsten wird. Schon 1884 hat Rudolf Seydel in seiner Schrift «Buddha und Christus»[480] auf die auffallenden Parallelitäten beider Leben hingewiesen: Verkündigung, Geburt, Darstellung im Tempel, das Verlorengehen mit 12 Jahren und das Wiedergefundenwerden im Tempel, die Versuchung usw., sodass Rudolf Steiner daran anknüpfend in seinem Buch «Das Christentum als mystische Tatsache»[481] bemerkte, dass der Lebenslauf eines Eingeweihten ein typischer und nicht ein individueller ist. Dann kommt aber der entscheidende Unterschied. Als der Buddha sich verklärte, als er zum Weltlicht wurde, da starb er. «Jesus geht weiter. Er stirbt nicht physisch in dem Augenblicke, in dem ihn das Weltlicht durchklärt. Er ist in diesem Augenblicke ein Buddha. Aber er betritt auch in diesem Augenblicke eine Stufe, die in einem höheren Grade der Initiation ihren Ausdruck findet. Er leidet und stirbt. Das Irdische verschwindet. Aber das Geistige, das Weltlicht verschwindet nicht. Seine Auferstehung erfolgt. Er enthüllt sich als Christus für seine Gemeinde.»[482] Und das ist es, was die ersten Christen als «Christus verus luciferus» oder «Christus verus phosphorus»[483] bezeichneten. Und das ist der Phosphorprozess. Das anthroposophische Arzneimittelbild des Phosphors mit seiner inneren Identität zur Ich-Organisation des Menschen[484] ist mikrokosmisch dasselbe, was makrokosmisch der Christus ist.

Die Jünger zu Emmaus

Wir kommen jetzt zu dem, was man die Lichtmetaphysik des Lukas-Evangeliums nennen könnte. Mit dem Licht der Verkündigung fängt es an, wir stellen uns dies wirklichkeitsgemäß um Mitternacht bei den Hirten auf dem Felde vor. Das Christuslicht scheint auf die Erde, um die Geburt des Heilands zu verkündigen. Die Verklärung geschah in der Mitte des Evangeliums und es war am helllichten Tage. Königlich-herrschaftlich schwebt Christus über allen anderen in der Luft. Neben ihm, aber etwas tiefer schweben Mose und Elias, wie sie den drei erwählten Jüngern Petrus, Jakobus und Johannes erscheinen, die unter ihnen am Boden liegen.

Der Maler Raffael hat den therapeutischen Impuls dieses Phosphorprozesses intuitiv richtig erfasst, indem er unter der Verklärung den fallsüchtigen Knaben (Luk 9) vor seiner Heilung darstellte, dessen Heilung nach der Verklärung beschrieben wird. Die von hinten gemalte kniende Frau im Vordergrund bildet mit dem schwebenden Christus zusammen die Mittelachse der Komposition. Vom Betrachter aus nach rechts zu dem fallsüchtigen Knaben schwingt sich ein Bogen, der durch die gestreckten

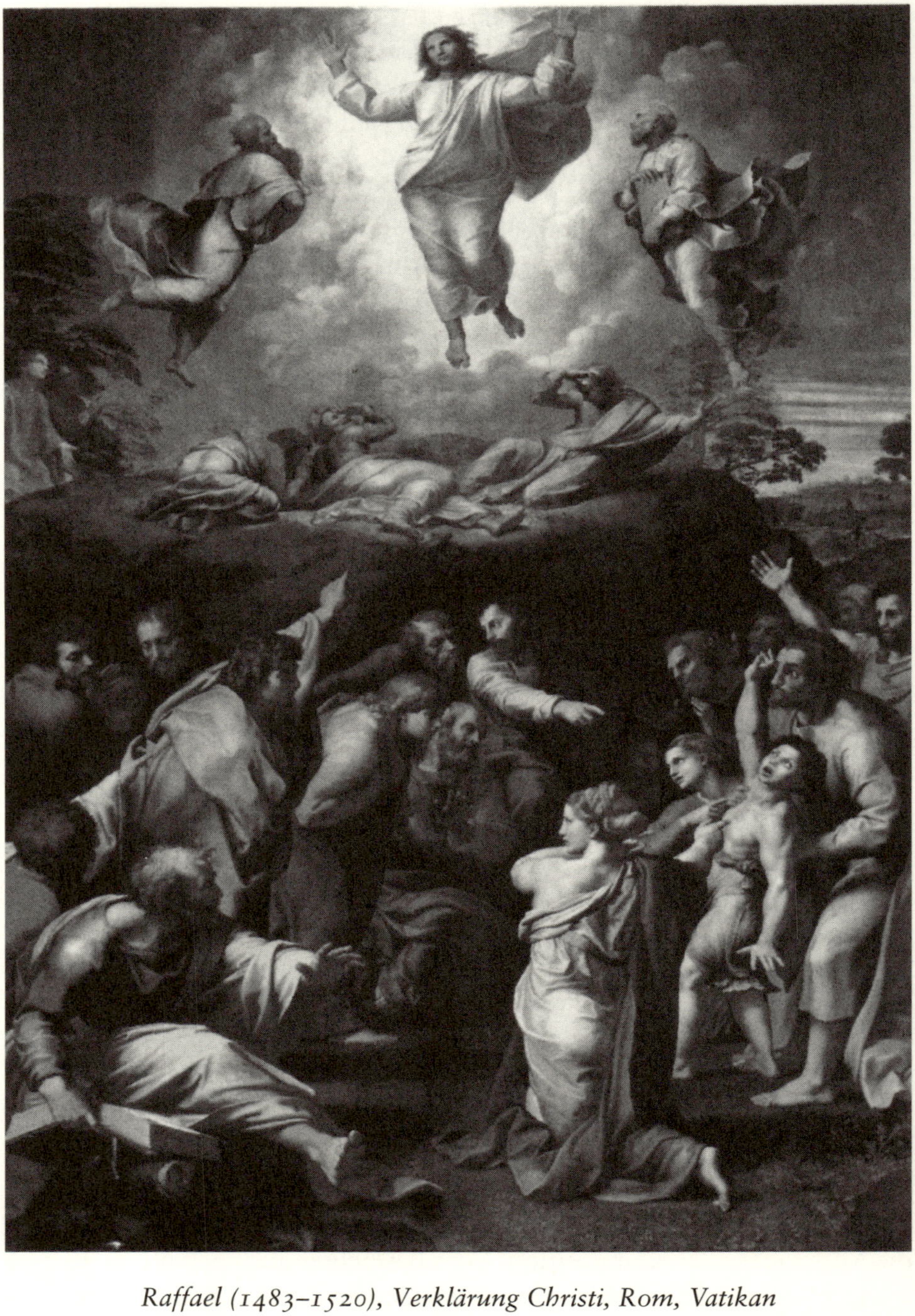

Raffael (1483–1520), Verklärung Christi, Rom, Vatikan

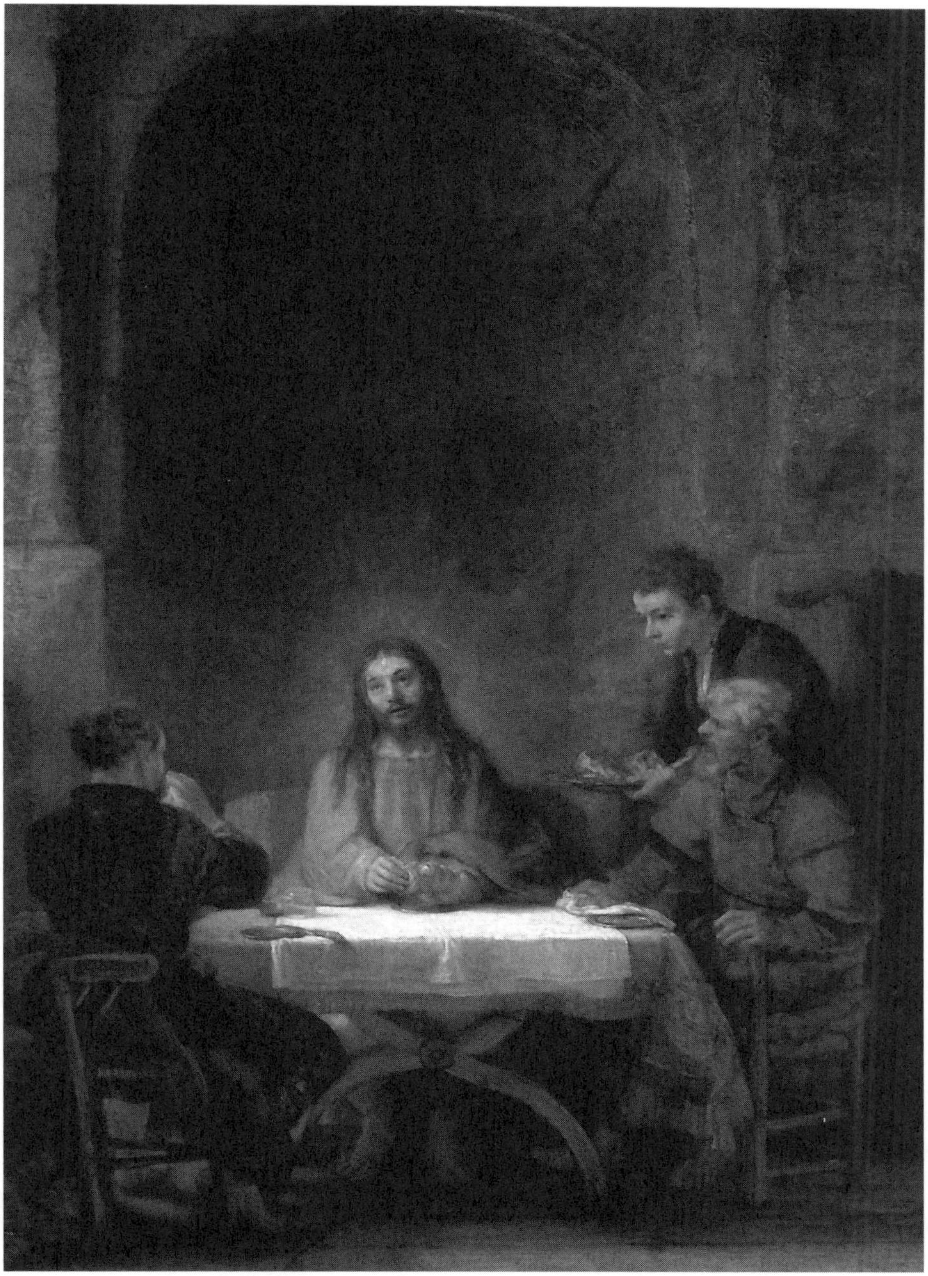

Rembrandt (1648), Das Mahl in Emmaus, Paris, Louvre

Arme der Aufgeregten gewiesen wird: erst wie schon gesagt nach rechts, dann nach links und in der Höhe der Jünger kreuzt er die Mitte zu Mose, um von ihm dann zurück bis etwa zum Haupt des Christus zu gelangen. Gegenläufig dazu und wieder durch die zeigende Hand des links unten stehenden Mannes deutlich markiert läuft ein Bogen, der die Mitte kreuzt und zu Elias führt, um von ihm aus wieder zurück zu Christus sich zu wenden. Es ist eindeutig, dass Raffael sein Bild nach den Linien des Merkurstabes komponiert hat: ein Stab in der Mitte, der spiegelbildlich von zwei Schlangen umwunden wird. Dieses Symbol war ihm natürlich bekannt (4. Mose 21). Auch uns ist es in dieser Schrift schon mehrmals begegnet. Im ganzen Bild sehen wir also oben den Verklärten als Phosphorprozess und unten den fallsüchtigen Knaben, dessen epileptische Krankheit ausatmend, also mit einem Salprozess behandelt werden muss. Dazwischen – wie schon gesagt – der Merkurprozess.

Die letzte Metamorphose der Lichtsprache des Lukas erfahren wir dann bei dem Gang der Jünger nach Emmaus. Es ist die letzte Sonderstelle des Lukas-Evangeliums, mit der wir dann auch unsere Betrachtungen über das Lukas-Evangelium abschließen wollen. Es ist nicht Tag, es ist nicht Nacht, sondern es ist Abend. Die Jünger begegnen dem Auferstandenen und wissen nicht, dass es Christus ist. Als er ihnen dann das Brot brach, erkannten sie ihn. Und er verschwand vor ihnen. Dann sprachen die Jünger zueinander: «Brannte nicht unser Herz in uns, da er mit uns redete auf dem Wege, als er uns die Schrift öffnete?» (Luk 24). Rembrandt hat in unvergleichlicher Weise das von innen strahlende Licht des Auferstandenen malen können. Das Christuslicht kommt hier zu sich selbst. Es leuchtet als Auferstehungslicht. Wenn wir Raffaels Verklärung mit Rembrandts Jüngern von Emmaus vergleichen, sehen wir den Fortschritt, der sich im Wirken des Christus auf Erden ereignet hat. Das kosmisch königliche Lichtwesen ist Mensch geworden. Bei der Verklärung war das Licht noch ein Drittel des Ganzen, hier hat es jetzt die anderen beiden Teile ergriffen, der Auferstandene ist zum Keim jener «terra lucida» geworden, die unser Kosmos in Zukunft sein wird. Bei der Verklärung sind wir noch in der Natur. In Emmaus leuchtet das Licht unter einem gemauerten, gewölbten Bogen und beleuchtet die Geheimnisse des zukünftigen Tempelbaues. Christus schwebt nicht mehr über den Menschen, sondern er sitzt mit ihnen zu Tische. Die Menschen selbst fangen an, den Christus in ihrem Herzen brennen zu fühlen, bis er dann auch in ihnen zu einem Licht werden wird.

19. Kapitel

Zur Reform des Medizinstudiums

Wir wollen nun einige Gesichtspunkte zusammentragen, wie im Laufe der Zeit das Medizinstudium reformiert werden könnte. Das wird natürlich erst mal nur eine Ideenskizze sein. Andererseits kann man jederzeit und an jeder Stelle damit beginnen, und die genauere Ausführung und weitere Prinzipien ergeben sich dann im weiteren Fortschreiten von selbst.

Lehre und Forschung trennen

Lehre und Forschung sollten getrennt werden. Das zeigt ein unbefangener Blick auf das Universitätsstudium. Dort gibt es beispielsweise an vielen Fakultäten Repetitionskurse. Was bedeutet das eigentlich? Schauen wir einmal auf ein konkretes Beispiel.

Josef Heinzler war jahrzehntelang Repetitor vieler Ärztegenerationen in München. Er gab private, von den Studenten bezahlte auf die Examina vorbereitende Kurse und verfasste zahlreiche Skripten. In den Buchhandlungen vor Ort waren diese Skripten in hohen Stapeln vorrätig, wurden also dauernd verkauft. 1987 absolvierte er 73-jährig sein «92. Semester» und vermittelte ein Stoffgebiet, zu dem nach seiner eigenen Aussage mindestens sechs Dozenten verschiedener Fachgebiete nötig wären. Seine früheren Schüler hatten sich dafür eingesetzt, dass er 1987 das Bundesverdienstkreuz und den Verdienstorden des Freistaates Bayern bekam. Diese Schüler Heinzlers waren u.a. Mildred Scheel, die inzwischen verstorbene Präsidentin der Deutschen Krebshilfe und Ehefrau Walter Scheels, des Bundespräsidenten in den Jahren 1974 bis 1979, Karsten Vilmar, damals (1987) Präsident der Bundesärztekammer, Leonhard Schweiberer, damals Ordinarius für Chirurgie in München, und Wolfgang Spann, damals em. Ordinarius für Gerichtsmedizin in München. In den Münchener Ärztlichen Anzeigen schrieben diese prominenten Ärzte geradezu wehmütig über Heinzler – und man merkte, dass viele Ärzte in Josef Heinzler ihren eigentlichen medizinischen Lehrer sahen. Als ich 1964 bis 1969 in

München studierte – Heinzler also in seinen besten Jahren war –, sprach von den Professoren niemand von ihm, auch nicht von seinen Skripten, obwohl praktisch alle Studenten danach lernten.

Was leisten denn Repetitoren, sodass Studenten freiwillig zu ihnen gehen, bzw. was leisten viele Professoren nicht? Das hängt damit zusammen, wie man heute Professor wird. Man muss dafür eine Habilitation schreiben. Die Fähigkeiten aber, die man braucht, um eine Habilitation fertigzustellen, haben mit der Fähigkeit, Studenten zu unterrichten, nichts zu tun. Erst recht gilt dies für die anderen Anforderungen an leitende Persönlichkeiten.

Mit scharfen Worten hat Rudolf Steiner auf diesen Tatbestand hingewiesen. Vorab aber kurz eine Worterklärung. Rudolf Steiner benützt in diesem Text den Begriff «Ahriman», womit in der persischen Mythologie das Böse bezeichnet wurde. Im Sinne der Anthroposophie ist damit eine sehr vielschichtige Macht gemeint, die aber in erster Annäherung so verstanden werden kann, dass sie dasselbe ist wie der Mephistopheles in Goethes «Faust».[485] Nun also besagter Wortlaut: «Sehen Sie, man kann viel Ahrimanisches in der Welt erfahren; viel Ahrimanisches ist einfach durch die gesamte Weltentwicklung notwendig. Aber zu dem schrecklichsten Ahrimanischen gehört, wenn jemand eine Abhandlung schreiben muss, um Privatdozent zu werden; denn es gibt keinen Zusammenhang zwischen dem Schreiben der Abhandlung und dem Privatdozent werden. Es ist ein durchaus äußerlicher, ganz verahrimanisierter Zusammenhang. Aber solche Dinge leben als etwas Ernsthaftes in unserer Zivilisation und dringen in das Erziehungswesen dadurch ein, dass das Erziehungswesen von oben her, das heißt von den höchsten Unterrichtsanstalten, beeinflusst wird, die im Grunde genommen ganz widersinnig eingerichtet sind.»[486]

Wie oft ist uns als Studenten gesagt worden: «Sie sind so viele.» Solche Redewendungen aus dem Munde der verantwortlichen Hochschullehrer machen die Studenten unlustig; da sie unerwünscht sind, kommen sie sich überflüssig vor. Was bleibt ihnen anderes übrig, als den Sinn und die Freude außerhalb des Studieninhaltes zu suchen? Ein Lehrer aber, dessen Aufgabe das Unterrichten ist, der wird entsprechende Abhilfe schaffen, oder er ist selbst geeignet, auch vor Hunderten begeisternd vorzutragen. Einem Lehrer gegenüber, der nur für die Studenten da ist, fühlen sich die Studenten erwünscht und erwartet. So ergibt sich der Kontakt, ohne den ein Lernen nicht möglich ist.

Wenn die Hochschulpädagogik von der Hochschulforschung getrennt wird, dann wird den Verantwortlichen ihre Aufgabe bewusst. Was ist Erwachsenenbildung im Anschluss an die Schulzeit? Wie verhält sie sich zur Selbsterziehung? Wie verhält sie sich zum späteren Leben des Lernenden und wie verhält sie sich zur ganzen Menschheit? Das Traurige und tief Deprimierende unseres jetzigen Studiums ist, dass alle diese Fragen nicht einmal gestellt werden.

Man muss sich klarmachen, dass unsere gegenwärtige Zivilisation gar nicht weiß, was pädagogische Kunst ist. Deswegen werden gute akademische Lehrer oder Persönlichkeiten wie Josef Heinzler als Wunder bestaunt, aber die richtigen Folgerungen werden nicht gezogen. Die pädagogische Kunst selbst muss ins Auge gefasst werden. Rudolf Steiners Konzeption eines neuen Medizinstudiums rechnet daher radikal mit rein pädagogischen und sehr künstlerischen Prinzipien. So hat Rudolf Steiner der akademischen Jugend einmal zugerufen: «Alle Erkenntnis, auch die rein wissenschaftliche, muss in das rein Künstlerische gehen. Man muss sich zum Künstler erziehen.»[487] Das ist aber nur möglich, wenn Forschung und Lehre getrennt werden. Auch an dieser Stelle muss der soziale Organismus anders gegliedert werden, als wir es bisher gewohnt sind:

«Denn das, worauf alles hinausgelaufen ist, das zeigt sich ja am besten bei unseren Universitäten. Was sind unsere Universitäten eigentlich? Sind sie Lehranstalten für die reife Jugendmenschheit oder sind sie Forschungsanstalten? Sie wollen beides sein, und gerade dadurch sind sie jene Karikaturen geworden, die sie heute sind. Und man hebt gewöhnlich sogar als einen besonderen Vorzug unserer Universitäten das hervor, dass sie zugleich Lehranstalten und Forschungsinstitute sind. Aber gerade dadurch kommt zuerst in diese obersten Lehranstalten all der Unfug hinein, der eben über die Pädagogik kommt, wenn sie von Wissenschaftlern gemacht wird. Und dann verpflanzt sich dieser Unfug hinunter bis in die mittleren Schulen und schließlich auch bis in die Volksschulen hinein. Das ist dasjenige, was nicht genug bedacht werden kann: dass pädagogische Kunst ausgehen muss vom Leben und nicht ausgehen kann vom abgezogenen wissenschaftlichen Denken.»[488]

Heute ist unser Wissen so, dass ein Student der Medizin unendlich viel auswendig lernen muss. Wenn wir einmal so weit sind, dass jede Symptomreihe entschlüsselt sein wird – so wie es uns z. B. mit Belladonna und dem Vogel geglückt ist –, dann wird es ganz anders sein. Dann wird auch das sogenannte «Fachidiotentum» überwunden, dass nämlich Zoologie und Botanik, Astronomie, Mineralogie und Wetterkunde usw. ganz von selbst in der Medizin zur Geltung kommen, ohne dass der Student stöhnen muss «schon wieder ein neues Fach». Wenn man als Mediziner nur ein einziges Mal hört, dass die Giraffe einen Blutdruck von 340/230 mm Hg[489] besitzt, wird man dies nie wieder vergessen. Und das Interesse, wie so ein Tier damit umgeht, erwacht von selbst. Ich habe schon viele Symposien, Fortbildungen und Vorlesungen über Hypertonie gehört, aber diese den Gesichtskreis des Mediziners erweiternde Mitteilung nie vernommen, auch andere entsprechende Interessantheiten nicht.

Ähnlich ist es mit der Dreigliederung des menschlichen Organismus, die Rudolf Steiner 1917 erstmals formulierte.[490] Solche wunderbaren Bücher wie «Säugetiere und Mensch» von W. Schad, «Morphologie des menschlichen Organismus» von Johannes Rohen und «Der Zahnwechsel des Kindes» von Armin Husemann,[491] in denen die Dreigliederung mustergültig ausgearbeitet ist, solche Bücher zeigen, wie interessant das Wissen werden kann und wie viel Lernerleichterung in einem übergeordneten Gesichtspunkt liegt.

Genauso ist es mit der Vortragskunst. Es ist leicht zu fordern: weniger Vorträge, mehr Gespräch zu veranstalten usw. Niemand macht sich klar, dass es eine Vortragskunst gibt. Rudolf Steiner hat dazu ausführlich Stellung genommen und sehr beherzigenswerte Ratschläge gegeben.[492] Es ist heute ja auch schon viel besser als früher, dass die Studenten den vortragenden Professor wenigstens evaluieren. Noch besser wäre, wenn die fünf oder sechs Professoren einer Fakultät, die am besten vortragen, darüber entscheiden, wer überhaupt vortragen darf, damit es langweilige Vorlesungen gar nicht mehr gibt. Langweilige Vorlesungen sind eine Sünde wider den Geist der Jugend und belasten den Elan einer ganzen Generation. Eine solche Persönlichkeit mit pädagogischem Eros wie Josef Heinzler hätte an der Universität München die oberste Lehrbefugnis bekommen müssen. Wenn man so etwas will, könnte man das leicht erreichen.

Früher zeigte man Lichtbilder, dann kamen die Folien, jetzt sind es die Beamer-Präsentationen, ohne die ein Vortrag unprofessionell wirkt. Das Powerpoint-Programm von Windows ist allgegenwärtig. Die Vortragskunst wird damit aber untergraben. Der Vortragende schaut seine Zuhörer nicht einmal mehr an, er guckt mit ihnen gemeinsam auf die projizierten Bilder, Tabellen und Texte und spricht dazu. Der Zuhörer wird durch das Sprechen und gleichzeitige Erscheinen von Texten in der Aufmerksamkeit überbeansprucht (erstens, zweitens, drittens, viertens ... oh je, das muss ich alles wissen ... eigentlich will ich aber zuhören ...) und schließlich ergibt sich der Zuhörer erschöpft seinem Schicksal. Ganz anders wäre es, wenn man als Zuhörer durch eine gesteigerte Vortragskunst dem Redenden als Mensch begegnen könnte und wenn das Thema Enthusiasmus und Willensimpulse, ja Initiative erwecken würde. Das ist es, was man heute von einem guten Vortrag erwarten kann, ja erwarten muss. Wenigstens sind dies die Zielpunkte, auf welche Rudolf Steiner seine Vorschläge zur Vortragskunst ausgerichtet hat.[493]

Das Allerwichtigste ist heute bei jedem Vortrag die Verdunkelung. Immer wieder finden sich im Publikum fleißige Helfer, die das Licht ausschalten und die Vorhänge zuziehen, oder perfekte Maschinen sind da, die das automatisch besorgen. Gesicht und Gesten des redenden Menschen werden unsichtbar, das Bild leuchtet hell und scharf und deutlich, und die Zuhörer werden immer müder und unaufmerksamer. Das sind keine Äußerlichkeiten, sondern das ist geradezu das Wesentliche. Der einzelne, redende Mensch soll verschwinden, die Zuhörer sollen schlafen. Genau das ist es, was Ahriman-Mephistopheles will. Aus diesem Fahrwasser muss die Vortragskunst herausgeführt werden.

Von der Genialität des Studierenden

Die Studentenrevolution von 1968 lag in meiner Studienzeit, und ich habe manche der Diskussionen miterlebt, die damals stattfanden. Da antworteten die Professoren und Hochschullehrer den Studenten immer wieder, und es war fast wie ein Vorwurf: «Es fehlt Ihnen die Kontinuität.» Ich habe über dieses Diktum viel nachdenken müssen. Denn was hätten dieselben Verantwortlichen gesagt, wenn wir «ewig» studiert hätten, die gewünschte «Kontinuität» also vorhanden gewesen wäre? In Wirklichkeit müsste man nämlich dasselbe Phänomen radikal positiv erfassen. Das Lebensalter von 21 bis 28 Jahren birgt Möglichkeiten, die später nie wiederkommen. Das gilt nicht nur für Olympiade und Weltmeisterschaft, die von diesem Lebensalter ausgetragen werden. Sondern auch für seelische und geistige Talente. Der ältere Mensch hat allen Grund, immer wieder davon zu lernen. Beispielsweise bemerkt Steiner, dass ein Mensch im Beginne der Zwanzigerjahre ein besonderes Talent hat, den Menschen intuitiv anzuschauen, «sich eine gewisse Intuition zu schaffen aus der Art, wie ein Mensch sich darlebt, sich daraus ein Bild zu machen von dem Funktionieren seines Leibes».[494] Steiner nennt als Beispiel, was man daraus schließen kann, wenn ein Kind mit den Füßen plump oder leicht auftritt. «Ist man ein junger Mensch im Beginne der Zwanzigerjahre, so hat man die größtmögliche Gelegenheit, in solche Dinge sich hineinzuvertiefen. Sobald die Dreißigerjahre erlangt sind, hat man dieses Talent verloren.»[495]

Als Grundlage einer Studienreform müsste man ein Talentprofil des 21–28-Jährigen entwerfen. Dann würde man einen inhaltsschweren Respekt vor diesen Jahren bekommen. Wäre der großartige, geistleuchtende Widerstand von Hans und Sophie Scholl und ihren Freunden möglich gewesen, wenn sie nicht gerade dieses Alter Anfang der Zwanzigerjahre gehabt hätten?

Rudolf Steiner hat bei der Neubegründung der Anthroposophischen Gesellschaft eigens eine Sektion für das Geistesstreben der Jugend gegründet,[496] einen pädagogischen Jugendkurs[497] gehalten und für unser Gebiet die berühmten Jugendmedizinerkurse gegeben.[498] Auch gibt es einen ganzen Band nur mit Jugendansprachen.[499] Er sparte da auch nicht mit Kritik an der Jugend. Aber der tiefe Respekt, ja die Liebe zu dieser Altersgruppe lebte in jedem seiner Worte.

Die Talente sind also da, das Studium sollte sie wecken. Später sind dieselben Talente nicht mehr da. Das ist das Wesentliche. Alle Vorschläge Rudolf Steiners zur Reform des Medizinstudiums beruhen auf dem Moment der Talententwicklung. Und die will er erreichen, indem er immer wieder eine bestimmte Reihenfolge angibt. Warum dies?

Der Student weiß zu Beginn seines Studiums von seinem Fachgebiet gewissermaßen «nichts» und am Ende weiß er idealerweise «alles». Das heißt, in jedem Moment ist dem Studenten irgendetwas neu. Der Student hört alles immer zum ersten Mal. Dieser Moment ist entscheidend.

Da kann das Wissen besonders leicht mehr werden als bloßes Wissen, da kann das Wissen zum Staunen und zur Andacht sich verwandeln. Da ist jedes Mal ein meditativer Moment möglich, und das sind die erweckenden Augenblicke des Studiums. Sie kommen am ehesten durch die richtige Reihenfolge zustande. Deswegen bilden die Reihenfolgevorschläge Steiners die allerhöchsten Prinzipien ab. Sie laufen darauf hinaus, dass die Schritte der Initiation oder Einweihung abgebildet werden sollen. Das klingt natürlich sehr abgehoben, ist in Wirklichkeit aber in unserem medizinischen Alltag schon der Fall. Es wird dort nur nicht bemerkt.

Die klinische Untersuchung des Patienten als Abbild der Initiation oder Einweihung

Wir untersuchen den Patienten durch Inspektion, Auskultation und Palpation und erweitern diese Untersuchung durch bildgebende Verfahren, Labordiagnostik und invasive Methoden. In unserer üblichen Ausbildung wird uns der prinzipielle Unterschied dieser Mittel kaum bewusst, wir lernen nur pragmatisch damit umzugehen. Anthroposophisch betrachtet erscheinen diese technisierten Maßnahmen in einem höheren Zusammenhang. Und darauf kommt es eigentlich an, dass auch die alltäglichsten Verrichtungen unseres Berufes im Lichte eines höheren Ganzen gesehen werden.

Man spricht von *«bildgebenden Verfahren»* und fasst damit Röntgen, Ultraschall, Szintigraphie, Computertomographie, Kernspintomographie, Positronenemissionstomographie etc. zusammen. Diese Methoden haben miteinander gemeinsam, dass sie von den Organen und deren pathologischen Prozessen ein Bild entwerfen.

Weiterhin benützt man die *Laboratoriumsdiagnostik,* wobei die Menge eines Stoffes in einem Körpersaft oder Gas im Verhältnis zu den Normalwerten beim Gesunden bestimmt wird. Es geht immer um *bestimmte Zahlen und deren Verhältnis zu Referenzwerten.* Die Referenzwerte sind natürlich methodenabhängig.

Mit diesen beiden sich ergänzenden Verfahren ist oft schon eine sichere Diagnose zu stellen. Aber nicht immer. Zweifelsfrei geklärt wird eine Diagnose oftmals erst dann, wenn eine sogenannte *«invasive Diagnostik»* betrieben wird. Mit Nadeln und anderen feinen Instrumenten wird dem Organ selbst zu Leibe gerückt, man entnimmt ein Stück Gewebe und unterwirft es einer pathologisch-anatomischen Untersuchung, wodurch die Diagnostik auf ihren Gipfelpunkt getrieben und allermeist zweifelsfrei geworden ist, vor allem dann, wenn die bildgebenden Verfahren und die Labordiagnostik entsprechend widerspruchslos sich einfügen.

Auch die unmittelbare ärztliche Untersuchung verläuft in drei Schritten. Die *Inspektion* wird mit dem Auge des Arztes durchgeführt. Alle modernen bildgebenden Verfahren sind Erweiterungen der Inspektion. – *Die Auskultation* wird mit dem Ohr des Arztes ausgeführt, die Perkussion ist eine Modifikation davon. Im Hören werden bestimmte Zahlenverhältnisse erkannt. Die Schwingungszahl des Grundtones verhält sich zu der Schwingungszahl der Oktav wie 1:2. Es ist offenkundig, dass das Periodensystem der Elemente eine musikalische Ordnung hat, das ist auch seinen Entdeckern schon aufgefallen.[500] Man kann von einer Stöchiometrie des Hörens sprechen. Die Laboratoriumsdiagnostik, die z.B. einen doppelt oder dreifach erhöhten Blutzuckerwert feststellt, ist nichts anderes als eine Erweiterung unseres Hör- oder Zahlensinnes bis in chemische Bereiche. – Bei der *Palpation* berührt der Arzt das Organ des Patienten direkt, der Arzt benützt dazu seine Hand. Die Erkenntnismethode ist zwar nicht so klar wie mit Auge und Ohr, dafür aber unmittelbar, berührend, drückend in Öffnungen eindringend. Diese Unmittelbarkeit, die mit der Palpation beginnt, wird mit Hilfe der invasiven Verfahren gesteigert.

Dass diese drei Methoden wirklich urbildlich sind, merkt man auch an den Orten, wo sie vor allem sinnvoll sind. Vom *Kopf* können wir durch Inspektion sehr viel erfassen, z.B. wenn wir das Auge oder die 12 Gehirnnerven untersuchen. – *Die Brusthöhle* dagegen erschließt sich vor allem der Auskultation. Die oben erwähnte innere Verwandtschaft von Chemie und Hören zeigt sich auch darin, dass gerade das Blut und auch die Luft, die den rhythmischen Menschen ausmachen, zur chemischen Diagnostik geeignet sind. – *Der Bauchraum* schließlich ist die Domäne der Palpation, man denke nur, wie wir ein akutes Abdomen untersuchen, oder auch daran, wie man bei der rektalen oder vaginalen Untersuchung vorgeht. Auch werden in diesem Bereich, z.B. bei der Gastroskopie, Koloskopie oder Laparoskopie, die meisten Probeexzisionen durchgeführt.

Die Untersuchung des Patienten, auch wenn sie mit modernen Apparaten durchgeführt wird, offenbart gewisse Gesetze, die auch im Geistigen gelten. Auch bei der Initiation ist es so, dass der Geistesschüler die geistige Welt erst nur wie ein Bild erleben muss; man nennt diese Stufe der höheren Erkenntnis die *Imagination.* Die geistige Welt ist wie eine Schrift, die man zwar schauen, aber noch nicht lesen kann. Erst durch die zweite Stufe der höheren Erkenntnis, die man *Inspiration* nennt, werden einem die Verhältnisse und Beziehungen der verschiedenen imaginativen Bilder klar. Die Imagination kann man mit dem Sehen, die Inspiration mit dem Hören vergleichen. Imagination und Inspiration ergänzen sich gegenseitig und fordern einander heraus. Ganz zweifelsfrei sicher wird die höhere Erkenntnis allerdings erst, wenn noch die dritte Erkenntnisart hinzukommt, die man *Intuition* nennt. Durch die Imagination sieht man vergleichsweise die Buchstaben der geistigen Welt, durch die Inspiration lernt man, sie als Schrift zu lesen, und durch die Intuition erkennt man, wer diese Schrift geschrieben hat. Durch die Intuition verschmilzt man sozusagen mit den Vorgängen der geistigen Welt und schaut sie von innen an.[501]

Intuition	Bauch	Hand	Palpation	invasive Verfahren
Inspiration	Brust	Ohr	Auskultation	Laboratoriumsdiagnostik
Imagination	Kopf	Auge	Inspektion	bildgebende Verfahren
Übernatur (Einweihung)	*Patient*	*Arzt*	*Untersuchung*	*Unternatur (Maschine)*

Durch solche höheren Zusammenhänge werden Inspektion, Auskultation und Palpation aufgewertet; auch unser Umgang mit bildgebenden Verfahren, Labor und histologischem Befund wird souveräner, weil wir sie vor einem höheren Hintergrund betrachten lernen. Die Schulmedizin ist ja sehr gründlich, und weil sie sich mit dem Menschen befasst, so wird sie durch den Menschen selbst ganz von alleine zu Methoden geführt, die den höheren Menschen offenbaren. Die Anthroposophie erkennt dann den Zusammenhang dieses höheren mit dem sichtbaren Menschen. Daran sieht man, wie die recht verstandene Schulmedizin die Anthroposophie schon enthält und von ihr eigentlich nur noch aufgeweckt werden muss. Wenn dies nicht so wäre, hätte die anthroposophische Medizin mit ihren vielen noch offenen Fragen gar keine Chance.

Wenn also schon die ganz gewöhnliche «gute, alte Untersuchung» des

Patienten, gleichzeitig aber auch die ausgefeilteste Hightech-Medizin nach den Prinzipien der Imagination, Inspiration und Intuition sich gliedern, dann braucht es uns nicht mehr zu wundern, dass alle Vorschläge Steiners zur Studienreform auf eben diese Prinzipien hinauslaufen.

Die Reihenfolge der Organsysteme

Bei dem ersten hier zu erwähnenden Ratschlag handelt es sich darum, dass Rudolf Steiner eine bestimmte Reihenfolge des Stoffes empfiehlt: «Wenn ich einrichten sollte ein medizinisches Studium für solche Menschen, welche unmittelbar an dieses Studium herankommen und dieses Studium im Verlaufe von einiger Zeit absolvieren wollen, so würde ich, nachdem die nötigen naturwissenschaftlichen Erkenntnisse erworben sind, beginnen müssen mit der Auseinandersetzung der verschiedenen menschlichen Funktionen. Ich würde beginnen müssen damit, in einer Art anatomisch-physiologischer Weise, die Verarbeitung der Nahrungsmittel vom Ptyalinisieren durch das Pepsinisieren zunächst zu verfolgen bis zur Aufnahme der Nahrungsmittel in das Blut, würde also dann, nachdem der gesamte Verdauungsakt besprochen ist im engeren Sinne, übergehen müssen zu der Besprechung des Herz-Lungensystems mit allem, was damit zusammenhängt. Ich würde dann zu besprechen haben alles dasjenige, was zum Nierensystem des Menschen gehört. Das Nierensystem müsste dann besprochen werden im Zusammenhang mit dem ganzen Nerven-Sinnesapparat, der gar nicht so, ich möchte sagen, durch heute anerkannte Erkenntnis mit dem Nierensystem zusammenhängt, und dann müsste besprochen werden das Leber-, Galle-, Milzsystem, und auf dem Wege dieses Kreislaufes würde man langsam einen Überblick bekommen über die Einrichtungen im menschlichen Organismus, so wie man sie braucht, um dasjenige aufzubauen, was durch anthroposophische Geisteswissenschaft nun eigentlich erst aufgebaut werden muss. Dann würde man auf der Grundlage, ich möchte sagen, der Durchleuchtung der sinnlich-empirischen Forschungsergebnisse, die so geordnet sein müssten, wie ich sie eben angegeben habe, zum Therapeutischen übergehen können.»[502]

Im weiteren Verlauf dieses Vortrages ergibt sich dann, dass diese 4 Systeme die sinnlichen Repräsentanten sind für das Eingreifen der 4 Wesensglieder:

Verdauung	–	Fest	–	Anorganisieren
Herz – Lunge	–	Flüssig	–	Vitalisieren
Nieren – Sinne	–	Gasig	–	Astralisieren
Leber – Galle	–	Wärme	–	Ich-Organisation

Die Einweihungsstufen sind in diesem Vorschlag insofern enthalten, als unser gewöhnliches Erkennen die physische Welt begreifen kann, das Ätherische (Vitalisieren) wird durch Imagination, das Astralische durch Inspiration und die Ich-Organisation durch Intuition erforscht.

In praxi geschieht das so, dass der Student erst mal das Verdauungssystem lernt, das ja physisch beginnt, soweit es z. B. den Mageninhalt betrifft, und ätherisch endet, wenn die Stoffe in Lymphe und Blut übergehen. Dann lernt der Student als zweiten Schritt das Herzkreislaufsystem. Und nun müsste man auf irgendeine Weise dem Studierenden den großen Schritt, den er macht, klarmachen: den Schritt vom Tod zum Leben. Beispielsweise weist man auf die Offenheit des Verdauungsmenschen hin, der Kreislauf der Nahrungsstoffe ist unendlich, mit Nietzsche gesprochen, es ist die «ewige Wiederkehr des Gleichen». So auch ist der erkennende Weg in die physische Materie unendlich, man wird in der physischen Forschung immer eine materielle Ebene hinter den Phänomenen finden, gestern waren es die Zellen, heute ist es die DNS, morgen sind es die Genorte, usw. Auf dieser Stufe kann man nur wie Dr. Wagner im Faust sagen: «Zwar weiß ich viel, doch möcht' ich alles wissen.»[503] Ganz anders muss unser Erkennen werden, wenn wir ein in sich geschlossenes System wie den Kreislauf betrachten. Der Vergleich von Embryonalkreislauf und Erwachsenenkreislauf wird in Zukunft die hohe Schule des Lebens sein. Man kann ihn mit vielen anderen Kreisläufen noch vergleichen, dem Wasserkreislauf einer Linde, dem hydrologischen Kreislauf der Atmosphäre oder dem Jahreskreislauf der Sonne. Poetisch gesprochen kommen wir in eine ganz andere Stimmung:

«Wie alles sich zum Ganzen webt,
Eins in dem andern wirkt und lebt!
Wie Himmelskräfte auf und nieder steigen

Und sich die goldnen Eimer reichen!
Mit segenduftenden Schwingen
Vom Himmel durch die Erde dringen,
Harmonisch all das All durchklingen![504]

Das Ganze kann in der allerverschiedensten Weise aufgefasst werden, immer würde es darum gehen, dass bei der Betrachtung des Kreislaufs unser Denken selbst lebendig werden muss, dass jetzt die vergleichende Methode Goethes, wie sie in diesem Buch überall zu verwirklichen versucht wurde, zur Geltung kommen muss, während die beweisende Methode beim Verdauungssystem noch viel berechtigter war.

Ähnliche Schwellenerlebnisse könnten vom zweiten zum dritten und vom dritten zum vierten Lernschritt gestaltet werden. Und eben diese Schwellenerlebnisse sind für die Studierenden talenterweckend.

Die plastisch-musikalisch-sprachliche Methode

Im neunten Kapitel dieses Buches sind wir diesem Stufengang schon einmal begegnet, als von der Arzneikunst, von dem plastisch-bildhaften Charakter des Arzneimittelbildes und dem musikalischen Wesen des Potenzierens die Rede war. Die plastisch-musikalisch-sprachliche Methode wurde nicht nur für Mediziner, sondern auch für Lehrer, Priester, Eurythmisten und Erzieher empfohlen. Es gibt viele Gründe, diese Methode überhaupt als Pädagogik des 4. Jahrsiebents anzusehen. In diesem Sinne sind schon viele Kurse gehalten worden; Näheres findet man bei Armin Husemann.[505] Inhaltlich handelt es sich um praktische Wesensgliederkunde, denn der Mensch besteht aus einem sichtbaren und drei physisch nicht sichtbaren Wesensgliedern. Daher verbindet sich in dieser Methode eine Wissenschaft mit drei verschiedenen Künsten. Der physische Leib wird durch unsere gewöhnlichen Verstandeskräfte begriffen. Den Ätherleib lernen wir erkennen, indem wir unser Denken plastisch den Formen anschmiegen. Musikalisch muss unser Denken werden, wenn der Astralleib erklingen soll. Und die Ich-Organisation wird erfasst, wenn wir unser Denken mit dem Sprachgenius verbinden. Deshalb geht die Arbeit von den einzelnen Tatsachen des physischen Leibes aus, wie sie durch die medizinischen Wissenschaften bekannt sind. Dann wird im Sinne Goethes versucht, durch Polarität,

Metamorphose und Steigerung den zugrunde liegenden Typus zu finden. Solche lebendigen Ideen können dann plastisch im Raum gestaltet, innerlich musikalisch in der Zeit gehört und schließlich sprachlich neu geschöpft werden. So entsteht durch wissenschaftlich-künstlerisches Üben der ganze sinnlich-übersinnliche Mensch, von dem die Anthroposophie spricht. Zusammenfassend wird also folgender Stufengang durchschritten:

physischer Leib	–	Menschenkunde, medizinische Wissenschaft
Ätherleib	–	Plastizieren
Astralleib	–	Musikalische Übungen
Ich	–	Sprachliche Übungen

Die Stufen der höheren Erkenntnis sind in diesem Vorschlag insofern enthalten, als die plastische Kunst ein Abbild der Imagination darstellt. Die höhere Erkenntnis durch Inspiration ist geistiges Hören, es ist die Wahrnehmung der Sphärenharmonie. Und die Intuition ist entsprechend die Wahrnehmung des Wortes, welches die Welt geschaffen hat. Diese drei Künste entsprechen also ganz genau den drei höheren Stufen der Erkenntnis. Das ist ja auch das tief Befriedigende dieser Vorschläge, dass wir – wenn wir die höheren Stufen noch nicht beherrschen – doch in der Praxis, im Goetheanismus und in den Künsten dementsprechende Abbilder kennenlernen und dadurch uns ein «ins Urteil hinein genommenes Hellsehen»[506] bzw. in die Kunstübung hinein genommenes Hellsehen erarbeiten können.

Natürlich kann man leicht einwenden, dass ein Studium bei solch einem Arbeitsgang noch länger dauern würde. Diesem Einwand begegnet Rudolf Steiner mit folgenden Worten, die auch für viele andere Zusammenhänge gelten können:

«Nun, heute würde man einem schön heimleuchten, wenn man bei einer Universitätsreform, etwa des medizinischen Studiums, sagen würde: Die Erkenntnis muss aufsteigen vom Lernen zum Plastizieren, zum Musikalischen, zum Sprachlichen. Die Menschen würden sagen: Ja, wie lange würde dann eine Ausbildung sein? Sie dauert ohnedies schon lange genug; dann soll man noch zum Plastizieren, dann zum Musikalischen und dann noch zum Sprachlichen aufsteigen. Sie würde aber kürzer sein in Wirklichkeit. Denn die heutige Länge rührt nämlich von etwas ganz Besonderem her. Die rührt nämlich davon her, dass man ganz stehen bleibt beim abstrakt-logischen und empirisch-sinnlichen Anschauen. Da fängt man an beim physischen Leib, aber der ist nicht erklärlich dadurch. Und jetzt kommt man an kein Ende. Man kann da alles Mögliche studieren und kann das bis an sein Erdenende fortsetzen, es braucht gar kein Ende zu haben, während es innerlich geschlossen wird, wenn es organisch selber aufgebaut wird für den leiblich-seelisch-geistigen Organismus. Es handelt sich also nicht darum, dass wir etwa durch Anthroposophie noch neue Kapitel aufnehmen in das, was wir schon haben. Oh, wir können schon zufrieden sein mit demjenigen, was die äußere Wissenschaft gibt. Wir bekämpfen sie nicht. Wir sind ihr nur dankbar, aber so wie wir dem Geigenmacher dankbar sind, dass er uns die Geige liefert. Aber dasjenige, was notwendig ist aus unserer Zeitbildung und Zeitkultur heraus, das ist, diese ganze heutige Bildung in die Hand zu nehmen, sie zu durchseelen, zu durchgeistigen, wie der Mensch selber durchseelt, durchgeistigt ist. Es ist notwendig, das künstlerische Element überhaupt in der Kultur nicht so bestehen zu lassen, dass es wie eine Luxusunterhaltung neben dem ernsten Leben einhergeht, wie eine Luxusunterhaltung, der wir uns zuwenden, auch wenn wir sonst das Leben geistig zu nehmen wissen, sondern es so zu nehmen, dass es überall als eine göttlich-geistige Gesetzmäßigkeit Welt und Mensch durchdringt.»[507]

Unser Studium wird eben erst dann praktischer, kürzer und befriedigender, wenn jede gelernte Tatsache eingeordnet wird in den Stufenbau des ganzen Menschen.

Wenn man diese plastisch-musikalisch-sprachliche Methode schon einmal geübt hat, dann kann man auch beurteilen, wie sie mit den anderen Reformvorschlägen zusammenhängt. Was wir vorhin bei der Reihenfolge der Organsysteme als Schritt vom Tod zum Leben betrachtet haben, der sich im Schritt vom Verdauungssystem zum Kreislauf vollziehen könnte, das entspricht jetzt hier dem Übergang von der Anatomie zum Plastizieren:

Tod	Verdauung	Anatomie
Leben	Kreislauf	Plastik

Man wird dabei feststellen, dass die Studenten diesen Schritt goetheanistisch denkerisch eher und besser bewältigen als künstlerisch. Der Medizinstudent muss zum Plastizieren erst begeistert werden, denn er versteht nicht, warum er das, was er aus dem Atlas gelernt hat, noch einmal in die Hand nehmen soll.

Anders ist es bei dem nächsten Schwellenübergang. Der Weg vom Kreislaufsystem zum Nieren-Nervensystem, also der Schritt vom Leben zur Empfindung, der ist plastisch-musikalisch besonders eindrucksvoll zu erfassen:

Leben	Kreislauf	Plastik
Empfindung	Nieren-Nervensystem	Musik

Die großartigsten Erlebnisse, die man mit der plastisch-musikalischen Methode haben kann, kommen zustande, wenn man aus dem Sichtbaren ins Hörbare, von außen nach innen, von der Ruhe der Plastik in das Bewegte der Musik übergeht. In der Einweihung entspricht dieser Schritt dem Übergang von der Imagination zur Inspiration, der mit «einem tiefen Schmerzgefühl»[508] verbunden ist. Der Schmerz kommt daher, dass alle übersinnlichen Bilder in nichts verschwinden müssen, um durch die Sphärenharmonie überhaupt erst verstanden zu werden.

Auch das Wesen der Reihenfolge, das ja den drei Vorschlägen Steiners zur Studienreform gemeinsam ist, kann jetzt noch besser verstanden werden.

Die Reihenfolge ist ein räumlich-zeitliches Prinzip, sie ist künstlerisch-methodisch gesprochen plastisch-musikalisch. Die Reihenfolge, richtig gehandhabt, ist selber der Kunstgriff, welcher die Studenten begeistert, wenn der Stoff, den sie lernen müssen, nach und nach in seinem zeitlichen Nacheinander den ganzen Menschen offenbart. Die Reihenfolge ist eine Kunst, die den Stoff vernichtet, um den Geist der Sache zum Vorschein zu bringen.

Goethe hat über den Dilettantismus gesagt: «Was dem Dilettanten eigentlich abgeht, ist Architektonik im höchsten Sinne, diejenige ausübende Kraft, welche erschafft, bildet, konstituiert; er hat davon nur eine Art von Ahnung, gibt sich aber durchaus dem Stoff hin, anstatt ihn zu beherrschen.»[509] Das Medizinstudium soll Fachleute im guten Sinne und keine Laien heranbilden. Die Ordnung des Stoffes nach den Wesensgliedern bzw. nach den Stufen der höheren Erkenntnis ist «Architektonik im höchsten Sinne», die solche Ärztinnen und Ärzte ausbildet, die den Stoff beherrschen, statt von ihm beherrscht zu werden. Die richtige Reihenfolge «erschafft, bildet, konstituiert», und das ist es ja gerade, was wir mit einer Berufsausbildung wollen.

Welchen praktischen Nutzen hat das plastische Denken in der Medizin?

16. Fall: Thyreoiditis bei Oligomenorrhoe

Wie schon soeben erwähnt, wird gegen das plastische Denken in der Medizin immer wieder ausgesprochen oder unausgesprochen eingewendet, dass es keinen praktischen Nutzen habe, man sagt, dass es schöne, phantasievolle Gedanken seien, dass aber die eigentliche Medizin auf andere Weise erreicht werden müsse. Zu diesem Einwand möchte ich die folgende Krankengeschichte referieren.

Eine 41-jährige Patientin kam im März 2008 erstmals zu mir. Die Patientin war erschöpft durch Beruf, Ehemann und drei Kinder, das jüngste Kind war 14 Monate alt. Es bestand eine leichte Thyreoiditis (rechtsbetonte Speicherung im Szintigramm, im rechten Lappen geringgradig echoarmes Parenchymmuster im Ultraschall, leicht erhöhter TSH Rezeptorantikörper von 3,7 IU/l, normal bis 1,8 IU/l). Das TSH war fast supprimiert (0,10 µU/ml, normal über 0,30 µU/ml). Bei dieser Konstellation war also die Entwicklung einer Basedow Hyperthyreose möglich. Die Regelblutung hatte sich schon wieder eingestellt und kam – wie bei der Patientin gewohnt – alle 34 bis 35 Tage. Ein leichter Uterus bicornis war bekannt. Ich machte mir nun folgendes Bild: Schilddrüse und Uterus erscheinen schon normalerweise spiegelbildlich – wie in dem Kapitel über das Lukas-Evangelium genauer beschrieben worden ist – bei dieser Patientin aber ganz besonders, weil der Uterus bicornis in der Kontur ähnlich wie eine Schilddrüse aussieht. Ich wollte nun therapeutisch die Beschleunigungstendenz in der Schilddrüse mit der Verlangsamungstendenz im Uterus ins Gleichgewicht bringen. Weder die Schilddrüse noch der Uterus wurden deswegen direkt behandelt, sondern das Herz, weil es in der Mitte zwischen beiden Organen liegt. All diese Gedanken sind rein bildhafte Gedanken, die man niemals wagen würde, der Therapie zugrunde zu legen, wenn man nicht wüsste, dass man durch solche Bilder den Lebensleib oder Ätherleib des Patienten erfassen kann. Ich verordnete also Aurum D 10 2 x 1 Messerspitze, um auf das Herz ausgleichend zu wirken. (Darüber hinaus hatte ich Aurum schon bei anderen Patienten mit ausgeprägter Hyperthyreose schätzen gelernt, meistens in D 4 oder D 6, denn Gold ist nach Steiner bei «allem, was der Sauerstoff im physischen Leib [schädigend] bewirken kann»,[510] *angezeigt. Ein Beispiel dafür ist die Hyperthyreose, wo alle oxidativen Vorgänge überwiegen.) Wegen des Erschöpfungssyndroms nach Stillen und dritter Schwangerschaft gab ich zusätzlich China D 4.*

Vier Wochen später war der TSH-Wert auf 0,13 und vier Monate später auf 0,92 angestiegen. Nun kann man natürlich einwenden, das sei der natürliche postpartale Verlauf gewesen und es liege eine Spontanheilung vor. Die Patientin hat aber gleichzeitig eine Verkürzung ihres Zyklus auf 28 Tage und einen Rückgang ihrer in den Oberschenkel ausstrahlenden Schmerzen am 1. und 2. Tag der Periode bemerkt, von denen ich gar nichts gewusst hatte. Und weiterhin hat die Patientin folgenden Versuch durchgeführt: wenn sie 1x1 Messerspitze Aurum D 10 nimmt, dann verlängert sich der Zyklus wieder auf 35 Tage, wenn sie aber 2 x 1 Messerspitze nimmt, dann verkürzt er sich auf 28 Tage. Das weist in diesem Fall auf eine Dosis/Wirkungs-Beziehung von Aurum D 10 hin. Die China D 4 Tabletten hatte die Patientin schon selber nach wenigen Wochen wieder abgesetzt.

Exoterik – Esoterik – Moral

Die dritte Empfehlung Rudolf Steiners steht im Weihnachtskurs für Jungmediziner.[511] Er nennt hier drei Kurse, die ein Medizinstudium haben müsste.

1. Kursus: exoterischer Teil des Arztwissens, Natur, Substanzerkenntnis, wie sie in den ersten drei Vorträgen des Weihnachtskurses skizzenhaft dargestellt wurden, «fleißiges, strebsames, regsames, exoterisches Lernen».
2. Kursus: esoterischer Teil, der das medizinische Wissen einsenkt in das, was im Menschen Gesinnung, medizinische Gesinnung wird. Der zweite Kurs muss sich aufbauen auf den ersten.

3. Kursus: das Therapeutische im Zusammenhang zu betrachten mit der Entwicklung der richtigen ärztlichen moralischen Fähigkeiten.

Diese Dreigliederung ist zunächst schwer zu verstehen. Normalerweise sehen wir exoterisch und esoterisch als Polaritäten, die dann im Zusammenwirken das Wesen der Sache offenbaren. Man könnte denken, dass im Esoterischen die moralische Entwicklung enthalten sei, und ist erstaunt, dass über das Esoterische hinaus noch ein weiterer Kurs über Moral das Ganze abschließt. Ist es uns doch sonst vertraut, dass moralische Übungen die Esoterik begleiten und dafür Bedingungen sind: «Deshalb muss jeder, der Geheimnisse über die menschliche Natur durch eigene Anschauung sucht, die goldene Regel der wahren Geheimwissenschaften befolgen. Und diese goldene Regel ist: wenn du *einen* Schritt vorwärts zu machen versuchst in der Erkenntnis geheimer Wahrheiten, so mache zugleich drei vorwärts in der Vervollkommnung deines Charakters zum Guten.»[512] Was ist also mit jenen drei Kursen gemeint und wie verhalten sie sich zu den beiden anderen Reformvorschlägen?

Der «erste Kurs» entspricht zunächst dem, was man heute lernen kann, wenn auch im Weiteren ein lebendiges, goetheanistisches Wissen gemeint ist.

Beim «zweiten Kurs» fällt auf, wie Rudolf Steiner immer wieder Gefühle beschreibt. Vom 4. bis 8. Vortrag des Weihnachtskurses[513] finden sich der Reihe nach folgende Wortbildungen, wenn jener zweite, esoterische Kurs gemeint ist: Gesinnung – Erleben – Belebung – innerliches Verarbeiten – der lebendige, fühlende Mensch – das Gefühl des Arztes – das Menschliche – durch die medizinische Gesinnung einen ganz anderen Naturblick gewinnen – lebendiges Wissen – in rhythmischer Wiederholung leben – gefühlsmäßiges sich erwerben – Liebe entwickeln zum Anschauen – das muss gefühlt werden – Belebung des medizinischen Sinnes durch rhythmisch wiederholtes sich Versenken in entsprechende Mantren – in heiligem Ernste nehmen – davon ausgehen, was erlebt werden kann – innere differenzierte Gefühle – innere Erschütterungen – empfindungsgemäßes Erleben des ganzen Kosmos – Empfindungsvertiefung – es wird Ihnen nicht gleichgültig sein – Vertrauen und Hinnehmen der Bedingungen – übertriebene Unbescheidenheit und Bequemlichkeit, daran scheiterte die Esoterik bis jetzt – die Gesinnung des Arztes – die Seele in die nötige fortdauernde Stimmung bringen – Gefühlsideal muss werden wirkliche Lebensgestaltung. – Alles zusammenfassend heißt es dann im Osterkurs: «Das sind die Dinge, die wir vor allem gemüthaft auf uns wirken lassen sollen. Die Dinge werden dadurch esoterisch, dass man sie gemüthaft auf sich wirken lässt; und so etwas wie das Lukas-Evangelium enthält die ganze Stimmung, die man braucht, um in diesem Gefühl weiterzukommen.»[514] Entsprechend in einer Jugendansprache: «Meditieren heißt ja: dasjenige, was man weiß, in Andacht verwandeln, gerade die einzelnen konkreten Dinge.»[515] Das erste Kapitel in «Wie erlangt man Erkenntnisse der höheren Welten?» zeigt uns, dass Gefühle wie Ehrerbietung und Devotion gegenüber Wahrheit und Erkenntnis die Seele tüchtig und stark machen zum Erkennen. Die Hellseherorgane oder Lotusblumen bilden sich aus Gefühlen und Empfindungen. In der «Theosophie» steht: «Dieses Gefühl, das vielleicht anfangs gar nichts sieht von dem, wovon zu ihm gesprochen wird, es ist selbst der Zauberer, der das Auge des Geistes aufschließt.»[516] Und dann gibt es die berühmte Fußnote in dem Buch «Wie erlangt man Erkenntnisse der höheren Welten?», wo wir das künstlerische Empfinden als beste Vorbedingung für das Geistesschauen ans Herz gelegt bekommen: «Bemerkt soll werden, dass künstlerisches Empfinden, gepaart mit einer stillen, in sich versenkten Natur, die beste Vorbedingung für die Entwicklung der geistigen Fähigkeiten ist. Dieses Empfinden dringt ja durch die Oberfläche der Dinge hindurch und gelangt dadurch zu deren Geheimnissen.»[517]

Es ist also ohne Zweifel, dass der «zweite Kurs» über medizinische Esoterik eine Gefühlsschulung darstellt. Erstens allgemein, weil jede Esoterik zunächst aus den Gefühlen die Hellseherorgane herausbilden muss, zweitens spezifisch ärztlich im Sinne der Stimmung des Lukas-Evangeliums als Schule des Mitleids, damit der Arzt den Drang nach persönlicher Hilfeleistung für seine Patienten stärkt und am Leben erhält. Wir haben diesem Thema deswegen auch zwei Kapitel dieses Buches gewidmet.

Wenn wir den Zusammenhang zwischen Gefühlsschulung und Esoterik im «2. Kursus» bedenken, dann erfassen wir auch, warum ein «erster Kursus» vorangehen und ein «letzter Kursus» folgen muss. Die «nötigen naturwissenschaftlichen Erkenntnisse» als «Arztwissen» gehören in die Kategorie des Denkens. Der «letzte Kursus» als Schulung der moralischen Fähigkeiten gehört zum Wollen:

1. Kursus	Arztwissen, Exoterisch	–	Denken
2. Kursus	Gefühlsideal, Esoterisch	–	Fühlen
3. Kursus	Medizinische Moral	–	Wollen

Worin der «letzte Kursus» besteht, wird in einigen Punkten von Rudolf Steiner skizziert. Er gab hier Richtworte, die nicht als Führer, sondern als Kräfteschöpfer für den Arzt gemeint sind. Ähnliche Mutworte fallen in bestimmten Situationen des 4. Mysteriendramas. Benedictus sagt im 11. Bild von «Der Seelen Erwachen»:

> «Nicht als Führer, doch
> Als Kräfteschöpfer gilt das Wort des Mysten:
> *Es wird geschehen, was geschehen muss.*
> Deshalb erwarten wir in Wachsamkeit,
> In welcher Art der Geist die Zeichen weist.»[518]

Solche Willensworte haben typischerweise gewisse Widersprüche in sich, die sich in der Realität aber von selbst auflösen. So sagt der Geist der Tatkraft im 13. Bild:

> «Erfolge hat, wer Misserfolg nicht fürchtet.»[519]

Und der Hüter der Schwelle spricht (6. Bild):

> «Es darf die Seele *niemals stürzen wollen*
> Doch muss sie Weisheit aus dem Sturze holen.»[520]

Jedes dieser Tatrichtungsworte wird der Arzt auf die eine oder andere Situation seiner Berufswirklichkeit anwenden können. Beispielsweise wird man niemals eine Fehldiagnose stellen wollen, doch muss man Weisheit aus einer Fehldiagnose holen. Genau in demselben Stil spricht Rudolf Steiner über den «letzten Kursus», um die nötigen moralischen Qualitäten zu erwecken. Ein zentrales Gebiet ist hier der Heilerwille und sein Verhältnis zum Karmawillen. Wir müssen den unbedingten Willen zum Heilen haben, aber wir können nicht gegen das Karma heilen. Würde nur der Karmawille in uns wirken, so wären wir therapeutische Nihilisten, wir würden auf dem mitleidlosen Zuschauerstandpunkt Ahrimans stehen.

Aber auch der Heilerwille kann übertrieben werden, wenn der Arzt zu viel sich zumutet, den Bogen luziferisch überspannt und dadurch dann vielleicht eine chirurgische oder diagnostische oder andere ihm selbst nicht mögliche Maßnahme versäumt. Deswegen muss in jeder Lage das richtige Verhältnis von Heilerwille zu Karmawillen herrschen. Rudolf Steiner hat dieses Verhältnis mit etwa einem Zehntel angegeben, also etwa der zehnte Teil unseres Willens sollte seinen Tribut an den Karmawillen zahlen: «Wenn Sie gegenüber einer Krankheit den Mut des Heilens haben, dann ist das schon die richtige Orientierung, die auch in 90 Prozent der Fälle wohl zum Richtigen führt.»[521] Der Karmawille ist dazu da, um die restlichen 10 Prozent erkennen zu können.

Man sieht auch, wie dieser dritte Reformvorschlag seinen Talent erweckenden Schwerpunkt im letzten Schritt von der Esoterik zur Moral hat. Verglichen mit den Stufen der höheren Erkenntnis ist dies – wie wir gleich noch sehen werden – der Schritt von der Inspiration zur Intuition, künstlerisch von der Musik zur Sprache oder organologisch von dem Nieren-Nervensystem zum Leber-Galle-System.

Niere – Nerven	Musik	Esoterik
Leber – Galle	Sprache	Moral

17. Fall: Heilerwille oder Karmawille?

Am 8.5.1984 kam ein 16-jähriger jugendlicher Mann in meine Praxis wegen Hodenschmerzen rechts. Hoden und Nebenhoden waren rechts vergrößert, hart und druckempfindlich. Wenige Tage vorher hatte ich einen ähnlichen Fall zum Urologen geschickt, der ihn als Nebenhodenentzündung antibiotisch behandelt hatte. Ich vermutete auch bei diesem Patienten dieselbe Diagnose und dachte bei mir: soll ich diesen Patienten nicht lieber selbst und ohne Antibiotikum behandeln? Ich hatte gerade das Arzneimittelbild und die Signatur von Pulsatilla studiert und es schien mir, dass Pulsatilla bei diesem Jugendlichen, den ich damals schon seit 6 Jahren kannte, gut passen würde. Ich war unsicher. Und ich erinnere mich noch genau, wie ich während der Untersuchung des Hodens das ganze Problem auf die Waage legte: Heilerwille oder Karmawille? Kann ich die Verantwortung übernehmen oder bin ich dem Fall fachlich nicht gewachsen? Schließlich dachte ich, du bist kein Urologe, frage lieber den Fachmann. Der Urologe bestätigte meine Diagnose (sein Arztbrief liegt mir vor), weil er aber den Nebenverdacht einer Hodentorsion hatte, schickte er den Jungen sofort weiter ins Krankenhaus. Der Aufnahmearzt der Urologischen Abteilung meinte wiederum, es sei eine Epididymitis, sicherheitshalber wolle er aber den Oberarzt fragen. Der Oberarzt sagte dasselbe und bat den Chef, Herrn Prof. Erich Elsässer, um seine Meinung. Dieser zur damaligen Zeit berühmteste Urologe Münchens widersprach den voruntersuchenden 4 Ärzten (Oberarzt, Aufnahmearzt, niedergelassener Urologe, Hausarzt), äußerte den dringenden Verdacht auf eine Hodentorsion und ordnete die sofortige Operation an. Der Patient wurde nach der Anamnese des vorliegenden Operationsberichtes zwei Stunden nach Schmerzbeginn operiert. Ergebnis der Hodenfreilegung: es lag rechts eine Hodentorsion um 180 Grad vor. Nach Retorquierung ergab sich bereits intraoperativ eine wesentliche Besserung des Lokalbefundes.

Im weiteren Verlauf wurde der Hoden rechts noch etwas größer, dann aber im Laufe der Jahre immer kleiner. Obwohl also bereits 2 Stunden nach Schmerzbeginn operiert wurde und in dieser Zeit 5 Ärzte an 3 verschiedenen Orten tätig gewesen waren, konnte der Hoden nicht mehr gerettet werden, er atrophierte.

Was hätte man rückblickend gesagt, wenn ich in diesem Fall Pulsatilla gegeben hätte? Oder auch, wenn der sehr erfahrene niedergelassene Urologe – wie wenige Tage vorher meinem anderen Patienten – ein Antibiotikum verordnet hätte? Dafür sind diese Richt- und Kraftworte «Heilerwille – Karmawille» gegeben, damit wir Kraft und Bescheidenheit zugleich aus ihnen schöpfen und für unsere Patienten den richtigen Weg finden. Ich verdanke es diesen Worten, dass ich in diesem Fall richtig gehandelt habe.

Das Initiationsprinzip wird zu einem Zivilisationsprinzip[522]

Wenn man begriffen hat, dass der dritte Vorschlag das Denken, Fühlen und Wollen schulen soll, dann versteht man auch den Zusammenhang dieser Empfehlung mit den beiden anderen Ratschlägen. Die gewöhnlichen Denkkräfte sind nämlich verwandelte Ätherkräfte, so wie das Fühlen verwandelter Astralleib und das Wollen metamorphosierte Ich-Organisation sind.[523] Nimmt man noch hinzu, dass wir den Ätherleib imaginativ, den Astralleib inspirativ und das Ich intuitiv erfassen, so steht der Gesamtzusammenhang vor uns. Mit den drei Erkenntnisschritten der Imagination, Inspiration und Intuition erheben wir uns in die geistige Welt. In dieser Reihenfolge wirkt das Grundgesetz der Initiationswissenschaft, ein Abbild kosmischer Entwicklungs- und Schöpfungsschritte. Die Reformvorschläge für das Medizinstudium wollen dieser Reihenfolge bis in die Berufsausbildung hinein zum Durchbruch verhelfen.

Da die Dreigliederung der Seele mit der Viergliederung der Wesensglieder nicht aufgeht, kommt in die Parallelisierung eine physische Lücke, die leicht eingesehen und überbrückt werden kann, z. B. kann man das gewöhnliche abstrakte Denken mit der Sinneswissenschaft, das lebendige goetheanistische Denken mit der Imagination zusammenschauen.

Leber – Galle	Ich	Sprache	Wollen	Moral	*Intuition*
Nieren – Sinne	Astralleib	Musik	Fühlen	Esoterik	*Inspiration*
Herz – Lungen	Ätherleib	Plastik	lebendig		*Imagination*
			Denken	Exoterik	
Verdauung	phys. Leib	Architektur	abstrakt		*Sinneswissenschaft*

Die Architektur entspricht dem physischen Leib des Menschen.[524]

Im Ganzen erscheint die Organologie als Wissenschaft, die plastisch-musikalisch-sprachliche Methode als Kunst und die drei Kurse, die mit der Moral enden, sind in diesem Zusammenhang Religion. Was sich als gemeinsames Ordnungs- und Reihenfolgeprinzip durch Wissenschaft, Kunst und Religion hindurchzieht, ist das Initiationsprinzip von bildhafter, anschaulicher Imagination, begrifflich, proportional-musikalischer Inspiration und wortwahrhaftiger Intuition.

Was heißt Erneuerung der Mysterien?

Diese für eine spirituelle Medizin grundlegende Frage, die mit ähnlichen Worten Ita Wegman an Rudolf Steiner stellte[525], wollen wir abschließend mit den Methoden und Inhalten dieses Buches beantworten.

Die bekannteste Mysterienstätte des Altertums war das Orakel von

Delphi[526]. Dort galt die grundlegende Maxime: «O Mensch, erkenne dich selbst!» Die Mysterien waren demgemäß Orte, wo eine vertiefte Selbsterkenntnis gesucht worden ist. Und wenn wir in dem vorliegenden Buch zurückblättern und von dem meditativen Schulungsweg des Arztes oder von der Krankheit als dämonischem Abbild des Hüters der Schwelle gehört haben, dann ist dies der moderne Versuch, die Mysterien der Selbsterkenntnis zu erneuern.

Im alten Rom sprach man von der «res publica», das waren die öffentlichen Angelegenheiten des Staates. Das Wort Republik, das heute jeder kennt, kommt davon her. Wenige aber wissen, dass damals die andere und ebenso wichtige Sache die «res occulta» war[527], wo die Priester in den Tempeln wirkten. Und das eben waren die Mysterien. Streng geregelt und stufenweise wurden dort die Schüler vorbereitet, um als Höhepunkt die Initiation oder Einweihung zu erfahren. Man kann sich heute durchaus ein Bild davon machen, was damals geschehen ist. Apuleius beschreibt es in seinem «Goldenen Esel»[528], die entscheidende Passage wurde auch von Rudolf Steiner übersetzt.[529] Diether Lauenstein hat sämtliche vorliegende Zeugnisse der Mysterien von Eleusis zu einem überzeugenden Bild vereinigt, wobei ihm die anthroposophische Geisteswissenschaft und der Kultus der Christengemeinschaft wichtige Verständnisgrundlagen vermittelten.[530] Und nicht zuletzt hat Rudolf Steiner sein erstes anthroposophisches Buch diesem Thema gewidmet: «Das Christentum als mystische Tatsache und die Mysterien des Altertums»[531]. Ohne Zweifel war der damalige Ausbildungsgang stufenweise. Ebenso ist es heute, wenn in diesem letzten Kapitel von den Stufen der höheren Erkenntnis die Rede war, die sich sogar in dem Stufengang der ärztlichen Untersuchung und den Prinzipien der Apparatemedizin wiederfinden. Und wenn wir versucht haben, eine Einführung in bildhaftes Denken zu geben, also das gewöhnliche Denken zum bildhaften Denken zu beleben, so ist damit nichts anderes gemeint, als den ersten Schritt zur ersten Stufe der höheren Erkenntnis, nämlich zur Imagination zu machen.

Wenn hier von intuitiver Medizin gesprochen wurde und die Intuition mit dem Prolog des Johannes-Evangeliums verknüpft worden ist, so weist dies zurück auf die Mysterien von Ephesus[532], welche die Mysterien des Wortes waren. Der Evangelist Johannes lebte ja auch in Ephesus.

Wenn die seelischen Übungen nach dem siebengliedrigen Planetenprozess geordnet oder wenn die Niere mit dem Planeten Venus zusammengedacht worden sind, so sind solche Zusammenhänge bei den Schülern der Mysterien von Eleusis bei Athen ausführlich studiert worden.[533] Ebenso der Anfang dieser Schrift, wo wir von den Giften im Verhältnis zu den gewöhnlichen Nahrungsmitteln ausgingen: das war der Unterricht von Eleusis.[534]

Im Kapitel über Colchicum haben wir versucht, alle Erscheinungen auf die Wirkung der Jahreszeiten zurückzuführen. So war es in den irischen (hybernischen) Mysterien, wo die Schüler nach langen mehrstufigen Vorbereitungen durch das Sommersein die Zukunft und durch das Wintersein die ganze Vergangenheit schauen lernten.[535]

In dem Kapitel über «Menschengeburt und Kreuzestod» haben wir das «Buch der Offenbarung» dadurch zu erklären versucht, dass wir in dem «Buch der Natur» gelesen haben. Das war die Methode der Mysterien im Mittelalter.[536]

Und wenn in diesem letzten Kapitel von Wissenschaft, Kunst und Religion die Rede war, wie sie wieder vereinigt werden sollen, selbstverständlich ohne ihre Spezifität zu verlieren, so ist in diesem Streben die Erneuerung der Mysterien enthalten. Zur Zeit der antiken Mysterien waren Wissenschaft, Kunst und Religion ein Ganzes. Entsprechend ist auch das vorliegende Buch gestaltet worden, dass es mit der Wissenschaft beginnt, dann zur Kunst fortschreitet und zuletzt bei der religiösen Vertiefung endet.

ANHANG

Anmerkungen

1 Krüger, Hans «Heilmittel-Angaben Rudolf Steiners», Privatdruck Fa. Weleda, Schwäb. Gmünd 1969. Das Blatt «Belladonna» enthält 11 Darstellungen.

2 Goethe, Johann Wolfgang «Faust I», Osternacht, Verse 384, 385.

3 Heinroth, O. «Aus dem Leben der Vögel», Berlin 1955.
Wurmbach, H. «Lehrbuch der Zoologie», 2. Auflage, Stuttgart 1970, Band II, S. 597–612.

4 Schulz, H. «Vorlesungen über Wirkung und Anwendung der deutschen Arzneipflanzen», Leipzig 1921, S. 169–176.
Caksen, H. et al. «Deadly nightshade (Atropa belladonna) intoxication: an analysis of 49 children.», Hum Exp Toxicol. 2003 Dec, 22 (12): 665–8.

5 Maier, S. «Der Flug des Kolibris», Spektrum der Wissenschaft, Januar 2006.
Sick, H. «Birds in Brazil», Newark 2002, The Hummingbird Society (info@hummingbirdsociety.org).
Klesius, M. «Flight of Fancy ...», National Geographic, January 2007, S. 121–123.

6 Maina, J. N. «Structure, function and evolution of the gas exchangers: comparative perspectives.», J. Anat. 2002 Oct, 201 (4): 281–304.
Ders. «What it takes to fly: the structural and functional respiratory refinements in birds and bats.», J. Exp. Biol. 2000 Oct, 203 (Pt 20): 3045-64.

7 Hegi, Gustav «Illustrierte Flora von Mitteleuropa», München 1927 bzw. 1964, Band V, 4, S. 2569.

8 Steiner, R. «Der Mensch als Zusammenklang ...» (GA 230), 8. Vortrag, 7. Auflage, Dornach 1993.

9 Grohmann, G. «Die Pflanze», 2. Band, Stuttgart 1968.

10 Goethe, Johann Wolfgang «Die Metamorphose der Pflanzen», Gedicht, Hamburg 1969, Band 1, S. 199–201.

11 Ders. «Die Natur. Fragment», Hamburg 1966, Band 13, S. 45–49.

12 Steiner, R. «Bilder okkulter Siegel und Säulen» (GA 284/285), Vortrag vom 20.5.1907, Dornach 1977.

13 Ders. «Theosophie» (GA 9), 32. Auflage, Dornach 2003.
Ders. «Die Geheimwissenschaft im Umriss» (GA 13), 30. Auflage, Dornach 1989.
Ders. «Grundlegendes für eine Erweiterung der Heilkunst» (GA 27), 7. Auflage, 1991 (Mitautorin Ita Wegman).

14 Ders. «Das Initiatenbewusstsein» (GA 243), 8. Vortrag, 6. Auflage, Dornach 2004.

15 Ders. «Die Impulsierung des weltgeschichtlichen Geschehens ...» (GA 222), 6. Vortrag, 4. Auflage, Dornach 1989.

16 Steiner, R. «Das Initiatenbewusstsein» (GA 243), 8. Vortrag, 6. Auflage, Dornach 2004.

17 Ders. «Heilpädagogischer Kurs» (GA 317), 12. Vortrag, 8. Auflage, Dornach 1995.
18 Ders. und Wegman, I. «Grundlegendes für eine Erweiterung der Heilkunst ...» (GA 27), 7. Auflage, Dornach 1991.
19 Steiner, R. «Physiologisch-Therapeutisches ...» (GA 314), Vortrag vom 28. 10. 1922, 3. Auflage, Dornach 1989.
20 Goethe, Johann Wolfgang «Die Metamorphose der Pflanzen», Hamburg 1966, Band 13, S. 64 ff.
21 Steiner, R. «Einleitungen zu Goethes naturwissenschaftlichen Schriften» (GA 1), 4. Auflage, Dornach 1987.
Ders. «Grundlinien einer Erkenntnistheorie der Goetheschen Weltanschauung» (GA 2), 8. Auflage, Dornach 2003.
Ders. «Goethes Weltanschauung» (GA 6), 8. Auflage, Dornach 1990.
22 Husemann, Friedwart «Zur Idee der Urpflanze», Der Merkurstab, 1968, S. 149–152.
Ders. «Die Bewegungen der Urpflanze», Das Goetheanum, 61, Nr. 46, 14. 11. 1982.
Ders. «Die Wissenschaftlichkeit des Goetheanismus in der Medizin», 1982, S. 141–143, S. 181–184, S. 231–232.
Ders. «Gedanken zur Goetheanismus-Tagung in Stuttgart», Der Merkurstab, 1971, S. 169–173.
23 Steiner, R. «Grundlinien einer Erkenntnistheorie der Goetheschen Weltanschauung» (GA 2), 8. Auflage, Dornach 2003, Kapitel 16 «Die organische Natur».
24 Fuchs, Thomas «Das Gehirn – ein Beziehungsorgan», Stuttgart 2008, S. 45 ff. Den Hinweis auf dieses Buch verdanke ich Georg Soldner.
25 Gerok, Hubert, Meinertz, Zeidler «Die innere Medizin», 11. Auflage, Stuttgart 2007, S. 107–166.
26 Goethe, Johann Wolfgang «Sprüche in Prosa», Nr. 165 in der Ausgabe Rudolf Steiners, Stuttgart 1999.
27 Diese Lage beschreibt Rudolf Steiner als «Urgestalt»: «... wie die Lunge das Herz umschließt, und damit eigentlich die Urgestalt desjenigen aufzeigt, was in einer gewissen Beziehung als Zirkulationsmensch der ganze Mensch ist», «Geisteswissenschaftliche Gesichtspunkte zur Therapie» (GA 313), 7. Vortrag, 5. Auflage, Dornach 2001.
28 Husemann, Gisbert «Der Atemrhythmus des Gehirns im Liquor cerebrospinalis», in: «Sinnesleben, Seelenwesen und Krankheitsbild», Stuttgart 1998, S. 44–65.
29 Steiner, R. «Geisteswissenschaft und Medizin» (GA 312), 2. Vortrag, 7. Auflage, Dornach 1999.
30 Diesen Gedanken, dass Kopf und Glieder wie 1 : 4 sich verhalten, verdanke ich meinem Vater Gisbert Husemann.
31 Steiner, R. «Geistige Zusammenhänge in der Gestaltung des menschlichen Organismus» (GA 218), 22. 10. 1922, 3. Auflage, Dornach 1992.
32 Ders. «Grundlinien einer Erkenntnistheorie der Goetheschen Weltanschauung» (GA 2), 8. Auflage, Dornach 2003, Kapitel 16 «Die organische Natur».
33 Ders. «Geisteswissenschaft und Medizin» (GA 312), 5. Vortrag, 7. Auflage, Dornach 1999.

34 Darwin, Charles «Das Bewegungsvermögen der Pflanzen», Gesammelte Werke, Band 13, Stuttgart 1881, Übers. von Victor Carus, 12. Kapitel, S. 492, zitiert nach Rudolf Steiner «Natur- und Geisteswesen – ihr Wirken in unserer sichtbaren Welt (GA 98), Rudolf Steiner Verlag, 2. Auflage, Dornach 1996, Anmerkung 50, S. 262.

35 Leeser, O. «Lehrbuch der Homöopathie», Teil C: Tierstoffe, Ulm 1961, S. 163 ff.
Gessner/Orzechowski «Gift- und Arzneipflanzen von Mitteleuropa», Heidelberg 1974, Anmerkung 48 auf S. 122.
Gowda, R. M. et al. «Toad venom poisoning: resemblance to digoxin toxicity and therapeutic implications», Heart 2003; 89; 14–15.

36 «Grzimeks Tierleben», Zürich 1971, Band 5, S. 311.

37 Steiner, R. «Das Initiatenbewusstsein» (GA 243), 8. Vortrag vom 19. 8. 1924, 6. Auflage, Dornach 2004.

38 Alle diese Daten siehe: Slijper, E. J. «Riesen des Meeres», 1962; derselbe Autor verfasste die entsprechenden Kapitel in «Grzimeks Tierleben», Zürich 1971.
Alpers, A. «Delphine», München 1967.

39 Platon «Kritias», 6.–12. Kapitel, 112e 2 bis 121c 5, Hamburg 1961.

40 Steiner, R. «Grundelemente der Esoterik» (GA 93a), 28. Vortrag, 3. Auflage, Dornach 1987.

41 Ders. «Ägyptische Mythen und Mysterien» (GA 106), 8. Vortrag, 5. Auflage, Dornach 1992.

42 Ders. «Geisteswissenschaft und Medizin» (GA 312), 15. Vortrag, 7. Auflage, Dornach 1999.

43 Husemann, Friedwart «Digitalis purpurea und die Herzbewegung», Der Merkurstab, 1985, S. 39–48 und S. 80–85.

44 Goethe, Johann Wolfgang «Sprüche in Prosa», Nr. 23 in der Ausgabe Rudolf Steiners, Stuttgart 1999.

45 Steiner, R. «Einleitungen zu Goethes naturwissenschaftlichen Schriften» (GA 1), Band 4 (1897). «Goethes Weltanschauung in seinen Sprüchen in Prosa», 4. Auflage, Dornach 1987.

46 Husemann, Friedwart «Das Schlangengift», Der Merkurstab, 40, 1987, S. 74–80.
Boie, D. «Die Schlange – eine Heilmittelstudie», Der Merkurstab, 19, 1966, S. 213–223.
Wilkens, Johannes «Vergleichende Untersuchung zur Behandlung des Schlaganfalls mit homöopathischen und anthroposophischen Arzneimitteln in einer geriatrischen Reha-Klinik», Der Merkurstab, 56, 2003, S. 22–27.
Ders. «Die Differenzierung der Schlangen und das Ödipusrätsel», Der Merkurstab, 58, 2005, S. 32–39.

47 Hering, C. «Wirkungen des Schlangengiftes», Allentown 1837, zitiert nach Mezger, J. «Gesichtete Homöopath. Arzneimittellehre», Heidelberg 1977.
Voegeli, A. «Leit- und wahlanzeigende Symptome der Homöopathie», Heidelberg 1984.

48 Portmann, A. «Einführung in die Vergleichende Morphologie der Wirbeltiere», Basel 1959.
Dröscher, V. «Magie der Sinne im Tierreich», München 1966.
«Grzimeks Tierleben», Band 6, Kriechtiere, Zürich 1971.

Poppelbaum, H. «Tierwesenskunde», Dornach 1982.
Mebs, D. «Gifttiere», Stuttgart 1992.
Bauchot, R. «Schlangen», Augsburg 1994.
Burnie, David (Hg.) «Tiere», Dorling Kindersley, London, München 2003.

49 Steiner, R. «Heilpädagogischer Kurs» (GA 317), 12. Vortrag, 8. Auflage, Dornach 1995.

50 Ders. «Ägyptische Mythen und Mysterien» (GA 106), 6. bis 8. Vortrag, 5. Auflage, Dornach 1992.

51 Ders. «Der Mensch als Zusammenklang ...» (GA 230), 6. Vortrag, 7. Auflage, Dornach 1993.

52 Smith, Bettye L. et al. «Molecular mechanistic origin of the toughness of natural adhesives, fibres and composites», Nature, Vol. 399, 24.6.1999, S. 761–763.

53 «Grzimeks Tierleben», Dritter Band, Weichtiere, S. 19 – 28 und S. 136 – 186, Zürich 1975.

54 Ebd.

55 Ebd.

56 Ebd.

57 Steiner, R. «Geisteswissenschaft und Medizin» (GA 312), 5. Vortrag, 7. Auflage, Dornach 1999.

58 Darauf weist Rudolf Steiner am 23.3.1920 hin, im 3. Vortrag von «Geisteswissenschaft und Medizin» (GA 312), 7. Auflage, Dornach 1999.

59 Ebd. und am 21.10.1916 in «Innere Entwicklungsimpulse der Menschheit. Goethe und die Krisis des 19. Jahrhunderts» (GA 171), 2. Auflage, Dornach 1984. Hier ausführliche Darstellung der horizontalen menschlichen Schädelbasis im Vergleich zur horizontalen Tierwirbelsäule.

60 Steiner, R. «Der Mensch als Zusammenklang des schaffenden, bildenden und gestaltenden Weltenwortes» (GA 230), Vortrag vom 26.10.1923, 7. Auflage, Dornach 1993.

61 Strasburger, E. «Lehrbuch der Botanik», 34. Auflage, Stuttgart 1998.

62 Steiner, R. «Pastoralmedizinischer Kurs» (GA 318), Vortrag vom 15.9.1924, 4. Auflage, Dornach 1994.

63 Ders. «Heilpädagogischer Kurs» (GA 317), Vortrag vom 7.7.1924, 8. Auflage, Dornach 1995.

64 Ders. «Die Welt der Sinne und die Welt des Geistes» (GA 134), 6. Vortrag, 5. Auflage, Dornach 1990.

65 Ders. «Geisteswissenschaft und Medizin» (GA 312), 6. Vortrag vom 25.3.1920, 7. Auflage, Dornach 1999.

66 Stellmann, H. M. Vortrag vom 22.1.1994 in Bad Boll und Soldner/Stellmann «Individuelle Pädiatrie», 3. Auflage, Stuttgart 2007.

67 Steiner, R. «Geisteswissenschaft und Medizin» (GA 312), 5. Vortrag, 7. Auflage, Dornach 1999.

68 Voegeli, A. «Leit- und wahlanzeigende Symptome der Homöopathie», Heidelberg 1984.

69 Steiner, R. und Wegman, I. «Grundlegendes für eine Erweiterung der Heilkunst» (GA 27), 17. Kapitel, 7. Auflage, Dornach 1991.

70 Herrmann, Jörg et al. «Funktionelle Atemstörungen», «Das Hyperventilationssyndrom», Deutsches Ärzteblatt (96), Heft 11, S. 694–697, 19. 3. 1999.

71 Steiner, R. beschreibt dieses Wirkprinzip am Beispiel von Equisetum am 2. 1. 1924, «Meditative Betrachtungen ...» (GA 316), 4. Auflage, Dornach 2003.

72 Ders. «Anthroposophische Menschenerkenntnis und Medizin» (GA 319), Vortrag vom 16. 11. 1923, 3. Auflage, Dornach 1994.

73 Hegi, Gustav «Illustrierte Flora von Mitteleuropa», München 1906, Band 1, Familie Equisetaccae (S. 51–62).
Strasburger, E. «Lehrbuch der Botanik», 30. Auflage, Stuttgart 1971.
Mandera, Ruth «Die Metamorphose der Schachtelhalmarten»; Tycho de Brahe – Jahrbuch für Goetheanismus, 1990, S. 86–152.
Strüh, Hans-Joachim «Equisetum und Kiesel»; Tycho de Brahe – Jahrbuch für Goetheanismus, 1989, S. 167–179.
Diefenbach, Suchantke «Farnkraut und Schachtelhalm», Natura, 5. Jahrgang, 1931/1932, S. 118–126.

74 Meusel, Walter et al. «Die Schachtelhalme Europas», Wittenberg 1971, S. 59–73.

75 Goethe, Johann Wolfgang «Die Metamorphose der Pflanzen», § 67, Hamburg 1966, Band 13.

76 Bansa, J. Matthias «Wesensbilder von Kiesel und Kalk». Beitr. Erw. Heilk., 34, 1981, S. 129. Bansa beginnt seine Betrachtung über den Kiesel mit der dargestellten geometrischen Konstruktion des Sechsecks.

77 Steiner, R. «Grundlinien einer Erkenntnistheorie der Goetheschen Weltanschauung» (GA 2), Vorrede von 1923, 8. Auflage, Dornach 2003.

78 Grohmann, G. «Die Pflanze», Band 1, Stuttgart 1959, S. 126.

79 Steiner, R. «Meditative Betrachtungen und Anleitungen zur Vertiefung der Heilkunst» (GA 316), Vortrag vom 2. 1. 1924, 4. Auflage, Dornach 2003.

80 Ders. «Aus der Akasha-Chronik» (GA 11), Kapitel «Die Trennung der Geschlechter», 6. Auflage, Dornach 1986.

81 Ders. «Geisteswissenschaft und Medizin» (GA 312), Vortrag vom 21. 3. 1920, 7. Auflage, Dornach 1999.

82 Ders. «Physiologisch-Therapeutisches auf Grundlage der Geisteswissenschaft» (GA 314), Vortrag vom 28. 10. 1922 in Stuttgart, 3. Auflage, Dornach 1989.

83 Ders. «Esoterische Betrachtungen karmischer Zusammenhänge, Band 2» (GA 236), Vortrag vom 22. 6. 1924, 6. Auflage, Dornach 1988.

84 Ders. «Meditative Betrachtungen ...» (GA 316), Vorträge vom 2. 1. und 5. 1. 1924, 4. Auflage, Dornach 2003.

85 Ders. «Eine occulte Physiologie» (GA 128), 8. Vortrag vom 28. 3. 1911, 5. Auflage, Dornach 1991.

86 Alle astronomischen Daten nach Schultz, Joachim «Rhythmen der Sterne», Dornach 1963.

87 Steiner, R. Zusammenschau der drei Equisetumstellen in GA 316 «Meditative Betrachtungen ...», Vorträge vom 2. 1. 1924, 22. 4. 1924, 24. 4. 1924 (Abendzusammenkunft), 4. Auflage, Dornach 2003.

88 Ders. «Geisteswissenschaft und Medizin» (GA 312), 5. Vortrag, 7. Auflage, Dornach 1999.

89 Ders. «Geisteswissenschaftliche Gesichtspunkte zur Therapie» (GA 313), 5. Vortrag, 5. Auflage, Dornach 2001.
90 Ders. «Heilpädagogischer Kurs» (GA 317), 3. Vortrag, 8. Auflage, Dornach 1995.
91 Madeleyn, René «Gesichtspunkte zur Epilepsie und deren Behandlungsmöglichkeiten bei Kindern», Der Merkurstab, 1990, Heft 6, S. 369–384.
92 Schwarz, Reinhard «Myoklonisch-astatische Epilepsie bei einem Vorschulkind», Der Merkurstab, 1992, Heft 1, S. 6–8.
93 Holtzapfel, Walter «Blond und Schwarz», Beitr. Erw. Heilk. – Der Merkurstab, 1981, Heft 4, S. 134–138 und «Nachtrag dazu», 1982, Heft 1, S. 39.
94 Steiner, R. «Heilpädagogischer Kurs» (GA 317), 5. Vortrag vom 30. 6. 1924, 8. Auflage, Dornach 1995.
95 Löffler, G. et al. «Lehrbuch der medizinischen Biochemie und Pathobiochemie für Studierende und Ärzte», Heidelberg 1985, S. 815.
Bennighoff «Makroskopische und mikroskopische Anatomie des Menschen», 3. Band, München 1985, S. 572.
96 Steiner, R. «Heilpädagogischer Kurs» (GA 317), 5. Vortrag, 8. Auflage, Dornach 1995.
97 Ebd.
98 Ders. «Geisteswissenschaft und Medizin» (GA 312), 17. und 20. Vortrag, 7. Auflage, Dornach 1999.
99 Ders. «Heilpädagogischer Kurs» (GA 317), 5. Vortrag, 8. Auflage, Dornach 1995.
100 Ebd.
101 Goethe, Johann Wolfgang «Sprüche in Prosa», in der Ausgabe Rudolf Steiners Nr. 811, Stuttgart 1999.
102 Steiner, R. und Wegman, I. «Grundlegendes für eine Erweiterung der Heilkunst» (GA 27), 14. Kapitel, 7. Auflage, Dornach 1991.
103 Ebd., Kapitel 19, 5. Fall.
104 Steiner, R. «Geisteswissenschaft und Medizin» (GA 312), 12. Vortrag, 7. Auflage, Dornach 1999.
105 Ders. «Meditative Betrachtungen ...» (GA 316), 7. Vortrag vom 8. 1. 1924, 4. Auflage, Dornach 2003.
Ders. «Heilpädagogischer Kurs» (GA 317), 5. Vortrag, 8. Auflage, Dornach 1995.
106 Ders. «Geisteswissenschaft und Medizin» (GA 312), 19. Vortrag, 7. Auflage, Dornach 1999.
Baerens, Paul «Erinnerung an eine Typhus-Epidemie 1949; zur Stibium-Behandlung des Typhus abdominalis». Beitr. Erw. Heilk. – Der Merkurstab, 1983, Heft 6, S. 209–210.
107 Steiner, R. und Wegman, I. «Grundlegendes für eine Erweiterung der Heilkunst» (GA 27), 8. Kapitel, 7. Auflage, Dornach 1991.
108 «Krankheitsfälle und andere medizinische Fragen besprochen mit Rudolf Steiner», gesammelt von A. G. Degenaar, Stuttgart 1939, Anhang, 8. 10. 1922.
109 Steiner, R. «Geisteswissenschaft und Medizin» (GA 312), 12. Vortrag, 7. Auflage, Dornach 1999.
110 Ders. «Eine okkulte Physiologie» (GA 128), 8. Vortrag, 5. Auflage, Dornach 1991.

111 Girke, Matthias «Innere Medizin – Grundlagen und therapeutische Konzepte der anthroposophischen Medizin», Berlin 2010, S. 287–360.
112 Buddecke, E. «Grundriss der Biochemie», De Gruyter, Berlin, New York 1994, S. 157.
113 Strasburger, E. «Lehrbuch der Botanik für Hochschulen», 34. Auflage, Fischer, Stuttgart 1998, S. 140, 355.
114 v. Frisch, K. «Tanzsprache und Orientierung der Bienen», Springer, Berlin-Heidelberg 1965.
115 Ders. «Aus dem Leben der Bienen», 10. Auflage, Springer, Berlin-Heidelberg 1993.
116 Knoll, F. «Die Biologie der Blüte», Springer Verlag, Berlin, Göttingen, Heidelberg 1956, S. 102–107.
117 Steiner, R. und Wegman, I. «Grundlegendes für eine Erweiterung der Heilkunst ...» (GA 27), 7. Auflage, Dornach 1991, 8. Kapitel.
118 Steiner, R. «Geisteswissenschaft und Medizin» (GA 312), 7. Auflage, Dornach 1999, 5. Vortrag.
119 Ebd.
120 Ebd.
121 Buddecke, E. «Grundriss der Biochemie», De Gruyter, Berlin, New York 1994, S. 174.
122 Goethe, Johann Wolfgang «Materialien zur Geschichte der Farbenlehre», Hamburger Ausgabe, Band 14, S. 91: Kapitel über Bacon und S. 98: Kapitel über Galilei, Hamburg 1966.
123 Ders. «Tag und Jahreshefte» 1790, Hamburger Ausgabe, Band 10, S. 436, Hamburg 1972.
124 Strasburger, E. «Lehrbuch der Botanik für Hochschulen», 34. Auflage, Fischer, Stuttgart 1998, S. 140, 355.
125 Steiner, R. «Geisteswissenschaft und Medizin», 14. Vortrag, 3.4.1920 (GA 312), Rudolf Steiner Verlag, 7. Auflage, Dornach 1999.
126 Ders. «Geisteswissenschaft und Medizin» (GA 312), 7. Auflage, Dornach 1999, 15. Vortrag.
127 Steiner, R. und Wegman, I. «Grundlegendes für eine Erweiterung der Heilkunst ...» (GA 27), 7. Auflage, Dornach 1991, 8. Kapitel.
128 Steiner, R. und Wegman I. «Tätigkeiten im menschlichen Organismus. Diabetes mellitus», in «Grundlegendes für eine Erweiterung der Heilkunst» (GA 27), 8. Kapitel, Rudolf Steiner Verlag, 7. Auflage, Dornach 1991.
129 Gerok, Huber, Meinertz, Zeidler «Die Innere Medizin», Stuttgart 2007, S. 984.
130 Rohen, Johannes «Morphologie des menschlichen Organismus», Stuttgart 2000, S. 380ff.
131 Steiner, R. und Wegman, I. «Grundlegendes für eine Erweiterung der Heilkunst ...» (GA 27), 7. Auflage, Dornach 1991, 6. Kapitel.
132 Steiner, R. «Geisteswissenschaft und Medizin» (GA 312), 7. Auflage, Dornach 1999, 14. Vortrag.
133 Girke, Matthias «Innere Medizin – Grundlagen und therapeutische Konzepte der anthroposophischen Medizin», Berlin 2010.

134 Kegel, Bernhard «Epigenetik – Wie Erfahrungen vererbt werden», Köln 2009.
135 Steiner, R. «Meditative Betrachtungen und Anleitungen zur Vertiefung der Heilkunst», Vorträge vom 2.1.1924 und 5.1.1924 (GA 316), Rudolf Steiner Verlag, 3. Auflage, Dornach 1987.
136 Soldner, G., Stellmann H. M. «Individuelle Pädiatrie», Stuttgart 2001 und persönliche Mitteilung von G. Soldner im Nov. 2001.
137 Gerok, Huber, Meinertz, Zeidler «Die Innere Medizin», Stuttgart 2007, S. 982.
138 Steiner, R. «Geisteswissenschaft und Medizin», 15. Vortrag, 4.4.1920 (GA 312), Rudolf Steiner Verlag, 7. Auflage, Dornach 1999.
139 Ders. «Geisteswissenschaftliche Gesichtspunkte zur Therapie» (GA 313), 5. Vortrag, 5. Auflage, Dornach 2001.
140 Steiner, R. und Wegman, I. «Tätigkeiten im menschlichen Organismus», Diabetes mellitus, in: «Grundlegendes für eine Erweiterung der Heilkunst» (GA 27), Kapitel 8, Rudolf Steiner Verlag, 7. Auflage, Dornach 1991.
141 Steiner, R. «Die pädagogische Praxis vom Gesichtspunkte geisteswissenschaftlicher Menschenkenntnis» (GA 306), Vortrag, 15.4.1923, 4. Auflage, Rudolf Steiner Verlag, Dornach 1989.
142 Gerok, Huber, Meinertz, Zeidler «Die Innere Medizin», Stuttgart 2007, S. 1004.
143 Steiner, R. «Geisteswissenschaft und Medizin», 5. Vortrag, 25.3.1920 (GA 312), 7. Auflage, Rudolf Steiner Verlag, Dornach 1999.
144 Sommer, M. «Lokale und systemische Behandlung mit Calendula bei komplizierten Wundheilungsstörungen – eine Kasuistik», Der Merkurstab, 49, 1996, S. 127–130.
145 Beiblätter der Zeitschrift Natura 1926–1936, Ita Wegman «Der Zucker», Februar 1927, Dornach 2000, S. 41–50.
146 Strasburger «Lehrbuch der Botanik», 34. Auflage, Stuttgart 1998.
Madaus «Lehrbuch der biologischen Heilmittel», Hildesheim 1976.
Gessner/Orzechowski «Gift und Arzneipflanzen von Mitteleuropa», Heidelberg 1974.
Hegi, G. «Illustrierte Flora von Mitteleuropa», Band 2, München o. J.
Simonis, W. «Die unbekannte Heilpflanze», Frankfurt am Main 1955.
Pelikan, W. «Heilpflanzenkunde», Band 1, Dornach 2005.
Simon, L. «Substanzen und Heilprozesse zur konstitutionsgemäßen anthroposophischen Therapie der chronischen Polyarthritis», Der Merkurstab, Sonderheft Rheumatologie, 2001, 54. Jahrgang, S. 32–59.
Bub-Jachens, C. «Colchicum autumnale – Pflanzenbetrachtung und Heilmittel – Erkenntnis im Lichte der Angaben Rudolf Steiners», Der Merkurstab, 2002, 55. Jahrgang, S. 174–186.
Husemann, Friedwart «Zur Michael-Imagination», in: «Medizin an der Schwelle», Persephone Band 3, Dornach 1993.
Mündliche Mitteilungen von Georg Soldner im Jahr 2008.
147 Steiner, R. «Der Mensch als Zusammenklang ...» (GA 230), 11. Vortrag vom 10. 11. 1923, 7. Auflage, Dornach 1993.
148 Kolisko, E. «Zelle und Weltall», Natura, 1. Jahrgang, 1926/27, S. 312 – 318, Nachdruck, Dornach 1981.

149 Steiner, R. «Das Miterleben des Jahreslaufes in vier kosmischen Imaginationen» (GA 229), Vortrag vom 13.10.1923, 8. Auflage, Dornach 1999.
150 Ders. und Wegman, I. «Grundlegendes für eine Erweiterung der Heilkunst» (GA 27), 8. Fall im 21. Kapitel, 7. Auflage, Dornach 1991.
151 Girke, Matthias und Kröz, Matthias «Colchicum autumnale in der Therapie der latenten und manifesten Hyperthyreose», Der Merkurstab, Heft 4, 2001, 54. Jahrgang.
152 Walter, Hilma «Die Pflanzenwelt. Versuch einer Pflanzensystematik als Verständigungsgrundlage für die Therapie. Krankengeschichten und Berichte mit Hinweisen von Rudolf Steiner», Arlesheim 1971, zitiert nach Hans Krüger «Heilmittel-Angaben Rudolf Steiners», Schwäbisch Gmünd 1969 ff. Blatt «Colchicum», Krankengeschichte Nr. 35.
153 «Vademecum Anthroposophische Arzneimittel», 2008, S. 134.
154 Ebd.
155 Brunk, Gustav «Über die Erweiterung der Mistel-Tumor-Therapie durch die zusätzliche Anwendung von anderen, im Winter oder zur Unzeit blühenden Pflanzen», Der Merkurstab, 43. Jahrgang, 1990, S. 86–98 und S. 171–181.
156 Steiner, R. «Geisteswissenschaft und Medizin» (GA 312), 14. Vortrag vom 3.4. 1920, 7. Auflage, Dornach 1999.
Ders. «Der unsichtbare Mensch in uns. Das der Therapie zugrunde liegende Pathologische», Vortrag vom 11.2.1923 in «Erdenwissen und Himmelserkenntnis» (GA 221), 3. Auflage, Dornach 1998.
157 «Beiträge zur Rudolf Steiner Gesamtausgabe», Nr. 58/59, Dornach, Herbst 1977, S. 37.
Siehe auch: Steiner, R. «Anthroposophie als Kosmosophie – Zweiter Teil» (GA 208), Vortrag vom 28.10.1921, 3. Auflage, Dornach 1992.
158 Steiner, R. «Geisteswissenschaftliche Gesichtspunkte zur Therapie» (GA 313), 6. Vortrag, 5. Auflage, Dornach 2001.
159 Ebd., 8. Vortrag.
160 Goethe, Johann Wolfgang «Faust, 1. Teil», Verse 447–453.
161 Steiner, R. «Das Miterleben des Jahreslaufes in vier kosmischen Imaginationen» (GA 229), Vortrag vom 13.10.1923, 8. Auflage, Dornach 1999.
162 Hegi, Gustav «Illustrierte Flora von Mitteleuropa», Band II, S. 196, München o.J.
163 Steiner, R. «Der Mensch als Zusammenklang ...» (GA 230), Vortrag vom 10.11. 1923, 7. Auflage, Dornach 1993.
164 Ders. «Das Initiatenbewusstsein» (GA 243), Vortrag vom 19.8.1924, 6. Auflage, Dornach 2004.
165 Ebd.
166 Hegi, Gustav «Illustrierte Flora von Mitteleuropa», Band II, S. 197, München o.J.
Madaus, Gerhard «Lehrbuch der biologischen Heilmittel», Band II, S. 1046, Hildesheim, New York 1976.
167 »Grzimeks Tierleben», Säugetiere I, S. 128, Zürich 1969.
168 Krüger, Hans «Heilmittel-Angaben Rudolf Steiners», Blatt «Jod und Jodverbindungen», Schwäbisch Gmünd o.J.
169 Prokop, Otto «Scharlatane zwischen Wünschelrute und Homöopathie», Ket-

zerbriefe 40, Sonderheft Kritische Medizin (III), Freiburg 1993. Otto Prokop (1921–2009) war Ordinarius für Gerichtsmedizin an der Charité, Berlin.
Die Originalarbeit, in der Prokop im Zusammenhang mit der homöopathischen Potenzierung von «Betrug» spricht, erschien Ende der 70er Jahre in den Münchner Ärztlichen Anzeigen und konnte nur aus dem Gedächtnis zitiert werden.

170 Stellungnahme des Fachbereichs Humanmedizin der Universität Marburg im Jahre 1993.

171 Lüllmann/Mohr «Pharmakologie und Toxikologie», 14. Auflage des von Gustav Kuschinsky begründeten Standardwerkes, Stuttgart 1999, S. 46.

172 Steiner, R. «Geisteswissenschaft und Medizin» (GA 312), 11. Vortrag, 7. Auflage, Dornach 1999.

173 Kolisko, Lili «Physiologischer und physikalischer Nachweis der Wirksamkeit kleinster Entitäten», Dornach 1997.

174 Ebd., Kapitel «Rhythmusphänomene beim Wirksamkeitsnachweis potenzierter Heilmittel – nachgewiesen von Lili Kolisko (1923) bis Thomas Carmine (1995), verfasst von Friedwart Husemann.

175 Güldenstern, W. «Aesculus Cortex und das Kolisko-Phänomen», Der Merkurstab, 54, 2001, S. 297–302.
Maier, Karlheinz «Spektroskopische Untersuchungen an potenzierten Proben des Präparates Aesculus Cortex», Der Merkurstab, 54, 2001, S. 303–306.
Güldenstern, W. «Fluoreszenzmessungen des Präparates Aesculus Cortex und des Wirkstoffes Aesculinum», Der Merkurstab, 54, 2001, S. 307–312.

176 Belon, P. et al. «Inhibition of human basophil degranulation by successive histamine dilutions: Results of a European multicentre trial», Inflamm. Res. 48, Supplement 1 (1999), S. 17–18.
Brown, V. and Ennis, M. «Flow-cytometric analysis of basophil activation: inhibition by histamine at conventional and homeopathic concentrations», Inflamm. Res. 50, Supplement 2 (2001), S. 47–48.
Husemann, Friedwart «Rehabilitation von Benvenistes Forschungen über homöopathische Hochpotenzen», Der Merkurstab, 54, 2001, S. 335–336.

177 Ders. «Die Wirksamkeit kleinster Entitäten neu bestätigt», Der Merkurstab, 41, 1988, S. 325–330.
Ders. «Die Wirksamkeit kleinster Entitäten – nachgewiesen von Kolisko (1923) bis Benveniste (1988)», Das Goetheanum, 68, Nr. 47, 19. 11. 1989.
Ders. «Rhythmusphänomene beim Wirksamkeitsnachweis potenzierter Heilmittel – nachgewiesen von Kolisko (1923) bis Christea (1991)», Der Merkurstab, 45, 1992, S. 73–91.
Ders. «Rhythmusphänomene beim Wirksamkeitsnachweis potenzierter Heilmittel – nachgewiesen von Lili Kolisko (1923) bis Thomas Carmine (1995)», S. 115 –145, in Lili Kolisko «Physiologischer und physikalischer Nachweis der Wirksamkeit kleinster Entitäten», Dornach 1997.
Ders. «Rehabilitation von Benvenistes Forschungen über homöopathische Hochpotenzen», Der Merkurstab, 54, 2001, S. 335–336.

178 Reilly, D. T. et al. «Potent placebo or potency? A proposed study model with

initial findings using homoeopathically prepared pollens in hay fever», British Homoeopathic J. (1985), 74, S. 65–75.

Ders. «Is homoeopathy a placebo response? Controlled trial of homoeopathic potency with pollen in hay fever as model», The Lancet, 19. 10. 1986, S. 881–886.

Ders. «Is evidence of homoeopathy reproducible?», The Lancet, Vol. 344, 10. 12. 1994, S. 1601–1606.

Husemann, Friedwart «Neue klinische Studie von D. Reilly belegt die Wirksamkeit homöopathischer Hochpotenzen», Der Merkurstab, 48, 1995, S. 274–275.

179 Linde, K. et al. «Are the clinical effects of homoeopathy placebo effects? A meta-analysis of placebo-controlled trials», The Lancet, Vol. 350, 20. 9. 1997, S. 834 –843.

180 Shang, A. et al. «Are the clinical effects of homoeopathy placebo effects? Comparative study of placebo-controlled trials of homoeopathy and allopathie», The Lancet, Vol. 366, 2005, S. 726–732.

181 Steiner, R. «Geisteswissenschaftliche Gesichtspunkte zur Therapie» (GA 313), 4. und 6. Vortrag, 5. Auflage, Dornach 2001.

182 Sommer, Markus und Paulig, Mario «Potenziertes Kupfer bei Alpträumen von Verstorbenen – Wirksamkeitsbeleg an Einzelfällen», Der Merkurstab, 54, 2001, S. 146–152.

183 Ebd.

184 Steiner, R. «Das Initiatenbewusstsein» (GA 243), 4. Vortrag, 6. Auflage, Dornach 2004.

185 Kiene, H. «Welchen Beitrag für die Entwicklung der medizinischen Wissenschaft können Kasuistiken leisten? – Ein methodologischer Kommentar zu der Behandlungsserie mit potenziertem Kupfer», Der Merkurstab, 54, 2001, S. 153–155.

186 Steiner, R. «Geisteswissenschaftliche Gesichtspunkte zur Therapie» (GA 313), 6. Vortrag, 5. Auflage, Dornach 2001.

187 Ebd., 6. Vortrag.

188 Ebd., 5. Vortrag.

189 Ders. «Geisteswissenschaft und Medizin» (GA 312), 2. Vortrag, 7. Auflage, Dornach 1999.

190 Hahnemann, S. «Organon der Heilkunst», 6. Auflage, 1921, Einleitung.

191 Steiner, R. «Geisteswissenschaftliche Gesichtspunkte zur Therapie» (GA 313), 8. Vortrag, 5. Auflage, Dornach 2001.

192 Ders. «Geisteswissenschaft und Medizin» (GA 312), 9. Vortrag, 7. Auflage, Dornach 1999.

193 Ders. «Geisteswissenschaftliche Gesichtspunkte zur Therapie» (GA 313), 6. Vortrag, 5. Auflage, Dornach 2001.

194 Ders. «Vom Leben des Menschen und der Erde» (GA 349), Arbeitervorträge, Band 3, 1. Vortrag vom 17. 2. 1923, 2. Auflage, Dornach 1980.

195 Marti, E. «Über das Potenzieren», Beitr. Erw. Heilk. bzw. Der Merkurstab, Heft 2, 1969, 22. Jahrgang.

196 Steiner, R. «Anthroposophische Menschenerkenntnis und Medizin» (GA 319), Vortrag vom 15. 11. 1923 in Den Haag, 3. Auflage, Dornach 1994.

197 Ders. «Das Miterleben des Jahreslaufes in vier kosmischen Imaginationen» (GA 229), Vortrag vom 13.10.1923, 8. Auflage, Dornach 1999.
198 Ders. «Anthroposophische Leitsätze» (GA 26), «Wo ist der Mensch als denkendes und sich erinnerndes Wesen?», 10. Auflage, Dornach 1998.
199 Ders. «Geisteswissenschaft und Medizin» (GA 312), 17. Vortrag, 7. Auflage, Dornach 1999.
200 Ders. «Anthroposophische Menschenerkenntnis und Medizin» (GA 319), 16. 11. 1923, 3. Auflage, Dornach 1994.
201 Ebd.
202 Ders. «Geisteswissenschaft und Medizin» (GA 312), 14. Vortrag, 7. Auflage, Dornach 1999.
203 Ebd., 19. Vortrag.
204 Ders. «Physiologisch-Therapeutisches» (GA 314), Vortrag vom 2. 1. 1924, 3. Auflage, Dornach 1989.
205 Ebd., Vortrag vom 28.10.1922.
206 Krüger, Hans «Heilmittel-Angaben Rudolf Steiners», Rubrik «Potenzierte Heilmittel», Verlag Weleda AG, Schwäb. Gmünd 1969.
207 Ebd. und Selg, Peter «Und in der Tat dies wirkte», Die Krankengeschichten des Buches «Grundlegendes zu einer Erweiterung der Heilkunst», Dornach 2007, S. 126.
208 Kolisko, Lili «Physiologischer und physikalischer Nachweis der Wirksamkeit klinischer Entitäten», Dornach 1997.
209 Ebd., S. 76 – 78, Erstveröffentlichung in: «Weleda Korrespondenzblätter für Ärzte», Nr. 137, Mai 1994 und Der Merkurstab, 47, 1994, S. 507 – 508.
210 Heintz, Erwin «Eine neuartige Anordnung zum Messen physikalisch-chemischer Wirkungen von Potenzen: das D-Element», Elemente der Naturwissenschaft, 1971, Heft 2, Nr. 15.
211 Persönliche Mitteilung von Otto Wolff (1921 – 2003) an den Verfasser.
212 Goethe, Johann Wolfgang «Sprüche in Prosa», in der Ausgabe Rudolf Steiners Nr. 811, Stuttgart 1967, 2. Auflage 1999.
213 Johannes 2 «Er sprach von dem Tempel seines Leibes».
214 Steiner, R. «Eurythmie als sichtbarer Gesang» (GA 278), 3. Vortrag, 5. Auflage, Dornach 2001.
215 Husemann, Armin «Der musikalische Bau des Menschen», 4. Auflage, Stuttgart 2003.
216 Homöopathisches Arzneibuch, 1978, 5. Nachtrag, 1991, S. 8.
217 Ebd., S. 28.
218 Davenas, E. et al. «Human basophil degranulation triggered by very high dilute antiserum against IgE», Nature, Vol. 333, 30. 6. 1988, S. 816 – 818.
219 Kolisko, Lili «Vom Mysterium der Materie», Natura, 1. Jahrgang, 1926/27, S. 14 – 21, S. 50 – 53, S. 177 – 181, S. 332 – 338.
220 Goethe, Johann Wolfgang «Faust I», Osterspaziergang, Verse 1092–1099 und Verse 1122–1123.
221 Steiner, R. «Heileurythmie» (GA 315), 3. Vortrag, 5. Auflage, Dornach 2003.
222 Ders. «Lauteurythmiekurs» (GA 279), 1. Vortrag, 5. Auflage, Dornach 1990.

223 Ders. «Heileurythmie» (GA 315), 3. Vortrag, 5. Auflage, Dornach 2003.
224 Ders. «Toneurythmiekurs» (GA 278), 1. Vortrag, 5. Auflage, Dornach 2001.
225 Diese Passage über die Lautkonkordanz mit der Skala verdanke ich Armin Husemann.
226 Steiner, R. «Lauteurythmiekurs» (GA 279), 1. Vortrag, 5. Auflage, Dornach 1990.
227 Schultz, Joachim «Rhythmen der Sterne», Dornach 1963.
228 Schröer, K. J. in seinem Faust-Kommentar, Ausgabe von H. Proskauer, Basel 1982, S. 92, 1. Teil.
229 Steiner, R. «Menschheitsentwicklung und Christuserkenntnis» (GA 100), Vortrag vom 17. 11. 1907, 2. Auflage, Dornach 1981.
230 Ders. «Das Osterfest als ein Stück Mysteriengeschichte» (GA 233 a), 4. Vortrag, 5. Auflage, Dornach 1991.
231 Ders. «Lauteurythmiekurs» (GA 279), 1. Vortrag, 5. Auflage, Dornach 1990.
232 Ders. «Physiologisch-Therapeutisches» (GA 314), 27. 10. 1922, 3. Auflage, Dornach 1989.
233 Grohmann, Gerbert «Die Pflanze», Zweiter Band, Stuttgart 1968.
234 Strasburger, E. «Lehrbuch der Botanik», Stuttgart 1971, S. 723.
235 Steiner, R. «Heileurythmie» (GA 315), 3. Vortrag, 5. Auflage, Dornach 2003.
236 Mandera, Ruth «Die Nachtschattengewächse und das Bilsenkraut», Tycho de Brahe – Jahrbuch für Goetheanismus, 1985, S. 164–209.
237 Steiner, R. «Der Mensch als Zusammenklang ...» (GA 230), 8. Vortrag, 7. Auflage, Dornach 1993.
238 Krüger, Hans «Heilmittel-Angaben Rudolf Steiners», Privatdruck Fa. Weleda, Dornach 1969 ff.
Treichler, R. «Vom Wesen der Epilepsie», Stuttgart 1962.
Kirchner-Bockholt, M. «Grundelemente der Heileurythmie», Dornach 1969.
239 Steiner, R. «Heileurythmie» (GA 315), 5. Vortrag, 5. Auflage, Dornach 2003.
240 Ebd., 2. Vortrag.
241 Ebd., 2. Vortrag.
242 Bühler, W. und Rapp, D. «Lach dich gesund», Merkblatt Nr. 137 des Vereins für Erweitertes Heilwesen.
243 Steiner, R. «Weltenwunder, Seelenprüfungen, Geistesoffenbarungen» (GA 129), 4. Vortrag, 6. Auflage, Dornach 1995.
244 Ders. «Das Initiatenbewusstsein» (GA 243), 2. Vortrag vom 12. 8. 1924, 6. Auflage, Dornach 2004.
245 Ders. «Heileurythmiekurs» (GA 315), 5. Vortrag, 5. Auflage, Dornach 2003.
246 Ebd.
247 Den Inhalt dieses Satzes verdanke ich Sabine Sebastian.
248 Steiner, R. «Geisteswissenschaft und Medizin» (GA 312), 17. Vortrag, 7. Auflage, Dornach 1999.
249 Ders. «Nervosität und Ichheit», Vortrag in München am 11. 1. 1912, aus «Erfahrungen des Übersinnlichen» (GA 143), 4. Auflage, Dornach 1994.
250 Ders. «Praktische Ausbildung des Denkens», Vortrag in Karlsruhe am 18. 1. 1909, aus «Die Beantwortung der Welt- und Lebensfragen ...» (GA 108), 2. Auflage, Dornach 1986.

251 Ders. «Die Kunst des Erziehens aus dem Erfassen der Menschenwesenheit» (GA 311), Vortrag vom 15. 8. 1924, 5. Auflage, Dornach 1989.

252 Rosenberg, M. «Gewaltfreie Kommunikation – eine Sprache des Lebens», 8. Auflage, Junfermann Verlag, Paderborn 2009.

253 Frankl, V. «... trotzdem Ja zum Leben sagen», dtv, 1995.

254 Rosenberg, M. «Gewaltfreie Kommunikation – eine Sprache des Lebens», 8. Auflage, Junfermann Verlag, Paderborn 2009.

255 Steiner, R. «Die Philosophie der Freiheit» (GA 4), 16. Auflage, Dornach 1995.

256 Ders. «Wie erlangt man Erkenntnisse der höheren Welten?» (GA 10), 24. Auflage, Dornach 1993.

257 Ders. «Geisteswissenschaft und Medizin» (GA 312), 16. Vortrag, 7. Auflage, Dornach 1999.

258 Ders. «Geisteswissenschaft und Medizin» (GA 312), 18. Vortrag, 7. Auflage, Dornach 1999.

259 Ders. «Das esoterische Christentum» (GA 130), Vorträge vom 2. und 3.12. 1911, 4. Auflage, Dornach 1995.

260 Ders. «Die Philosophie der Freiheit» (GA 4), 16. Auflage, Dornach 1995.

261 Ornish, Dean «Heilen mit Liebe», München, 2001.
Husemann, Friedwart «Heilen mit Liebe», Der Merkurstab, 2003, 56 (1), S. 33f.

262 Steiner, R. «Das esoterische Christentum ...» (GA 130), Vorträge vom 2. und 3.12. 1911, 4. Auflage, Dornach 1995.

263 Cicero ad Atticum, 9,11.

264 Martin, Rod A. «Humor, Laughter, and Physical Health: Methodological Issues and Research Findings», Psychological Bulletin, 2001, Vol. 127, No. 4, 504 – 519.

265 Süddeutsche Zeitung vom 11./12.7.1998.

266 «Hör ich von fern Musik», Hg. Peter Michael Riehm, Verlag Freies Geistesleben, Stuttgart 1990.

267 Steffen, A. «Pilgerfahrt zum Lebensbaum», Verlag für schöne Wissenschaften, Dornach 1935.

268 Steiner, R. «Die Prüfung der Seele», 4. Bild, in: «Mysteriendramen» (GA 14), 5. Auflage, Dornach 1998.

269 Droste-Hülshoff, Annette von «Werke in einem Band», S. 109, erste Strophe des Gedichtes «Am Turme», 3. Auflage, Hanser Verlag, München 1986.

270 Steiner, R. «Das esoterische Christentum ...» (GA 130), Vorträge vom 2. und 3. 12. 1911, 4. Auflage, Dornach 1995.

271 Koenig, H. et al. «Attendance at religious services, Interleukin-6, and other biological parameters of immune function in older adults», Duke University Medical Center, North Carolina. International Journal of Psychiatry in Medicine, Vol. 27. 1. Auflage, S. 233, 25.10.1997.
Husemann, F. «Religion und Gesundheit», Der Merkurstab, 1998, S. 384–385.

272 Steiner, R. «Das esoterische Christentum ...» (GA 130), Vorträge vom 2. und 3.12.1911, 4. Auflage, Dornach 1995.

273 Müller-Wiedemann, S. «Über die heilpädagogische Anwendung der drei Übungen: A-Verehrung, Liebe-E, Hoffnung-U», Der Merkurstab, 1987, 40 (3): S. 137–141.

274 Steiner, R. «Mein Lebensgang» (GA 28), S. 177, 12. Kapitel, 9. Auflage, Dornach 2000.

275 Ders. «Das esoterische Christentum ...» (GA 130), Vortrag vom 2.12.1911, 4. Auflage Dornach 1995.
Ders. «Von Jesus zu Christus» (GA 131), 3. und 10. Vortrag, 7. Auflage, Dornach 1988.

276 Ders. «Das Ereignis der Christus-Erscheinung in der ätherischen Welt» (GA 118), 3. Auflage, Dornach 1984.

277 Ders. «Die Sendung Michaels» (GA 194), 11. Vortrag, 4. Auflage, Dornach 1994.

278 Ders. «Mann und Weib im Lichte der Geisteswissenschaft», Vortrag vom 18.3. 1908 in GA 56 «Die Erkenntnis der Seele und des Geistes», 2. Auflage, Dornach 1985. Hier erwähnt Rudolf Steiner beide Plastiken als typisch männlich bzw. weiblich.

279 Ders. «Die Weltgeschichte in anthroposophischer Beleuchtung und als Grundlage der Erkenntnis des Menschengeistes» (GA 233), 5. Auflage, Dornach 1991, Tafelzeichnung am 30.12.1923.

280 Eiff, W. v. «Längere Lebensdauer der Frau», Deutsches Ärzteblatt, 88, Heft 48 vom 28.11.1991.

281 Steiner, R. «Mann und Weib im Lichte der Geisteswissenschaft» (GA 56), 18.3. 1908, Dornach 1985.

282 Ders. «Die Theosophie des Rosenkreuzers» (GA 99), 12. Vortrag, 7. Auflage, Dornach 1985.

283 Ebd.

284 Ders. «Aus der Akasha-Chronik» (GA 11), Kapitel «Die Trennung der Geschlechter», 6. Auflage, Dornach 1986.

285 Ders. «Die gesunde Entwicklung des Leiblich-Physischen als Grundlage der Entfaltung des Seelisch-Geistigen» (GA 303), Vortrag vom 4.1.1922, 4. Auflage, Dornach 1987.

286 Kugler, W. «Der Reinkarnationsgedanke in der heutigen Kirche», Vortrag vom 18.6.1987, Dornach, Referat in Der Merkurstab, 40, S. 347. Nach Meinungsumfragen der damaligen Zeit glaubten 23 % der Katholiken und 21 % der Protestanten an die Wiederverkörperung.

287 Steiner, R. «Die Geheimwissenschaft im Umriss» (GA 13), Kapitel «Einzelheiten aus dem Gebiete der Geisteswissenschaft», Abschnitt «Vom Leben des Menschen nach dem Tode», 30. Auflage, Dornach 1989.

288 Schlussformulierung in Rudolf Steiner «Die Frauenfrage», Vortrag vom 17.11. 1906, 2. Auflage, «Die Welträtsel und die Anthroposophie» (GA 54), Dornach 1983.

289 Everard und Morley «Wildpflanzen der Welt», München 1971, Tafel 168.
Hegi, Gustav «Illustrierte Flora von Mitteleuropa», Band II, S. 317–318, München o.J. (ca. 1934).
Strasburger, E. «Lehrbuch der Botanik», 34. Auflage, Stuttgart 1998.

290 Madaus, Gerhard «Lehrbuch der biologischen Heilmittel», Band I, S. 437–440, Georg Olms Verlag, Hildesheim 1976.

291 Pelikan, Wilhelm «Heilpflanzenkunde III», Dornach 1984, S. 109 f.
292 Voisin, Henri «Praktische Homöotherapie», Selbstverlag Stockebrand, Hamm 1969.
293 Bühler, W. «Verzeichnis der Schriften und Vorträge», Der Merkurstab, 1993, 46, S. 117–124.
294 Koenig, H. et al. «Attendance at religious services, Interleukin-6, and other biological parameters of immune function in older adults», Duke University Medical Center, North Carolina, International Journal of Psychiatry in Medicine, Vol. 27, 1. Auflage, S. 233, 25. 10. 1997.
Husemann, F. «Religion und Gesundheit», Der Merkurstab, 1998, S. 384–385.
295 Ornish, D. «Heilen mit Liebe», München 2001.
Husemann, F. «Heilen mit Liebe», Der Merkurstab, 2003, 56 (1), S. 33 f.
296 Antonovsky, A. «Salutogenese. Zur Entmystifizierung der Gesundheit», Tübingen 1997.
Grossarth, M. R. «Autonomietraining», Berlin/New York 2000.
Maslow, A. «Motivation und Persönlichkeit», Hamburg 1999.
297 Steiner, R. «Nervosität und Ichheit», Vortrag vom 11. 1. 1912 in München, «Erfahrungen des Übersinnlichen» (GA 143), 4. Auflage, Dornach 1994.
298 Ders. «Zufall, Notwendigkeit und Vorsehung» (GA 163), Vortrag vom 5. 9. 1915, 2. Auflage, Dornach 1986.
Ders. «Okkulte Untersuchungen ...» (GA 140), 27. 10. 1912, 5. Auflage, Dornach 2003.
Ders. «Schicksalsbildung und Leben nach dem Tode» (GA 157 a), 7. 12. 1915, 3. Auflage, Dornach 1981.
299 Ders. «Meditativ erarbeitete Menschenkunde» (GA 302 a), Vortrag vom 16. 9. 1920, 4. Auflage, Dornach 1993.
300 Ders. «Die Grundsteinlegung ...», Sonderdruck aus GA 260 «Die Weihnachtstagung ...», 5. Auflage, Dornach 1999.
301 Ders. «Die Geheimwissenschaft im Umriss» (GA 13), 30. Auflage, Dornach 1989.
Ders. «Bilder okkulter Siegel und Säulen» (GA 284/285), 3. Auflage, Dornach 1993.
302 Ders. «Geisteswissenschaft und Medizin» (GA 312), 6. Vortrag vom 26. 3. 1920, 7. Auflage, Dornach 1999.
303 Ders. «Eurythmie als sichtbare Sprache» (GA 279), Vortrag vom 7. 7. 1924, 5. Auflage, Dornach 1990.
304 Ders. «Mysteriengestaltungen» (GA 232), Vortrag vom 14. 12. 1923, 5. Auflage, Dornach 1998.
305 Ders. «Das Osterfest als ein Stück Mysteriengeschichte der Menschheit» (GA 233), Vortrag vom 21. 4. 1924.
306 Ders. «Der Mensch als Zusammenklang des schaffenden, bildenden und gestaltenden Weltwortes» (GA 230), Vortrag vom 10. 11. 1923, 7. Auflage, Dornach 1993.
307 Ders. «Eurythmie als sichtbare Sprache» (GA 279), Vortrag vom 7. 7. 1924, 5. Auflage, Dornach 1990.

308 Ders. «Die Geheimwissenschaft im Umriss» (GA 13). «Wie erlangt man Erkenntnisse der höheren Welten?» (GA 10). Darin die sogenannten fünf Eigenschaften. Unter ihnen: «Die Positivität im Beurteilen der Welt».
309 Ders. «Eurythmie als sichtbare Sprache» (GA 279), Vortrag vom 7. 7. 1924, 5. Auflage, Dornach 1990.
310 Ders. «Heileurythmie» (GA 315), 5. Vortrag, 5. Auflage, Dornach 2003.
311 Ders. «Ägyptische Mythen und Mysterien» (GA 106), 6. Vortrag vom 8. 9. 1908, 5. Auflage, Dornach 1992.
312 Ders. «Geisteswissenschaft und Medizin» (GA 312), Vortrag vom 5. 4. 1920, 7. Auflage, Dornach 1999.
313 Christine in «Unwiederbringlich» (1890).
314 Steiner, R. «Pastoralmedizinischer Kurs» (GA 318), Vortrag vom 16. 9. 1924, 4. Auflage, Dornach 1994.
315 Freud, S./Pfister, O. «Briefwechsel», Brief Freuds vom 25. 11. 1928, Fischer, 1981.
316 Frankl, V. «Ärztliche Seelsorge», dtv, München 2007.
317 Husemann, A. (Hg.) «Menschenwissenschaft durch Kunst – die plastisch-musikalisch-sprachliche Menschenkunde», Verlag Freies Geistesleben, Stuttgart 2007.
318 Nietzsche, F. «Der Antichrist», Sämtliche Werke, Hg. G. Colli und M. Montinari, Band 6, dtv / de Gruyter, Nördlingen 1980.
319 Steiner, R. «Die Philosophie der Freiheit» (GA 4), 16. Auflage, Dornach 1995.
320 Ders. «Die Geheimwissenschaft im Umriss» (GA 13), 30. Auflage, Dornach 1989.
321 Goethe, Johann Wolfgang «Sprüche in Prosa», Nr. 529 in der Ausgabe R. Steiners.
322 Ders. «Faust I», Verse 340–343.
323 Steiner, R. «Geistige Hierarchien und ihre Widerspiegelung in der physischen Welt» (GA 110), 10. Vortrag, 7. Auflage, Dornach 1991.
324 Ebd.
325 Ders. «Die geistige Führung des Menschen und der Menschheit» (GA 15), 2. Vortrag, 10. Auflage, Dornach 1987.
326 Ders. «Der Seelen Erwachen» (GA 14), 6. Bild, 5. Auflage, Dornach 1998.
327 Theodor Fontane in dem Gedicht: «So und nicht anders», zitiert nach Ludwig Reiners «Der ewige Brunnen», 2. Auflage, München 1976.
328 Steiner, R. «Die Geheimwissenschaft im Umriss» (GA 13), Kapitel «Die Weltentwicklung und der Mensch», 30. Auflage, Dornach 1989.
329 Ders. «Die Evolution vom Gesichtspunkt des Wahrhaftigen» (GA 132), 3. Vortrag, 7. Auflage, Dornach 1999.
330 Goethe, Johann Wolfgang «Faust I», Erdgeistmonolog Verse 461–467.
331 Ders. «Die Wahlverwandtschaften», 2. Teil, 5. Kapitel, «Aus Ottiliens Tagebuche», dtv, Band 19, München 1972.
332 Husemann, A. (Hg.) «Menschenwissenschaft durch Kunst – die plastisch-musikalisch-sprachliche Menschenkunde», Verlag Freies Geistesleben, Stuttgart 2007.

333 Steiner, R. «Kunst im Lichte der Mysterienweisheit» (GA 275), 2. Vortrag, 3. Auflage, Dornach 1990.
334 Morgenstern, Christian «Gedichte in einem Band», Buch «Ich und die Welt», S. 621, Insel Verlag, Frankfurt und Leipzig 2003.
335 «Die Lieblingsgedichte der Deutschen», mit einem Nachwort von Lutz Hagestedt, Artemis und Winkler, Düsseldorf und Zürich 2001.
336 Steiner, R. «Heilpädagogischer Kurs» (GA 317), 2. Vortrag, 8. Auflage, Dornach 1995.
337 Ebd., 9. Vortrag.
338 Steffen, Albert «Werke», Band 4, «Dichtung als Weg zur Einweihung», Verlag Freies Geistesleben, Stuttgart 1984.
339 Büttner, G. «Unterwegs im 20. Jahrhundert», Verlag am Goetheanum, Dornach 1997.
Ders. «Samuel Beckett – Eugène Ionesco. Klassiker der Moderne», 3. Auflage, Verlag am Goetheanum, Dornach 2001.
340 Steffen, A. «Therapeutische Kunst» und «Heilkraft des Wortes», in «Kunst als Weg zur Einweihung – Der Künstler als Therapeut», Fischer Taschenbuch, Frankfurt 1984.
341 Steiner, R. «Die Geheimwissenschaft im Umriss» (GA 13), 30. Auflage, Dornach 1989.
342 Ders. «Mysteriengestaltungen» (GA 232), 4. Vortrag, 5. Auflage, Dornach 1998.
343 Cysarz, D. et al. «Wirkungen von Sprachtherapie auf die kardiorespiratorische Interaktion», Der Merkurstab, 58, 2005, S. 98–105.
344 Ders. «Oscillations of heart rate and respiration synchronice during poetry recitation», Am. J. Physiol., 2004, 287 (2), H 579 – H 587.
345 Eckermann, Johann Peter «Gespräche mit Goethe», Erster Teil, Gespräch vom 2. 5. 1824, Artemis Verlag, Zürich 1948.
346 Goethe, Johann Wolfgang «Dichtung und Wahrheit», 9. Buch, Hamburger Ausgabe S. 386.
347 Steiner, R. «Theosophie und Antisophie», Vortrag vom 6. 11. 1913 in «Geisteswissenschaft als Lebensgut» (GA 63), 2. Auflage, Dornach 1986.
348 Ebd.
349 Goethe, Johann Wolfgang «Wilhelm Meisters Wanderjahre», Erster Teil, 4. Kapitel, dtv, München 1961, S 34.
350 Ders. «Sprüche in Prosa», Nr. 572 in der Ausgabe R. Steiners, Stuttgart, 1999.
351 Steiner, R. «Esoterische Betrachtungen karmischer Zusammenhänge», Zweiter Band (GA 236), Vortrag vom 18. 5. 1924, 6. Auflage, Dornach 1988.
352 Ebd.
353 Ders. «Eurythmie als sichtbare Sprache» (GA 279), 7. Vortrag, 5. Auflage, Dornach 1990.
354 Ders. «Das Glück, sein Wesen und sein Schein», Vortrag vom 7. 12. 1911, in «Menschengeschichte im Lichte der Geistesforschung» (GA 61), 2. Auflage, Dornach 1983.
355 Ders. «Metamorphosen des Seelenlebens – Pfade der Seelenerlebnisse», 2. Teil (GA 59), 8. Vortrag, Dornach 1984.

356 Ebd.
357 Ders. «Mantrische Sprüche – Seelenübungen II» (GA 268), Dornach 1999.
358 Goethe, Johann Wolfgang «Dichtung und Wahrheit», 3. Teil, 13. Buch, dtv, München 1968.
359 Steiner, R. «Wie erlangt man Erkenntnisse der höheren Welten?» (GA 10), Kapitel «Die Vorbereitung», 24. Auflage, Dornach 1993.
360 Ebd.
361 Siehe auch: Husemann, Friedwart und Priever, Werner «Friedrich Husemann – eine Biographie», Kapitel IX «Friedrich Husemanns Persönlichkeit», Verlag am Goetheanum, Dornach 2008.
362 Schiller, Friedrich «Sämtliche Werke», «Epigramme», Hanser Verlag, München 1958.
363 Goethe, Johann Wolfgang «Dichtung und Wahrheit», 15. Buch, dtv, München 1968.
364 Steiner, R. «Mantrische Sprüche – Seelenübungen II» (GA 268), Dornach 1999.
365 Darauf machte mich Georg Soldner aufmerksam.
366 Steiner, R. «Esoterische Betrachtungen karmischer Zusammenhänge», Dritter Band (GA 237), 2. Vortrag, 8. Auflage, Dornach 1991.
367 Ders. «Die Freie Hochschule für Geisteswissenschaft», Vortrag vom 30. 1. 1924, in «Die Konstitution der Allgemeinen Anthroposophischen Gesellschaft und der Freien Hochschule für Geisteswissenschaft» (GA 260a), 2. Auflage, Dornach 1987.
368 Ders. «Wie erlangt man Erkenntnisse der höheren Welten?» (GA 10), 24. Auflage, Dornach 1993.
369 Ders. «Die Geheimwissenschaft im Umriss» (GA 13), 30. Auflage, Dornach 1989.
370 Ders. «Meditative Betrachtungen und Anleitungen zur Vertiefung der Heilkunst» (GA 316), 4. Vortrag des Weihnachtskurses vom 5. 1. 1924, 4. Auflage, Rudolf Steiner Verlag, Dornach 2003.
371 Ebd.
372 Ders. «Geisteswissenschaft und Medizin» (GA 312), 5. Vortrag vom 25. 3. 1920, 7. Auflage, Rudolf Steiner Verlag, Dornach 1999.
373 Ders. «Das Johannes-Evangelium im Verhältnis zu den drei anderen Evangelien – besonders zu dem Lukas-Evangelium» (GA 112), 10. Vortrag vom 3. 7. 1909, 6. Auflage, Rudolf Steiner Verlag, Dornach 1984.
374 Ders. «Meditative Betrachtungen und Anleitungen zur Vertiefung der Heilkunst» (GA 316), 8. Vortrag des Weihnachtskurses vom 9. 1. 1924, 4. Auflage, Rudolf Steiner Verlag, Dornach 2003.
375 Ders. «Aus der Akasha-Forschung – Das Fünfte Evangelium» (GA 148), 5. Vortrag vom 5. 10. 1913 in Oslo, 5. Auflage, Rudolf Steiner Verlag, Dornach 1992.
376 Ders. und Wegman, I. «Grundlegendes für eine Erweiterung der Heilkunst» (GA 27), Kapitel 2, 7. Auflage, Rudolf Steiner Verlag, Dornach 1991.
377 Diesen Hinweis verdanke ich meiner Frau Dr. med. Imke Husemann.
378 Walter, Hilma «Die Sieben Hauptmetalle», S. 71, 2. Auflage, Natura-Verlag, Dornach 1999.

379 Steiner, R. «Meditative Betrachtungen und Anleitungen zur Vertiefung der Heilkunst» (GA 316), 3. Vortrag des Osterkurses vom 23.4.1924, 4. Auflage, Rudolf Steiner Verlag, Dornach 2003.
380 Ebd.
381 Ders. «Das Christentum als mystische Tatsache und die Mysterien des Altertums» (GA 8), 9. Auflage, Dornach 1989.
382 Ders. «Meditative Betrachtungen und Anleitungen zur Vertiefung der Heilkunst» (GA 316), 2. Vortrag des Osterkurses vom 22.4.1924, 4. Auflage, Rudolf Steiner Verlag, Dornach 2003.
383 Ders. «Die Geheimwissenschaft im Umriss» (GA 13), 30. Auflage, Rudolf Steiner Verlag, Dornach 1989.
384 Ders. «Aus der Akasha-Forschung – Das Fünfte Evangelium» (GA 148), 2. Vortrag vom 2.10.1913 in Oslo, 5. Auflage, Rudolf Steiner Verlag, Dornach 1992.
385 Ders. «Meditative Betrachtungen und Anleitungen zur Vertiefung der Heilkunst» (GA 316), 4. Vortrag des Osterkurses vom 24.4.1924, 4. Auflage, Rudolf Steiner Verlag, Dornach 2003.
386 Magerstädt, K. «Einer von den Jungmedizinern», in «Wir erlebten Rudolf Steiner», 4. Auflage, Verlag Freies Geistesleben, Stuttgart 1970.
387 Steiner, R. «Meditative Betrachtungen und Anleitungen zur Vertiefung der Heilkunst» (GA 316), Erster Rundbrief vom 11.3.1924, S. 223–229, Rudolf Steiner Verlag, Dornach 2003.
388 Ebd.
389 Stratz, C.H. (1941), Medawar, P.B. (1945), Scammon, R.E. (1929), zitiert nach Husemann, A. «Der musikalische Bau des Menschen», 4. Auflage, Verlag Freies Geistesleben, Stuttgart 2003.
390 Steiner, R. «Meditative Betrachtungen und Anleitungen zur Vertiefung der Heilkunst» (GA 316), 5. Vortrag des Osterkurses vom 25.4.1924, 4. Auflage, Rudolf Steiner Verlag, Dornach 2003.
391 Ders. «Geisteswissenschaft und Medizin» (GA 312), 14. Vortrag vom 3.4.1920, 7. Auflage, Rudolf Steiner Verlag, Dornach 1999.
392 Ebd.
393 Ders. «Meditative Betrachtungen und Anleitungen zur Vertiefung der Heilkunst» (GA 316), 5. Vortrag des Osterkurses vom 25.4.1924, 4. Auflage, Rudolf Steiner Verlag, Dornach 2003.
394 Steiner, R. «Geisteswissenschaft und Medizin» (GA 312), 14. Vortrag vom 3.4.1920, 7. Auflage, Rudolf Steiner Verlag, Dornach 1999.
395 Ders. «Meditative Betrachtungen und Anleitungen zur Vertiefung der Heilkunst» (GA 316), 1. Vortrag des Osterkurses vom 21.4.1924, 4. Auflage, Rudolf Steiner Verlag, Dornach 2003.
396 Ebd.
397 Selg, Peter «Helene von Grunelius und Rudolf Steiners Kurse für junge Mediziner», Natura-Verlag, Dornach 2003.
398 Ebd., S. 46.
399 Steiner, R. «Das Zusammenwirken von Ärzten und Seelsorgern» (GA 318), 4. Auflage, Rudolf Steiner Verlag, Dornach 1994.

400 Ebd., Vortrag vom 18.9.1924.
401 Ebd.
402 Ders. «Geisteswissenschaft und Medizin» (GA 312), 7. Auflage, Rudolf Steiner Verlag, Dornach 1999.
403 Ders. «Vom Einheitsstaat zum dreigliedrigen sozialen Organismus» (GA 334), Vortrag vom 6.1.1920, Rudolf Steiner Verlag, Dornach 1983.
404 Ders. «Geisteswissenschaft und Medizin» (GA 312), 7. Auflage, Rudolf Steiner Verlag, Dornach 1999. «Intuitive Medizin» oder «Intuition» werden erwähnt oder genauer charakterisiert in folgenden Vorträgen: 1, 7, 8, 9, 10, 12, 15.
Siehe auch: Fintelmann, Volker «Intuitive Medizin. Einführung in eine anthroposophisch ergänzte Medizin», Hippokrates Verlag, Stuttgart 2000.
405 Steiner, R. «Vom Einheitsstaat zum dreigliedrigen sozialen Organismus» (GA 334), Vortrag vom 6.1.1920, Rudolf Steiner Verlag, Dornach 1983.
406 Ders. «Die Philosophie der Freiheit» (GA 4), 5. Kapitel, 16. Auflage, Rudolf Steiner Verlag, Dornach 1985.
407 Ders. «Meditative Betrachtungen und Anleitungen zur Vertiefung der Heilkunst» (GA 316), Vortrag vom 8.1.1924, 4. Auflage, Rudolf Steiner Verlag, Dornach 2003.
408 Ders. «Die Geheimwissenschaft im Umriss» (GA 13), 30. Auflage, Rudolf Steiner Verlag, Dornach 1989.
409 Ders. und Wegman, I. «Grundlegendes für eine Erweiterung der Heilkunst» (GA 27), 7. Auflage, Rudolf Steiner Verlag, Dornach 1991.
410 Steiner, R. «Anthroposophie, ihre Erkenntniswurzeln und Lebensfrüchte» (GA 78), Vortrag vom 3.9.1921, 3. Auflage, Rudolf Steiner Verlag, Dornach 1986.
411 Ders. «Was wollte das Goetheanum und was soll die Anthroposophie?» (GA 84), Vortrag vom 26.5.1924 in Paris, 2. Auflage, Rudolf Steiner Verlag, Dornach 1986. Ders. «Das Initiatenbewusstsein» (GA 243), 3. Vortrag, 6. Auflage, Dornach 2004.
412 Ders. «Geisteswissenschaft und Medizin» (GA 312), 14. Vortrag vom 3.4.1920, 7. Auflage, Rudolf Steiner Verlag, Dornach 1999.
413 Ebd., 12. Vortrag vom 1.4.1920.
414 Ebd.
415 Ebd.
416 Ders. «Das Miterleben des Jahreslaufes in vier kosmischen Imaginationen» (GA 229), Die Michael-Imagination, Vortrag vom 5.10.1923, 8. Auflage, Rudolf Steiner Verlag, Dornach 1999.
417 Ders. «Anthroposophische Leitsätze» (GA 26), Kapitel «Das Michael-Christus-Erlebnis des Menschen», 10. Auflage, Rudolf Steiner Verlag, Dornach 1998.
418 Ebd., Kapitel «Im Anbruch des Michael-Zeitalters».
419 Ders. «Geisteswissenschaft und Medizin» (GA 312), 12. Vortrag vom 1.4.1920, 7. Auflage, Rudolf Steiner Verlag, Dornach 1999.
420 Ders. «Das Initiatenbewusstsein» (GA 243), 3. Vortrag, 6. Auflage, Rudolf Steiner Verlag, Dornach 2004.
421 Ders. «Die Philosophie der Freiheit» (GA 4), 9. Kapitel, 16. Auflage, Rudolf Steiner Verlag, Dornach 1995.

422 Ders. «Mantrische Sprüche, Seelenübungen II» (GA 268), Rudolf Steiner Verlag, Dornach 1999.
423 Selg, Peter «Helene von Grunelius», Dornach 2003, S. 46–47 und S. 154–155.
424 Steiner, R. «Die Geheimwissenschaft im Umriss» (GA 13), Kapitel «Gegenwart und Zukunft der Welt- und Menschheitsentwicklung», 30. Auflage, Dornach 1989.
425 Ders. «Meditative Betrachtungen und Anleitungen zur Vertiefung der Heilkunst» (GA 316), Vortrag vom 24. 4. 1924, 4. Auflage, Rudolf Steiner Verlag, Dornach 2003.
426 Gädeke, Friedrich (Übers.) «Meditative Studien zum Lukas-Evangelium und Evangelium nach Lukas», 2. Auflage, 2003, Bezugsquelle «Die Christengemeinschaft», Michael-Kirche, Ellernstraße 44, 30175 Hannover, Vera Petersen.
427 Steiner, R. «Das Miterleben des Jahreslaufes in vier kosmischen Imaginationen». Die Michael-Imagination. Geistige Meilenzeiger im Jahreslauf (GA 299), Vortrag vom 15. 10. 1923 in Stuttgart, 8. Auflage, Rudolf Steiner Verlag, Dornach 1999.
428 Ders. und Wegman, I. «Grundlegendes für eine Erweiterung der Heilkunst». Kapitel 19, Charakteristische Krankheitsfälle, 1. Fall: «Die übermäßige Eigentätigkeit des Astralleibes lässt sich bekämpfen durch kleinste Dosen Blei, innerlich genommen» (GA 27), 7. Auflage, Rudolf Steiner Verlag, Dornach 1991.
429 Ders. und Wegman, I. «Grundlegendes für eine Erweiterung der Heilkunst». Kapitel 20, Typische Heilmittel, 4. Wirkungen von Antimon-Verbindungen: «Man nehme den Fall des Typhus; er beruht auf einem Überwiegen der albuminisierenden Kräfte. Bringt man dem Organismus in feinster Dosierung Antimon bei, so wirkt man den Typhus-bildenden Kräften entgegen» (GA 27), 7. Auflage, Rudolf Steiner Verlag, Dornach 1991.
430 Husemann, Gisbert «Sinnesleben, Seelenwesen und Krankheitsbild», Kapitel «Gleiches heilt Gleiches – Das Simileprinzip vom Gesichtspunkt der Geisteswissenschaft», S. 128–138, Freies Geistesleben, Stuttgart 1998.
431 Steiner, R. «Geisteswissenschaft und Medizin» (GA 312), 7. Auflage, Rudolf Steiner Verlag, Dornach 1999. Steiner geht auf die Homöopathie in folgenden Vorträgen ein: 2, 4, 5, 6, 7, 9, 11, 17, 20.
432 Ders. «Meditative Betrachtungen und Anleitungen zur Vertiefung der Heilkunst» (GA 316), Vortrag vom 2. 1. 1924, 4. Auflage, Rudolf Steiner Verlag, Dornach 2003.
433 Ders. «Geisteswissenschaftliche Gesichtspunkte zur Therapie» (GA 313), Vortrag vom 18. 4. 1921, 5. Auflage, Rudolf Steiner Verlag, Dornach 2001.
434 Ders. «Meditative Betrachtungen und Anleitungen zur Vertiefung der Heilkunst» (GA 316), Vorträge vom 8. und 9. 1. 1924, 4. Auflage, Rudolf Steiner Verlag, Dornach 2003.
435 Ders. «Geisteswissenschaft und Medizin» (GA 312), 7. Vortrag vom 27. 3. 1920, 7. Auflage, Rudolf Steiner Verlag, Dornach 1999.
436 Ders. «Die Erkenntnis der Seele und des Geistes» (GA 56), Vorträge vom 13. 2. 1908 und 27. 2. 1908, 2. Auflage, Rudolf Steiner Verlag, Dornach 1985.
437 Ders. «Grundlinien einer Erkenntnistheorie der Goetheschen Weltanschauung»

(GA 2), Kapitel 16 «Die Organische Natur», 8. Auflage, Rudolf Steiner Verlag, Dornach 1985.
438 Ders. «Erziehung und Unterricht aus Menschenerkenntnis» (GA 302a), Vortrag vom 16.10.1923, 4. Auflage, Rudolf Steiner Verlag, Dornach 1993.
439 Ders. «Geisteswissenschaft und Medizin» (GA 312), 2. Vortrag vom 22.3.1920, 7. Auflage, Rudolf Steiner Verlag, Dornach 1999.
440 Gädeke, Friedrich (Übers.) «Meditative Studien zum Lukas-Evangelium», Hannover 2003, zu beziehen bei: «Die Christengemeinschaft», Michael-Kirche, Ellernstraße 44, 30175 Hannover.
441 Steiner, R. «Theosophie» (GA 9), 32. Auflage, Dornach 2003.
442 Kafka, Franz «Der Prozess», Frankfurt 1993.
443 Ders. «Die Verwandlung», Frankfurt 1993.
444 Goethe, Johann Wolfgang «Sprüche in Prosa», Hg. Rudolf Steiner, Stuttgart 1999.
445 Steiner, R. «Die Goetheanum-Fenster» (GA K 12), 2. Auflage, Dornach 1996.
446 Ders. «Wie erlangt man Erkenntnisse der höheren Welten?» (GA 10), 24. Auflage, Dornach 1993.
447 Ebd., Kapitel «Der Hüter der Schwelle».
448 Ders. «Meditative Betrachtungen zur Vertiefung der Heilkunst» (GA 316), Vortrag vom 9.1.1924, 4. Auflage, Dornach 2003.
449 Ders. «Inneres Wesen des Menschen und Leben zwischen Tod und neuer Geburt» (GA 153), Vortrag vom 10.4.1914, 6. Auflage, Dornach 1997.
450 Ders. «Geisteswissenschaft und Medizin» (GA 312), 14. Vortrag vom 7.4.1920, 7. Auflage, Rudolf Steiner Verlag, Dornach 1999.
451 Ders. «Meditative Betrachtungen ...» (GA 316), Vortrag vom 9.1.1924, 4. Auflage, Dornach 2003.
452 Ders. «Heilpädagogischer Kurs» (GA 317), 12. Vortrag, 8. Auflage, Dornach 2000.
453 Ders. «Meditative Betrachtungen ...» (GA 316), Vortrag vom 8.1.1924, 4. Auflage, Dornach 2003.
454 Ders. «Ein Weg zur Selbsterkenntnis des Menschen» (GA 16), 8. Auflage, Dornach 2004.
455 Husemann, Gisbert «Sinnesleben, Seelenwesen und Krankheitsbild», Kapitel «Gleiches heilt Gleiches – Das Simileprinzip vom Gesichtspunkt der Geisteswissenschaft», Stuttgart 1998.
456 Steiner, R. «Ein Weg zur Selbsterkenntnis des Menschen» (GA 16), 4. Meditation, 8. Auflage, Dornach 2004.
457 Rosenberg, K. und Trevathon, W. «Hilfe bei der Geburt – Hebammen in der Evolution des Menschen», Spektrum der Wissenschaft, Januar 2002, S. 30–35.
458 Steiner, R. «Das Christentum als mystische Tatsache und die Mysterien des Altertums» (GA 8), 9. Auflage, Dornach 1989.
459 Ders. «Die geistige Führung des Menschen und der Menschheit» (GA 15), 1. Vortrag, 10. Auflage, Dornach 1987.
460 Novalis «Gedichte», Schlusszeilen des Gedichtes «Wenn nicht mehr Zahlen und Figuren ...», Band 1, S. 461, Heidelberg 1953.

461 Steiner, R. «Aus der Akasha-Forschung. Das Fünfte Evangelium» (GA 148), Oslo, 3.10.1913, 5. Auflage, Dornach 1992.
462 Leonardo da Vinci «Philosophische Tagebücher» italienisch und deutsch, Hg. G. Zamboni, Hamburg 1958, S. 75 «Vom Auge».
463 Steiner, R. «Vier Mysteriendramen» (GA 14), «Die Pforte der Einweihung», Vorspiel, 5. Auflage, Dornach 1998.
464 Ders. «Wahrspruchworte» (GA 40), 9. Auflage, Dornach 2005.
465 Ders. «Geisteswissenschaft und Medizin» (GA 312), 5. Vortrag, 7. Auflage, Dornach 1999.
466 Ders. «Das Miterleben des Jahreslaufes in vier kosmischen Imaginationen» (GA 229), Vortrag vom 7.10.1923, 8. Auflage, Dornach 1999.
467 Uhland, Ludwig «Werke», München 1980, Band I, S. 31.
468 Steiner, R. «Das Miterleben des Jahreslaufes in vier kosmischen Imaginationen» (GA 229), Vortrag vom 13.10.1923, 8. Auflage, Dornach 1999.
469 Ders. «Mantrische Sprüche, Seelenübungen II» (GA 268). «Es sprach Merkur-Raphael», S. 309, Dornach 1999.
470 Ebd.
471 Ders. «Das Miterleben des Jahreslaufes ...» (GA 229), 7.10.1923, 8. Auflage, Dornach 1999.
472 Goethe, Johann Wolfgang «Wilhelm Meisters Wanderjahre», Erster Teil, Zweites Buch, Zweites Kapitel, München 1962.
473 Steiner, R. «Initiationserkenntnis» (GA 227), 13. Vortrag, 4. Auflage, Dornach 2000.
474 Ders. «Anthroposophische Menschenerkenntnis und Medizin» (GA 319), Vortrag vom 29.8.1924, 3. Auflage, Dornach 1994.
475 Stübler, Martin «Was ist Homöopathie?», 2. Auflage, Bad Liebenzell 1999, Nachwort von Friedwart Husemann.
476 Steiner, R. «Anthroposophische Menschenerkenntnis und Medizin» (GA 319), Vortrag vom 29.8.1924, 3. Auflage, Dornach 1994.
477 Ders. «Geisteswissenschaftliche Gesichtspunkte zur Therapie» (GA 313), 8. Vortrag, 5. Auflage, Dornach 2001.
478 Welburn, A. «Am Ursprung des Christentums», Stuttgart 1992.
479 Steiner, R. «Das Lukas-Evangelium» (GA 114), 10 Vorträge in Basel, 1909, 9. Auflage, Dornach 2001.
480 Seydel, R. «Buddha und Christus», Breslau 1884, 27 Seiten.
481 Steiner, R. «Das Christentum als mystische Tatsache und die Mysterien des Altertums» (GA 8), Kapitel «Die ägyptische Mysterienweisheit», 9. Auflage, Dornach 1989.
482 Ebd.
483 Ders. «Initiationserkenntnis» (GA 227), 13. Vortrag, 4. Auflage, Dornach 2000.
484 Ders. «Geisteswissenschaftliche Gesichtspunkte zur Therapie» (GA 313), 5. Vortrag, 5. Auflage, Dornach 2001.
485 Ders. «Die Geheimwissenschaft im Umriss» (GA 13), 30. Auflage, Dornach 1989. In dem Kapitel «Die Weltentwicklung und der Mensch» heißt es von

den ahrimanischen Wesenheiten: «Sie sind dieselben, die – in Goethes Sinne – mephistophelisch genannt werden» (S. 256 in der Ausgabe von 1962).

486 Ders. «Erziehung und Unterricht aus Menschenerkenntnis» (GA 302a), Vortrag vom 15. 10. 1923, 4. Auflage, Dornach 1993.

487 Ders. «Die Erkenntnisaufgabe der Jugend» (GA 217a), Vortrag vom 14. 2. 1923, 2. Auflage, Dornach 1981.

488 Ders. «Erziehung und Unterricht aus Menschenerkenntnis» (GA 302a), Vortrag vom 15. 9. 1920, 4. Auflage, Dornach 1993.

489 Flindt, R. «Biologie in Zahlen», 6. Auflage, Heidelberg, Berlin 2002, S. 71.

490 Steiner, R. «Von Seelenrätseln» (GA 21), 5. Auflage, Dornach 1983.

491 Schad, W. «Säugetiere und Mensch», Stuttgart 1971.
Rohen, Johannes «Morphologie des menschlichen Organismus», Stuttgart 2000.
Husemann, A. «Der Zahnwechsel des Kindes», Stuttgart 1996.

492 Steiner, R. «Anthroposophie, Dreigliederung und Redekunst» (GA 339), 3. Auflage, Dornach 1984.

493 Ebd.

494 Ders. «Geisteswissenschaft und Medizin» (GA 312), 18. Vortrag, 7. Auflage, Dornach 1999.

495 Ebd.

496 Ders. «Die Konstitution der Allgemeinen Anthroposophischen Gesellschaft» (GA 260a), 2. Auflage, 1987, hierin die Artikel Rudolf Steiners:
Von der Jugendsektion der Freien Hochschule für Geisteswissenschaft.
I. Was ich den älteren Mitgliedern in dieser Sache zu sagen habe.
Nachrichtenblatt, 9. 3. 1924.
II. Was ich den jüngeren Mitgliedern in dieser Sache zu sagen habe.
Nachrichtenblatt, 16. 3. 1924.
III. Was ich Weiteres den jüngeren Mitgliedern zu sagen habe.
Nachrichtenblatt, 23. 3. 1924.
Von der Jugendsektion der Freien Hochschule für Geisteswissenschaft.
Nachrichtenblatt, 30. 3. 1924.

497 Ders. «Geistige Wirkenskräfte im Zusammenleben von alter und junger Generation» (GA 217), 6. Auflage, Dornach 1988.

498 Ders. «Meditative Betrachtungen und Anleitungen zur Vertiefung der Heilkunst» (GA 316), 4. Auflage, Dornach 2003.

499 Ders. «Die Erkenntnisaufgabe der Jugend» (GA 217 a), 2. Auflage, Dornach 1981.

500 Husemann, A. «Der Fluorprozess im Menschen und die musikalische Wirklichkeit der Chemie», Der Merkurstab, 60, 2007, S. 108–115.

501 Steiner, R. «Die Geheimwissenschaft im Umriss» (GA 13), Kapitel «Die Erkenntnis der höheren Welten (Von der Einweihung der Initiation)», 30. Auflage, Dornach 1989.
Ders. «Die Stufen der höheren Erkenntnis» (GA 12), 7. Auflage, Dornach 1993.

502 Ders. «Physiologisch-Therapeutisches ...» (GA 314), 27. 10. 1922, 3. Auflage, Dornach 1989.

503 Goethe, Johann Wolfgang «Faust I», Vers 601, Basel 1982.

504 Ebd., Verse 447–453.
505 Husemann, A. (Hg.) «Menschenwissenschaft durch Kunst», Die plastisch-musikalisch-sprachliche Menschenkunde, Stuttgart 2007.
506 Steiner, R. «Geisteswissenschaft und Medizin» (GA 312), 14. Vortrag, 7. Auflage, Dornach 1999.
507 Ders. «Die Methodik des Lehrens ...» (GA 308), 10. 4. 1924, 5. Auflage, Dornach 1986.
508 Ders. «Anthroposophische Menschenerkenntnis und Medizin» (GA 319), Vortrag vom 17. 7. 1924, 3. Auflage, Dornach 1994.
509 Goethe, Johann Wolfgang «Zur Abhandlung über den Dilettantismus» (Weimarer Ausgabe 47, 326), zitiert nach Hamburger Ausgabe (E. Trunz), Band 6, S. 680.
510 Steiner, R. «Meditative Betrachtungen ...» (GA 316), Vortrag vom 9. 1. 1924, 4. Auflage, Dornach 2003.
511 Ebd., 7. Vortrag vom 8. 1. 1924.
512 Ders. «Wie erlangt man Erkenntnisse der höheren Welten?» (GA 10), Kapitel «Kontrolle der Gedanken und Gefühle», 24. Auflage, Dornach 1993.
513 Ders. «Meditative Betrachtungen ...» (GA 316), Vorträge vom 2. bis 9. 1. 1924, 4. Auflage, Dornach 2003.
514 Ebd., Vortrag vom 24. 4. 1924.
515 Ders. «Die Erkenntnisaufgabe der Jugend» (GA 217a), Vortrag vom 17. 6. 1924, 2. Auflage, Dornach 1981.
516 Ders. «Theosophie» (GA 9), Kapitel «Einleitung», 32. Auflage, Dornach 2003.
517 Ders. «Wie erlangt man Erkenntnisse der höheren Welten?» (GA 10), Kapitel «Die Vorbereitung», 24. Auflage, Dornach 1993.
518 Ders. «Vier Mysteriendramen» (GA 14), 5. Auflage, Dornach 1998.
519 Ebd.
520 Ebd.
521 Steiner, R. «Meditative Betrachtungen ...» (GA 316), Vortrag vom 8. 1. 1924, 4. Auflage, Dornach 2003.
522 Ders. «Mysterienstätten des Mittelalters» (GA 233a), Vortrag vom 13. 1. 1924, 5. Auflage, Dornach 1991.
523 Ders. und Wegman, I. «Grundlegendes für eine Erweiterung der Heilkunst» (GA 27), 1. Kapitel, 7. Auflage, Dornach 1991.
524 Steiner, R. «Kunst im Lichte der Mysterienweisheit» (GA 275), Vortrag vom 29. 12. 1914, 3. Auflage, Dornach 1990.
525 Selg, Peter «Ich bin für Fortschreiten. Ita Wegman und die Medizinische Sektion», Dornach 2002.
526 Das Orakel von Delphi, Geschichte und Texte, von Marion Giebel, Stuttgart 2001, Reclams UB Nr. 18122.
527 Hartmann, Georg «Bewusstseinswege», Dornach 1980, Kapitel «Die römischen Mysterien und das Weihnachtsereignis».
528 Apuleius «Der goldene Esel», 11. Buch, Frankfurt 1992.
529 Steiner, R. «Wahrspruchworte» (GA 40), Dornach 1998, S. 170.
530 Lauenstein, Diether «Die Mysterien von Eleusis», Stuttgart 1987.

531 Steiner, R. «Das Christentum als mystische Tatsache und die Mysterien des Altertums» (GA 8), 9. Auflage, Dornach 1989.
532 Ders. «Mysteriengestaltungen» (GA 232), 6. Vortrag, 5. Auflage, Dornach 1998.
533 Ebd., 10. Vortrag.
534 Ebd.
535 Ebd., 7. bis 8. Vortrag.
536 Ders. «Esoterische Betrachtungen karmischer Zusammenhänge, 3. Band» (GA 237), Vortrag vom 1. 8. 1924.

Adressen und Hinweise

Zum weiteren Studium der anthroposophischen Medizin empfehle ich meinen Lesern:

«Vademecum Anthroposophische Arzneimittel», Supplement Der Merkurstab, 2008, Kladower Damm 221, 14089 Berlin, 462 Seiten

Girke, Matthias «Innere Medizin – Grundlagen und therapeutische Konzepte der anthroposophischen Medizin», Berlin 2010, 927 Seiten

Soldner / Stellmann «Individuelle Pädiatrie», 3. Auflage, WVG Verlag, Stuttgart 2007, 817 Seiten

Kienle / Kiene «Die Mistel in der Onkologie», Schattauer, Stuttgart 2003, 750 Seiten, von denselben Autoren jeweils aktualisiert auf: www.mistel-therapie.de

Kienle / Kiene /Albonico «Anthroposophische Medizin in der klinischen Forschung», Schattauer, Stuttgart 2006, 351 Seiten

Möglichkeiten der Ausbildung, Fortbildung und Weiterbildung sowie Adressen anthroposophischer Krankenhäuser und Rehabilitationskliniken erfahren Sie bei:

Gesellschaft Anthroposophischer Ärzte in Deutschland: www.gaed.de
Medizinische Sektion der Freien Hochschule für Geisteswissenschaft am Goetheanum: www.medsektion-goetheanum.ch

Adresse des Autors:

Dr. med. Friedwart Husemann
Internist – Homöopathie
Anthroposophische Medizin (GAÄD)
Maria-Eich-Straße 57a
82166 Gräfelfing bei München
friedwart.husemann@gmx.de

Abbildungsnachweise

Soweit die genauen Quellen nicht schon aus der Bildlegende hervorgehen oder in Text und Anmerkungen genannt sind:

Seite 22: Vonarburg, Bruno «Homöotanik: farbiger Arzneipflanzenführer der klassischen Homöopathie», Heidelberg 1999, Haug Verlag.
Seite 23: Süddeutsche Zeitung vom 17. November 2006, Foto: Okapia.
Seite 33: Benninghoff, Alfred «Anatomie: makroskopische Anatomie, Embryologie und Histologie des Menschen», 15. Auflage, 1. Band, Urban und Schwarzenberg, München 1994.
Seite 38: Vonarburg, Bruno «Homöotanik: farbiger Arzneipflanzenführer der klassischen Homöopathie», Heidelberg 1999, Haug Verlag.
Seite 69: Kühn, Alfred «Grundriss der Zoologie», 16. Auflage, Stuttgart 1967.
Seite 89, links: Benninghoff, Goerttler «Lehrbuch der Anatomie des Menschen», 7. Auflage, 2. Band, Urban und Schwarzenberg, München 1964.
Seite 89, rechts: Portmann, A. «Einführung in die vergleichende Morphologie der Wirbeltiere», Basel 1959.
Seite 90: Langman, J. «Medizinische Embryologie», Stuttgart 1970.
Seite 95: Schultz, J. «Rhythmen der Sterne», Dornach 1963.
Seite 134: Internet Lexikon Wikipedia, Stichwort: Mitose.
Seite 176: Schultz, J. «Rhythmen der Sterne», Dornach 1963.
Seite 180: Scheer, R. «Substanzverhalten der Mistel im Jahreslauf», Jahresbericht 1990/1991, 24. Rundbrief, Michaeli 1991, des Carl-Gustav-Carus-Instituts, Klinik Öschelbronn.
Seite 300: Pschyrembel, W. «Praktische Geburtshilfe», 14. Auflage, Berlin 1973.

Die Originalzeichnungen fertigte Tatjana Naaf-von Sass, München.

Glossar

Erklärung der in diesem Buch verwendeten Fachausdrücke

A

Absolute Tachyarrhythmie	Herzrhythmusstörung, schnelle Form des Vorhofflimmerns
Adrenalin	Hormon des Nebennierenmarks, Botenstoff des sympathischen Nervensystems (siehe dort)
Agglutination	Verklumpung
Akkomodation	Nah- und Ferneinstellung des Auges mit Hilfe der dicker oder flacher werdenden Linse
Akutes Abdomen	Patient mit Bauchschmerzen, der vom Chirurgen daraufhin untersucht wird, ob operiert werden muss oder nicht
Albuminisierend	im weiteren Sinne so viel wie Eiweiß-bildend und -aufbauend, das Gegenteil von gestaltend oder antimonisierend
Alkalische Phosphatase	in den Gallengängen gebildetes Enzym, dessen Erhöhung auf eine Erkrankung der Gallengänge hinweisen kann
Alveole	Lungenbläschen, kleinste Atmungseinheit der Lunge
Amnion	innere Eihaut, die das Fruchtwasser bildet
Anaerobier	Bakterien, die ohne Sauerstoff wachsen
Anaphylaxie	allergischer Schock mit Zusammenbrechen des Kreislaufes, weil die Gefäße in der Peripherie zu viel Blutflüssigkeit in das Gewebe abströmen lassen
Angina pectoris	wörtlich Brustenge, Brustschmerzen bei koronarer Herzerkrankung oder KHK (siehe dort)
Anorexia nervosa	Magersucht, meist bei jungen Frauen nach der Pubertät
Antheridien	Ort auf dem Vorkeim oder Prothallium, wo die männlichen Samenzellen gebildet werden
Anthropometrie	Lehre von den Maßen des Menschen
Apoptose	programmierter Zelltod, Abbau
Applikationsform	Darreichungsform eines Heilmittels, z. B. als Tablette oder als Spritze
Archegonien	Ort auf dem Vorkeim oder Prothallium, wo die weiblichen Eizellen gebildet werden
Arkanum	Allheilmittel

Armparästhesien	Missempfindungen wie Kribbeln und Kältegefühle im Arm
Arterielles Blut	vom Herzen in die Peripherie, in den Arterien fließendes Blut
Assimilation	Aufnahme der Kohlensäure und Abgabe des Sauerstoffs durch die Pflanze mit Hilfe der Photosynthese (siehe dort)
Atopisches Ekzem	Ekzem auf vererbter Grundlage, z. B. Vater Heuschnupfen, Tochter Ekzem
Atrio-ventrikuläre Blockierungen	Unterbrechung der Leitung zwischen Vorhof (atrium) und Kammer (ventrikel)
Atropa belladonna	botanischer Fachname der Tollkirsche
Atrophieren	schwinden, zugrunde gehen
Atropin	Gift der Tollkirsche, Medikament zur Hemmung des Parasympathicus (siehe dort)
Aurum	Gold
Auskultation	ärztliche Untersuchung, Abhören mit dem Stethoskop (Hörrohr)
Autoaggression	Angriff auf sich selbst, Antikörper werden gegen ein Organ gebildet und machen es dadurch krank, meistens in Form einer Entzündung
Autoimmune Entzündung	wie autoaggressive Entzündung, siehe Autoaggression

B

Belladonna	Tollkirsche
Betazellen	Inselzellen der Bauchspeicheldrüse, wo das Insulin gebildet wird
Bilirubin	Gallenfarbstoff, bei Gelbsucht erhöht
Bradycardie	Herzschlagverlangsamung

C

Ceterum censeo	nach Cato d. Ä, sprichwörtlich für die agitatorische Wiederholung immer derselben Parole
Chlorophyll	grüner Blattfarbstoff
Choleodoron	Gallemittel aus Schöllkraut und Curcuma
Cholera	akute, schwere Durchfallerkrankung
Chopart'sches Gelenk	Gelenklinie durch die Vorfußknochen, wo günstigerweise chirurgisch amputiert werden kann
Chromosomen	Bestandteile des Zellkerns, Träger der Vererbung, enthalten die DNA (siehe dort)
Chronische Niereninsuffizienz	schwere Nierenschwäche, sodass der Patient meistens mit der künstlichen Niere behandelt werden muss

Cuprum	Kupfer
Cynthia	Mondgöttin, hier Umschreibung für das Mondlicht

D

Decadence	Niedergang, vor allem der Kultur
Dementielles Syndrom	Schwachsinn im Alter, z. B. Alzheimerkrankheit
Dermatitis atopica	atopisches Ekzem (siehe dort)
Diabetes mellitus	Zuckerkrankheit
Dialyse	künstliche Niere
Diastole	Herzausdehnung
Diffusion	gleichmäßige Verteilung der Stoffe zweier Lösungen
Digitalis purpurea	der rote Fingerhut
Dioptrie	Maßeinheit der Brechkraft von Hornhaut und Linse
DNA	Desoxyribo Nucleid Acid, Desoxyribonucleinsäure, Bestandteil der Chromosomen im Zellkern, Träger der Erbsubstanz
Domäne	Hauptsache, Kernkompetenz
Ductus deferens	Samenleiter

E

E. coli Sepsis	Blutvergiftung mit dem Bakterium E. coli (Escherichia coli), das im Darm physiologisch vorkommt
Ejakulat	männliche Samenflüssigkeit
Encephalitis disseminata	Multiple Sklerose
Endokrinologie	Lehre von den Hormonen
Epididymitis	Nebenhodenentzündung
Epigenetik	neuer Zweig der Genetik, der die Umwelteinflüsse auf das Genom erforscht
Erektion	Versteifung des männlichen Gliedes
Ergotrop	zur Arbeit und zum Handeln vorbereitend
Evolutiv	entwicklungsgeschichtlich im Sinne der Entstehung der Arten oder auch der Erde und der Welt
Exkoriationen	oberflächliche Oberhautdefekte
Expressis verbis	mit ausgesprochenen Worten
Extrasystolen	vorzeitige Herzschläge

F

Fertil	fruchtbar, vermehrungsfähig

G

Galaktorrhoe	Milchausfluss aus der Brustdrüse außerhalb der Stillperiode
Gastroskopie	Magenspiegelung

Genitalien	Geschlechtsorgane
Genom	stoffliche Grundlage der Vererbung, DNA (siehe dort)
Glomerulum	Nierenkörperchen, arterielles Gefäßknäuel in der Nierenrinde, wo der Primärharn aus dem Blut gefiltert wird, etwa 180 Liter pro Tag beim Erwachsenen
Gynäkomastie bei Männern	Schwellung der Brustdrüse bei Männern

H

Hadesfahrt	Besuch der Unterwelt, wo die Toten wohnen, Terminus technicus für eine bestimmte Stufe der Einweihung
Hapteren	Haftbänder der Spore
Henle'sche Schleife	gerade gestreckte Form der Tubuli (siehe dort), die besonders weit ins Nierenmark reicht
Hepatopathie	Lebererkrankung
Herzinsuffizienz	Herzmuskelschwäche
Hierarchien	Engel, Erzengel Urkräfte – Geister der Form (Elohim), Geister der Bewegung, Herrschaften – Throne, Cherubim, Seraphim
Hirnorganisches Psychosyndrom	durch Gehirnveränderung bedingte seelische Störung, z. B. Merkfähigkeitsschwäche
Hodentorsion	Hodenverdrehung, meist mit Abklemmung der zuführenden Gefäße und dadurch oft späterem Absterben des Hodens
Hodgkin'sche Erkrankung	eine Form des Lymphknotenkrebses, Lymphogranulomatose
Hydrologischer Kreislauf	Wolkenbildung über dem Meer, Ziehen der Wolken ans Land, Regen über dem Land, Rückfluss der Flüsse ins Meer
Hypermenorrhoe	zu starke Periodenblutung
Hyperthyreose	Schilddrüsenüberfunktion
Hypertonie	Bluthochdruckkrankheit
Hyperurikämie	erhöhter Harnsäurespiegel im Blut
Hyperventilation	zu schnelle Atmung mit zu viel Kohlensäureausatmung
Hyperventilationstetanie	Angstzustand mit Hyperventilation (siehe dort) und Verkrampfung der Hände
Hysterie	im Sinne der anthroposophischen Medizin: Überwiegen des unteren Menschen, kleiner, dicklicher Typus, starke Periode

I	
Iatrogene Krankheiten	Krankheiten, die durch ärztliche Maßnahmen entstanden sind
Impetiginisiert	oberflächlich eitrig borkig infiziert
Indikation	Anzeige, Hinweis, medizinische Notwendigkeit
Infertilität	Unfruchtbarkeit, Zeugungsunfähigkeit
Initiation	Einweihung, Erweckung zu einem schauenden Bewusstsein
Inspektion	ärztliche Untersuchung durch Betrachten und Anschauen
Insulin	Hormon der Inselzellen der Bauchspeicheldrüse, Blutzucker senkend
Insulinresistenz	Empfindlichkeit des Gewebes auf Insulin, bei Diabetes mellitus Typ II vermindert
Iris	Regenbogenhaut des Auges, im Zentrum die Pupille (siehe dort) bildend
K	
Katatonie	Bewegungsstarre
Kategorischer Imperativ	von dem Philosophen Kant formulierter Pflichtbegriff
Katharsis	Reinigung, Läuterung
KHK	koronare Herzkrankheit, Verengung der Herzkranzgefäße, Angina pectoris, Herzinfarkt
Klonischer Krampf	Bewegungskrampf
Koloskopie	Darmspiegelung
Kongruenz	Gleichheit, Ähnlichkeit
Konjunktion	Verbindung
Kraniotabes	Schädelknochenerweichung bei Rachitis (siehe dort) der Säuglinge
Kristallsynovitis	Gelenkhautentzündung durch ausgefällte Harnsäurekristalle, Gichtentzündung des Gelenkes
L	
Lachesis	Buschmeisterschlange
Laparoskopie	Bauchspiegelung
Leukozyten	weiße Blutkörperchen
Lungenödem	Wasseransammlung in den Lungenbläschen bei akuter Schwäche des linken Herzens, bedrohliches Krankheitsbild
M	
Magnesit	Magnesiumcarbonat
Malassezia furfur	Pilz der Kleiepilzflechte oder Pityriasis versicolor
Maxillare	Oberkieferknochen

Meiose	Reifeteilung, das heißt eine Zellteilung, die den Chromosomensatz halbiert
Metabolisches Syndrom	Zusammentreffen von Übergewicht, Hochdruckkrankheit, Zuckerkrankheit und Fettstoffwechselstörung
Metamerie	von vorn nach hinten gehende Bauplanordnung der Wirbeltiere, besonders gut erkennbar an den nacheinander geordneten Wirbeln und Rippen
Metamorphose	Verwandlung – Zoologisch: Umwandlung der im Wasser lebenden Larven in die Luft atmenden erwachsenen Landtiere bei Frosch- und Schwanzlurchen (Amphibien)
Mitose	Zellteilung
Mononucleose	Pfeiffer'sches Drüsenfieber

N

Nephridien	Nierengang
Nephropathie	Nierenerkrankung
Neurasthenie	im Sinne der anthroposophischen Medizin: Überwiegen der abbauenden Tendenzen des oberen Menschen, hagerer, großgewachsener Typus, schwache Periode
Nitratkörper	Nitropäparate wie Nitrolingual zur Behandlung der akuten Angina pectoris (siehe dort)

O

Ödem	Wasseransammlung im Gewebe
Oligomenorrhoe	zu seltene Periode
Ovar	Eierstock
Oxidative Vorgänge	Sauerstoff verbrauchende Vorgänge

P

Palpation	ärztliche Untersuchung durch Betasten
Parasit	Schmarotzer
Parasympathicus	Teil des unwillkürlichen Nervensystems, Gegenspieler des Sympathicus, vermittelt beispielsweise die Herzschlagverlangsamung
Parasympathicolyse	Hemmung des Parasympathicus, vor allem durch das Belladonnagift Atropin, die Folge ist u.a. am Herzen eine Beschleunigung
Parenchym	organeigenes Gewebe, im Gegensatz zum Bindegewebe
Pathologie	Lehre von den Krankheiten

Pathologisch	krankhaft
Pendant	passendes Gegenstück
Pepsin	Magenenzym zur Eiweißverdauung
Perfusion	Durchblutung, vor allem im Bereich der kleinsten Gefäße
Pericard	Herzbeutel
Pericarditis urämica	Nierenvergiftungs-bedingte Herzbeutelentzündung
Phänomenologie	an der Wahrnehmung orientierte, bildhafte Betrachtungsweise, auch Goetheanismus genannt
Pharmakologie	Lehre von den Arzneimitteln
Pharmakologisch	arzneilich
Philomele	Gestalt aus der griechischen Mythologie, hier Umschreibung für die Nachtigall
Photosynthese	Aufbau organischer Substanz (des Zuckers) aus dem Kohlenstoff der Luft mit Hilfe des Sonnenlichtes, nur im Pflanzenreich möglich
Physiologie	Lehre von den gesunden organischen Vorgängen und deren Zusammenwirken
Physiologisch	gesund
Pityriasis versicolor	Kleiepilzflechte
Planta	Fußsohle
Plasma	Blutplasma, die zellfreie Blutflüssigkeit
Pneumothorax	Krankheitsbild, wenn Luft im Rippenfellspalt vorhanden ist und die dazugehörige Lunge ganz oder teilweise zusammenfällt
Polarisiertes Licht	Licht, dessen Wellen nur in einer Ebene schwingen
Poliomyelitis	Kinderlähmung
Polymerisiert	zusammengesetzt aus einer Vielzahl gleicher chemischer Bestandtteile
Polyneuropathie	Erkrankung der peripheren Nerven, meistens der Beinnerven
Post partal	nach der Geburt
Prämenstruelles Syndrom	Brustschmerzen und seelisches Unbehagen in den Tagen vor der Periode
Priapismus	unmotivierte Dauerversteifung des männlichen Gliedes
Probeexcision	Gewebeentnahme zum Zweck der feingeweblichen Untersuchung
Prophylaxe	Vorbeugung
Prostata	Vorsteherdrüse
Prostataexprimat	Sekret der Vorsteherdrüse, wenn der Arzt sie massiert
Prostatitis	Entzündung der Vorsteherdrüse

Prothallium	Vorkeim, entsteht aus der Spore, enthält Archegonien und Antheridien (siehe dort)
Psoriasis	Schuppenflechte
Psychose	psychiatrische Erkrankung, z. B. Depression, Manie oder Schizophrenie
Ptyalin	Speichelenzym zur Verdauung der Kohlehydrate
Pulsatilla	Frühjahrsküchenschelle
Pupille	von außen schwarz erscheinendes Sehloch in der Mitte der Regenbogenhaut des Auges
R	
Rachitis	Vitamin-D-Mangel- bzw. Lichtmangel-bedingte Knochenerweichungskrankheit vor allem bei Säuglingen und Kindern
Referenzwert	Vergleichswert, Normalwert
Rektal	zum Enddarm bzw. Rektum gehörig
Res occulta	die verborgenen Angelegenheiten, die Mysterien
Res publica	die öffentlichen Angelegenheiten, der Staat
Retorquierung	operative Zurückdrehung, z. B. einer Hodenverdrehung
Reversible Proteinphosphorylierung	biochemische Grundlage der Muskelbewegung, vor allem durch den Phosphor vermittelt
Rhizom	unterirdischer Spross mit Wurzelfunktion
RNA	**R**ibo **N**ucleid **A**cid, Ribonucleinsäure, ähnlich aufgebaut wie die DNA (siehe dort), aber für die Weitergabe der Erbinformation beim Eiweißaufbau zuständig
Rückresorption	eine der Funktionen der Tubuli (siehe dort) in der Niere
S	
Sal	Salz
Sauropsiden	zusammenfassender Name für Vögel und Kriechtiere
Sekretion	Bildung einer Ausscheidungsflüssigkeit
Sepia	Tintensaft des Tintenfisches
Sinu-atriale Blockierungen	Unterbrechung der Leitung zwischen Sinusknoten (siehe dort) und Vorhof (Atrium) des Herzens
Sinusbradycardie	physiologische Herzschlagverlangsamung
Sinusknoten	physiologischer Herzschrittmacher im rechten Vorhof
Sinusstillstand	der Sinusknoten als physiologischer Schrittmacher des Herzens setzt aus, was zum Herzstillstand führen würde, wenn nicht andere Ersatzschrittmacher einspringen

Skotom	schwarzer Fleck im Gesichtsfeld
Solanaceen	Nachtschattengewächse
Spermatozoiden	männliche Samenfäden
Spermien	männliche Samenfäden
Spore	samenähnliche Fruchtkörper, die im Generationswechsel niederer Pflanzen die ungeschlechtliche Fortpflanzung bewirken, aus ihnen entsteht der Vorkeim oder Prothallium
Stöchiometrie	Lehre von den Mengen, mit denen sich die Stoffe chemisch umsetzen, mathematische Hilfswissenschaft der Chemie
Struma	Schilddrüsenvergrößerung
Subdurales Hämatom	Blutung im Gehirn unterhalb der harten Gehirnhaut, u. U. sehr gefährlich
Suizid	Selbstmord
Sulfur	Schwefel
Supraventrikuläre Herzrhythmusstörungen	vom Herzvorhof ausgehende Herzrhythmusstörungen
Sympathicus (sympathisches Nervensystem)	Teil des unwillkürlichen Nervensystems, u. a. die Herzbeschleunigung vermittelnd, Gegenspieler des Parasympathicus (siehe dort)
Synopse	Zusammenschau
Systole	Herzzusammenziehung

T

Tachyarrhythmie	schnelle Form des Vorhofflimmerns, absolute Tachyarrhythmie (siehe dort)
Tachycardie	Puls- bzw. Herzschlagbeschleunigung
Terminus technicus	Fachausdruck
Terra lucida	leuchtend durchsichtige Erde
Therapeutisch	behandelnd, heilend
Therapie	Behandlung, Heilung
Thorax	Brustkorb
Thrombozytopenie	Verminderung der Blutplättchen, die die Blutgerinnung vermitteln
Thyreoiditis	Schilddrüsenentzündung
Thyroxin	Schilddrüsenhormon
Tonischer Krampf	Starrkrampf
Toxikologie	Lehre von den Vergiftungen des Menschen
Transaminasen	in der Leber gebildete Enzyme, deren Erhöhung auf Lebererkrankungen hinweisen kann
Trepanation	Operationsmethode zur Öffnung des Schädelkno-

	chens, um z. B. beim subduralen Hämatom (siehe dort) das Blut abzusaugen
Tria principia	nach Paracelsus Sal (Salzprozess), Merkur und Sulfur (Schwefelprozess), nach Rudolf Steiner die Heilmittelprinzipien für den Kopfpol, den rhythmischen Bereich und den Stoffwechselpol
TSH	Thyreoidea stimulierendes Hormon, die Schilddrüse regulierendes Hormon der Hirnanhangsdrüse, der Wert ist umgekehrt proportional zum Wert der Schilddrüsenhormone
Tubuli	Harnkanälchen des Nierenmarks, wo der Primärharn (siehe Glomerulum) weiterverarbeitet wird, um dann zuletzt gesammelt und nach außen ausgeschieden zu werden
Tubuli contorti I und II	verknäuelte Form der Tubuli (siehe dort)
Typhus abdominalis	schwere, fieberhafte Durchfallerkrankung

U

Urethra	Harnröhre
Urethralabstrich	Abstrich aus der Harnröhre
Uterus	Gebärmutter
Uterus bicornis	nicht einheitliche, sondern zweizipflige oder zweihörnige Gebärmutter

V

Vaginal	zur Scheide bzw. Vagina gehörig
Venöses Blut	von der Peripherie zum Herzen, in den Venen zurückfließendes Blut
Ventilation	Atmung, Belüftung
Ventrikuläre Herzrhythmusstörungen	von der Herzkammer (ventrikel) ausgehende Herzrhythmusstörung
Ventrikulärer Bigeminus	Rhythmusstörung, wo jeder zweite (bi) Herzschlag eine von der Kammer (ventrikel) ausgehende Extrasystole (siehe dort) ist
Venus anadyomene	die schaumgeborene, aus dem Meer auftauchende Venus
Viskosipathie	Verflüssigungsschwäche (der Samenflüssigkeit)
Viszeral	zur Bauchhöhle gehörig

Z

Zentrifugal	vom Zentrum zum Umkreis
Zentripetal	vom Umkreis zum Zentrum
Zytostaticum	Zellteilung hemmendes Gift, Medikament zur Chemotherapie des Krebses